CPR-Algorithmus – Erweiterte Maßnahmen (ALS): Erwachsene

nach ERC (► Kap. 5)

Nich...

A...

Nach Lebenszeichen
suchen

Keine Lebenszeichen → Reanimationsteam
anfordern

CPR 30:2
bis Defibrillator/EKG-Monitor angelegt ist (präklinisch ggf. 2 min CPR)

Rhythmusanalyse

Schock indiziert
(VF/pulslose VT)

1 Schock
biphasisch: 150-360 J
monophasisch: 360 J

CPR sofort wieder aufnehmen:
30:2 für 2 min

Während CPR
Reversible Ursachen beheben (s.u.)
Wenn noch nicht erfolgt:
– Elektrodenposition und -kontakt prüfen
– Venösen Zugang, Atemwege und O₂-Zufuhr sichern/kontrollieren
– Adrenalingabe alle 3–5 min
Erwäge: Amiodaron, Atropin, Magnesium

Schock nicht indiziert
(PEA/Asystolie)

CPR sofort wieder aufnehmen:
30:2 für 2 min

Potenziell reversible Ursachen

4×H
Hypoxie
Hypovolämie
Hypo-/Hyperkaliämie/metabolische Störungen
Hypothermie

HITS
Herzbeuteltamponade
Intoxikation
Thromboembolie (Lungenembolie, Herzinfarkt)
Spannungspneumothorax

Thomas Schneider

Benno Wolcke

Roman Böhmer

Taschenatlas Notfall & Rettungsmedizin

Kompendium für den Notarzt

4. Auflage

Mit 83 Abbildungen

Mit Beiträgen von
Th. Hess, S. Scheufens, N. Scholte, T. Szabanowski

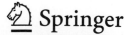
Springer

Dr. med. Thomas H. Schneider, MS (PH)
Stabsstelle Qualitätsmanagement
St. Josefs-Hospital Wiesbaden GmbH, Beethovenstr. 20, 65189 Wiesbaden

Dr. med. Benno Wolcke
Klinik für Anästhesiologie
Universitätsmedizin der Johannes Gutenberg-Universität, Langenbeckstr. 1, 55131 Mainz

Roman Böhmer
Klinik für Anaesthesiologie, operative Intensivmedizin und Schmerztherapie
Klinikum Herford, Schwarzenmoorstr. 70, 32049 Herford

ISBN-13 978-3-642-01050-7 4. Auflage 2010 Springer-Verlag Berlin Heidelberg New York
ISBN-13 978-3-540-29565-5 3. Auflage 2006 Springer Medizin Verlag Heidelberg

Bibliografische Information der Deutschen Nationalbibliothek
Die Deutsche Nationalbibliothek verzeichnet diese Publikation in der Deutschen Nationalbi-
bliografie; detaillierte bibliografische Daten sind im Internet über http://dnb.d-nb.de abrufbar.

Springer Medizin
Springer-Verlag GmbH.
ein Unternehmen von Springer Science+Business Media

springer.de
© Springer-Verlag Berlin Heidelberg 2000, 2004, 2006, 2010

Planung: Dr. Anna Krätz, Heidelberg
Projektmanagement: Gisela Schmitt, Heidelberg
Copy-Editing: Michaela Mallwitz, Tairnbach
Layout und Einbandgestaltung: deblik Berlin
Satz: TypoStudio Tobias Schaedla, Heidelberg

SPIN: 12275526

Gedruckt auf säurefreiem Papier   22/2122– 5 4 3 2 1 0

Vorwort und Dank

Wir freuen uns sehr, Ihnen mit dieser Auflage wieder ein inhaltlich komplett überarbeitetes Werk vorlegen zu können, das sich bereits in den Vorauflagen als zuverlässiger Begleiter vieler Notärztinnen und Notärzte etabliert hat. Notfallmedizin lebt von Aktualität und ein Schritthalten mit neuen Erkenntnissen ist zwingend. In diesem Sinne hat sich der *Taschenatlas Notfall & Rettungsmedizin* innerhalb von 10 Jahren deutlich verändert und weiter entwickelt.

Unser Anspruch bleibt weiterhin eine Gratwanderung, Ihnen nicht nur kurzgefasste, leitlinienorientierte Therapieschemata für alle wichtigen Notfälle zu präsentieren, sondern auch mit Hintergrundinformationen das notwendige Verständnis zu vertiefen und wichtige Inhalte zu akzentuieren, ohne den Umfang eines Taschenbuches zu sprengen.

Vor dem Hintergrund, dass Ärztinnen und Ärzte verschiedenster Fachrichtungen und Qualifikationen – meist nur zeitweise – die präklinische Notfallmedizin praktizieren, und dass zugleich der Anspruch an die Professionalität der Notarzttätigkeit zunimmt (z.B. evidenzbasierte Therapie, zunehmende Methodenvielfalt), haben wir den Inhalt dieses Büchleins streng unter die Lupe genommen.

Kenntnisse, die wir bei allen Ärzten voraussetzen müssen (z.B. körperliche Untersuchung, Rechtsgrundlagen zur Schweigepflicht), wurden konsequent gekürzt oder gestrichen. Dafür wurde detaillierter auf Situationen und Methoden eingegangen, die nicht in jeder Fachdisziplin regelmäßig vorkommen, oder die im Rettungsdienst Besonderheiten aufweisen (z.B. EKG-Diagnostik, Massenanfall von Verletzten).

Besonders freuen wir uns darüber, dass auch in dieser Auflage wieder relevante Themen durch versierte Autoren neu aufbereitet wurden. Den anästhesiologischen Kollegen Dr. Thorsten Hess (Notfallnarkose), Torsten Szabanowski (Interhospitaltransfer) und Normann Scholte (Notfallmedikamente in Schwangerschaft und Stillzeit) danken wir sehr für ihre fundierten Beiträge mit wertvollen Hilfen für die Praxis, die in abendfüllenden Gesprächen und Schriftwechseln ausgereift sind.

An Sandra Scheufens, die diesen Taschenatlas von Anfang an begleitet, möchten wir ein besonderes Dankeschön richten. Sie hat nicht nur die Manuskripte kritisch gegengelesen und entscheidende Impulse gegeben, sondern auch wichtige Informationen unermüdlich recherchiert und Beiträge zu rechtlichen und technischen Fragen verfasst. Ihre Ausdauer, ihre moralische Unterstützung und die damit verbundenen persönlichen Entbehrungen können an dieser Stelle nur viel zu wenig gewürdigt werden. Auch den vielen kleinen und großen Helfern und Unterstützern, die hier nicht alle einzeln genannt werden können, möchten wir Danke sagen, speziell auch den Autoren in den Vorauflagen.

Es steht außer Frage, dass auch der notfallmedizinische Behandlungserfolg das Ergebnis einer Teamleistung ist. Die Notärztin bzw. der Notarzt übernimmt im Regelfall eine medizinische Führungsrolle und muss dabei stets bereit sein, ureigene Kompetenzen und Befugnisse der Rettungsassistenten und -sanitäter sowie anderer Einsatzkräfte anzuerkennen und zu nutzen. Zur notärztlichen Qualifikation gehört unbedingt auch das Wissen um den Stellenwert technischer und taktischer Maßnahmen, die Priorität vor medizinischen Abläufen haben können oder zusammen in ein Gesamtkonzept des jeweiligen Einsatzleiters eingebettet werden müssen (z.B. technische Rettung und Gefahrenabwehr, BOS-Funk). Da diese speziellen Kompetenzen aber nicht regelhaft durch den Notarzt selbst ausgeübt werden, haben wir diesbezügliche Darstellungen zugunsten notfallmedizinischer Aspekte deutlich gekürzt oder auf Denkanstöße reduziert. Mit wachsender Einsatzerfahrung und Fortbildung wird sich der Notarzt jedoch automatisch zunehmend in diesen Bereichen auskennen und die Bedeutung unserer vorstehenden Aussage sicherlich unterschreiben.

Im Bereich der kardiopulmonalen Reanimation basiert dieses Werk konsequent auf den derzeit gültigen ERC-Leitlinien (2005). Diese Auflage erscheint jetzt, obwohl neue Reanimationsleitlinien zum Jahresende 2010 erwartet werden, da die geordnete und flächendeckende Umsetzung neuer Leitlinien in die Praxis erfahrungsgemäß nochmals Zeit in Anspruch nimmt. Die Aktualität anderer Inhalte und die Verfügbarkeit dieses Büchleins gebieten es, nicht so lange zu warten. Auch mehren sich die Hinweise, dass nicht mit grundlegenden Änderungen zu rechnen ist.

Im Vergleich zur Vorauflage mag Ihnen vor allem das neue optische Erscheinungsbild ins Auge fallen, das Herr Schaedla als Mediengestalter hervorragend umgesetzt hat. Es trägt lesefreundlicher Klarheit und den inhaltlichen Prioritäten Rechnung. Der rote Faden und ein einheitlicher Duktus sind klarer als in jeder Vorauflage herausgearbeitet worden. Dabei hat Frau Mallwitz (Lektorat) dem Inhalt dieses Büchleins nicht nur ein sprachlich hochwertiges Gewand gegeben, sondern auch an vielen Stellen wertvolle Vorschläge zur Verbesserung von Gliederung und Verständlichkeit gemacht. Wir danken ferner Herrn Müller (Naseweis-Verlag) für die Überlassung der von Herrn Häfner gestalteten Algorithmen und nicht zuletzt Frau Dr. Krätz (Springer-Verlag), die im Hintergrund die vielgestaltige Überarbeitung und Fortentwicklung in dieser Auflage – allen Widrigkeiten und Hindernissen zum Trotz – geduldig wie beharrlich vorangetrieben und begleitet hat.

Wir wünschen Ihnen als Notärztin oder Notarzt von Herzen viel Freude und Erfolg mit diesem Büchlein, auf das Sie hoffentlich gerne und vertrauensvoll zurückgreifen, damit Sie jederzeit gut gerüstet sind. Über Lob, Anregungen und kritische Rückmeldungen, die uns helfen, das Werk nach Ihren Wünschen zu gestalten, freuen wir uns jederzeit gleichermaßen.

Mainz, im Juni 2010   Thomas Schneider, Benno Wolcke, Roman Böhmer

Inhaltsverzeichnis

Autorenverzeichnis

Autoren in der 4. Auflage

Roman Böhmer
Klinik für Anaesthesiologie, operative Intensivmedizin und Schmerztherapie
Klinikum Herford, Schwarzenmoorstr. 70, 32049 Herford

Dr. med. Thorsten Hess
Abteilung für Anästhesie, Intensiv- und Rettungsmedizin (AIR)
Berufsgenossenschaftliches Unfallkrankenhaus Hamburg, Bergedorfer Straße 10,
21033 Hamburg

Sandra Scheufens, Dipl.-Verw.-Betriebswirtin (FH)
Bleichstr. 35, 55130 Mainz

Dr. med. Thomas H. Schneider, MS (PH)
Stabsstelle Qualitätsmanagement
St. Josefs-Hospital Wiesbaden GmbH, Beethovenstr. 20, 65189 Wiesbaden

Normann Scholte
Klinik für Anaesthesiologie, operative Intensivmedizin und Schmerztherapie
Klinikum Herford, Schwarzenmoorstr. 70, 32049 Herford

Torsten Szabanowski
Klinik für Anaesthesiologie, operative Intensivmedizin und Schmerztherapie
Klinikum Herford, Schwarzenmoorstr. 70, 32049 Herford

Dr. med. Benno Wolcke
Klinik für Anästhesiologie
Universitätsmedizin der Johannes Gutenberg-Universität, Langenbeckstr. 1,
55131 Mainz

Autoren in früheren Auflagen

J. Bengel, M. Böhmer, A. Boos, G. Jäger, P. Hartwig, J. Helmerichs, Th. Hess, H. Loup, E. Lubos, J. Müller, C. Reuß, S. Scheufens, S. Singer, S. Vettel, St. Vettel

Abkürzungen

A.	Arteria
a. M.	aktive Metabolite
Aa.	Arteriae
ACC	Acetylcystein
ACD	»active compression decompression« (Technik der Wieder-belebung) ► Kap. 5.3.3
ACS	»acute coronary syndrome« (akutes Koronarsyndrom) ► Kap. 8.2
ACVB	aortokoronarer Venenbypass
AD	Außendurchmesser
ADR	Europäisches Übereinkommen über die internationale Beförderung gefährlicher Güter auf der Straße
AED	automatisierter externer Defibrillator/automatisierte externe Defibrillation ► Kap. 5.3.3
AF	Atemfrequenz
AHA	American Heart Association
AICD	automatischer implantierter Kardioverter/Defibrillator ► Kap. 4.10.2
ALS	»advanced life support« ► Kap. 5.1
Amp.	Ampulle/Ampullen
AMV	Atemminutenvolumen
AP	Angina pectoris
APGAR-Score	Atmung, Puls, Grundtonus, Aussehen, Reflexe (Beurteilung Neugeborener; ► Kap. 17.3.2)
ARDS	»acute respiratory distress syndrome« (akutes Lungenversagen)
ASB	»assisted spontaneous breathing« (assistierte Spontanatmung)
ASS	Acetylsalicylsäure ► Kap. 16.1.1
AT III	Antithrombin III
ATLS®	Advanced Trauma Life Support (standardisiertes Ausbildungs-konzept zur Traumaversorgung, entwickelt vom American College of Surgeons)
AV	atrioventrikulär

AVNRT	AV-Knoten-Reentry-Tachykardie ▶ Kap. 4.7.1.
AVRT	atrioventrikuläre Reentry-Tachykardie ▶ Kap. 4.7.1.
AZ	Allgemeinzustand
AZV	Atemzugvolumen
BAND	Bundesvereinigung der Arbeitsgemeinschaften der Notärzte Deutschlands BAND e. V.
BGB	Bürgerliches Gesetzbuch
BGV	Vorschriften der Berufsgenossenschaften (Unfallverhütungsvorschriften)
BLS	»basic life support« ▶ Kap. 5.1
BTM	Das Medikament unterliegt den Vorschriften des Betäubungsmittelgesetzes
BURP-Manöver	»backward-upward-rightward pressure« ▶ Kap. 2.3.7
BWS	Brustwirbelsäule
BZ	Blutzucker
CBF	zerebraler Blutfluss
CCS	Canadian Cardiovascular Society (Schweregradeinteilung der Angina pectoris durch diese Fachgesellschaft)
cCT	kraniale Computertomographie (Schädel-CT)
CEFIC	European Chemical Industry Council
CISD	Critical Incident Stress Debriefing
CN	Zyanid
CO	Kohlenmonoxid
CO_2	Kohlendioxid
COPD	»chronic obstructive pulmonary disease« (chronisch-obstruktive Lungenerkrankung)
COPD-AE	akute Exazerbation einer COPD
CoSTR	International Consensus on CPR and ECC Science with Treatment Recommendations
CPAP	»continuous positive airway pressure« (kontinuierlich positiver Atemwegsdruck)
CPP	»cerebral perfusion pressure« (zerebraler Perfusionsdruck)
CPR	»cardio-pulmonary resuscitation« (kardiopulmonale Reanimation)
CRT	kardiale Resynchronisationstherapie
CT	Computertomographie
CTG	Kardiotokographie
Cx	Ramus circumflexus
d	dies (Tag)
d.	dexter, -tra, -trum rechts
DCS	Dekompressionskrankheit (Caisson-Krankheit) ▶ Kap. 14.3
DD	Differenzialdiagnose(n)/Differenzialdiagnostik

DGHM	Deutsche Gesellschaft für Hygiene und Mikrobiologie
DGK	Deutsche Gesellschaft für Kardiologie – Herz- und Kreislauf-forschung e. V.
DGN	Deutsche Gesellschaft für Neurologie
DGRM	Deutsche Gesellschaft für Rechtsmedizin
DGU	Deutsche Gesellschaft für Unfallchirurgie
DIN	Deutsches Institut für Normung e. V. und Bezeichnung für Normen des DIN
DIN EN	Normen des DIN, die zugleich den Status einer Europäischen Norm haben
DIVI	Deutsche Interdisziplinäre Vereinigung für Intensiv- und Notfallmedizin
DMS	Durchblutung, Motorik und Sensibilität (diagnostische Kontrolle)
DNAR	»do not attempt resuscitation« (»keine Wiederbelebung versuchen«)
DNR	»do not resuscitate« (»nicht wiederbeleben«), ERC bevorzugt DNAR
Dos.	Dosierung
DRG	»diagnosis related groups« (Fallpauschalensystem)
e.b.	endobronchial
ECC	emergency cardiac care
ECMO	»extracorporal membrane oxygenation« (extrakorporale Membranoxygenierung)
EDD	Ösophagusdetektor (»esophageal detection device«)
EGT	errechneter Geburtstermin
EKG	Elektrokardiogramm/Elektrokardiographie
EMD	elektromechanische Dissoziation (veraltet für PEA)
EMS	emergency medical system (Bezeichnung für verschiedene Rettungsdienstsysteme)
ENB	endgültige Negativitätsbewegung
ERC	European Resuscitation Council
ERI-Cards	Emergency Response Intervention Cards der CEFIC
ET	errechneter Geburtstermin
$_{ET}CO_2$	endtidale Kohlendioxidmessung
EU(G)	Extrauteringravidität (ektope Schwangerschaft)
FAST	»focussed assessment with sonography for trauma«
FEEL	»focussed echocardiographic evaluation for life support management«
FEER	»focussed echocardiographic evaluation in resuscitation management«
F_IO_2	inspiratorische Sauerstofffraktion

GABA	γ-Aminobuttersäure
GCS	Glasgow-Coma-Scale (▶ Kap. 17.3.3)
GF	Gebissformel
GHB	γ-Hydroxybuttersäure
GIZ	Giftinformationszentrale
GTSS-Score	Geriatric Trauma Survival Score
h	hora (Stunde)
HBO	hyperbare Oxygenierung (Druckkammerbehandlung)
HBV	Hepatitis-B-Virus
HCN	Zyanwasserstoff (Blausäure)
HELLP-Syndrom	»haemolysis, elevated liver enzymes, low platelets«
HES	Hydroxyethylstärke ▶ Kap. 16.1.35
HF	Herzfrequenz
HHL	hintere Hinterhauptlage
HiB	Haemophilus influenzae B
HIT	heparininduzierte Thrombozytopenie
HITS	Herzbeuteltamponade/Intoxikation/Thromboembolie (Lungenembolie, Herzinfarkt)/Spannungspneumothorax
HIV	»human immunodeficiency virus« (humanes Immundefizienzvirus)
HKS	Herz-Kreislauf-Stillstand
Hkt	Hämatokrit
HR-CT	High-Resolution-Computertomographie (hochauflösendes CT)
HUS	hämolytisch-urämisches Syndrom
HWS	Halswirbelsäule
HWZ	dominante Halbwertzeit (i. d. R. terminale Eliminationshalbwertzeit bei nieren-/lebergesunden Erwachsenen)
HZV	Herzzeitvolumen
i.a.	intraarteriell
I.E./IE	Abkürzung für stoffspezifisch definierte Mengeneinheit: z. B. Immunitätseinheit (Antitoxin), internationale Einheit (Antibiotikum, Heparin), Insulineinheit
i.m.	intramuskulär
i.n.	intranasal
i.o.	intraossär
i.v.	intravenös
IABP	intraaortale Ballonpumpe
ICB	intrakranielle Blutung
ICD	implantierter Kardioverter/Defibrillator
ICP	»intracranial pressure« (intrakranieller Druck)
ICR	Interkostalraum

ICRS	Innsbruck Coma Rating Scale
ICU	»intensive care unit« (Intensivbehandlungseinheit)
ID	Innendurchmesser
IfSG	Infektionsschutzgesetz
ILCOR	International Liaison Committee on Resuscitation
ILR	Implanted Loop Recorder
Ind.	Indikation
iPEEP	intrinsischer positiver endexspiratorischen Druck
IPPV	»intermittent positive pressure ventilation« (Beatmung mit Überdruck in der Inspirationsphase)
ISA	intrinsisch sympathomimetische Aktivität
ISS-Score	Injury Severity Score
IT	Indifferenztyp
ITD	»impedance threshold device« (Impedanzventil) ► Kap. 5.3.3
ITV	»impedance threshold valve« (Impedanzventil) ► Kap. 5.3.3
KatS	Katastrophenschutz
KG	Körpergewicht
KHK	koronare Herzkrankheit
KI	Kontraindikation
KIT	Kriseninterventionsteam
KKT	Körperkerntemperatur
KOF	Körperoberfläche
KTW	Kranken(transport)wagen (DIN EN 1789, Typen A1, A2, B)
LAD(A)	»left anterior descending artery« Ramus interventricularis anterior (=RIVA)
LBBB	»left bundle branch block« (Linksschenkelblock)
LAFB	linksanteriorer Faszikelblock
LAHB	linksanteriorer Hemiblock
LCA	»left coronary artery« (A. coronaria sinistra)
LE	Lungenembolie
IfSG	Infektionsschutzgesetz
LMWH	niedermolekulares Heparin
LNA	Leitender Notarzt
LPFB	linksposteriorer Faszikelblock
LPHB	linksposteriorer Hemiblock
LR	Loop Recorder
LSB	Linksschenkelblock
LSD	Lysergsäurediethylamid
LT	Linkstyp
LUCAS	Lund University Cardiac Arrest System ► Kap. 5.3.3
LVAD	»left ventricular assist device« (Linksherzunterstützungssystem)

LGL-Syndrom	Lown-Ganong-Levine-Syndrom
LWS	Lendenwirbelsäule
M.	Musculus/Morbus
MAD*	»mucosal atomization device« (kommerziell erhältlicher Adapter zur intranasalen Medikamentenapplikation)
MAL	mittlere Axillarlinie
MALA	metforminassoziierte Laktatazidose
MANE	Massenanfall von Erkrankten
MANV	Massenanfall von Verletzten
MAO	Monoaminooxidase
MAP	mittlerer arterieller Druck
MAST	»military/medical anti-shock trousers« (pneumatische Antischockhose)
MCL	Medioklavikularlinie
MCP	Metoclopramid
MEES	Mainz Emergency Evaluation Score (▶ Kap. 17.3.4)
$MgSO_4$	Magnesiumsulfat
MICU	»mobile intensive care unit« [Synonym für Rettungswagen (Klasse C)]
MM	Muttermund
Mm.	Musculi
MPBetreibV	Medizinprodukte-Betreiber-Verordnung
MRSA	methicillinresistenter Staphylococcus aureus
MRT	Magnetresonanztomographie
MS	multiple Sklerose
MTK	messtechnische Kontrolle
N.	Nervus
NA	Notarzt
NACA-Score	National Advisory Committee for Aeronautics (▶ Kap. 17.3.1)
NAW	Notarztwagen
NEF	Notarzteinsatzfahrzeug (DIN 75079)
NIBP	nichtinvasive Blutdruckmessung
NIHSS	National Institutes of Health Stroke Scale
NIPPV	»non-invasive/nasal intermittent positive pressure ventilation« (▶ IPPV)
NIV	nichtinvasive Beatmung
Nn.	Nervi
NNR	Nebennierenrinde
NPP	Nucleus pulposus prolaps (Bandscheibenvorfall)
NSAID	»non-steroidal anti-inflammatory drugs« (nichtsteroidale Antiphlogistika)

NSTEMI	»non-ST-elevation myocardial infarction« (Herzinfarkt ohne ST-Hebung im EKG)
NW	Nebenwirkung
NYHA	New York Heart Association (Klassifikation der Herzinsuffizienz durch diese Fachgesellschaft)
O_2	Sauerstoff
OHSS	ovarielles Hyperstimulationssyndrom (bei Fertilitätstherapie)
OK	Oberkiefer
OrgLRettD	Organisatorischer Leiter Rettungsdienst
OUP	oberer Umschlagpunkt
p.c.	post conceptionem
pCO_2	Kohlendioxidpartialdruck
p_aCO_2	arterieller Kohlendioxidpartialdruck
p_aO_2	arterieller Sauerstoffpartialdruck
$p_{et}CO_2$	endexspiratorischer Kohlendioxidpartialdruck
p.m.	post menstruationem
p.o.	per os
Pat.	Patient
PCI	perkutane koronare Intervention (Herzkatheter)
PCM	Paracetamol
PCP	Phenylcyclohexylpiperidin
PCR	»polymerase chain reaction« (Polymerasekettenreaktion)
PDE	Phosphodiesterase
PEA	pulslose elektrische Aktivität
PECLA	»pumpless extracorporal lung assist« (extrakorporale Lungenunterstützung)
PEEP	»positive endexpiratory pressure« (positiver endexspiratorischer Druck)
PEP	Postexpositionsprophylaxe
p-FAST	»prehospital focussed assessment with sonography for trauma«
pO_2	Sauerstoffpartialdruck
Präp.	Präparate
PROM	»premature rupture of membranes« (vorzeitiger Blasensprung)
ps_aO_2/psO_2	partielle Sauerstoffsättigung (▶ Kap. 2.1.1)
PSR	Patellarsehnenreflex
PsychKG	Landesgesetz über Hilfen und Schutzmaßnahmen (inkl. Unterbringung) bei psychiatrischen Erkrankungen (je nach Bundesland unterschiedliche Abkürzungen und Bezeichnungen)
PTBS	posttraumatische Belastungsstörung
PTCA	perkutane transluminale Koronarangioplastie

PTS	Polytrauma-Schlüssel
PTT	partielle Thromboplastinzeit [nicht mit Prothrombinzeit verwechseln]
pVT	pulslose ventrikuläre Tachykardie
R.	Ramus
RA	Rettungsassistent
RBBB	»right bundle branch block« (Rechtsschenkelblock)
RCA	»right coronary artery« (A. coronaria dextra)
RCX	Ramus circumflexus
RD	Rettungsdienst
RG	Rasselgeräusche
RIVA	Ramus interventricularis anterior
RIVP	Ramus interventricularis posterior
RKI	Robert Koch-Institut
RLS	Rettungsleitstelle
ROSC	»restoration of spontaneous circulation« (Wiederherstellung eines Spontankreislaufs nach Herz-Kreislauf-Stillstand)
RR	arterieller Blutdruck (gemessen nach Riva-Rocci)
RS	Rettungssanitäter
RSB	Rechtsschenkelblock
RSI	»rapid sequence induction« (schnelle Narkoseeinleitung bei nicht nüchternem Pat.)
RT	Rechtstyp
RTH	Rettungs(transport)hubschrauber (DIN 13230)
rt-PA	rekombinierter Plasminogen-Human-Aktivator (Alteplase)
RTS	Revised Trauma Score
RTW	Rettungs(transport)wagen (DIN EN 1789, Typ C)
s.	siehe/sinister, -tra, -trum (links)
s.c.	subkutan
s.l.	sublingual
s_aO_2	arterielle Sauerstoffsättigung
SAB	Subarachnoidalblutung
SEG	Schnelleinsatzgruppe (für Großschadensereignis/MANV)
SHT	Schädel-Hirn-Trauma
SID(S)	»sudden infant death (syndrome)« (plötzlicher Säuglingstod)
SIH	schwangerschaftsinduzierte Hypertonie
SIMV	»synchronized intermittent mandatory ventilation«
SL	Schädellage
SM	(Herz-) Schrittmacher
S_pO_2	pulsoxymetrisch bestimmte Sauerstoffsättigung (entspr. i. d. R. der ps_aO_2 ▶ Kap. 2.1.1)

SSD	Schwangerschaftsdrittel
SSL	Scheitel-Steiß-Länge (Rückschluss auf Gestationsalter)
SSW	Schwangerschaftswoche
ST	Steiltyp
STD	»sexual transmitted diseases« (sexuell übertragbare Krankheiten)
STEMI	»ST-elevation myocardial infarction« (akuter Myokardinfarkt mit ST-Hebung)
StGB	Strafgesetzbuch
StPO	Strafprozessordnung
STIKO	Ständige Impfkommission beim Robert Koch-Institut
STK	sicherheitstechnische Kontrolle
SVES	supraventrikuläre Extrasystole(n)
syn.	synonym
TAA	Tachyarrhythmia absoluta
TEE	transösophageale Echokardiographie
TEL	Technische Einsatzleitung (für Großschadensereignis)
TENS	transkutane elektrische Nervenstimulation
TGA	transitorische globale Amnesie
THC	Tetrahydrocannabinol
TIA	transitorische ischämische Attacke
Tox.	Toxizität
TRISS	Trauma Score and Injury Severity Score
TUIS	Transport-Unfall-Informations- und Hilfeleistungssystem des Verbandes der chemischen Industrie
UAP	»unstable angina pectoris« (instabile Angina pectoris)
UFH	unfraktioniertes Heparin
UK	Unterkiefer
ÜLT	überdrehter Linkstyp
ÜRT	überdrehter Rechtstyp
V.	Vena
V. a.	Verdacht auf
VAL	vordere Axillarlinie
VBS	vorzeitiger Blasensprung
VEL	Vollelektrolytlösung (kristalloid)
VES	ventrikuläre Extrasystole(n)
VF	»ventricular fibrillation« (Kammerflimmern)
VHF	Vorhofflimmern
VHHL	vordere Hinterhauptslage
VHL	Vorderhauptslage
vKOF	verbrannte Körperoberfläche
VT	ventrikuläre Tachykardie

Vv.	Venae
WD	Wirkdauer nach Medikamentengabe
Wdh./wdh.	Wiederholung/wiederholen
WE	Zeitdauer bis zum Wirkungseintritt nach Medikamentengabe
WM	Zeitdauer bis zum Wirkungsmaximum nach Medikamentengabe
Wo.	Woche(n)
WPW-Syndrom	Wolff-Parkinson-White-Syndrom
WS	Wirbelsäule
WW	Wechselwirkung
ZAS	zentral-anticholinerges Syndrom ▶ Kap. 12.6.1.1
ZMK	Zahn/Mund/Kiefer
ZNS	zentrales Nervensystem
ZS	Zahnschema
ZT	Zyklustag
ZVD	zentralvenöser Blutdruck

Einsatz, Technik, Taktik, Recht

1.1   Notfall- und Rettungswesen

1.1.1   Rettungsdienststruktur

Rettungsdienst – Definition aus DIN 13050

» Der Rettungsdienst ist eine öffentliche Aufgabe der Gesundheitsvorsorge und der Gefahrenabwehr; er gliedert sich in Notfallrettung und Krankentransport. Notfallrettung ist organisierte Hilfe, die in ärztlicher Verantwortlichkeit erfolgt und die Aufgabe hat, bei Notfallpatienten am Notfallort lebensrettende Maßnahmen durchzuführen, ihre Transportfähigkeit herzustellen und diese Patienten unter Aufrechterhaltung der Transportfähigkeit und Vermeidung weiterer Schäden in eine geeignete Gesundheitseinrichtung/Krankenhaus zu befördern. «

Zuständigkeiten

In Deutschland zählt der Rettungsdienst (RD) zu den Obliegenheiten der Bundesländer. Er ist in den einzelnen Ländern durch die Landesrettungsdienstgesetze und weitere regionale und lokale Vorschriften geregelt, sodass sich der Notarzt über die vor Ort gültigen Regelungen informieren muss (z. B. Mindestqualifikation der nichtärztlichen RD-Mitarbeiter, Vorgehen bei Todesfeststellung, Alarmierungskriterien für den LNA, Verhalten bei MANV). Innerhalb der Ländergrenzen wurden RD-Bereiche festgelegt, deren Landkreise und kreisfreie Städte den Rettungszweckverband bilden. Dieser ist i. d. R. kommunalen Behörden zugeordnet. Von diesen wird die Aufgabe des RD auf gemeinnützige Hilfsorganisationen, Feuerwehren u. a. übertragen oder (seltener) selbst durchgeführt. Die Koordination und taktische Dokumentation der Einsätze in einem RD-Bereich ist Aufgabe der Rettungsleitstelle (Notrufannahme, Einsatzpriorisierung, Auswahl und Entsendung geeigneter Rettungsmittel, Kontakt mit Krankenhäusern zwecks Bettennachweis,

Zusammenarbeit mit Nachbarleitstellen sowie Leitstellen von Polizei und Feuerwehr, sofern Letztere nicht integriert ist).

1.1.2   Notfallpatient

Ein Mensch wird dann als Notfallpatient bezeichnet, wenn durch Verletzung, Vergiftung oder Erkrankung eine oder mehrere seiner Vitalfunktionen (Bewusstsein/Zentralnervensystem, Atmung, Herz-Kreislauf-Funktion) akut gestört oder bedroht sind oder die Entwicklung einer solchen Störung oder Bedrohung zu befürchten oder nicht auszuschließen ist.

1.1.3   Strategien der Notfallversorgung

Versorgung von Notfallpatienten, Rettungsmittel

Notfallpatienten (z. B. V. a. frischen Myokardinfarkt) werden durch den RD (Notarzt, Rettungsassistent, Rettungssanitäter) am Notfallort frühestmöglich mit den Mitteln der präklinischen Notfallmedizin erstversorgt. Hierzu stehen i. d. R. die Ausstattung des Rettungswagens (RTW nach DIN EN 1789) und des Notarzteinsatzfahrzeuges (NEF nach DIN 75079) zur Verfügung (Rendez-vous-System), nur noch selten der Notarztwagen (NAW=ständig mit Notarzt besetzter RTW).

Rettungshubschrauber (RTH, DIN 13230)

Rettungshubschrauber haben bestimmte Vorteile (z. B. Schnelligkeit bei langen Strecken, Einsatzstellenerkundung aus der Luft, Anflug schwer zugänglicher Einsatzstellen). Jedoch sind die Einsatzmöglichkeiten von RTH durch einige Faktoren limitiert: z. B. Platzmangel an Bord (schwierige Patientenversorgung in der Luft), hoher Geräuschpegel, Anflug unbekannter Landeplätze nur unter Sichtflugbedingungen (≥800 m Geradeaussicht, ≥150 m Wolkenuntergrenze), kein RTH-Einsatz bei Vereisungsgefahr, Nachteinsätze nur unter besonderen Auflagen (z. B. bekannter Landeplatz).

Anforderungen an einen geeigneten Landeplatz: freie, abgesperrte Fläche (Größe abhängig vom Rotorkreisdurchmesser, i. Allg. tagsüber ≥30 m×30 m; keine Hindernisse wie Stromleitungen in der Nähe; fester, nicht aufzuwirbelnder Untergrund).

Indikationen für den RTH-Einsatz

- Notarztzubringer (insbes. über größere Strecken, ländliches Gebiet).
- Schneller Transport von Notfallpatienten über größere Strecken bis zur Klinik (bes. Wirbelsäulenverletzte und Polytraumatisierte).

- Ausnutzung taktischer Vorteile (z. B. keine Verkehrshindernisse bei Autobahnunfällen, Lageerkundung aus der Vogelperspektive bei Großschadensereignis oder Suche nach treibenden Personen in Gewässern).
- RTH mit Winde zur Personenrettung in unwegsamem Gelände oder aus Gewässern.

Einsatzindikationen für den Notarzt (NA)

Der Leitstellendisponent setzt den NA immer dann ein, wenn
- aus dem Notruf Kriterien des Notarzteinsatzkataloges hervorgehen, der sich am Patientenzustand (z. B. Bewusstseinsstörung, Atemnot) und am Notfallgeschehen (z. B. Sturz aus großer Höhe) orientiert,
- eine Anforderung durch einen Arzt oder durch RD-Personal vorliegt, wenn hierfür i. d. R. medizinische Gründe maßgeblich sind,
- der Disponent nach eigenem pflichtgemäßem Ermessen eine akute Gefahr für Leben oder Gesundheit eines Menschen vermutet.

❗ Cave – Ein bereits nachalarmierter NA kann nie ohne Begründung abbestellt werden; nur der NA selbst entscheidet und verantwortet, ob er die Einsatzstelle anfährt (Garantenpflicht des NA ab Alarmierung).

Verhalten an der Einsatzstelle
Eigenschutz hat Vorrang!
- Systematische Prüfung der Einsatzstelle auf mögliche Gefahren, z. B.:
  - noch fließender Straßenverkehr,
  - Gewalttätigkeit,
  - Panikreaktionen,
  - Infektionsgefahr,
  - gefährliche Tiere,
  - Elektrizität,
  - Feuer/Brandgefahr,
  - Einsturzgefahr, Explosionsgefahr,
  - Giftstoffe, Radioaktivität,
  - Chemie-/Gefahrgutunfall.
- Ausreichende Sicherheitsabstände und ggf. Nachalarmieren von Polizei oder Feuerwehr (auf diese warten, nicht den Eigenschutz vernachlässigen).
- Feuerwehrnachforderung z. B. zu technischer Hilfeleistung jeder Art, z. B. Türöffnung, Rettung eingeklemmter und unzugänglicher Personen, Einsturzgefahr, Absicherung gefährlicher Einsatzstellen, Ausleuchtung, Strom-, Strahlen- oder Gefahrgutunfall, Transport von Patienten unter ungünstigen Umständen.

- Vorgeschriebene Warn- und Schutzbekleidung nach DIN EN/BGV
  tragen (die im Handel befindliche RD-Bekleidung ist z. T. von den
  Unfallversicherungen nicht als Warnkleidung anerkannt) – Warn- und
  Schutzkleidung macht jedoch nicht unverwundbar!
- Ggf. Mitwirkung bei Maßnahmen der Gefahrenabwehr, sofern
  bekannt und geübt (ansonsten dem Rettungsassistenten oder den
  Fachdiensten überlassen), z. B. Absicherung der Einsatzstelle, Ret-
  tung von Lebenden aus Lebensgefahr unter Eigenschutz, spezielle
  Maßnahmen bei Stromunfällen, Unfällen auf Bahnanlagen, in Ge-
  wässern usw.
- Bei Maßnahmen zum Retten, Heben und Tragen von Patienten auf
  Möglichkeiten zur Minimierung der Wirbelsäulenbelastung durch Ein-
  satz von Hilfsmitteln und korrekter Technik achten.
- Kooperation/Absprache mit anderen Einsatzkräften.

❶ **Cave** – Bei kombinierten Einsätzen mit der Feuerwehr liegt die
Gesamteinsatzleitung mit entsprechender Weisungsbefugnis – i. d. R.
gesetzlich festgelegt – beim Einsatzleiter der Feuerwehr! Führungs-
personal der Feuerwehr ist an einer Helmkennzeichnung erkennbar
(je zahlreicher/dicker/länger die roten Balken sind, desto höher ist
der Führungsrang im Einsatz). Das Verlassen der Einsatzstelle bei
Präventiveinsätzen darf nur nach Entlassung durch den Einsatzleiter
erfolgen.

Übersicht verschaffen und Überblick behalten
- Besonderheiten der Einsatzstelle (z. B. eingeklemmter Pat.,
  Gefahren)?
- Wie viele Patienten? Vitalbedrohung?
- Prioritäten?
  - Welche Gefahren sind erkannt?
  - Welche Gefahr muss zuerst bekämpft werden?
  - Welche Möglichkeiten stehen zur Verfügung?
  - Welche Möglichkeit ist die beste?
- Wie ist eine sinnvolle Aufgabenteilung möglich?

Praxistipps

Möglichst frühzeitig sollte ein Rettungsmittel im Notfalleinsatz eine (erste)
Rückmeldung an die Rettungsleitstelle durchgeben (Aufgabe des Rettungsas-
sistenten). Ggf. weiteres Einsatzpersonal (Fachdienste) nachfordern, z. B. weitere
Rettungsmittel, Polizei, Feuerwehr.

Ziel der notärztlichen Versorgung

Der Umfang der Versorgung vor Ort ist auf Maßnahmen zu beschränken, die

- eine Vitalbedrohung abwenden,
- die Transportfähigkeit herstellen,
- die Prognose verbessern oder
- weitere Schäden abwenden,

ohne dass dem Pat. Nachteile aus einer Verzögerung der Diagnostik oder Therapie in der Klinik entstehen.

In manchen Fällen können die präklinisch angezeigten Maßnahmen durchaus umfangreich sein (z. B. 12-Kanal-EKG, Notfallanamnese, Medikamente), sodass man von einer »Stay-and-play«-Strategie spricht, um den Pat. am Notfallort zu stabilisieren und dann mit geringerem Risiko schonend in eine Klinik zu befördern. Bei Pat., die sich vor Ort voraussichtlich nicht stabilisieren lassen (z. B. V. a. intraabdominelle Blutung) oder die bei unzureichenden präklinischen Möglichkeiten maßgeblich von schneller innerklinischer Diagnostik und Therapie profitieren, wird dem raschen Transport höchste Priorität eingeräumt (»load and go«/»scoop and run«); Maßnahmen zur Aufrechterhaltung der Vitalfunktionen werden dann ggf. im Rahmen des Möglichen quasi nebenbei durchgeführt (»treat and run«). Auch die Qualifikation des NA für den aktuellen Notfall und die Nähe des Zielkrankenhauses müssen in die Entscheidung einfließen.

Auswahl der Zielklinik

Die Auswahl des nächstgelegenen und zugleich geeigneten Zielkrankenhauses auf der Basis einer Verdachtsdiagnose gehört zu den wichtigsten und verantwortungsvollsten Entscheidungen des NA. Neben dem Pat.-Zustand sind die lokoregionalen Gegebenheiten und die Tansportlogistik zu berücksichtigen. Für manche Patienten ist die unmittelbare Verfügbarkeit bestimmter Ressourcen (z. B. Herzkatheter, Schädel-CT, Stroke-Unit, Traumazentrum, bestimmte Fachdisziplinen) entscheidend für Überleben oder spätere Lebensqualität. Die Zuweisung in eine ungeeignete Klinik kann allein durch Verzögerungen oder Notwendigkeit eines Sekundärtransportes zu einem »waiting trauma« führen. Bei fehlender Zentraler Notaufnahme ist bereits die Frage der zuständigen Fachabteilung relevant (z. B. Akutes Abdomen: Innere, Chirurgie, Gynäkologie, Urologie etc.?). Andererseits ist bei instabilen Patienten ein längerer Transport in eine Zentrumsversorgung oft mit einer Erhöhung des Risikos verbunden. Aus diesen Gründen muss der NA über die möglichen Zielkliniken in seinem RD-Bereich mit den jeweiligen Notfallressourcen (auch nachts und am Wochenende) informiert sein.

Der NA sollte bei der Auswahl der Zielklinik zwar die Verfügbarkeit freier (Intensiv-) Betten und anderer Kapazitäten berücksichtigen (Abfrage über Rettungsleitstelle), jedoch kann er die Entscheidung auch unabhängig davon treffen, da die an der Notfallversorgung beteiligten Kliniken i. d. R. zur Aufnahme und Erstversorgung von Notfallpatienten verpflichtet sind und den Pat. danach ggf. verlegen können. Der NA muss ggf. eine initial längere Transportzeit rechtfertigen können (z. B. stabiler Pat., sofortige Notwendigkeit spezieller Diagnostik in einer entfernteren Klinik, ausnahmsweise: definitiv erheblich verzögerte Versorgung in der nächstgelegenen Klinik).

Patiententransport, Sonderrechte, Wegerecht

Ein Transport mit Sondersignal ist sehr selten indiziert. Während auf der Anfahrt des NA zum Einsatzort nahezu immer die Indikation zur Inanspruchnahme von Sonderrechten (§ 35 StVO) und Wegerecht (§ 38 StVO) gestellt wird (i. d. R. durch die Rettungsleitstelle), ist die Indikation beim Patiententransport mit Notarzt durch den Notarzt individuell zu stellen. Jedoch ist der Fahrer ausschließlich selbst für das verantwortungsvolle Führen des Kraftfahrzeugs und den Einsatz der Sondersignalanlage verantwortlich, also auch dafür, in welcher Weise er Anordnung des NA (Dringlichkeit), mögliche Zeitersparnis und Unfallrisiko abwägt.

Bei der Indikationsstellung zum Sondersignaltransport sollte auch der NA den medizinischen Nutzen durch den möglichen Zeitgewinn, das Unfallrisiko (statistisch ca. 8× ↑ bei Fahrt mit Sondersignal) und die psychische und physische Wirkung auf den Pat. bedenken (ggf. vorherige Aufklärung des Pat.). Das Ausüben von Wegerecht ist grundsätzlich an die kombinierte Verwendung von Blaulicht und Martinshorn gebunden.

Einsatzabschluss

- Strukturierte und vollständige Übergabe von Informationen an den weiterbehandelnden Arzt (Auffindesituation, Klinik des Pat., Verdachtsdiagnose, Notfallanamnese, ergriffene Maßnahmen, zeitlicher Ablauf der Ereignisse, Besonderheiten).
- Übergabe von persönlichen Gegenständen des Pat. (Dokumentation!).
- Dokumentation für medizinische, verwaltungstechnische, ggf. wissenschaftliche und nicht zuletzt potenzielle forensische Zwecke (z. B. Notarztprotokoll).
- Zur Abrechnung des Transportes werden ein Einsatzbericht (Einsatzdaten, Patientendaten und Kostenträger) und eine vom Arzt ausgestellte Transportnotwendigkeitsbescheinigung (Transportschein) benötigt.

- Wiederherstellen der Einsatzbereitschaft (Reinigen und Aufrüsten des Rettungsmittels).
- Meldung der Einsatzbereitschaft an die Rettungsleitstelle.

1.2 Führung im Einsatz

Zweck der Führung in Organisationen ist es, eine koordinierte Leistung durch viele andere zu bewirken, die der Führende allein nicht erbringen könnte. Die im RD zu erbringende Leistung hat mehrere Säulen, wobei den Notarzt v. a. die optimale Notfalltherapie seiner Pat. interessiert. Um dieses Ziel zu erreichen, muss er nichtärztliche Mitarbeiter führen. Dies umfasst beispielsweise:

- **Delegation von Maßnahmen** (Kompetenz des Mitarbeiters korrekt einschätzen oder erfragen, klare Handlungsanweisungen, entsprechenden Zeitbedarf einkalkulieren, einen Auftrag nach dem anderen).
- **Mitarbeiter beteiligen** (Handlungsspielräume belassen, jedoch keine schädlichen Diskussionen).
- **Transparenz erzeugen** (eigene Zielsetzung mitteilen).
- **Rahmenbedingungen für ein gutes Teamklima schaffen** (gegenseitiges Kennenlernen außerhalb von Einsätzen, Anerkennung von Leistungen, Ruhe in Notfallsituationen, Übernahme von Verantwortung, konstruktive Nachbesprechung von Einsätzen).

Der NA sollte berücksichtigen und respektieren, dass das nichtärztliche Personal im RD über die medizinische Assistenzfunktion hinaus weitere Pflichten hat, die für eine sichere und erfolgreiche Einsatzabwicklung unabdingbar sind und manchmal sogar den medizinischen Aufgaben übergeordnet sein können (z. B. Eigenschutz, Absicherung der Einsatzstelle, Funkkontakt mit der Rettungsleitstelle). Die Weisungsbefugnis des NA endet dort, wo der Rettungsassistent Maßnahmen allein verantworten muss (z. B. Einhaltung straßenverkehrsrechtlicher Bestimmungen beim Führen von Einsatzfahrzeugen).

1.3 Besondere Einsatzsituationen

1.3.1 Todesfeststellung und Leichenschau im Notarztdienst

Zu Todesfeststellung, Reanimation und Ethik ► Kap. 5.5. Zu Totgeburten ► Kap. 10.6. Zu Plötzlichem Säuglingstod (SID) ► Kap. 11.9.

> ❗ **Cave** – Vor allem anderen muss sich der Arzt bei einer entsprechenden Meldung so schnell wie möglich vom tatsächlichen Tod des Patienten überzeugen, damit mögliche Reanimationsmaßnahmen nicht unterlassen werden.

Die gesetzlichen Regelungen und Verwaltungsvorschriften zur notärztlichen Todesfeststellung und Leichenschau unterscheiden sich von Bundesland zu Bundesland (Landesbestattungsgesetze). Der NA muss sich daher über Detailregelungen in seinem Einsatzbereich informieren.

Grundsätze zu Todesfeststellung und Leichenschau

- Todesfeststellung und Leichenschau sind Arztsache. Zur Unterlassung von Reanimationsmaßnahmen durch nichtärztliches RD-Personal in speziellen Situationen ▶ Kap. 5.3.2.
- Inhalt: Beurkundung des irreversiblen Todeseintritts (Dokumentation zweifelsfrei tödlicher Verletzungen und sicherer Todeszeichen); Untersuchung zur Bestimmung von Todesursache, -art und -zeitpunkt.
- Sorgfaltspflichten bei der Leichenschau (Leitlinie der Deutschen Gesellschaft für Rechtsmedizin beachten):
  - Zeitgerechte Durchführung.
  - Anamnese (Vorerkrankungen, Medikamente), ggf. Rücksprache mit dem Hausarzt u. a. Vorbehandlern.
  - Systematische Untersuchung der vollständig entkleideten Leiche bei ausreichender Beleuchtung von allen Seiten (auf verdeckte Stellen achten, z. B. behaarte Kopfhaut, Tattoos; Pflaster und Verbände entfernen), inkl. Inspektion der Körperöffnungen (z. B. petechiale Blutungen der Konjunktiven als Erstickungszeichen).
  - An bewusste Irreführung und die Möglichkeit einer Vergiftung denken.
  - Bei geklärter, natürlicher Todesursache (wahrscheinlich keine Obduktion) kann die Leiche von medizinischem Material entledigt werden (wenn von den Angehörigen gewünscht, evtl. den Pat. in ein Bett legen, aufräumen).

Regelungen in den meisten Bundesländern

- Der Notarzt ist **nur zur Todesfeststellung** (unter Angabe des Todes- oder Auffindezeitpunktes) und **zum Ausstellen** einer **vorläufigen Todesbescheinigung verpflichtet** (Leichenschaupflicht für den NA derzeit nur noch in Niedersachsen). Zur Leichenschau ist dann ggf. ein anderer Arzt zu verständigen (z. B. der Hausarzt des Pat., ggf. gesetzl. geregelt, z. T. Sicherstellungspflicht des NA). In Nordrhein-Westfalen und Schleswig-Holstein Dokumentation der Todesfeststellung nur im Notarztprotokoll. Sonderregelungen beachten (z. B. liegt in Sachsen bei Sterbefällen in RD-Fahrzeugen die Leichenschaupflicht beim Aufnahmearzt des nächstgelegenen Krankenhauses). I. d. R. sind Transporte Verstorbener mit Rettungsmitteln unzulässig (außer in Bremen).

- **Bei unbekannter Leiche oder sobald sich Anhaltspunkte für einen nicht natürlichen Tod ergeben**, ist die Leichenschau zu unterbrechen, die Polizei hinzuzuziehen und bis zum Eintreffen der Polizei jede Änderung an der Leiche und an der Umgebung zu unterlassen (medizinisches Material an/in der Leiche belassen).
- **Bei einer Leiche mit meldepflichtiger Erkrankung** sind geeignete Schutzvorkehrungen zu treffen, die Leiche ist nach Vorgaben der zuständigen Behörde zu kennzeichnen und meist unverzüglich einzusargen. In einigen Bundesländern muss die zuständige Behörde unmittelbar informiert werden. Ggf. Meldepflicht nach IfSG beachten (▶ Kap. 17.4.4).
- **Alle Vorbehandler des Patienten (nicht nur Ärzte) unterliegen der Auskunftspflicht an den Leichenschauer.**
- Die Gesetze vieler Bundesländer fordern für die Todesfeststellung das **Vorliegen sicherer Todeszeichen.** Diese bilden sich unter Reanimationsbedingungen aber nicht aus. Aus medizinischer Sicht haben folgende Kriterien die gleiche Wertigkeit:
  - der festgestellte Hirntod,
  - nicht mit dem Leben vereinbare Verletzungen (z. B. Enthauptung),
  - adäquat, suffizient, aber erfolglos durchgeführte Reanimationsmaßnahmen von hinreichender Dauer (▶ Kap. 5.5).
- **Bestattungsunternehmen dürfen nicht durch den RD ausgewählt/ informiert werden.**

Todeszeichen
Sichere Todeszeichen (biologischer Tod, irreversibel)
- **Totenflecken (Livores):** 20–30 min nach Todeseintritt (durch Absinken der Blutkörperchen in Kapillaren und kleine Venen), nach ca. 12 h nicht mehr wegdrückbar; kein Auftreten an Aufliegestellen (DD: z. B. Hämatom).
- **Leichenstarre (Rigor mortis):** Beginn 2–4 h nach Todeseintritt (ATP-Zerfall ohne oxidative Erholung), zunächst im Kopfbereich, insbes. am Kiefergelenk, Lösung nach 2–4 d (DD: Kältestarre der Muskulatur, krankhafte Gelenkversteifung, katatoner Stupor).
- **Fäulnis und Verwesung** (Bakterien; Selbstzersetzung durch Enzyme): Beginn nach Tagen, abhängig von Umweltfaktoren, bei Hitze früher (DD: Gangrän, parasitärer Befall, Anfraß eines Hilflosen durch Tiere).

Unsichere Todeszeichen (»klinischer Tod«)

Beispiele: Blässe der Haut, Abnahme der Körpertemperatur, Atemstillstand, Pulslosigkeit, fehlende Herztöne, fehlende Pupillenreaktion, Trübung der Cornea, fehlende Reflexe, Muskelatonie. Unsichere Todeszeichen sind nicht zur Todesfeststellung geeignet. Ggf. Reanimationsmaßnahmen indiziert!

Scheintod

Vita minima, ohne Nachweis von Atmung, Puls, Körperwärme, Reflexe (sichere Todeszeichen fehlen). Bei folgenden Notfällen sollte an die Möglichkeit einer Vita minima gedacht werden (Merkwort: BEACHTEN): **B** adeunfall/Unterkühlung, **E** lektrizität, **A** lkoholvergiftung, **C** oma (diabeticum, uraemicum, hypoglycaemicum usw.)/CO-Vergiftung, **H** irnblutung, **T** rauma, **E** pilepsie, **N** arkotika-/Schlafmittelvergiftung.

Todesursachen

- **Natürlich:** krankheits- oder altersbedingt eingetretener Tod.
- **Unnatürlich:** Tod durch äußere Faktoren wie Unfall, Vergiftung, Gewalt oder Selbsttötung, auch wenn sie im Rahmen einer Kausalkette erst später zum Tod geführt haben.

Todeszeit

Zeitpunkt des endgültigen Todes (Hirntod, biologischer Tod). In der Intensivmedizin kann der Todeszeitpunkt vor dem Aufhören der Kreislauffunktion liegen (z. B. isolierter Hirntod bei SHT), im RD nicht.

1.3.2 Massenanfall von Verletzten (MANV) oder Erkrankten (MANE)

Bei MANV oder MANE entsteht initial ein Missverhältnis zwischen Pat.- und Helferzahl. Es ist Ziel aller Maßnahmen, die bestmögliche Hilfe für die größtmögliche Anzahl von Pat. zu leisten. Hierzu sind spezielle Strategien und Führungsstrukturen erforderlich. Jeder NA sollte sich über die Vorbereitungen auf derartige Einsatzsituationen in seinem Einsatzbereich informieren (z. B. Alarmpläne, Alarmschwellen, Verfahrensweisen, Schnelleinsatzgruppen).

Eine Schlüsselrolle zur Bewältigung eines MANV haben die ersten Rettungsmittel vor Ort. Bis zum Eintreffen des Leitenden Notarztes (LNA) und des Organisatorischen Leiters Rettungsdienst (OrgL) liegen diese Führungsaufgaben beim ersteintreffenden Notarzt und dem begleitenden Rettungsassistent (NEF). Ggf. erhält der ersteintreffende Notarzt von bereits vor Ort tätigen Rettungsassistenten eine kurze Übergabe.

»10 Gebote bei MANV« (nach T. Uhr 1996)

1. Noch nicht behandeln!
Die Versorgung eines Betroffenen verzögert die Hilfe für alle anderen.

2. Kurze Erstrückmeldung an die Leitstelle (so früh wie möglich)

3. Überblick verschaffen (Lageerkundung)
Keine Teamtrennung! Kooperation mit anderen Einsatzkräften (Polizei, Feuerwehr).

4. Konkrete Zweitrückmeldung an die Leitstelle (Schadensausmaß, Verletztenzahlen, Schweregrad)

5. Initialleitung übernehmen
Insbes. Ablagestellen bestimmen und strukturieren (jeweils ca. 10 Pat.) →
- Konzentration von Personal und Material,
- Überschaubarkeit des Patientengutes (Behandlungsdringlichkeit leichter vergleichbar),
- einfachere Personalführung.

6. Spontanabtransporte verhindern!
Die Transport- und Klinikkapazitäten sind zunächst für Schwerstbetroffene freizuhalten. Das Chaos der Einsatzstelle darf nicht in die Kliniken verlagert werden! Durch Abtransport eines Pat. steht ein Team mit Material für längere Zeit nicht mehr zur Verfügung.

7. Versorgung nach Prioritäten (Sichtung, Triage)
Sichtung aller Patienten und Einteilung (mögl. <60 s pro Pat.). Dabei keine Behandlung (außer raschem Stillen spritzender Blutungen, dies möglichst delegieren). Vom Arbeitskreis V der Ständigen Konferenz der Innenminister und -senatoren wurde den Ländern das Sichtungsschema einer Konsensuskonferenz (2003) zur Einführung empfohlen (◘ Tab. 1.1). Die Nutzung der Kategorie IV ist dabei nicht unumstritten (Definition, Schwierigkeit der sicheren Einschätzung, Umfang der Behandlung).

Evtl. kann es bei großer Schadenslage sinnvoll sein, bei der Erstsichtung nur Pat. der Kategorie I mit roter Kennfarbe zu markieren, alle anderen mit weißer Kennfarbe (=gesehen, aber keine akute Vitalbedrohung, also Kategorien II, III, IV, unverletzt oder tot – baldige Nachsichtung).

Jedem Pat. sollte bei der Erstsichtung eine eindeutige Identifikationsnummer zugewiesen werden.

◻ Tab. 1.1. Sichtungskategorien (nach Sefrin, Weidinger, Weiss 2003)

Kategorie	Farbe	Beschreibung	Kriterien bei der Initialsichtung (nach DGU/ATLS)	Behandlungskonsequenz
I	rot	Akute, vitale Bedrohung	AF >30/min; Apnoe (Freimachen der Atemwege ist möglich); fehlender Radialispuls; Unfähigkeit, einfache Befehle auszuführen	Dringliche Sofortbehandlung (nicht durch Sichtungsarzt)
II	gelb	Schwere Verletzung oder Erkrankung (zunächst nicht vital gefährdet)	Pat. ist nicht gehfähig, aber kein Kriterium der Kategorie I	Aufgeschobene Behandlung (nach Möglichkeit Basismaßnahmen); Reevaluation
III	grün	Leichte Verletzung oder Erkrankung	Pat. ist gehfähig	Sammelüberwachung; Reevaluation; spätere (ambulante) Behandlung
IV	schwarz, grau oder blau	Ohne Überlebenschance (unter den gegebenen Bedingungen)	Fehlender zentraler Puls oder Apnoe (Freimachen der Atemwege nicht möglich)	Betreuende (abwartende) Behandlung; Pflege, Analgesie, Linderung, Seelsorge
–	keine	Tote	Tödliche Verletzung	Keine Behandlung: Todesfeststellung und gesonderte Kennzeichnung (Aufbahrung und Identitätsfeststellung abseits der Verletztenversorgung durch Polizei)

Mögliche Transportpriorität nach Initialtherapie: (a) hoch/(b) niedrig/weiter Behandlungspriorität.
Es ist für die Einsatzerfolg entscheidend, dass das gesamte Einsatzpersonal in einem RD-Bereich dieselbe »Sichtungssprache« spricht, um folgenschwere Missverständnisse zu vermeiden. In manchen RD-Bereichen werden noch frühere Sichtungssysteme oder ortsspezifische Besonderheiten verwendet. Daher vor Ort über gültige Kennzeichnungs- und Dokumentationssysteme und Verfahrensweisen informieren!

Sichtung ist ein dynamischer Prozess, der regelmäßig unter Beurteilung der Gesamtlage zu wiederholen ist. Die Einteilung der Pat. kann und muss sich daher im Verlauf des Einsatzes ggf. verändern (z. B. bei Veränderung des Patientenzustands oder der Ressourcen).

8. Nachrückendes RD-Personal anweisen, klare Aufträge
Wichtig ist, dass der Einsatzraum geordnet wird und geordnet bleibt: Schadensbereich, Verletztenablagen (spontan oder systematisch), Behandlungsstellen, Bereitstellungsraum für Rettungsmittel, freie Zu- und Abfahrtswege.

9. Abtransport planen (möglichst durch LNA/OrgL)
Unter Berücksichtigung der Transportprioritäten nach Erstbehandlung sowie der Transport- und Klinikkapazitäten.

10. Strukturierte Übergabe an LNA/OrgL
– Stand der organisatorischen Maßnahmen.
– Versorgungszustand der Pat. (Zahl und Anteile der Sichtungsgruppen).
– Bisher erfolgte Abtransporte (Nennung der Zielkliniken).
– Notwendigkeiten zur Betreuung Nichtverletzter.

1.3.3 Behandlungsverweigerung/ Mitfahrverweigerung

Wenn eine aus notärztlicher Sicht erforderliche Behandlung oder Mitfahrt des Pat. in eine Klinik abgelehnt wird, muss der NA entscheiden, ob er die Autonomie eines Pat. respektieren muss, der zu einer freien Willensbildung in der Lage ist (sonst z. B. Körperverletzung), oder ob er einen Pat. vor sich sieht, bei dem er aufgrund einer Selbst- oder Fremdgefährdung Zwangsmaßnahmen zu dessen Wohl veranlassen muss (notärztlicher Auftrag, Garantenstellung, Fürsorgepflicht, Straftaten durch Unterlassen möglich). Diese Entscheidung kann erhebliche juristische Konsequenzen haben.

Die Algorithmen (◨ Abb. 1.1, 1.2) sollen helfen, die wichtigsten Aspekte im Einsatzfall zu bedenken und das grundsätzliche Vorgehen festzulegen.

Bei akuter Selbst- oder Fremdgefährdung kann die Polizei zwar im Regelfall einschreiten, dennoch löst dies häufig das Problem nicht zufriedenstellend, weil die Situation eskaliert. Das Überzeugen zu einer freiwilligen Behandlung muss erstes Ziel sein.

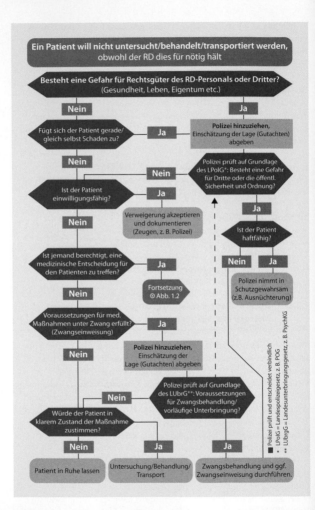

Ein Patient will nicht untersucht/behandelt/transportiert werden,
obwohl der RD dies für nötig hält

Besteht eine Gefahr für Rechtsgüter des RD-Personals oder Dritter?
(Gesundheit, Leben, Eigentum etc.)

Nein **Ja**

Fügt sich der Patient gerade/gleich selbst Schaden zu? — **Ja** — **Polizei hinzuziehen**, Einschätzung der Lage (Gutachten) abgeben

Nein

Ist der Patient einwilligungsfähig? — **Ja** — Verweigerung akzeptieren und dokumentieren (Zeugen, z. B. Polizei)

Nein — Polizei prüft auf Grundlage des LPolG*: Besteht eine Gefahr für Dritte oder die öffentl. Sicherheit und Ordnung?

Ja

Ist der Patient haftfähig?

Nein **Ja**

Ist jemand berechtigt, eine medizinische Entscheidung für den Patienten zu treffen? — **Ja** — Fortsetzung ⊙ Abb. 1.2

Polizei nimmt in Schutzgewahrsam (z.B. Ausnüchterung)

Nein

Voraussetzungen für med. Maßnahmen unter Zwang erfüllt? (Zwangseinweisung) — **Ja** — **Polizei hinzuziehen**, Einschätzung der Lage (Gutachten) abgeben

Nein

Polizei prüft auf Grundlage des LUbrG**: Voraussetzungen für Zwangsbehandlung/vorläufige Unterbringung?

Nein

Würde der Patient in klarem Zustand der Maßnahme zustimmen?

Nein **Ja** **Ja**

Patient in Ruhe lassen | Untersuchung/Behandlung/Transport | Zwangsbehandlung und ggf. Zwangseinweisung durchführen.

Polizei prüft und entscheidet verbindlich
* LPolG = Landespolizeigesetz, z. B. POG
** LUbrgG = Landesunterbringungsgesetz, z. B. PsychKG

▣ Abb. 1.1. Behandlungs- und Mitfahrverweigerung (Erläuterungen ► Text)
[© Naseweis Verlag Mainz (2006) – Wiedergabe mit freundlicher Genehmigung]

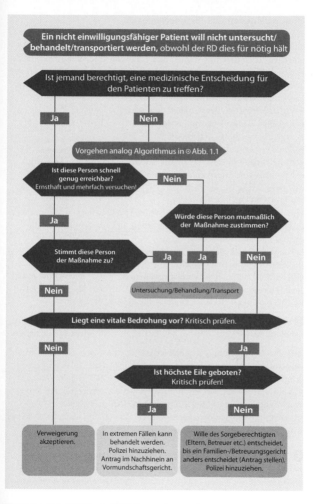

■ **Abb. 1.2.** Behandlungs- und Mitfahrverweigerung bei nicht einwilligungsfähigen Patienten (Erläuterungen ▶ Text) [© Naseweis Verlag Mainz (2006) – Wiedergabe mit freundlicher Genehmigung]

Einsichtsfähigkeit/Einwilligungsfähigkeit

Einsichts- und Urteilsfähigkeit oder die Fähigkeit zur freien Willensbildung bedeuten, mit eigenen Rechtsgütern (Leben, Körper) vernünftig umgehen zu können bzw. Wesen und Tragweite (Bedeutung) von Handlungen in Bezug auf eigene Rechtsgüter zu erkennen und einschätzen zu können (Abwägung des Für und Wider einer Behandlung oder Nichtbehandlung). Kriterien der Einwilligungsfähigkeit:

- Vigilanz erhalten, Bewusstsein: orientiert.
- Verhalten: kongruent und konsistent.
- Antizipationsfähigkeit gegeben.
- Keine verzerrte Wahrnehmung (Krankheit/Medikamente/Notfall).
- Ausreichende Intelligenz, um die Aufklärung zu verstehen.
- Erkennen von Erforderlichkeiten unter Berücksichtigung von Alternativen.

Einwilligungsfähigkeit wird i. Allg. ab 14–16 Jahren angenommen. Entscheidend ist jedoch nicht allein das Alter, sondern die »individuelle geistige und sittliche Reife«.

Von der Einsichtsfähigkeit unabhängig sind **Geschäftsfähigkeit** (Fähigkeit, langfristig und unwiderruflich vertragliche Beziehungen einzugehen, BGB) und **Schuldfähigkeit** (Fähigkeit, fremde Rechtsgüter schützende Normen zu respektieren, StGB). Die Geschäftsfähigkeit (§§ 104ff. BGB) hat allenfalls Indizwirkung für die Einsichtsfähigkeit.

❶ Cave – Ein Patient, der angesichts einer Lebensbedrohung die Behandlung verweigert, sollte im Zweifelsfall als nicht einsichtsfähig gelten.

Bei näherer Betrachtung des Falls ergibt sich u. U. auch, dass es nicht um eine Notfallbehandlung geht, sondern darum, soziale Notwendigkeiten dringend verantwortungsvoll zu regeln. Da auch aus solchen Versäumnissen Gefahren für den Pat. resultieren können, ist der NA ggf. in der Pflicht, entsprechende Maßnahmen einzuleiten, z. B. Hinzuziehung/Information von Familienangehörigen, Ordnungsamt, Jugendamt, Polizei (→ ggf. Schweigepflicht beachten!).

❶ Cave – Zwangsbehandlung, Gewaltanwendung und freiheitsentziehende Maßnahmen im Rettungsdienst erfordern grundsätzlich die Anwesenheit der Polizei oder der zuständigen Ordnungsbehörde.

Möglichkeiten akut freiheitsentziehender Maßnahmen

- Pat. wird von der Polizei zeitlich begrenzt in Gewahrsam genommen (zu seinem Schutz oder zum Schutz Dritter, Grundlage: Landespolizeigesetz), entweder Haftfähigkeit vorausgesetzt (ärztliches Gutachten, möglichst nicht als Notarzt abgeben, sondern einem Klinikarzt nach Untersuchung unter optimalen Bedingungen oder dem Polizeiarzt überlassen) oder Behandlung in einer Klinik im Zustand des Gewahrsams (Polizeibegleitung).

- Zwangsweise Unterbringung in einer psychiatrischen Klinik (Grundlage: Landesunterbringungsgesetz/PsychKG). Voraussetzungen für eine Unterbringung nach PsychKG ist i. d. R.
  - 1. das Vorliegen einer psychischen Störung, die
  - 2. zu einer Eintrübung der freien Willensbildung führt **und**
  - 3. eine Eigen- oder Fremdgefahr birgt (auch langfristig).

Bei Pat., die sich **vorübergehend** in einem Zustand befinden, der die freie Willensbildung unmöglich macht (z. B. Hypoglykämie, schwere Alkoholintoxikation, schwere Apoplexie, Schock), ist eine potenziell lebensrettende Notfallbehandlung nach dem mutmaßlichen Willen des Pat. statthaft und indiziert (nach dem Grundsatz der Geschäftsführung ohne Auftrag). Dies hat zunächst nichts mit Zwangsbehandlung zu tun, auch wenn im Interesse des Pat. Maßnahmen zur Fixierung oder Sedierung notwendig werden können. Hält ein solcher Zustand voraussichtlich an, so ist im Verlauf eine Betreuung einzurichten, um eine notwendige rechtskräftige Einwilligung in weniger dringliche medizinische Maßnahmen zu erhalten.

1.3.4 Intensivtransport/Interhospitaltransfer

Wegen zunehmender Zentralisierung und Spezialisierung der Krankenhäuser im DRG-Zeitalter kommt es immer häufiger vor, dass RTW und Notärzte des Regelrettungsdienstes zu Sekundärtransporten alarmiert werden. Gleichzeitig existieren regional sehr unterschiedliche Versorgungsstrukturen und Konzepte für geeignete Transportmittel des Interhospitaltransfers.

Mit den folgenden Checklisten und Tipps möchten wir – ohne Anspruch auf Vollständigkeit – einige Hilfestellungen für diese höchst anspruchsvollen Einsätze geben, auch um

- mit dem teilweise auf den NA ausgeübten Druck umzugehen (Oberarzt der abgebenden Klinik: »Ich entscheide, wer hier verlegungsfähig ist oder nicht«),
- klassische Fallstricke zu verhindern (der aufnehmenden Klinik ist nicht bekannt, dass der Pat. MRSA-besiedelt oder intubiert ist) und
- um einen möglichen Transportschaden vom Pat. abzuwenden.

Neben einschlägigen Rechtsvorschriften (z. B. Landesrettungsdienstgesetze) sind die Empfehlungen zum Intensivtransport der DIVI
und der BAND zu beachten, die auch Grundlagen unserer Ausführungen sind.

Indikation und Disposition

Die Indikation für einen Intensivtransport wird seitens des behandelnden Arztes der abgebenden Klinik und des aufnehmenden Zen-
trums gestellt. Der transportbegleitende Arzt trägt jedoch die volle
Verantwortung für eine sachgerechte Durchführung der Verlegung ab
Umlagerung bzw. Verlassen der Intensivstation unter Gewährleistung
der notwendigen intensivmedizinischen Überwachungs- und Versor-
gungsqualität.

Für die Abwicklung eines Sekundärtransportes ist die Einschätzung der zeitlichen Dringlichkeit von elementarer Bedeutung
(◘ Tab. 1.2), hiervon abhängig sind z. B. die Wahl des Transportmittels und die verbleibende Zeit für Vorbereitungen, um das Transpor-
trisiko zu senken.

Transportsicherheit, Medizinprodukte

❶ Cave – Provisorische Lösungen für nicht adäquat fixierbare Gegenstände (z. B. ECMO, IABP) oder Übernahme unbekannter Geräte im aktiven Betrieb sind kategorisch abzulehnen, da im Schadensfall erhebliche
rechtliche Folgen zu erwarten sind. Lediglich im Einzelfall einer nicht
anders abwendbaren, akuten Lebensbedrohung kann und muss eine
Kompromisslösung u. U. gerechtfertigt werden.

Tipps für die Übernahme des Patienten

Grundsätzlich darf für den Pat. durch den Wechsel der verschiedenen
therapeutischen und überwachenden Systeme keine Gefährdung ent-
stehen →
- **Nehmen Sie sich die nötige Zeit!**
- Gehen Sie schrittweise und am besten in einer bestimmten Reihen-
  folge vor.
- Sprechen Sie sich im Team vor Einleitung jeglicher Maßnahmen ab:
  Wer macht was wann?
- Unterbinden Sie eine Parallelisierung von Maßnahmen oder eine Ver-
  selbstständigung einzelner Teammitglieder.

◘ Tab. 1.2. Interhospitaltransfer – Einteilung nach Dringlichkeit

	Nicht disponibel (zeitkritisch)	Disponibel (relative Planbarkeit)
Durchführung	Sofort; Inanspruchnahme von Sonderrechten/Wegerecht i. d. R. gerechtfertigt	– innerhalb 1–2 h – >6 h – am Folgetag
Beispieldiagnosen	Transport zur akuten chirurgischen oder interventionellen Versorgung: – Intrakranielle Blutung – Rupturiertes Aortenaneurysma – Akutes Koronarsyndrom (PCI)	– Nierenversagen zur Hämofiltration/Dialyse – ARDS zur ECMO/PECLA – Zentrumsversorgung eines Schwerbrandverletzten – Neurologische Frührehabilitation – Repatriierung
Transportmittel	RTW/NAW/RTH (Bereitstellung aus dem Regel-RD)	ITW, ggf. ITH (i. d. R. Entfernungen >60–100 km)
Vorteile	Sofort verfügbar (keine Vorlaufzeit)	Ausrüstung und Personal besonders geeignet; Langstreckentransport möglich (z. B. Vorräte)
Nachteile	Potenziell keine Erfahrung in der Versorgung von Intensivpatienten; u. U. deutlich verlängerte Rettungsfristen bei langer Abwesenheit in der Primärrettung (ggf. Nachrücken einer Bereitschaft erforderlich)	Regional sehr unterschiedliche Versorgungskonzepte mit teilweise sehr langen Anfahrtswegen (Einsatzbereitschaft eines ITW i. d. R. nach ca. 60 min); keine Norm (DIN EN)
Ausrüstung	nach DIN EN 1789 (RTW) bzw. DIN 13230-6 (RTH); Ausstattung nur für kurzfristige Notfallversorgung ausgelegt (z. B. kein arterielles Monitoring, Anzahl Spritzenpumpen bei Katecholamintherapie)	Erweiterte technische und medikamentöse Ausstattung, die essenziell für das Überleben des Pat. sein kann (z. B. O_2-Vorrat, erweitertes Bordstromnetz, Intensivbeatmungsgerät, Schwerlastschienen)
Personal	NA des RD oder Arzt der abgebenden Klinik; RS/RA des Regelrettungsdienstes	Erfahrener Intensivmediziner und Notarzt; RA mit Zusatzausbildung oder Intensivpflegekraft mit RD-Erfahrung
Vorbereitungen (Pat., Material)	Kaum erforderlich/möglich	Vorlaufzeit nutzen, z. B. für Optimierung von invasivem Monitoring, Diagnostik und Transportausstattung

Praxistipps

1. Übergabe des Pat. im persönlichen Arzt-zu-Arzt-Gespräch (◘ Tab. 1.3).
2. Durchsicht der Unterlagen und Überprüfung auf Vollständigkeit (neue Aspekte? Kopien aller relevanten Befunde und Verlaufsdokumentationen für aufnehmende Klinik mitnehmen).
3. Bei wachem Pat.: Vorstellung, kurzes Aufklärungsgespräch. Orientierende Patientenuntersuchung (sichere Fixierung der Katheter/Drainagen? Tubustiefe und Lagekontrolle? Stresszeichen, z. B. bei zu flacher Analgosedierung oder Schmerzen?).
4. Übernahme einzelner Funktionsgruppen:
   - Beatmung (ggf. Gewöhnungsphase an den Transportrespirator mit Kontroll-BGA, Anpassung von Beatmungseinstellungen und Sedierung kann u. U. 1–1,5 h in Anspruch nehmen; auf Erhaltung eines hohen PEEP bei Diskonnektion durch Tubusklemme achten).
   - Spritzenpumpen (**Cave:** versehentliche Bolusgaben und Kreislaufinstabilität, ggf. überlappende Katecholaminspritzenpumpen).
   - Monitoring (Diskonnektion der Intensivüberwachung erst nach Etablierung der mobilen Überwachung → sonst droht gefährliches Intervall mit »Blindflug«; z. B. EKG-Elektroden »doppelt kleben«).
5. Umlagern des Pat. auf Kommando des NA, der in diesem Moment für Kopf und ggf. Atemwegssicherung verantwortlich ist (danach Tubuslagekontrolle!)

◘ **Tab. 1.3.** Interhospitaltransfer – Checkliste »Arzt-zu-Arzt-Gespräch« für initiale Kontaktaufnahme (möglichst früh) sowie für Übernahme und Übergabe des Patienten

Fragen	Details	Konsequenzen, Beispiele
Dringlichkeit? Entfernung?	Sofort oder disponibel (1–2 h; >6 h; Folgetag)	Auswahl des Transportmittels (Primärrettungsmittel, ITW oder ITH)
Indikation zur Verlegung?	Hauptdiagnose, relevante Nebendiagnose, Verlegungsfähigkeit	Blutzuckerkontrollen bei beatmeten Pat. mit starken BZ-Schwankungen; Kontraindikationen für Notfallmedikamente
Abgebende und aufnehmende Klinik?	Adresse, Station, Ansprechpartner, Tel.-Nr.	Ansprechpartner nach Schichtwechsel, Rücksprachemöglichkeit bei Veränderungen
Patientendaten?	Vorname, Nachname, Geschlecht, Geburtsdatum, Größe, Körpergewicht	Lastenlimit der Trage bedenken, Dosierungen von Medikamenten
Kostenübernahme gewährleistet?	Kostenträger	Besonders bei Repatriierungen zu beachten

◻ Tab. 1.3. *Fortsetzung*

Fragen	Details	Konsequenzen, Beispiele
Neurologie?	Vigilanz, Medikamente zur Sedierung, Dosierungen	Disposition von Spritzenpumpen und Medikamenten
Atemwege?	– Suffiziente Spontanatmung – Pat. intubiert oder tracheotomiert – Bisherige Respiratoreinstellungen mit Beatmungsmodus, PEEP und F_iO_2 – Aktuelle Blutgase – Aktueller Rö-Thorax oder CT-Thorax	– Ggf. ist eine Intubation vor Transport nötig – Ggf. bei Tracheotomie Ersatzkanülen und Hilfsmittel zur Rekanülierung mitführen (Defekte/Dislokationen); bei Sprechkanülen an Beatmungseinsatz denken – Regelrettungsdienst-Beatmungsgerät nicht geeignet für z. B. Spontanatmung und differenzierte Beatmungsmuster – Ggf. Anlage einer ECMO/PECLA vor Transport mit der Zielklinik diskutieren – Thoraxröntgen, z. B. bei Z. n. invasiven Maßnahmen wie Neuanlage von ZVK oder Thoraxdrainagen
Hämodynamik?	– Medikamente, Dosierungen, Zugänge – Intraaortale Ballonpumpe – Schrittmacher	– Anzahl Spritzenpumpen – Anlage eines ZVK und/oder invasiver Blutdruckmessung vor Transport erwägen, z. B. bei Katecholamintherapie (an getrennte Schenkel für Schwerkraftinfusionen und Spritzenpumpe denken) – Fixierungssystem, Akkuleistung, Einweisung – Wenn extern: Ersatzakkus
Laborparameter?	– Hb, Gerinnung, Verlauf, aktive Blutung	– Blutprodukte für den Transport
Infektionsstatus?	– Multiresistente Keime – Frage an abgebende Station: »Wird der Pat. bei Ihnen isoliert gepflegt?«	– Explizit beim Gespräch mit der aufnehmenden Klinik erwähnen! – Disposition von Schutzkleidung
Besonderheiten?	– Drainageanzahl und Positionen – Spezielle Schienungen – Spezielle Personalanforderungen	– Aufrechterhaltung eines Sogs bei Thoraxdrainagen – Ggf. Hinzuziehen eines Kardiotechnikers bei Herzunterstützungssystemen
Zusammenfassende Beurteilung	1. Ist der Pat. in dieser Form verlegungsfähig? 2. Ist das ausgewählte Transportmittel geeignet? 3. Ist das Zielkrankenhaus für diesen Pat. aufnahmebereit?	

Eine Alternative der Reihenfolge – mit Vor- und Nachteilen – besteht darin, die Umlagerung auf die Trage (Punkt 5) unter Beibehaltung der Original-Intensivbeatmung durchzuführen (vor Punkt 4).

Nutzen Sie die vor Ort befindlichen Ressourcen so lange wie möglich (z. B. Sauerstoff, Strom). Lassen Sie sich ggf. Medikamente für den Transport mitgeben, wenn ein erhöhter Verbrauch absehbar ist oder wenn das Medikament nicht im ITW bevorratet wird.

Transport und Übergabe in der Zielklinik

Unmittelbar vor Transportbeginn:

- Information der Zielklinik (geschätzte Ankunftszeit, aktueller Patientenzustand).
- Check-up: eigene Ressourcen ausreichend (disponierte Medikamente und Materialien, Sauerstoff, Benzin)?

Während des Transportes sind die akustischen Wahrnehmungsmöglichkeiten eingeschränkt (ständige visuelle Kontrolle der Beatmung und des Pat., ggf. zur Diagnostik anhalten).

Für die Übergabe des Pat. in der Zielklinik gelten die gleichen Sorgfaltsregeln wie bei der Übernahme. Übergabe von Arzt zu Arzt am Patientenbett, inkl. Dokumentation der Intensivverlegung (möglichst DIVI-Intensivtransportprotokoll).

Erstversorgung des Notfallpatienten

2.1 Basischeck

Ziel

Frühestmögliche Erfassung von Störungen oder Bedrohungen der Vitalfunktionen. Es empfiehlt sich das Vorgehen nach feststehenden Algorithmen (ABCDE-Schema ► Kap. 9.7.2, ◨ Tab. 9.8, CPR-Algorithmen für BLS und ALS ► Kap. 5, ◨ Abb. 5.1 und 5.2).

Durchführung

Normwerte ► Kap. 17.1.

Bewusstsein (► Kap. 6):
- Vigilanz (WASN, engl. AVPU): **W** achheit, Reaktion auf **A** nsprache, Reaktion auf Berührung oder **S** chmerzreiz, **n** icht erweckbar.
- Orientiertheit (ZOSP): **Z** eit, **O** rt, **S** ituation, **P** erson.
- Glasgow-Coma-Scale (GCS ► Kap. 17.3.3).

❶ **Cave – Bei Bewusstseinsstörungen immer auch an BZ-Test, Pupillenkontrolle und Messung der Körpertemperatur denken! Vorsicht: Fehleinschätzung bei Taubheit und anderen Behinderungen möglich!**

Atmung (► Kap. 7):
- Normal, gestört oder Schnappatmung/Atemstillstand?
  - Sehen: Atembewegungen (Heben und Senken des Thorax).
  - Hören: Atemgeräusche (Mund/Nase des Patienten).
  - Fühlen: Atemstoß (Hauch vor Mund/Nase des Patienten an eigener Wange).
- Atemfrequenz? Atemmuster? Zyanose?
- Subjektive Angabe von Dyspnoe?
- Pulsoxymetrie (► Kap. 2.1.1).

Herz-Kreislauf-System (► Kap. 8):
- Normal, gestört oder Herz-Kreislauf-Stillstand?
  - Puls (A. carotis beim Bewusstlosen oder bei Zentralisation, A. brachialis bei Säuglingen, sonst A. radialis, zur Not A. femoralis).
  - Blutdruck.
- Thorakale Schmerzen/Angina pectoris?
- Schockzeichen (Rekapillarisierung/Nagelbettprobe? Kalter Schweiß?)
- EKG (initial 3-Pol-Ableitung, später ggf. 12-Kanal-EKG; ► Kap. 4)

Verletzungen (äußere/innere, ► Kap. 9):
- Keine, möglich oder offensichtlich?
- Unfallmechanismus?
- Schmerzen, Wunde/Blutung, Frakturzeichen?
- Ggf. teilweises oder vollständiges Entkleiden, ggf. Bodycheck (»head to toe«).

Was ist passiert?
- Frage an die erste Kontaktperson (Anrufer, Augenzeuge, Patient).
- Was ist Hauptproblem, Leitsymptom?
- Hinweise auf das zurückliegende Ereignis, Ursachen, Auslöser?
- Verlauf, Grunderkrankungen, Medikamente?

> Aus dem Basischeck ergibt sich,
> - ob eine akute Vitalbedrohung vorliegt und
> - ob sofort, vor jeglicher weiterer Diagnostik und Therapie, lebensrettende Basismaßnahmen oder erweiterte Maßnahmen ergriffen werden müssen.
>
> Danach geht der Basischeck in eine gezielte, leitsymptomorientierte Notfalldiagnostik über (► Kap. 3).
>
> Die Maßnahmen des Basischecks sind regelmäßig zu wiederholen, um Veränderungen des Patientenzustands rechtzeitig zu erkennen – kontinuierliches Monitoring der Vitalfunktionen!

2.1.1   Pulsoxymetrie

Die Pulsoxymetrie ist ein wertvoller Bestandteil der initialen Notfalldiagnostik und des Monitorings, wenn man sich ihrer Grenzen und Fehlerquellen bewusst ist. Das Pulsoxymeter kann auch zum orientierenden Kreislauf- und Perfusionsmonitoring eingesetzt werden (z. B. Pulsfrequenz, systolische Blutdruckmessung statt Palpation oder bei V. a. arteriellen Verschluss oder Durchblutungsstörung bei Frakturen/ Luxationen).

Mit den im RD routinemäßig eingesetzten 2-Wellen-Pulsoxymetern wird die sog. partielle Sauerstoffsättigung (ps_aO_2 oder kurz psO_2) gemessen: prozentualer Anteil von cO_2Hb an der Summe von $cO_2Hb + cHHb$ (partiell, da andere Hb-Derivate wie CO-Hb und Met-Hb nicht gesondert erfasst werden). Das Symbol S_pO_2 für »pulsoxymetrisch bestimmte O_2-Sättigung« ist zwar formal problematisch, aber im Alltag gebräuchlich.

Die Pulsoxymetrie zeigt zuverlässig eine Hypoxygenation ($s_aO_2 \downarrow$, $ps_aO_2 \downarrow$) bei hypoxischer ($p_aO_2 \downarrow$) Hypoxämie ($c_aO_2 \downarrow$) an, anämische ($cHb \downarrow$) oder toxische (CO-Hb $\uparrow$ oder Met-Hb $\uparrow$, $s_aO_2 \downarrow$) Hypoxämie ($c_aO_2 \downarrow$) werden nicht erfasst.

Die Pulsoxymetrie ist nicht zur Tubuslagekontrolle geeignet (z. B. verzögerte Reaktion bei Präoxygenierung)!

Da die O_2-Sättigung (sO_2) des Hämoglobins in typischer Weise (S-förmige Bindungskurve) vom O_2-Partialdruck im Blut (pO_2) abhängt, muss bereits bei einer S_pO_2 <90–95% von deutlichen Abfällen des p_aO_2 mit Hypoxiegefahr ausgegangen werden (i. d. R. grundsätzlich O_2-Insufflation im Notfall). Bei S_pO_2 <75% ist obligat mit zerebraler und myokardialer Hypoxie zu rechnen ($\rightarrow$ O_2-Therapie, dringende Therapie der Grunderkrankung, ggf. Beatmung).

Fehlerquellen der S_pO_2-Messung und -interpretation

- Bewegungsartefakte.
- Mangelnde Durchblutung des Messgewebes (Hypotonie, Zentralisation), z. B. bei Kälte, Katecholamintherapie, Schock, Herz-Kreislauf-Stillstand.
- Dysfunktionales Hämoglobin: Kohlenmonoxid-Hb (CO-Hb) und Met-Hb, Sichelzellenanämie, HbF $\rightarrow$ Pulsoxymetrie zeigt i. d. R. falsch zu hohe S_pO_2-Werte an. Starke Raucher haben Spitzenwerte von bis zu 20% CO-Hb (v. a. abends).
- Störstrahlung: starker Lichteinfall, Infrarotwärmelampe, Höhenstrahlung in Flugzeug oder Hubschrauber $\rightarrow$ Sensor mit lichtundurchlässigem Material abdecken.
- Anämie: Trotz hoher S_pO_2 Hypoxie möglich. Bei Hb-Anteil im Blut <5 g/l liefert das Pulsoxymeter u. U. keinen S_pO_2-Wert mehr.
- Dunkler Nagellack (bes. dunkelblau, grün, violett, schwarz) $\rightarrow$ eher Unterschätzung der S_pO_2, i. d. R. um 2–4%).

2.2   Basismaßnahmen

Ziel

Wiederherstellung und Aufrechterhaltung der Vitalfunktionen des Patienten mit einfachen Mitteln (Zeitgewinn bis zum Wirkungseintritt der eigentlichen Notfalltherapie).

Überblick Basismaßnahmen

- Beruhigung und Aufklärung des Patienten, psychische Erste Hilfe (▶ Kap. 2.2.1).
- Blutstillung (▶ Kap. 9.1.2).
- Helmabnahme, HWS-Immobilisierung (▶ Kap. 9.3.2).
- Lagerung (▶ Kap. 2.2.2).
- Sicherung der Atemfunktion (▶ Kap. 2.3).
  - Freimachen und Freihalten der Atemwege.
  - Sauerstoffgabe.
  - Beatmung (assistiert/kontrolliert).
- Kardiopulmonale Reanimation (BLS: Thoraxkompressionen, Beatmung, Defibrillation; ▶ Kap. 5).
- Wärmeerhalt (je nach Indikation: Wärmen oder Kühlen).
- Dokumentation aller Maßnahmen.

> Auswahl und Reihenfolge der Basismaßnahmen entsprechend den Erfordernissen der individuellen Situation! Parallel oder im Anschluss – je nach Notwendigkeit – spezifische Erste-Hilfe-Maßnahmen mit hoher Priorität (z. B. Augenspülung bei Verätzung) sowie unspezifische invasive Maßnahmen:
> - Sicherung eines periphervenösen Zugangs und Offenhalten mit kristalloider Infusion,
> - Analgesie, Sedierung, Narkose,
> - erweiterte Atemwegssicherung (z. B. endotracheale Intubation),
> - erweiterte kardiopulmonale Reanimation (ALS).
>
> Je nach Arbeitsdiagnose folgt ergänzend eine gezielte Notfalltherapie (▶ entspr. Notfallbeschreibungen).

2.2.1   Psychische Erste Hilfe

Die psychische Situation von Notfallpatienten wird in der Praxis oft zu wenig berücksichtigt (z. B. Angst, Hilflosigkeit, Verlust der Kontrolle,

Scham). Durch einfache Maßnahmen ist es möglich, Patienten psychisch – und dadurch indirekt teilweise auch physisch – zu stabilisieren:

Kontakt herstellen, Vertrauen schaffen. Stellen Sie möglichst schnell Blickkontakt zum Patienten her. Vorstellung mit Ihrem Namen und Ihrer Funktion. Ansprechen des Patienten mit seinem Namen.

Vorsichtiger Körperkontakt beruhigt. Handhalten (gleichzeitige Pulskontrolle möglich), Hand auf die Schulter legen, Abwischen der Stirn von Schweiß oder Blut. Berührungen an Kopf und Rumpf werden i. d. R. als unangenehm empfunden.

Kompetenz und Professionalität vermitteln. Dem Pat. soll eine individuelle und differenzierte Beurteilung seiner Verletzung bzw. Erkrankung gegeben werden. Eine rechtzeitige Aufklärung über medizinische Maßnahmen und deren Ziele/Auswirkungen sollte selbstverständlich sein.

Dem Patienten zuhören und mit ihm sprechen. Bemühen Sie sich, ein Gespräch in ruhigem Tonfall aufrecht zu halten (→ «Ansprechbarkeit» kann gleichzeitig kontinuierlich überprüft werden). Aufmerksames Zuhören.

Abschirmen von Schaulustigen. Gaffer und unbeteiligte Akteure am Einsatzort behindern die Hilfsaktionen und verunsichern den Patienten. Vertrauenspersonen des Pat. nicht kategorisch von der Notfallbehandlung ausschließen.

Negative Verhaltensweisen. Spekulative Aussagen, Bagatellisieren von Verletzungen und Schmerzen, Vorwürfe gegenüber dem Pat., Stellen furchterzeugender Diagnosen.

Professionelle Hilfe

Zur vorübergehenden Betreuung von Menschen, die im Rahmen eines Notfallgeschehens akut psychisch traumatisiert, jedoch medizinisch nicht behandlungspflichtig sind, ist es sinnvoll, Kriseninterventionsteams (KIT) oder Notfallseelsorgeteams zu alarmieren.

Akute psychische Traumatisierung kann durch ein belastendes Ereignis entstehen, das außerhalb der üblichen individuellen menschlichen Erfahrung liegt, z. B.:

- Verlust eines Angehörigen (z. B. ein Kind durch SID),
- Suizid oder Suizidversuch eines Angehörigen,
- Konfrontation mit traumatischen Eindrücken (z. B. Lokführer nach Unfall),
- Erleben eines gewalttätigen Angriffs (z. B. Vergewaltigung),
- Entgegennahme einer Todesnachricht,
- Überforderung mit der Pflege eines sterbenden Menschen.

Infolgedessen können die Selbsthilfekräfte der Betroffenen momentan erschöpft oder überfordert sein. Dies äußert sich in intensiven Gefühlen, Körperreaktionen und Verhaltensweisen, z. B. Hilflosigkeit, Verzweiflung, Zittern, Weinen. Ziel der Krisenintervention und Notfallseelsorge ist es, den Betroffenen Beistand zu leisten, Selbsthilfemechanismen zu unterstützen und/oder geeignete Hilfsangebote zu vermitteln.

Für den Fall, dass kein KIT verfügbar ist, sollte der RD selbst versuchen, Hilfsangebote zu vermitteln, z. B. Beratungsstellen, Frauenhaus, Seelsorger → Liste mit entspr. Anlaufstellen der Umgebung in jedem Rettungsmittel mitführen.

Zum Aufgabenbereich der Krisenintervention gehört nicht die Versorgung von Pat. mit psychiatrischen Krankheitsbildern, bei denen eine Suchtproblematik im Vordergrund steht oder die akut suizidgefährdet sind (▶ Kap. 15.3). Ebenso sind KIT nicht für die Betreuung (potenziell) traumatisierter Einsatzkräfte zuständig. Hierfür existieren spezielle Hilfsangebote, z. B. nach dem Konzept SBE (Stressverarbeitung nach belastenden Einsätzen) oder CISD (Critical Incident Stress Debriefing). Die Erkrankungshäufigkeit für PTBS bei RD-Personal wird auf 3–7% geschätzt.

2.2.2 Lagerung des Notfallpatienten

Diese ist essenzieller Bestandteil der Notfallversorgung. Bei vielen Notfällen hat die Lagerung bemerkenswerten Einfluss auf die Atemoder Herz-Kreislauf-Funktion, Schmerzen, Stress und mögliche Sekundärschäden.

Notfallpatienten werden grundsätzlich nie im Stehen oder instabilen Sitzen (Stuhl) versorgt → Gefahr des Sturzes bei Einsetzen von Bewusstseinsstörungen oder Schwäche.

Besteht keine unbedingte Indikation für eine bestimmte Lagerung, so ist die dem Patienten angenehmste zu wählen (z. B. Schonhaltung, Knierolle bei akutem Abdomen).

Bei Verdacht auf Verletzung der (Hals-) Wirbelsäule hat die Immobilisation der Wirbelsäule Priorität (HWS-Stützkragen, Vakuummatratze). Vorsichtiges Umlagern (z. B. Rettungskorsett – z. B. K.E.D.*, Schaufeltrage, Spineboard, zur Not synchronisiert mit 4–6 Helfern). Schonender Transport!

Spezielle Lagerungsarten

- **Stabile Seitenlage:** Bei Bewusstlosigkeit mit ausreichender Spontanatmung, wenn die endotracheale Intubation noch nicht erfolgt oder nicht indiziert ist.
- **Oberkörperhochlagerung:** Bei Schädel-Hirn-Tauma (15–30°), Störungen der Atemfunktion (Dyspnoe, Lungenödem, Thoraxtrauma), aber auch bei kardiogenem Schock, Myokardinfarkt, hypertensiver Krise sowie bei Schwangerschaft und Adipositas. Zur Entlastung des Lungenkreislaufs (Lungenödem) ggf. auch herabhängende Beine. Bei Thoraxtrauma Lagerung auf der verletzten Seite (Schienung).
- **Schocklagerung:** Hochlagern der Beine (45°–90°) oder als Ganzkörperschräglage (ca. 15°) auf der geneigten Trage. Bei Schock und vasovagaler Synkope zur Verstärkung des venösen Blutrückflusses aus den Beinen zum Herzen (Autotransfusion). Vorsicht bei kardiopulmonalen Ereignissen (erschwerte Atmung, kardiale Vorlast) und Schädel-Hirn-Trauma (Hirndruckerhöhung, Abwägung bei Schock).
- **Linksseitenlagerung:** Anwendung bei V.-cava-Kompressionssyndrom (▶ Kap. 10.4.6); auch prophylaktisch bei Schwangeren im letzten Schwangerschaftsdrittel.

2.3 Sicherung der Atemfunktion

2.3.1 Freimachen der Atemwege

- Mund öffnen, Beißschutz, manuelles Entfernen zugänglicher Fremdkörper, Entfernung mit Magill-Zange unter laryngoskopischer Sicht; Absaugen von Sekret, Erbrochenem oder Blut (Vorgehen bei Aspiration/Bolusgeschehen ▶ Kap. 7.3).
- Reklination des Kopfes (Vorsicht bei V. a. HWS-Verletzung) und Esmarch-Handgriff (Unterkiefer rechts und links fassen; Daumen am Kinn und Zeigefinger unter dem Kieferwinkel, nach oben-vorn ziehen, sodass die untere Zahnreihe vor die obere kommt → Anheben der zurückgefallen Zunge).

2.3.2 Freihalten der Atemwege

- **Oropharyngealtubus** (Guedel-Tubus): Nur bei passender Größe wirksam: i. d. R. Länge des Tubus von Schneidezähnen bis Kieferwinkel oder Mundwinkel bis Ohrläppchen. Cave: Bei vorhandenen Reflexen

Auslösen von Erbrechen möglich, Verlegung der Atemwege bei falscher Größe.

– **Nasopharyngealtubus** (Wendl-Tubus): Wird bei unvollständiger Bewusstseinstrübung besser toleriert als Guedel-Tubus. Cave: Nasenbluten, Magenblähung bei zu tiefem Einführen; vor Einlegen in die Nase mit Gleitgel bestreichen. Im 90°-Winkel zum Gesicht ohne Gewalt einführen. Der Tubus wird in der Position belassen, in der das Atemgeräusch am lautesten ist. Bei SHT/Gesichtsschädeltrauma kontraindiziert!

2.3.3   Sauerstoffgabe

Fast alle notfallmedizinischen Krankheitsbilder bedrohen in letzter Konsequenz die O_2-Versorgung, lokal oder systemisch. Daher O_2-Insufflation als Basismaßnahme bei jedem Notfallpatient (zu Einschränkungen und Details ▶ Kap. 7.6 und 16.1.65). Die Inhalation über eine dicht sitzende Maske mit Reservoir bei hohem Flow (inspiratorischer O_2-Gehalt fast 100%) sorgt für einen intrapulmonalen O_2-Speicher und kann überbrückend ein Hb-Defizit über ca. 1,5 g/dl über physikalische Lösung ausgleichen. Durch Auswaschen des Stickstoffs aus dem Residualvolumen bei Auftreten einer insuffizienten Atmung oder eines Atemstillstands eine erhöhte Sauerstoffreserve und ggf. eine apnoische Oxygenierung bei weiterhin freien Atemwegen ermöglichen (z. B. Präoxygenierung vor Narkoseeinleitung – auch unter Notfallbedingungen möglich, aber nicht so verlässlich wie in der klinischen Anästhesie).

Inhalt und Reichweite einer Sauerstoffflasche

– Flascheninhalt (O_2-Menge [l])
   =Druck in bar (Manometeranzeige) × Flaschenvolumen [l].
– Reichweite der Flasche [min]=Flascheninhalt [l]/Flow [l/min].

2.3.4   Beatmung

Beutel-Masken-Beatmung

Vor Beginn der Beatmung → Atemwege freimachen (▶ Kap. 2.3.1). Ein gut sitzendes Gebiss sollte belassen werden (bessere Gesichtsform zur Abdichtung von Gesichtsmasken).

Im RD hat sich zur initialen Beatmung die manuelle Beatmung mit Beatmungsbeutel und -maske durchgesetzt, die z. B. in der klinischen Anästhesie erlernt werden kann. Eine rasche Inspiration und ein hoher

Beatmungsdruck erhöhen das Risiko für eine Magenblähung mit Rückstrom von Mageninhalt und Aspiration.

Ist die Maske schwer abzudichten (z. B. fehlende Zähne, Bartträger) oder der Unterkiefer schwer in Position zu halten, empfiehlt es sich, mit 2 Händen die Maske abzudichten und den Unterkiefer in Position zu halten (Atemweg frei), während ein 2. Helfer den Beutel komprimiert.

Zur Erhöhung der O_2-Konzentration sollte der Beatmungsbeutel mit O_2-Anschluss und einem Reservoirbeutel oder einem Demand-Ventil ergänzt werden. Ein PEEP-Ventil sollte nur unter Intubation eingesetzt werden.

Sofern ausreichend Helfer zur Verfügung stehen, sollte die Gefahr der Magenblähung und Regurgitation bei Maskenbeatmung durch Anwendung des Sellick-Handgriffes vermindert werden (Druck auf den Ringknorpel; Widerlager im Nacken). Nach längerer Beatmung ohne Intubation sollte nach Intubation der Magen mit einer Magensonde entlastet werden, um eine evtl. Magenblähung mit entsprechender Regurgitationsgefahr zu beheben.

Beatmung bei Herz-Kreislauf-Stillstand (nach ERC)

- Beatmungsvolumen (AZV) für Erwachsene: 6–7 ml/kg KG (400–600 ml bei Erwachsenen), bezogen auf das Idealgewicht des Patienten (»Fett wird nicht beatmet«). Ziel: deutlich sichtbares Heben des Thorax. Größere Volumina erhöhen das Aspirationsrisiko!
- Atemhub über 1 s abgeben (Inspiration).
- Maximale Sauerstoffzufuhr (Konzentration möglichst 100%).
- Atemfrequenz nach Atemwegssicherung mit Intubation, Larynxtubus, Kombitubus und wenn möglich auch mit Larynxmaske: (8–)10/min (kontinuierlich Beatmung und Thoraxkompressionen unabhängig von einander). Hyperventilation ist schädlich!

Beatmungsgeräte (Notfallrespiratoren)

Praxistipps

Aus Sicherheitsgründen sollten die meisten Notfallbeatmungsgeräte nur bei intubierten Patienten eingesetzt werden. Die wenigsten Notfallrespiratoren bieten die vielfältigen Einstellmöglichkeiten und Sicherheitsfunktionen von Intensivbeatmungsgeräten. Der Anwender muss sich darüber im Klaren sein, dass z. B. die Beatmung ohne Kontrolle des tatsächlich verabreichten Volumens (exspiratorische Messung) oder ohne Druckbegrenzung ein erhöhtes Risiko bedeutet! Der präklinische Betrieb von Beatmungsgeräten erfordert stets erhöhte Aufmerksamkeit und Kenntnis des verwendeten Gerätemodells. Einige Notfallrespiratoren sind für die Beatmung von Säuglingen und/oder Kleinkindern ungeeignet.

Beatmungsformen (sofern für den RD relevant)

Kontrollierte Beatmung. Bsp.: IPPV (»intermittent positive pressure ventilation«). Erzeugung eines Überdrucks in der Einatemphase mittels Beutel oder Beatmungsgerät (Behinderung des Blutrückflusses zum Herzen durch erhöhten intrathorakalen Druck → Blutdruckabfall mgl.). Ausatmung passiv durch die Elastizität des Brustkorbs. Standardbeatmungsmethode beim Notfallpatient ohne Spontanatmung. Initiale Geräteeinstellungen ◘ Tab. 2.1.

Assistierte Beatmung. Die unzureichende Eigenatmung des Patienten muss unterstützt werden. Bsp.: SIMV (»synchronized intermittent mandatory ventilation«). Sobald der Pat. ein wenig Luft zieht

◘ **Tab. 2.1.** Initiale Beatmungseinstellung im Notfall (volumenkontrollierte Beatmung)

Parameter	Initialer Einstellbereich	Voreinstellung Alarme
Atemzugvolumen (AZV)	6–7 (5–8) ml/kg KG [a/b/c]	5 ml/kg KG <AZV <10 ml/kg KG
Atemfrequenz (AF)	Erwachsene: 8–15/min (◘ Tab. 17.2)	6/min <AF <30/min
Atemminutenvolumen (AMV)	AZV x AF=ca. 60–100 ml/kg[a]	3 l/min <AMV (exsp.) <12 l/min
Inspiratorischer O$_2$-Gehalt	initial: 100% (F$_i$O$_2$ 1,0); ggf. zum Transport: 50% (F$_i$O$_2$ 0,5); sicherheitshalber immer >40% (F$_i$O$_2$ 0,4)	
Verhältnis Inspiration/Exspiration (I:E)	1:1,7 (1:1,5 bis 1:2); bei COPD/Asthma ggf. 1:2 bis 1:2,5	
PEEP	5–10 mbar[c]	
Triggerempfindlichkeit	2 mbar unter PEEP	
Apnoezeit		<20 s
Spitzendruck (p$_{max}$)	möglichst <30 mbar[c] (Kinder möglichst <25 mbar)	

[a] Auf Idealgewicht bezogen – »Fett wird nicht beatmet«.
[b] Cave: Totraum (Volumen der oberen Atemwege ohne Gasaustausch: 2 ml/kg KG + Tubus + Gänsegurgel.
[c] Bei SpO$_2$<90% trotz korrekter Intubation/Beatmung: Invasivität steigern (PEEP, F$_i$O$_2$, AZV). Bei V. a. Atelektasenbildung ggf. Recruitment-Manöver nach Lachmann: Kontrolliertes Blähmanöver für einige Sekunden mit erhöhtem Volumen und Druck bei verlängerter Plateauphase (anschließend ausreichend hoher PEEP, um eröffnete Alveolen offen zu halten).

(Unterdruck=Trigger), bekommt er einen vollen Atemzug verabreicht. Schwellenwert für das Antriggern bei Beatmung ohne PEEP: –2 bis –5 mbar. Bei PEEP muss der Trigger 2 bis 4 mbar unter dem eingestellten PEEP-Wert liegen. Ist die vom Pat. vorgegebene Frequenz zu gering, so werden zusätzliche Atemzüge verabreicht.

PEEP (»positive endexpiratory pressure«). Mit Hilfe eines aufgesetzten PEEP-Ventils am Exspirationsauslass von Beatmungsbeutel oder -gerät wird bei kontrollierter oder assistierter Beatmung in der Ausatemphase ein über dem Atmosphärendruck liegender Druck aufrechterhalten. Der Druck in den Atemwegen entspricht dann nicht dem Umgebungsluftdruck, sondern es bleibt ein Überdruck bestehen (Kollapsneigung der Lungenbläschen ↓, Diffusion in Richtung der Kapillaren ↑). PEEP ist v. a. bei Lungenödem, Reizgas- und CO-Vergiftung, Thoraxtrauma und Aspiration indiziert. Beachte jedoch die kardiozirkulatorischen Nebenwirkungen (z. B. venöser Rückstrom ↓, Druck im Lungenkreislauf ↑, Gefahr des Baro-/Volumentraumas), weswegen in der präklinischen Notfallmedizin nur selten PEEP-Werte >5 cm Wassersäule (=»physiologischer PEEP«) angewendet werden. Vorsicht: Es existieren bis 10 und bis 20 mbar stufenlos regulierbare PEEP-Ventile (→ Verwechslungsgefahr!).

CPAP (»continuous positive airway pressure«), nichtinvasive Beatmung (NIV). Ein PEEP unter Spontanatmung wird CPAP genannt und hat ähnliche Effekte. Mittlerweile existieren Notfallrespiratoren und spezielle CPAP-Geräte, mit denen eine CPAP-Atmung auch im RD verwirklicht werden kann → kann in manchen Fällen zur schnellen Stabilisierung des Pat. führen. Jedoch muss die Anwendung gut trainiert sein, und die Compliance des Pat. muss durch adäquate Betreuung und Aufklärung erreicht werden. Dies gilt in besonderem Maße für die zusätzliche Atemunterstützung (NIPPV) oder NIV über entsprechend dichte Gesichtsmasken oder Helme, die insbes. bei hyperkapnischer respiratorischer Insuffizienz (COPD-AE) erfolgreich eingesetzt werden können. Voraussetzungen für NIV im RD sind: entsprechende Anwenderkompetenz, kontinuierliches Monitoring und funktionierende Schnittstelle zur Klinik (Weiterführung der NIV). Auch die Transportzeit zur Klinik kann in die Entscheidung zur präklinischen NIV mit einfließen.

Beatmungsmonitoring/Ziele der Beatmung

— **Oxygenierung;** messbar z. B. über S_pO_2 (bei normalem Hb) >90%: Bei zu niedrigem S_pO_2 → Tubuslagekontrolle, ggf. F_1O_2 erhöhen, ggf. Blähmanöver/PEEP einsetzen, ggf. Sedierung, mgl. Fehlerquellen prüfen (z. B. fehlerhafte S_pO_2-Messung, Funktion des Beatmungsgeräts?).

- **Ausreichende CO_2-Eliminierung** ($p_{et}CO_2$-Messung, Ziel: 35–40 mm Hg,
  ▶ Kap. 2.3.5): Erhöhung des AMV → $p_{et}CO_2$-Abfall und umgekehrt.
  Permissive Hyperkapnie ggf. bei COPD und ARDS tolerieren, ggf. Hyperventilation bei respiratorischer Azidose. Cave: AZV-Erhöhung →
  Volumentrauma; AZV-Erniedrigung → Zunahme der Totraumfraktion
  (u. U. mangelnde Oxygenierung).
- **Verlauf des Beatmungsdrucks;** Ursachen für hohen Spitzendruck: Abgeknickter Beatmungsschlauch oder Tubus, Atemwegsverlegung, Bronchospasmus, Spannungspneumothorax, zu flache Narkose (Husten,
  Pressen, Würgen), autoregulatorischer/intrinsischer PEEP bei COPD-/
  Asthmapatienten (bis hin zur »silent lung«). Ursachen für Spitzendruckabfall: Leckagen (z. B. Diskonnektion, Cuff-Defekt), Ausfall der
  Gasversorgung.

2.3.5   Kapnometrie

Messung des CO-Gehalts in der Ausatemluft (=endexspiratorisches
CO_2; endtidales CO_2=$_{ET}CO_2$). Normalwert: 5–6 Vol.-% entspr.
$p_{et}CO_2$ 35–45 mm Hg (1 Vol.-% entspr. ca. 7 mm Hg). Werden die
Messwerte auch im zeitlichen Verlauf als kontinuierliche Kurve
dargestellt, spricht man von Kapnographie. Der $p_{et}CO_2$ entspricht
unter physiologischen Bedingungen etwa dem CO_2-Partialdruck im
Blut (p_aCO_2), liegt aber meist geringfügig darunter (alveolokapilläre
CO_2-Differenz).

◻ **Tab. 2.2.** Ursachen für Veränderungen des $p_{et}CO_2$

	$p_{et}CO_2$-Anstieg (Hyperkapnie)	$p_{et}CO_2$-Abfall (Hypokapnie)
Stoffwechsel	Stoffwechselsteigerung (z. B. Fieber, Schmerzen, maligne Hyperthermie)	Stoffwechselminderung (z. B. Hypothermie, Sedierung, Analgesie)
Atmung	Hypoventilation (AMV ↓)	Hyperventilation (AMV ↑)
Herz-Kreislauf-System	Effektive CPR oder nach ROSC	Plötzlicher Abfall: schwere Herz-Kreislauf-Störung: Lungenembolie, Herzstillstand, plötzlicher Blutdruckabfall, plötzlicher Blutverlust

Ggf. müssen Gerätefehler als Ursachen bedacht werden (z. B. niedriger/fehlender $p_{et}CO_2$ auch
bei Diskonnektion der Ansaugleitung bei Seitenstromverfahren, Leck im Beatmungssystem,
großem Totraum).

Die Kapnometrie gehört nach aktuellem Stand der Technik zur Standardausstattung eines NEF (DIN 75079) und wird mittlerweile auch auf einigen RTW mitgeführt.

Bedeutung des $p_{et}CO_2$ für die Notfallmedizin

- Die Höhe des $p_{et}CO_2$ ist abhängig von der CO_2-Produktion des Organismus (Metabolismus), vom Atemzeitvolumen (Elimination des CO_2) sowie vom HZV (Transport des CO_2 zur Lunge). Daher können Veränderungen des $p_{et}CO_2$ notfallmedizinisch vielfältig richtungsweisend sein (◻ Tab. 2.2), verlangen aber eine Interpretation im Kontext.
- **Kontrolle der Tubuslage** (ausreichender Metabolismus und funktionierender Blutkreislauf vorausgesetzt): Der gleichmäßige Nachweis von CO_2 in der Ausatemluft über mehrere Atemzüge zeigt an, dass der Tubus tracheal liegt. Eine einseitige Beatmung ist dadurch jedoch nicht ausgeschlossen! Bei Fehllage im Ösophagus kann i. d. R. kein CO_2 gemessen werden (andere Ursachen ausschließen; DD Diskonnektion, Hypothermie usw.). Evtl. ist bei ösophagealer Lage initial über wenige Atemzüge (≤6) etwas CO_2 nachzuweisen (durch kohlensäurehaltige Getränke im Magen). Zum schnellen qualitativen CO_2-Nachweis als Tubuslagekontrolle sind notfalls kolorimetrische Verfahren akzeptabel (Indikatoraufsatz).
- Das $p_{et}CO_2$-Monitoring bietet die Möglichkeit, eine **kontrollierte Normoventilation** des intubierten und beatmeten Pat. durchzuführen ($p_{et}CO_2$=35 mm Hg) → wichtig z. B. bei SHT oder nach ROSC.
- **Reanimation:** Zum Zeitpunkt des Herz-Kreislauf-Stillstandes sinkt der $p_{et}CO_2$ drastisch. Mit Beginn suffizienter CPR steigt der $p_{et}CO_2$ wieder → $p_{et}CO_2$ ist ein Maß für die hämodynamische Effektivität der CPR.

2.3.6 Erweiterte Atemwegssicherung

Um bei gefährdeten Patienten präklinisch eine adäquate Oxygenierung sicherzustellen und die Atemwege dauerhaft freizuhalten, sind ggf. erweiterte Maßnahmen zur Atemwegssicherung indiziert. Die endotracheale Intubation stellt i. Allg. die beste Variante dar (z. B. wegen des guten Aspirationsschutzes). Larynxmaske, Larynxtubus und Kombitubus sind im RD initiale Alternativen. ◻ Abb. 2.1 zeigt die Prioritäten.

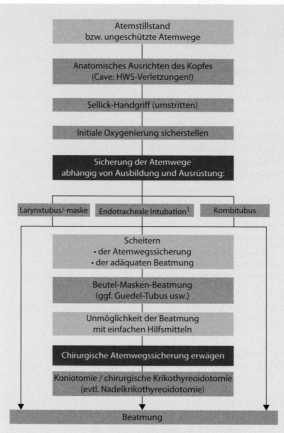

Die endotracheale Intubation stellt die beste Variante dar (z. B. wegen des Aspirationsschutz). Larynxtubus/-maske und Kombitubus sind im RD initiale Alternativen.

Verweise: Intubation ▶ Kap. 2.3.7, chirurg. Atemwegssicherung ▶ Kap. 2.3.9

◻ **Abb. 2.1.** Algorithmus: Erweitertes Atemwegsmanagement (Mod. nach ERC 2000/2005)

2.3.7 Endotracheale Intubation

Ziele im Rettungsdienst

- Überbrückende sichere Beatmungstherapie bei respiratorischer Insuffizienz (Übernahme der Atemarbeit, Minderung des O_2-Verbrauchs – die eigentliche Atemphysiologie wird eher negativ beeinflusst → kritische Indikationsstellung, ggf. NIV erwägen; ▶ Kap. 2.3.4).
- Oxygenierung bei dauerhaft freien Atemwegen und gutem Aspirationsschutz (z. B. bei Bewusstseinsstörungen, Aspirationsgefahr).
- Effektive CPR: keine Unterbrechung der Thoraxkompressionen zur Beatmung.
- Tracheales und bronchiales Absaugen.
- Effektive Analgosedierung/Narkose unter Inkaufnahme der Beatmungspflichtigkeit/Notwendiget der Atemwegssicherung.

Gefahren

- Intubation in den Ösophagus (Hypoxie, Tod).
- Einseitige Intubation (Tubus zu tief; nur ein Lungenflügel beatmet).
- Zahnschäden, Verletzungen im Mund- und Rachenbereich.
- Vagale Reaktion bei vorhandenem Kreislauf.
- Laryngospasmus, Glottisödem.
- Stimmbandverletzung, Nekrose der Luftröhrenschleimhaut.

❶ Cave – »Patienten sterben nicht daran, dass sie nicht intubiert werden konnten, sondern dass sie nicht oxygeniert oder nicht effektiv reanimiert wurden.« (nach Williamson 1993)

»Die endotracheale Intubation sollte nur von denjenigen durchgeführt werden, die die Technik sicher beherrschen« (Timmermann u. Dörges 2010). Zum Erlernen werden initial mind. 100 elektive Intubationen unter Aufsicht und zur Übung 10 Intubationen/Jahr empfohlen.

Durchführung

Bei tief komatösen Pat., insbes. bei Herz-Kreislauf-Stillstand, ist eine endotracheale Intubation i. d. R. ohne Narkose möglich. Bei Pat. bei Bewusstsein oder mit vorhandenen Schutzreflexen ist zur Intubation eine Narkose erforderlich (▶ Kap. 2.4.3), da sonst durch diesen starken (Schmerz-) Reiz Komplikationen provoziert werden: Gegenwehr mit Verletzungen, Erbrechen mit Aspiration, Laryngo- /Bronchospasmus mit Hypoxie, Intubationsunmöglichkeit, starke sympathikotone oder vagale Kreislaufreaktionen.

- Hinweise auf eine möglicherweise schwierige Intubation erkennen (❑ Tab. 2.3). Je nach Erfahrung und Ausrüstung weiter vorgehen und

z. B. alternative Hilfsmittel bereitlegen oder Intubationsversuch unterlassen.
- Intubation erst beginnen, wenn das notwendige Material vorbereitet ist. Keine Hektik.
- Lagerung: verbesserte Jackson-Position durch Kopfpolster.
- Kieferöffnung, ggf. künstliches Gebiss entfernen; Intubationshindernisse?
- Einführen des Laryngoskopspatels in den rechten Mundwinkel, Zunge nach links verdrängen und unter Sicht am Zungengrund entlang langsam tiefer gehen, bis die Epiglottis sichtbar wird (Epiglottis nicht aufladen – außer mit geradem Spatel, z. B. bei Kindern; Rachenhinterwand nicht berühren).
- Anheben des Zungengrundes (streng nach kaudal und ventral ziehen – nicht hebeln!).
- Einstellung der Stimmritze, ggf. Unterstützung durch BURP-Manöver (2. Helfer): Druck auf den Kehlkopf (»backward-upward-rightward pressure«).
- Einführen des Tubus, bis die Tubusmanschette hinter der Stimmritze verschwindet (Ringmarkierung des Tubus beachten); Tubusmanschette (Cuff) blocken.
- Tubus bis zur endgültigen Fixierung durchgehend manuell sichern.
- Beatmungsbeutel anschließen, beatmen unter gleichzeitiger Lagekontrolle (◘ Tab. 2.4).
- Beißschutz einlegen; ggf. Magensonde; Tubus und Beißschutz sicher fixieren
- Regelmäßige Lagekontrolle.

◘ Tab. 2.3. Schwierige Intubation – Risikofaktoren

Anatomische Besonderheiten	Erkrankungen, Verletzungen
Kurzer, dicker Hals; Halsunbeweglichkeit	Gesichtsschädeltrauma
Kiefergelenk: Mundöffnung <3 cm	Blutungen (Nase, Mund, Pharynx, Ösophagus)
Abstand Kinnspitze–Kehlkopf <6,5 cm	Traumata und Schwellungen der oberen Atemwege (z. B. Inhalationstrauma, Anaphylaxie, Entzündungen)
Vorstehende Schneidezähne und Überbiss	
Fliehendes Kinn	Tumoren (ZMK, HNO)
Große Zunge	Missbildungen

◼ Tab. 2.4. Kontrolle der Tubuslage

Klassifikation	Zeichen für eine korrekte Tubusplatzierung	Zuverlässigkeit
Primäre = klinische Zeichen	– Ausschluss eines Geräusches über dem Magen unter manueller Beatmung bei korrekt geblocktem Tubus – Auskultation eines Beatmungsgeräusches über beiden Lungenflügeln (Axillae) unter manueller Beatmung – Gleichmäßiges Heben und Senken des Thorax unter Beatmung – Beschlagen des Tubus bei Exspiration	Relativ gering (möglichst mehrere Zeichen prüfen)
Sekundäre = indirekte Zeichen	– Exspiratorischer CO_2-Nachweis (▶ Kap. 2.3.5) – Ösophagusdetektor (»esophageal detection device«, EDD), z. B. TubeCheck®: Ein elastischer, Kunststoffballon wird komprimiert auf den Tubus gesetzt. Schnelle Füllung (offenes Lumen) → wahrscheinlich tracheal; langsame oder keine Füllung (Ansaugen der Schleimhaut) → wahrscheinlich ösophageal. Ein Spritzenmodell (PosiTube®) funktioniert nach dem gleichen Prinzip	Relativ hoch; einseitige Intubation kann nicht erkannt werden; CO_2-Nachweis von Kreislauffunktion abhängig
Sichere Zeichen	– Laryngoskopie: visueller Nachweis, dass der endgültig platzierte Tubus sichtbar zwischen den Stimmbändern hindurchgeht (abhängig von der Einsehbarkeit des Kehlkopfes) – Fiberoptische Kontrolle: bronchoskopischer Nachweis von Knorpelspangen und Sicht auf die Carina	Sicher, bei Laryngoskopie kann eine einseitige Intubation nicht erkannt werden

Die Auskultation (Epigastrium und beide Axillae) soll mindestens mit einem indirekten Zeichen (meist CO_2-Nachweis) kombiniert werden. Bestehen Zweifel an der korrekten Tubuslage aufgrund primärer und sekundärer Zeichen: Kontroll-Laryngoskopie → Tubus zwischen den Stimmbändern?

Praxistipps
- Dauert der Intubationsversuch >30 s → Intubationsversuch beenden und erneut oxygenieren (z. B. über Maske und Beatmungsbeutel oder über Larynxmaske/Larynxtubus).
- Im Einzelfall muss der Intubierende erkennen und akzeptieren, dass der Patient nicht zu intubieren ist (weiteres Vorgehen nach Algorithmus ◨ Abb. 2.1).
- Grundsätzlich Intubation möglichst unter EKG-Monitoring, um eventuelle vagale Reaktionen (Bradykardie bis Herz-Kreislauf-Stillstand) erkennen zu können. Bei vagaler Reaktion ggf. sofortiger Abbruch des Intubationsversuchs.

Verdacht auf Fehlintubation oder Komplikation

Eine fehlerhafte Intubation kann – wenn nicht sofort erkannt und behoben – für den Pat. letale Konsequenzen haben. Daher ist jede nur mögliche Anstrengung zu unternehmen, um die korrekte Tubusplatzierung festzustellen bzw. eine Fehlplatzierung zuverlässig und früh zu entdecken.

Bei folgenden Zeichen sollte man – auch nach mehreren Tubusbeatmungen – an eine **Komplikation** (z. B. Dislokation des Tubus, Cuff-Defekt) denken:
- Aufblähen der Magengegend, gurgelndes Geräusch bei Beatmung,
- fehlende Atembewegungen bei Beatmung, erhöhter Atemwiderstand,
- O_2-Sättigungsabfall, Zyanose,
- Tachykardie/Bradykardie.

Bei Feststellen einer versehentlichen Intubation des Ösophagus oder bei Zweifeln an der korrekten Tubuslage ist die Beatmung sofort zu beenden. Es bestehen folgende Möglichkeiten:
- Tubus (ggf. nach sofortiger Magenentlastung) unter Absaugbereitschaft herausziehen, ggf. nach Reoxygenierung erneuter Intubationsversuch.
- Andere Autoren empfehlen, den fehlplatzierten Tubus initial zu belassen und zu blocken (Aspirationsschutz) und sofort unter laryngoskopischer Sicht einen zweiten Tubus in die Trachea einzuführen (verhindert jedoch nicht eine erneute Fehlplatzierung, da auch 2 Tuben in den Ösophagus passen). Nach erfolgreicher Intubation (blocken!) Entlastung des Magens mittels Magensonde.

Praxistipps
Grundsatz zur Tubuslagekontrolle: »If in doubt, take it out.«

2.3.8   Schwierige und unmögliche Intubation

Die Vielfalt an Methoden zur endotrachealen Intubation bei schwierigen Verhältnissen ist kaum noch überschaubar. Grundsätzlich ist zu beachten, dass

- nur Verfahren auch unter Extrembedingungen sicher eingesetzt werden können, die zuvor im Routinebetrieb unter »normalen« Bedingungen trainiert wurden (gilt auch für die Intubation selbst!),
- eine große Auswahl nicht dazu (ver-)führen darf, speziell in kritischen Situationen (schlimmstenfalls: »can't intubate – can't ventilate«) die definitive Atemwegssicherung zu verzögern, Hypoxiegefahr → Vorgehen nach Algorithmus (◘ Abb. 2.1).

Jeder Intubierende sollte ein übersichtliches, aber eingeübtes Repertoire für die schwierige Intubation besitzen. Dabei sind auch die Ausstattung der Rettungsmittel im eigenen Tätigkeitsbereich sowie Übungsmöglichkeiten (z. B. Techniken in der eigenen Anästhesieabteilung) zu bedenken; hierzu eine Auswahl von Möglichkeiten, mit denen man sich bei Bedarf näher vertraut machen kann:

- **Hilfsmittel (Bsp.):** METTS/METTI (Muallem ET Tubus Stilett/Introducer), Schröder-Mandrin (lenkbarer Führungsstab), fiberoptische Endoskope für den Außeneinsatz (transportabel, batteriebetrieben, ohne Arbeitskanal), Videolaryngoskop (mit integriertem oder externem Monitor), spezielle Laryngoskope und Modifikationen (z. B. nach Bullard, nach McCoy, nach Bumm, Truview), Bonfils-Instrument, Trachlight (diaphanoskopische Intubationshilfe, Transilluminationstechnik)
- **Techniken (Bsp.):** inverse Intubation (»Eispickelmethode«, umgekehrtes Halten des Laryngoskops, wenn der Intubierende z. B. aufgrund einer Einklemmungssituation von kaudal arbeiten muss), retrograde Intubation (ein über Punktion des Lig. conicum eingeführter und aus dem Mund ragender Draht dient als Führung für einen darüber eingeführten Tubus, Fertigsets erhältlich), blind-nasale Intubation (ggf. mit akustischem Hilfsmittel).
- **(Initiale) Alternativen (Bsp.):** Larynxtubus, Larynxmaske, Doppellumentubus (Kombitubus).

2.3.9   Chirurgischer Atemwegszugang

Im Notfall kommt als Ultima Ratio der chirurgische Atemwegszugang über das Lig. conicum in Betracht. Die Notfalltracheotomie (Kinder: inferior/Erwachsene superior) ist deutlich schwieriger, langwieriger und komplikationsreicher und gilt daher präklinisch als obsolet (allenfalls bei Kindern als letzter Ausweg).

Trachealkanülierung/Koniotomie

Indikationen

Vital bedrohliche glottische oder supraglottische Verlegung/Veränderung der Atemwege, die
- eine suffiziente Eigenatmung des Patienten oder eine notwendige Beatmung verhindert und
- nicht durch weniger invasive Maßnahmen (z. B. Fremdkörperentfernung, endotracheale Intubation) behandelt werden kann (Algorithmus ◨ Abb. 2.1).

Gefahren/Komplikationen

Starke Blutungen mit nachfolgender Aspiration bei Verletzungen der Schilddrüse (z. B. Lobus pyramidalis!) oder bei Gefäßverletzungen [z. B. R. cricothyroideus, Aa. thyroideae sup. (oft Anastomose vor dem Lig. conicum!), Hautgefäße], Stimmbandläsionen, Schädigung des N. laryngealis sup. (R. ext.), bei zu tiefer Inzision/Punktion Verletzungen der Tracheahinterwand/des Ösophagus; Verletzungen der Knorpel/des Larynx; spätere Trachealstenosen; Durchtrennung des M. cricothyroideus.

Trachealkanülierung (Nadelkrikothyroidotomie)
- Improvisierte Technik, falls keine zugelassenen Instrumente verfügbar.
- Material: Absaugbereitschaft, sterile Kompressen, Pflaster, Beatmungsbeutel (ggf. mehrere), Sauerstoff, großlumige Venenverweilkanülen (z. B. 2,0 mm/14 G), 5- oder 10-ml-Spritze, 3,0/3,5mm-ID-Konnektoren von Endotrachealtuben.
- Lagerung: Kopf überstrecken (Cave: V. a. HWS-Verletzungen), Widerlager im Nacken. (Je nach Zeitdruck: evtl. Hautdesinfektion, Lochtuch, sterile Handschuhe, Lokalanästhesie.)
- Mit linker Hand den Kehlkopf von kranial am Schildknorpel fixieren.
- Mit der rechten Hand das Lig. conicum (Sulkus) aufsuchen (tastbare Lücke zwischen Schild- und Ringknorpel).
- Punktion des Lig. conicum nach dorsal-kaudal mit großlumiger Venenverweilkanüle unter ständiger Aspiration mit aufgesetzter 5- oder 10-ml-Spritze (nicht zu tangential eingehen).
- Sobald Luft aspiriert werden kann (evtl. plötzlicher Widerstandsverlust; Cave: Perforation der Hinterwand!), Abflachen der Stichrichtung

und weitere 3–5 mm vorschieben, bis die Plastikkanüle sicher in der Trachea liegt.
– Stahlmandrin zurückziehen, Plastikkanüle weiter vorschieben. Wenn kein Luftstrom feststellbar ist: mit Spritze erneute Lageprüfung. (Kinder-) Beatmungsbeutel über den Konnektor eines 3,0- oder 3,5-mm-Endotrachealtubus (ID) an die Kanüle anschließen und beatmen [alternative Verbindung über Zylinder einer 2-ml-Spritze mit Konnektor eines 7,0- bis 8,5-mm-Endotrachealtubus (ID) – Passform herstellerabhängig]. Ein zwischengeschalteter, in alle Richtungen geöffneter Dreiwegehahn ermöglicht per Fingertipp In- und Exspiration. Cave: abgeknickte oder komprimierte Kanüle (z. B. Überblähung bei Ventilmechanismus).
– Kanüle fixieren.

Ggf. müssen mehrere Kanülen zur suffizienten Ventilation platziert werden; ggf. synchrone Beatmung mit 2 oder 3 (Kinder-) Beuteln. Auch wenn evtl. zunächst keine suffiziente CO_2-Abatmung möglich ist, ist der erzielbare Gasstrom durch die Kanüle prinzipiell für eine adäquate Oxygenierung ausreichend (möglichst 100% O_2 verwenden). Ggf. ist – je nach Ausbildung und Ausrüstung – eine (improvisierte) Jet-Ventilation mgl.

Koniotomie (Krikothyroideotomie)

Zur Koniotomie im RD (als Punktionskrikothyroideotomie) stehen handelsübliche Sets zur Verfügung, z. B. Kanülen mit Trokar (z. B. Quicktrach, TracheoQuick), dolchförmige Dilatatoren (z. B. Nu-Trake), Dilatatoren mit Seldinger-Technik (z. B. Melker-Set, Mini-Trach II Seldinger). Diese Hilfsmittel können die Koniotomie erleichtern, sofern ihre Anwendung bekannt und geübt ist. Auch mit Hilfe dieser Sets ist die Koniotomie nicht ungefährlich. Eine Struma und reiches Unterhautfettgewebe können die Anwendung unmöglich machen. Gebrauchsanleitung der Hersteller beachten!

Die Koniotomie ist auch mit einem kleinen chirurgischen Instrumentarium möglich (chirurgische Krikothyroideotomie):
– Evtl. Hautdesinfektion, Lochtuch, sterile Handschuhe, Lokalanästhesie.
– Ca. 2–3 cm lange sagittale Hautinzision über dem Lig. conicum.
– Erneute Palpation des Lig. conicum in der Längsinzision.
– Querdurchtrennung des Lig. conicum durch eine ca. 1 cm breite Querinzision; Öffnung zur Trachea z. B. mit Nasenspekulum spreizen.
– Einbringen eines Endotrachealtubus (evtl. Seldinger-Technik).
– Tubus blocken, Tubuslage kontrollieren, Tubus sicher fixieren.
– Endotracheal absaugen.

2.4   Medikamentöse Notfalltherapie

2.4.1   Medikamentenauswahl im Notfall

Jeder Notarzt sollte mit den Medikamenten vertraut sein, die in seinem RD-Bereich vorgehalten werden. Die Auswahl sollte sich im Notfall neben Indikation und Kontraindikationen auch nach den Erfahrungen des NA richten. Gerade bei Kindern, (potenziell) schwangeren, älteren Pat. und bei Problempat. sollte der NA verstärkt zu Substanzen greifen, mit deren Umgang er bereits im Alltag vertraut ist. Keine Experimente oder Erstlingswerke im Notfall!

2.4.2   Zugangswege zur Medikamentenapplikation

Die meisten Notfallmedikamente werden **intravenös (i.v.)** verabreicht (schnelle Wirksamkeit, hohe Bioverfügbarkeit, gute Steuerbarkeit) → Sicherung eines periphervenösen Zugangs besitzt im Notfall einen hohen Stellenwert. Bei erschwerter Anlage oder bestimmten Medikamenten kommen ausnahmsweise andere Applikationsformen in Frage, z. B.:

- **intraossär (i.o.):** vitale Indikation, periphervenöser Zugang nicht schnell genug möglich, v. a. bei Kindern,
- **endobronchial (e.b.):** bronchialwirksame Substanzen (z. B. Vernebelung, Dosieraerosol), z. B. Fenoterol, Reproterol, Salbutamol, Beclometason,
- **per os (p.o.):** z. B. Medikamente bei oralen Vergiftungen (z. B. Kohle, Simethicon), Nitrendipin, Acetylsalicylsäure bei ACS,
- **sublingual (s.l.):** z. B. Glyceroltrinitrat (Spray/-Kapseln),
- **intranasal (i.n.):** z. B. Midazolam (brennt in der Nase), Fentanyl; v. a. bei Kindern, Applikation z. B. über ein MAD* (Mucosal Atomization Device),
- **rektal:** v. a. bei Kindern, z. B. Diazepam, Paracetamol, Prednison,
- **intramuskulär (i.m.):** z. B. Ketamin (z. B. schwere Verbrennung, eingeklemmter Patient ohne Möglichkeit eines Venenzugangs), sonst möglichst vermeiden (z. B. Kontraindikation für Lysetherapie).

Periphervenöser Zugang

Jeder Notarzt muss die periphere Venenpunktion sicher beherrschen. Häufig bietet sich bei der Anlage auch eine Blutentnahme an (auf Identitätszuordnung achten; ggf. Absprachen mit der aufnehmenden Zielklinik beachten, ob die Probe dort verwendet werden kann und darf).

Unter Notfallbedingungen besonders zu beachten

- Venöse Zugänge sofort nach Anlage sicher fixieren (Schlaufe des Infusionsschlauches festkleben). Ein versehentlich gezogener oder paravenöser Zugang kann in bestimmten Situationen (z. B. Einleitung einer Notfallnarkose) eine Katastrophe bedeuten.
- Die sicher intravasale und intravenöse Lage sollte vor der ersten Medikamentengabe überprüft werden (z. B. Rücklaufprobe, keine pulsierende Blutsäule, kein Paravasat).
- Zunächst so peripher wie möglich punktieren: Handrücken, ggf. Unterarm, Ellenbeuge (Cave: A. brachialis/N. medianus!), Fußrücken (Thromboserisiko), V. jugularis externa (bei Herz-Kreislauf-Stillstand ggf. erste Wahl).
- Cave: höheres Infektionsrisiko bei Zugängen im RD als in der Klinik, Vorsicht bei Dialysepatienten (Shunt), Z. n. Mammakarzinom mit Lymphknotenausräumung; fehlender Warnschmerz bei Fehlpunktion/ -injektion bei Analgesie/Bewusstlosigkeit.

Portsysteme

Gelegentlich verfügen auch präklinische Notfallpatienten über einen Port (z. B. Z. n. Chemotherapie, chronische Epilepsie mit schlechten Venenverhältnissen). Um einen Membrandefekt oder zu schnellen Verschleiß zu verhindern, sollte eine Punktion grundsätzlich mit speziell geschliffenen Portkanülen durchgeführt werden (zunehmend häufiger Bevorratung auf NEF). Ferner gilt es, Katheterinfektionen (gründliche Haut- und Händedesinfektion) sowie Katheterthrombosen zu verhindern (nach Medikamentengabe/Blutentnahme Spülung mit 20 ml NaCl 0,9% und evtl. Füllung mit 100 IE Heparin/ml NaCl 0,9%).

Intraossärer Zugang
Indikationen

Vitale Indikation zur Medikamenten- und Flüssigkeitsapplikation (Schock, Polytrauma, schwere Verbrennungen, CPR-Bedingungen), sofern nicht bereits ein geeigneter venöser Zugang vorhanden ist oder rasch etabliert werden kann. V. a. bei Kindern, weniger geeignet für Neugeborene.

Wertigkeit

Die intraossäre Medikamentenapplikation ist der i.v.-Gabe in Bezug auf Dosierung und Wirkung ebenbürtig. Komplikationen sind zwar relativ selten, aber teilweise schwerwiegend, sodass die i.o.-Punktion nur bei vitaler Indikation verhältnismäßig erscheint. Vorteile: geringer Zeitaufwand (<60 s), CPR muss nicht unterbrochen werden.

Der Notarzt sollte das in seinem RD-Bereich verfügbare Verfahren zur i.o.-Punktion ausreichend an entsprechenden Modellen geübt haben, um es im Einsatz sicher anwenden zu können.

Kontraindikation

Anwendung an frakturierten Knochen, floride Osteomyelitis, kongenitale/hereditäre Knochenerkrankungen.

Komplikationen/Gefahren

- Fehllagen der Punktionskanüle: Paravasat, Kompartmentsyndrom, Hämatom, Perforation der Gegenseite, Gewebsnekrosen, Verletzung der Epiphysenfuge.
- Einstichstelle: Lokale Entzündungen (Zellulitis), subkutaner Abszess, Frakturen, Osteomyelitis (<1%).
- Theoretische Gefahren (Bedeutung unklar): z. B. Fett-/Knochenmarkembolien.

Verfügbare Instrumente

- Intraossärnadeln zur manuellen Anwendung (15- bis 18-G-Stahlkanüle, mit/ohne Gewinde und Seitenöffnungen, mit/ohne verstellbare(r) Eindringtiefe); Bsp.: Modell Diekmann (Fa. Cook), Modell Illinois (Fa. Allegiance)
- B.I.G. (Bone Injection Gun, Fa. WaisMed); mechanisiertes Einmalinstrument. 18-G-Version für Kinder und 15-G-Version für Erwachsene.
- EZ-IO (Fa. Vidacare): Mehrfach verwendbarer Elektrobohrer mit Einwegintraossärnadeln für Kinder, Erwachsene und adipöse Erwachsene.
  B.I.G. und EZ-IO dürften gegenüber der manuellen Anwendung von Intraossärkanülen gewisse technische Vorteile haben (z. B. geringere Verletzungs- und Infektionsgefahr, geringer Trainingsaufwand, Schnelligkeit, definierte Eindringtiefe, hohe Dichtigkeit und Festigkeit).
- FAST1 (Fa. Pyng Medical); Set zur Sternalpunktion (auch unter CPR möglich).
- Ungeeignet: Injektions-, Lumbal- oder Venenverweilkanülen.

Durchführung

- Festes Widerlager unter der Punktionsstelle (nicht die eigene Hand einsetzen → Verletzungsgefahr!).

- Sorgfältige Desinfektion (kein wesentlicher Zeitverlust, wenn vor weiteren Vorbereitungen durchgeführt).
- Je nach Situation evtl. Infiltrationsanästhesie der Haut (wenn möglich des Periosts).
- Punktionsstelle (manuelle Kanülierung, B.I.G., EZ-IO):
  - Kinder bis 6 Jahre: Proximale Tibiainnenfläche (Daumen und Zeigefinger auf vorderer medialer Tibiakante, Punktion in der Mitte, 4–8 cm distal des Gelenkspalts bzw. 2 cm distal der Tuberositas tibiae.
  - Kinder ab 6 Jahre: Distale Tibiainnenfläche (4–6 cm proximal des Malleolus medialis).
  - Alternative Punktionsstellen je nach verwendetem Instrument möglich.
- Einstichrichtung:
  - Konventionelle Nadeln (manuelle Punktion): 45° zur Knochenoberfläche in Richtung Mitte der Tibia einstechen/eindrehen
  - B.I.G. und EZ-IO: 90° zur Knochenoberfläche aufsetzen und auslösen/bohren
- Plötzlicher Widerstandsverlust bei Eintreten in die Markhöhle; Eindringtiefe ❑ Tab. 2.5.
- Kanüle fixieren, Trokar herausdrehen.
- Lagekontrolle: Aspiration von Knochenmark/Blut in aufgesetzte Spritze (ggf. Blutentnahme zur Diagnostik), Injektionsprobe: Leichte Injizierbarkeit von NaCl 0,9%.
- Medikamentengabe: Zusätzlich unter Druck einlaufende isotone Trägerlsg. (ca. 10 ml/min ohne bzw. 25–40 ml/min unter 300 mm Hg Druck).
- Fixieren des Infusionsschlauchs; sterile Abdeckung der Nadel.
- Bei Perforation der Gegenseite keine Medikamente applizieren!
- Keine Mehrfachpunktion derselben Markhöhle!
- Schnellstmöglicher i.v. Zugang [Klinik! (später Röntgenkontrolle)].
- Hypertone Lösungen sind zu verdünnen!

❑ **Tab. 2.5.** Eindringtiefe von i.o.-Punktion in Abhängigkeit vom Alter

	0–6 Jahre	6–12 Jahre	>12 Jahre
Proximale Tibia (Facies medialis)	1,0–1,5 cm	1,5–2,0 cm	2,0–2,5 cm
Distale Tibia (Facies medialis)	0,75–1,0 cm	1,0–1,5 cm	1,5–2,0 cm

Zentralvenöser Zugang

Präklinisch keine Relevanz (Zeitbedarf, sterile Kautelen, Assistenz, Komplikationen, Übung des NA, kleine Flussraten). Insbes. unter CPR obsolet. Auch bei Erwachsenen ist bei Unmöglichkeit der periphervenösen Punktion und vitaler Indikation eine intraossäre Punktion angezeigt.

2.4.3 Analgesie, Sedierung und Narkose

Analgesie und Sedierung

Schmerz und psychischer Stress belasten den Pat. nicht nur als äußerst unangenehme Sinnes- und Gefühlserlebnisse, sondern verstärken physiologische Stressreaktionen (Sympathomimetik, O_2-Verbrauch $\uparrow$, Beanspruchung des Herz-Kreislauf-Systems). Sedierung und Analgesie müssen angesichts der Risiken sowohl durch medizinische (z. B. Überwachung, ggf. Beatmungsmöglichkeit) als auch durch rechtliche Überlegungen (z. B. Aufklärung, Wegfall der Einsichtsfähigkeit) abgesichert werden. Bedenke, dass auch nichtmedikamentöse Möglichkeiten zur Unterstützung der Pharmakotherapie möglich sind, z. B. sicheres und kompetentes Auftreten, Immobilisation einer frakturierten Extremität, Kälteanwendung.

Als Analgetika im RD werden v. a. Opioide (z. B. Piritramid, Morphin, Fentanyl), Ketamin und Metamizol eingesetzt (Medikamentensteckbriefe ▶ Kap. 16). Als Sedativa finden überwiegend Benzodiazepine Verwendung (z. B. Diazepam, Lorazepam, Midazolam).

Narkose im Rettungsdienst

Indikationen

- Endotracheale Intubation bei vorhandenen Schutzreflexen.
- Größtmögliche Analgesie.

Strenge Indikationsstellung angesichts erhöhter Risiken in der Präklinik

- Unzureichende Anamnese (z. B. Kontraindikationen für bestimmte Medikamente).
- Pat. in instabilem Zustand, Narkoserisiko $\uparrow$.
- Aspirationsgefahr bei allen Notfallpatienten $\uparrow$.
- Erlöschen von Schutzreflexen und Eigenatmung in Anbetracht potenzieller Beatmungs- und Intubationsprobleme.
- Häufig ungünstige Gegebenheiten (Personal, Zeit, Ort, Situation).
- Fehlende Rückfallebenen bei Narkosekomplikationen oder Scheitern der Intubation (im Vergleich zur innerklinischen Narkose).

- Weitere Kommunikation und klinisch-neurologische Diagnostik unmöglich.

Narkoseeinleitung beim spontan atmenden Patienten

- Präoxygenierung: So früh und so lange wie möglich; bis zur Narkose möglichst mehrminütiges Atmen bei max. F_1O_2 (Maske dicht aufsetzen, hoher Flow, Pat. aufklären/beruhigen); ggf. leichte Sedierung (z. B. Midazolam).
- Notfallpat. gelten immer als nicht nüchtern, daher sog. »rapid sequence induction« (RSI) empfohlen: schnelle Narkoseeinleitung ohne Zwischenbeatmung. Außerdem Maßnahmen zur Aspirationsprophylaxe (z. B. bei ausreichenden Schutzreflexen ggf. Drainage mit Magensonde und anschließende Sondenentfernung).
- Hinweise auf erschwerte Intubation beachten – ggf. spezielle Hilfsmittel bereitlegen.
- Soweit möglich: Erst mit der Einleitung starten, wenn alle Vorbereitungen getroffen sind!
  - Platz schaffen, Lagerung des Patienten mit erhöhtem Oberkörper.
  - Monitoring (insbes. S_pO_2, engmaschige RR-Kontrollen, EKG).
  - Absaugeinheit eingeschaltet und griffbereit.
  - Sicherer und fixierter venöser Zugang.
  - Narkose- und Notfallmedikamente (klare, verständliche Ansage an Rettungsassistenten).
  - Intubationszubehör.
  - Festlegung und Kommunikation der Strategie (Aufgabenverteilung und Reihenfolge der Maßnahmen).
- Verabreichen der Narkosemedikamente (◼ Tab. 2.6):
  - I. d. R. ein stark wirksames Opioidanalgetikum (z. B. Fentanyl), gefolgt von einem Hypnotikum (z. B. Midazolam oder Propofol). Alternativ Ketamin/S-Ketamin (Letzteres meist kombiniert mit Midazolam).
  - Relaxans (Succinylcholin) sofort – ohne Zwischenbeatmung – nachinjizieren (Faszikulationen nach 40–60 s zeigen meist den Wirkungseintritt an – spätestens jetzt Apnoe!).
- 40–60 s nach Succinylcholin-Injektion: Endotracheale Intubation (► Kap. 2.3.7).
- Bei fehlgeschlagener Intubation:
  - Ausreichende Narkosetiefe?
  - Ggf. überbrückende Oxygenierung mit vorsichtiger Maskenbeatmung.
  - Überbrückend oder endgültig Larynxmaske oder Larynxtubus erwägen.

◘ Tab. 2.6. Narkoseeinleitung – Medikamente

Gruppe	Wirkstoff	i.v.-Dosis [mg/kg KG]	i.v.-Dosis (Pat. 70 kg KG)
Analgetikum	Fentanyl	0,0015–0,005	0,1–0,35 mg
Narkoanalgetikum	S-Ketamin (Esketamin)	0,5–1 (–2)	35–70 (–140) mg
Hypnotikum	Propofol	1,5–2,5	100–200 mg
	Thiopental	3–5	210–350 mg
	Etomidat	0,15–0,3	10–20 mg
	Midazolam	0,1–0,2	7–14 mg
Depolarisierendes Muskelrelaxans	Succinylcholin	1–1,5	70–100 mg

Angaben für normgewichtige Erwachsene. Dosierungen können z. B. altersabhängig (Kinder ↑, Ältere ↓) oder erkrankungsbedingt stark abweichen. Zulassungsdaten und Fachinformationen beachten.

Auswahl der analgetischen und hypnotischen Medikamente entsprechend ihres Wirkungsprofils, ihrer Kontraindikationen und Nebenwirkungen sowie nach Erfahrung des Notarztes.

S-Ketamin: i. d. R. Kombination mit Midazolam, günstig bei Polytrauma, Schwerbrandverletzten und Volumenmangelschock.

Etomidat: Verwendung bei schwerster kardiovaskulärer Morbidität möglich.

Thiopental in Notfällen mit größter Zurückhaltung (bes. bei Schockzuständen gefährlich).

– Ggf. erneuter Intubationsversuch nach Optimierung der Bedingungen (z. B. Kopflagerung, Hilfsmittel, Narkosetiefe).
– Ultima Ratio: Notkoniotomie.
▬ Blutdruck und Herzfrequenz ständig im Auge behalten (bei Hypotonie nach Narkoseinduktion z. B. Akrinor i.v., ggf. Noradrenalin).
▬ Narkoseaufrechterhaltung bevorzugt durch kontinuierliche Infusion (Spritzenpumpe) oder durch regelmäßige Nachinjektionen (◘ Tab. 2.7), orientiert an der Symptomatik (Blutdruck, Herzfrequenz, Reflexe usw.).

Besonderheiten der Notfallnarkose bei Kindern
▬ Prinzipiell RSI wie vorangehend beschrieben, primär i.v.-Narkose (wenn unabdingbar: i.o.-Punktion).
▬ Bei Säuglingen und Kleinkindern vorsichtige Zwischenbeatmung mit niedrigem Spitzendruck möglich (nach Einschlafen bis zur Intubation), da sonst häufig Hypoxie!

◻ **Tab. 2.7.** Narkoseaufrechterhaltung – Medikamente

Wirkstoff	Spritzenpumpe [mg/kg KG/h i.v.]	Bolusgaben (Titration) [mg/kg KG i.v.]	
Fentanyl	0,002–0,01	0,001–0,003	alle 20–30 min
Propofol	4–12	0,5–1,5	alle 5–10 min
Midazolam	0,04–0,2	0,05–0,1	alle 20 min
S-Ketamin (Esketamin)	0,5–3	0,25–0,75	alle 10–20 min

Empfohlene Kombinationen: Fentanyl mit Propofol oder Midazolam (→ ggf. niedrigere Fentanyl-dosis); S-Ketamin mit Midazolam. Möglichst keine Mischinfusion.

- Erhöhte Dosen zur Narkoseinduktion erforderlich; Titration unter Berücksichtigung der Maximaldosen bis zur erwünschten Wirkung.
- Häufiger Laryngospasmus als Irritationsstimulus unter Intubation; ggf. Narkose vertiefen, Reoxygenierung mit vorsichtiger Maskenbeatmung.
- Zu relevanten Besonderheiten bei Kindern ► Kap. 11.1.

Notfalldiagnostik

3.1   Ablauf

Praxistipps

Die Notfalldiagnostik beinhaltet einen gründlichen Basischeck (▶ Kap. 2.1), die Erfassung der Rahmenbedingungen und Hintergründe des Notfalls, eine fokussierte Notfallanamnese sowie die leitsymptomorientierte körperliche Untersuchung. Bei einer kompletten Ganzkörperuntersuchung würde der Zeitaufwand nicht mit dem Nutzen und der Zielsetzung des Rettungsdienstes korrelieren: welche Notfalltherapie, welche Zielklinik?

Dabei ist stets zu hinterfragen, ob die wahrgenommenen Symptome akut/neu aufgetreten oder chronisch unverändert sind (»Normalzustand« des Patienten – Fehldeutung chronischer Störungen möglich, z. B. Pupillenveränderungen).

– Ggf. sind lebensrettende Basismaßnahmen/Stabilisierungsmaßnahmen noch vor Fortsetzung der Notfalldiagnostik indiziert! Häufig läuft die Erstversorgung (z. B. Blutstillung, HWS-Stützkragen, Sauerstoffgabe, venöser Zugang durch RS/RA) bereits parallel zur Anamnese und Untersuchung durch den Notarzt. Trifft der NA zeitlich nach dem RTW am Patienten ein, sollte er zunächst von den RS/RA eine Übergabe erhalten, die zu Zeitersparnis, schnellerem Überblick des NA und besserer Zusammenarbeit beitragen kann. Manchmal sind bereits in dieser kurzen Zeit entscheidende Veränderungen durch RS/RA beobachtet oder wichtige Maßnahmen ergriffen worden.
– Gerichtete Wahrnehmung der Rahmenbedingungen (auch im Hinblick auf den Eigenschutz), z. B.:
  – soziales Umfeld, Anordnung der Einrichtungsgegenstände,
  – Umgebungstemperatur, Witterung, Gerüche,
  – Verhalten von Personen in der Umgebung.
– Leitsymptomorientierte Notfallanamnese (z. B. nach dem SAMPLE-Schema, ◻ Tab. 3.1): gezielte und geschlossene Fragen verwenden!

	Frage nach	Details
S	Symptome	Hauptproblem? → Beginn, Lokalisation, Verlauf, Dauer, Einflüsse, die zu Verschlimmerung oder Verbesserung führen, Art/Qualität, Ausprägung/Stärke
A	Allergien	– Als Notfallursache – Im Hinblick auf zu verabreichende Medikamente im RD oder in der Klinik (z. B. ASS, Latex)
M	Medikamente	Dauermedikation (Medikamentenplan/Packungen mit in die Klinik nehmen), Selbstmedikation in den letzten Tagen – Als Hinweis auf Vorerkrankungen – Als Notfallursache (z. B. Überdosierung, Nebenwirkungen, Wechselwirkungen) – Im Hinblick auf Wechselwirkungen mit Notfallmedikamenten
P	Patientengeschichte	Bekannte Vorerkrankungen → Chron. Infektionen (Hepatitis, HIV), Unterlagen/Ausweise (z. B. Kumarinpass, Mutterpass, Schrittmacherausweis, Blutzuckertagebuch, Allergiepass), Voroperationen
L	Letzte Nahrungsaufnahme	Wann? Was? Wie viel? → Im Hinblick auf Aspirationsrisiko, aber auch auf Notfallgeschehen wie Vergiftungen, Anaphylaxie, gastrointestinale Infektionen
E	Ereignis, ...	... das zum Notfall/Unfall geführt hat

◼ Tab. 3.1. Notfallanamnese (SAMPLE-Schema)

Ein systematisches Vorgehen sorgt für eine zügige und vollständige Notfallanamnese.

Praxistipps

Je nach Notfallgeschehen ist die Notfallanamnese zu einem späteren Zeitpunkt möglicherweise nicht mehr durch Befragen des Patienten zu erheben (z. B. unerwartete Bewusstseinstrübung, Narkoseeinleitung). Da manche Aspekte spätestens in der Klinik von erheblicher Bedeutung sind, sollte die Notfallanamnese frühestmöglich vollständig erfasst werden. Hierzu können auch das Vorhandensein einer Patientenverfügung oder eine persönliche Willensäußerung des Patienten zu Art und Umfang der weiteren Therapie gehören. Dokumentation!

Aus Basischeck, Rahmenbedingungen und Notfallanamnese ergibt sich für den NA die **Leitsymptomatik.** Nach dieser richtet sich der

Umfang der weiteren leitsymptomorientierten körperlichen Untersuchung und ggf. der Einsatz erweiterter apparativer Diagnostik (z. B. 12-Kanal-EKG, evtl. präklinische Sonographie), je nach vordringlich betroffenem Organsystem (Bewusstsein/Neurologie, Atmung, Herz/Kreislauf, Abdomen, Bewegungsapparat/Trauma). Zu jedem Organsystem findet sich ein skizzierter Untersuchungsplan im weiteren Verlauf dieses Kapitels.

Spätestens dann sind folgende Fragen zu beantworten:
− Welche Differenzialdiagnosen kommen in Betracht?
− Welches sind die wahrscheinlichsten Differenzialdiagnosen?
− Welches sind die gefährlichsten Differenzialdiagnosen?
− Kann ich die Differenzialdiagnosen durch gezielte Fragen oder Untersuchungen wahrscheinlicher machen/beweisen oder unwahrscheinlicher machen/ausschließen (z. B. Frage nach Risikofaktoren, Ereignissen im Vorfeld, ähnliches Problem schon früher)?

Es ergibt sich eine vorläufige Arbeitsdiagnose, die entweder offensichtlich ist (z. B. sichere Fraktur), durch den Erfolg der sich anschließenden Notfalltherapie bestätigt wird (z. B. Opioidintoxikation nach Naloxongabe) oder erst in der Klinik überprüft werden kann (z. B. zerebrale Ischämie → cCT). Viele Arbeitsdiagnosen müssen daher im Rettungsdienst mit Vorbehalten (z. B. Labor) gestellt werden. Manche Diagnosen rechtfertigen wegen wahrscheinlicher Lebensbedrohung schon bei dringlichem Verdacht umfangreiche und ggf. invasive Maßnahmen des Rettungsdienstes (z. B. Punktion eines Spannungspneumothorax), bei anderen ist u. U. bis zur definitiven Diagnose oder Ultima Ratio nach Verschlechterung Zurückhaltung angebracht und der Transport in eine Klinik zur Diagnostik vorrangig.

3.1.1   Grundsätze der Notfalldiagnostik

Lebensrettende Basismaßnahmen haben bei vitalen Störungen Priorität vor weiteren Untersuchungen!

Vitalfunktionen (Bewusstsein, Atmung, Herz-Kreislauf-System) bei jedem Notfallpatienten regelmäßig prüfen, um evtl. Vitalbedrohungen nicht aus den Augen zu verlieren!

Schmerzhafte oder gefährliche Manipulationen am Patienten sind stets hinsichtlich ihres Nutzens (Konsequenz) und ihres Risikos zu hinterfragen, bes. wenn im Regelfall eine erneute, ggf. höherwertige Diagnostik in der Zielklinik erfolgt.

Ggf. Patienten vollständig entkleiden, um alle Symptome zu erfassen, bes. bei bewusstlosen und polytraumatisierten Patienten (möglichst in geschützter Umgebung, z. B. RTW).

Bei traumatologischen, psychiatrischen und internistischen Notfällen jeweils auch an Ursachen/Folgen in anderen Bereichen denken! Die Möglichkeiten sind unüberschaubar, und Fehldiagnosen aufgrund falscher Zuordnung treten leicht auf (Beispiele: Synkope als Ursache für Schenkelhalsfraktur, Verletzungen bei epileptischem Anfall – starke Todesangst bei Herzinfarkt oder drohender Uterusruptur – Suizidgefahr nach selbstverschuldetem Verkehrsunfall – Verletzungen durch Fehlverhalten nach Rauschmittelvergiftung – Verwirrtheit und Aggressivität bei Hypoglykämie).

3.1.2 Psychologische Faktoren

Psychologische Faktoren bei der Notfalldiagnostik nicht unterschätzen! Beruhigendes und kompetentes Auftreten des NA kann viel dazu beitragen, dass Stress (Sauerstoffverbrauch) beim Patienten gemindert wird. Auch die Kooperativität des Patienten wird oftmals stark von der Interaktion Patient – NA beeinflusst, aber auch von seiner Wahrnehmung der Zusammenarbeit im Team.

Mit Faktoren rechnen, die die Kommunikation mit dem Patienten beeinträchtigen können. Diese müssen schnell erkannt und wenn möglich umgangen werden (z. B. Sprachbarriere, Hör-/Sehstörungen).

Aktives Zuhören: Positive Wertschätzung, Empathie und Selbstkongruenz.

Eine gute, begleitend durchgeführte Psychische Erste Hilfe (► Kap. 2.2.1) fördert i. d. R. die effiziente Kommunikation in Notfallsituationen.

Mögliche Beurteilungsfehler beachten, z. B.:
- Ein besonders augenfälliges Symptom führt zur Unterschätzung eines weniger beeindruckenden, aber bedeutsameren Zeichens.
- Dem Patienten bei Untersuchungsvorgängen und Fragen keine Reaktionen bzw. Antworten nahelegen (Suggestion).
- Scham kann den Patienten leicht zu unvollständigen oder unrichtigen Äußerungen veranlassen. Ggf. auch von scheinbar nicht störenden Anwesenden freundlich, aber bestimmt Distanz verlangen (z. B. Bekannte, Arbeitskollegen, u. U. sogar Eltern oder Freunde). Patientenwunsch beachten! Gezielt, bestimmt und begründet nachfragen (z. B. Einnahme von Sildenafil als Kontraindikation für die Gabe von Nitraten)!

3.2 Leitsymptomatik

3.2.1 Neurologie (Ergänzungen ▶ Kap. 6)

- **Bewusstsein und ZNS**
  - Beurteilung von Vigilanz und Orientiertheit (▶ Kap. 2.1, 6).
  - Psychiatrische Symptome (▶ Kap. 15.2).
  - Erinnerungslücke (retrograde Amnesie), z. B. bei Schädel-Hirn-Trauma.
  - Hören, Sprechen, Sehen (z. B. Gesichtsfeld: Fingerperimetrie).
  - Koordination (u. a. Kleinhirn und Basalganglien); z. B.: Finger zur Nasenspitze führen; Diadochokinese = schnell alternierende gegensätzliche Bewegungen.
  - Pupillenbeurteilung (◘ Tab. 3.2, 3.3).
- **Sensibilitätsprüfung der Haut**
  - Gesicht, Rumpf, Arme, Beine – ohne dass der Patient die Reizung sehen kann, z. B. Berühren mit dem Finger, mit etwas Spitzem, Kältereiz mit Desinfektionsspray.

> ❶ **Cave – Neurologische Tests immer im Seitenvergleich beurteilen!**

- **Motorik:** Prüfen von **Funktion und Kraft**
  - Lähmungen (vollständig: Plegie; unvollständig: Parese; schlaff: frisch zentral oder peripher; spastisch: i. d. R. älter zentral, Kontraktur), Händedruck bds., Arm-/Beinhalteversuch, Bewegung der Füße.
  - Tests zur Hirnnervenmotorik (III, VI, VII, XI, XII), Beurteilung im Seitenvergleich (bes. bei V. a. Apoplex): Augen öffnen/zusammenkneifen, Augenbrauen hochziehen, Augen in alle Richtungen bewegen, Wangen aufblasen, Pfeifen, Zähne zeigen, Zunge gerade herausstrecken, Schultern heben.
- **Physiologische Reflexe** (Auswahl, situationsabhängig einsetzen)
  - Pupillenreflexe (◘ Tab. 3.2, 3.3).
  - Kornealreflex (Hirnnerven V_1 und VII): Lidschluss auf Reiz der Kornea (ausreichend seitlich der Pupille!).
  - Würge-, Schluck- und Hustenreflex (Hirnnerven IX und X).
  - Muskeleigenreflexe: z. B. Patellar- (L3/4) und Bizeps- (C6) Sehnenreflex.
  - Fremdreflex: Bauchhautreflex (Th5–Th12).
- **Pathologische Reflexe** (Auswahl, situationsabhängig einsetzen)
  - Babinski-/Gordon-/Oppenheim-Reflex (tonische Dorsalflexion der Großzehe mit Abspreizen der übrigen Zehen bei Bestreichen des

◻ **Tab. 3.2.** Pupillenbeurteilung: 1. Efferenzkontrolle*

Befund	Differenzialdiagnosen
Anisokorie**	**Weite Pupille gestört:** Ausfall des Parasympathikus auf dieser Seite (z. B. einseitig abgedrückter N. oculomotorius durch Hirnödem, Aneurysmablutung, Hirntumor; peripherer oder zentraler Abriss des N. oculomotorius bei SHT), einseitig angewendete Augentropfen (Parasympatholytika wie Atropin, Scopolamin; α-Sympathomimetika wie Phenylephrin)
	Enge Pupille gestört: Überstimulation des Parasympathikus auf dieser Seite (z. B. Pilocarpin als Augentropfen) oder Ausfall des Sympathikus auf dieser Seite (z. B. Horner-Syndrom, dabei auch hängendes Augenlid auf dieser Seite)
	Eher harmlose Ursachen: Physiologische Anisokorie (dem Patienten meist bekannt; Differenz <0,5 mm), reflektorische Pupillenstarre (enge Pupille mit überschießender Naheinstellungsmiosis; bei Lues, Diabetes mellitus, MS, Lyme-Borreliose), Iritis, M.-sphincter-pupillae-Einriss bei Bulbusprellung: starre weite Pupille; Pupillotonie/Adie-Syndrom (parasympathische Innervationsstörung), Glasauge (Efferenz und Afferenz des gesunden Auges nur eingeschränkt beurteilbar)
Miosis bds.	**Lichtreaktion vermindert/aufgehoben:** Parasympathomimetika, z. B. Acetylcholin, Pilocarpin, Carbachol, Physostigmin, Organophosphate (Parathion/E 605), Nikotin [zusätzliche Symptome: Bradykardie, starker Speichelfluss, Schwitzen, Muskelzuckungen]
	Evtl. noch Lichtreaktion nachweisbar: Sympatholytika (z. B. Clonidin)
	Weitere Ursachen: Opioide (z. B. Heroin, Morphin – außer Pethidin), Warnzeichen bei Blutungen oder Raumforderungen am Hirnstamm (Pons, später Mydriasis!), Kohlenmonoxid, Barbiturate, Narkotika
Mydriasis bds.	**Lichtreaktion vermindert/aufgehoben:** Parasympatholytika (systemische oder bds. lokal), z. B. Atropin (Tollkirsche!), Scopolamin, manche Psychopharmaka oder Antihistaminika (z. B. Diphenhydramin) [zusätzliche Symptome: Tachykardie, rote Wangen, Mundtrockenheit, Halluzinationen, Verwirrtheit, Fieber]
	Lichtreaktion funktioniert: Sympathomimetika (systemische oder bds. lokal), z. B. Kokain, Amphetamin, Adrenalin [zusätzliche Symptome: Stressreaktionen, Bluthochdruck, Tachykardie, Tremor, Unruhe]
	Weitere Ursachen: Botulinumtoxin, THC (Cannabis), Krampfanfall, Glaukom, Erblindung (Netzhaut/Sehbahn), Hypoxie, fortgeschrittene Meningitis oder intrakranielle Raumforderungen (Blutung, Ödem, Tumor), tiefe Komastadien

* Zuerst Inspektion der Pupillen bei normaler Raumbeleuchtung, dann direkte Lichtreaktion.
** Die gestörte Pupille ist diejenige mit der geringsten Reaktionsamplitude auf zusätzlichen Lichteinfall bzw. Abdunkelung.

lateralen Fußrandes/»Wadenkneten«/kräftiges Entlangstreichen an der Tibiakante).
- Greifreflex (Festhalten des Gegenstandes nach Berühren der Handfläche).
- Auftreten z. B. bei Pyramidenbahnläsion; z. T. bei Neugeborenen und Säuglingen noch physiologisch!
- **Nervendehnungsschmerz**, z. B. Lasègue-Zeichen
  - Normal = problemloses passives Anheben (Untersucher) des gestreckten Beins.
  - Positiv (Schmerzen beim passiven Anheben): Nervenwurzelirritation im Lumbalbereich (z. B. bei Bandscheibenvorfall, Meningitis).
- **Meningismus**
  - Nicht testen bei V. a. HWS-Verletzung.
  - Alarmsignal, möglicher Hinweis auf z. B. Meningitis, Subarachnoidalblutung, Sonnenstich oder HWS-Trauma.

◻ Tab. 3.3. Pupillenbeurteilung: 2. Afferenzkontrolle*

Durchführung: Wechselbelichtungstest	Differenzialdiagnosen Afferenzdefekt
- Patient blickt in die Ferne (Ausschaltung der Naheinstellungsreaktion) - Beleuchtung eines Auges von unten (gleichmäßiges Streulicht im Fundus!) - Nach 2–3 s schwenkt man schnell die Lichtquelle auf das andere Auge, wobei man jeweils nur das beleuchtete Auge beobachtet - Normalerweise ändert die Pupille beim Übergang von der konsensuellen zur direkten Lichtreaktion ihre Weite nicht	Läsion der Sehbahn (teilweise mit Blindheit), z. B. Tumor (z. B. Hypophyse, Keilbeinflügelmeningeom), Retrobulbärneuritis, Optikusatrophie, Optikusabriss, ausgedehnte Netzhautschäden (auch akut bei Zentralarterienverschluss oder Netzhautablösung möglich)
Wird die neu beleuchtete Pupille aber weiter, liegt ein Afferenzdefekt auf dieser Seite vor.	Bei einseitigem oder beidseitigem Afferenzdefekt (z. B. retinale Blindheit) sind beide Pupillen gleich weit (→ Reflexzentrum erhält auf beiden Seiten die gleiche Information)

* Geringe Bedeutung im Rettungsdienst. Untersuchungsprinzip: Vergleich der direkten und der indirekten (= konsensuellen) Lichtreaktion.

3.2.2 Atmung (Ergänzungen ▶ Kap. 7)

- **Hautfarbe**
  - Zyanose, zentral (Zunge) (z. B. Hypoxie).
    periphere Zyanose auch bei lokaler Stase mit Mehrausschöpfung (Kälte, Kinder im Schwimmbad, Beinvenenthrombose); Pseudozyanose durch Farbstoffe möglich (Toluidinblau).
- **Atembewegungen**
  - beschleunigt (Tachypnoe): z. B. bei Gasaustauschstörung der Lunge, Anstrengung/Stress, erhöhtem O_2-Bedarf.
  - Kussmaul-Atmung (vertieft und beschleunigt): z. B. bei Azidose.
  - Hinweise auf zentrale Atemstörungen: Cheyne-Stokes-Atmung (Zwischenhirnschädigung, ◘ Abb. 3.1a) oder Biot-Atmung (Mittelhirnschädigung, ◘ Abb. 3.1b).
  - Schnappatmung (niedrigfrequente, teilweise kurze und krampfartige Atembewegungen ohne adäquate Ventilation) → Herz-Kreislauf-Stillstand, Bulbärhirnsyndrom (Schädigung oder Minderperfusion der Medulla oblongata).
  - Inverse Atmung (»Schaukelatmung«; Vorwölbung der Bauchdecke bei Einatmung bei gleichzeitiger Einziehung des Thorax u. umgekehrt) → Atemwegsverlegung!
  - Paradoxe Atmung (Thoraxeinziehung bei Ein- und -vorwölbung bei Ausatmung) → Rippenserienfraktur, instabiler Thorax.
- **Atemgeräusche** (ohne Stethoskop)
  - Normal = leises Strömungsgeräusch (fehlend → Apnoe).
  - Pfeifend (spastisch) bei Exspiration (verlängert): z. B. bei Asthma.
  - Stridor (ziehend-pfeifend-schnarchendes Geräusch) → Atemwegsverlegung:
    Inspiratorisch: Verlegung der oberen Atemwege, z. B. Epiglottitis.
    Exspiratorisch: Verlegung der unteren Atemwege, z. B. Bronchospastik.

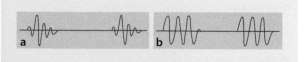

◘ **Abb. 3.1a, b.** Zentrale Atemstörungen: **a** Cheyne-Stokes-Atmung, **b** Biot-Atmung

- Feines Rasseln: z. B. bei Lungenödem, Lungenentzündung.
- Grobes Rasseln/Distanzrasseln/Brodeln: z. B. bei Flüssigkeit in Rachen/Trachea; Aspiration, schwerem Lungenödem.
- **Qualität des Atemgeräusches** (mit Stethoskop; bei Einatmung)
  - Normal = vesikulär – leises Stömungsgeräusch bds. und seitengleich.
  - Einseitig: z. B. bei Pneumothorax, Spannungspneumothorax, falscher Tubuslage (zu tief → meist rechtsseitiges Atemgeräusch).
  - Trockene, kontinuierliche Nebengeräusche (Giemen, Brummen, Pfeifen) bei Ausatmung: z. B. bei Asthma oder Bronchitis, Bronchospasmus, Bronchialödem.
  - Feuchte, diskontinuierliche Rasselgeräusche:
    Feinblasig, nicht klingend (= ohrfern): z. B. bei Lungenstauung.
    Feinblasig, klingend (= ohrnah): z. B. bei Infiltrat.
    Grobblasig: Flüssigkeit oder Schleim in den Bronchien, Lungenödem.
- **Perkussion der Lunge**
  - Normal = sonor.
  - Hypersonor: z. B. bei Pneumothorax, Emphysem.
  - Gedämpft: Pleuraerguss, Pneumonie, Hämatothorax.
- **Hautknistern**
  - Hals/Thorax: Hautemphysem, z. B. bei Lungen- oder Trachealverletzung, Pneumothorax.
  - Alle Lokalisationen: Gasansammlung unter Haut, z. B. bei Gasbrand.

3.2.3   Herz-Kreislauf-System (Ergänzungen ▶ Kap. 8)

- **Halsvenen**
  - Normal = kaum sichtbar.
  - Gestaut, prall gefüllt (im Sitzen): z. B. bei Herzinsuffizienz, Lungenembolie, kardiogenem Schock, Spannungspneumothorax, Perikardtamponade, mediastinaler Raumforderung.
  - Pulsierend: Trikuspidalklappeninsuffizienz.
- **Nagelbettprobe** (periphere Rekapillarisierung)
  - Normal = schnelle Füllung (Rötung) des Nagelkapillarbettes nach Druck auf den Nagel (Weißfärbung).
  - Verzögert (>2 s): z. B. bei Zentralisation, Schock, Unterkühlung.
- **Periphere Pulse tastbar?**
  - Normal = ja.
  - Nein: z. B. bei Durchblutungsstörungen, Zentralisation (Schock).

– Haut/Schleimaut
- Normal = rosig.
- Gerötet: Extremitäten (z. B. bei Entzündung, Thrombose); Kopf (z. B. bei Hypertonus, Sonnenstich); ganzer Körper (z. B. bei Hitzschlag, Fieber, Atropinintoxikation).
- Blass: z. B. bei Schock, Zentralisation, Anämie, Durchblutungsstörung.
- Zyanose, zentral (Zunge) (z. B. Hypoxie).
  periphere Zyanose auch bei lokaler Stase mit Mehrausschöpfung (Kälte, Kinder im Schwimmbad, Beinvenenthrombose); Pseudozyanose durch Farbstoffe möglich (Toluidinblau).
- Quaddeln/Ausschlag: z. B. allergische Reaktion, andere Hautkrankheiten.

– Extremitätentemperatur
- Normal = warm.
- Heiß: z. B. bei Fieber, Entzündung, Thrombose.
- Kalt: Durchblutungsstörung, Zentralisation, Unterkühlung.
- Kaltschweißig: z. B. bei Herzinfarkt, Schock, akutem Abdomen.

– Hautturgor
- Normal = glatt, spannungslos.
- Ödeme: z. B. bei Herzinsuffizienz, Thrombose, Lymphstau, Entzündung.
- Stehende Hautfalten: Flüssigkeitsmangel, Exsikkose.
- Schwellung: Verletzung, Tumor, Entzündung, Ödem, Lymphknoten.

– Nykturie
- z. B. bei Herzinsuffizienz, Prostataadenom.

– Herz – Auskultation:
Die Beurteilung der Herztöne und Herzgeräusche besitzt eher geringe Bedeutung im akuten präklinischen Notfallgeschehen. Bei synkopalen und kardialen Ereignissen ist die Herzauskultation jedoch angezeigt. Eine orientierende Kenntnis der Klappenfunktion (auch anamnestisch!) kann jedoch durchaus Relevanz für die Notfalltherapie haben (Tab. 3.4). Ebenfalls von Bedeutung ist die Herzauskultation zur Überwachung der Herztätigkeit beim Transport von Säuglingen und Kleinkindern (präkordiales Stethoskop). Auskultation nicht zur Diagnose des Herz-Kreislauf-Stillstands bzw. Todesfeststellung → Nachweis von Apnoe, Pulslosigkeit (Karotispuls), ergänzt durch die EKG-Ableitung und ggf. Identifikation sicherer Todeszeichen.

🔲 **Tab. 3.4.** Häufige Vitien: Auswirkungen auf die Notfalltherapie*

Vitium	Gefahren	Faustregeln für die Notfalltherapie
Mitral-insuffizienz **Aorten-insuffizienz**	Bradykardie und Vasokonstriktion (jeweils Regurgitationsvolumen ↑, HZV ↓)	– **Bradykardie vermeiden!** Zielfrequenz >70–90/min – Möglichst **keine periphere Widerstandserhöhung** (Zentralisation), aber auch starke Vasodilatation und Hypoxämie vermeiden
Mitral-stenose	– Tachykardie (diastol. Ventrikel-füllung ↓, RR ↓, HZV ↓), – schnelles VHF (Lungenödem), – Vasodilatation (Koronar-perfusion ↓, HZV ↓)	– **Tachykardie vermeiden!** Zielfrequenz 60–80/min – **Möglichst keine Sympathomi-metika oder Vasodilatatoren** – **Ausreichende Analgesie** – Ggf. Volumenausgleich, Therapie tachykarder Herzrhythmusstö-rungen, ggf. ausreichende Nachlast mit Vasopressoren auf-rechterhalten (Cave: Hypertonie)
Aorten-stenose	Tachykardie (Diastolendauer ↓, myokardialer O₂-Verbrauch ↑, akute Linksherz-insuffizienz), – starke Bradykardie (<45/min, HZV ↓), – Hypertonie (Druckgradient ↓, HZV ↓)	

* Z.B. Auswirkungen bei Analgosedierung und Narkoseeinleitung bedenken (z. B. oft RR- und HF-Abfall je nach verwendeter Substanz möglich).

3.2.4 Abdomen (Ergänzungen ▶ Kap. 9.5.2)

- **Schmerzen**
  - Kontinuierlich zunehmend: Entzündung, z. B. Appendizitis, Perito-nitis.
  - Kolik: z. B. Gallenkolik, Nierenkolik.
  - Perforationsschmerz (akute Schmerzzunahme → kurze Besserung → Peritonitisschmerz): Hinweis auf Perforation eines Bauchorgans.
  - Längeres schmerzfreies Intervall (akut einsetzender Schmerz → für Stunden Schmerzbesserung → Peritonitisschmerz): z. B. Mesenteri-alinfarkt oder Darmischämie bei Strangulationsileus.
  - Kontralateraler Loslassschmerz: z. B. bei peritonealer Reizung bei Appendizitis.
  - McBurney-Druckpunkt (Mitte zwischen Nabel und vorderem Darmbeinstachel): V. a. Appendizitis.
- **Schmerzausstrahlung**
  - Links (auch Schulter): Milzruptur, Angina pectoris, Herzinfarkt.
  - Rechte Schulter: Cholezystitis, Extrauteringravidität, Herzinfarkt

- Rücken: Aortenaneurysma, Pankreatitis, Herzinfarkt, AP.
- Penis, Skrotum, Leiste, Schamlippen: Harnleiterkolik, Leisten-hernie.
- Nabel: Appendizitis.

- **Auskultation des Abdomens**
  - Normal = Darmgeräusche vorhanden.
  - Metallisch klingende Darmgeräusche: z. B. bei mechanischem Ileus.
  - »Totenstille«: z. B. bei paralytischem Ileus, Schwappen/Plätschern des von außen bewegten Darminhalts hörbar.

- **Palpation des Abdomens**
  - Normal = weiches Abdomen, keine Abwehrspannung, keine Resis-tenzen.
  - Lokale Abwehrspannung: lokale Reizung des Peritoneums, z. B. durch Entzündung dort liegender Organe.
  - Generalisierte Abwehrspannung: Peritonitis/akutes Abdomen.
  - Geschwulst tastbar: z. B. Tumor, Koprostase.
  - Pulsierender Tumor: V. a. Aortenaneurysma.
  - walzenförmiger Tumor: Invagination.

- **Bei gynäkologischer Leitsymptomatik** (▶ Kap. 10):
  - Letzte Regelblutung (wann, wie stark, Besonderheiten?).
  - Mögliche Schwangerschaft (wenn möglich: wie weit fortgeschrit-ten?), ggf. V. a. EU.
  - Medikamente, z. B. Fertilitätstherapie: kann zu einer z. T. extremen Vergrößerung der Ovarien in bedrohlichem Ausmaße führen, u. U. mit Ateminsuffizienz (OHSS = ovarielles Hyperstimulationssyn-drom).
  - Bei fortgeschrittener Schwangerschaft mit Schmerzen im rechten Oberbauch auch an HELLP-Syndrom denken (▶ Kap. 10.4.5).

Auch **Ausscheidungen** (Urin, Stuhlgang, Sputum) können Hinweise zu allen Leitsymptomatiken geben, z. B. Blutbeimengungen, Verfärbungen.

3.2.5 Bewegungsapparat/Trauma (Ergänzungen ▶ Kap. 9)

Der Patient wird gemäß seinen Beschwerden (z. B. Schmerzen, Funk-tionsstörung) und dem anzunehmenden Unfallmechanismus lokal untersucht; in unklaren Fällen (z. B. Polytrauma) ein vollständiger »Bodycheck« (Ganzkörperinspektion möglichst nach Entkleiden):

- Beachten der **Körperlage** (z. B. Außenrotation und Verkürzung des Beins bei bestimmter Form der Oberschenkelhalsfraktur).

- **Liquorausfluss** aus Ohr/Mund/Nase (Nachweis mit Blutzuckertest: 2/3 des Blutzuckers): Hinweis auf Schädelbasisfraktur.
- **Inspektion** der Körperoberfläche: Wunden/Blutungen, Prellmarken/ Hämatome, evtl. Hinweise auf Verletzung tieferliegender Strukturen! (Fraktur-/Luxationszeichen ▶ Kap. 9.6.2).
- **Palpation** des zugänglichen Skelettsystems sowie des Abdomens
    - Schädelkalotte und Ober-/Unterkiefer (ggf. in diesem Untersuchungsgang auch Pupillenkontrolle und Inspektion der Schädelöffnungen).
    - Obere Extremität, inklusive Schultergürtel (Claviculae!).
    - Thorax (Rippen/Brustbein – dosierte Kompression in 2 Ebenen), ggf. in diesem Untersuchungsgang auch Auskultation.
    - Abdomen (Abwehrspannung?).
    - Becken – dosierte Kompression in 2 Ebenen.
    - Untere Extremität.
- Ggf. **Funktionskontrolle** von Gelenken, sofern keine anderen Verletzungszeichen feststellbar.
- Keine Funktionskontrolle der Wirbelsäule! Jedoch Inspektion/ Palpation, sofern zugänglich (z. B. bei Umlagerung mit Schaufeltrage) sowie orientierende Überprüfung der Motorik und Sensibilität an den Extremitäten, ggf. weitere neurologische Untersuchung.

❶ Cave – DMS-Kontrolle

Die initiale Kontrolle von peripherer Durchblutung (mindestens Rekapillarisierung durch Nagelbettprobe, optimal periphere Pulse, ersatzweise Pulsoxymetrie), Motorik und Sensibilität distal einer Extremitätenverletzung sowie bei Wirbelsäulen- und Schädel-Hirn-Verletzungen gehört zur traumatologischen Basisdiagnostik. Werden Störungen erkannt, kann dies z. B. eine Frakturreposition vor Ort indizieren, um ein Gefäß oder einen Nerv zu entlasten. Nach Repositions-, Umlagerungs- oder Immobilisationsmaßnahmen und als Verlaufskontrolle sind DMS-Kontrollen erforderlich (DD: Schaden durch Trauma oder iatrogen, Zeitpunkt ggf. relevant für die chirurgische Versorgung).

- Bei Schockzeichen, Blutverlust, kardialer Symptomatik, Synkope/ unklarer Sturzursache ▶ Leitsymptomatik Herz-Kreislauf-System.
- Bei Thoraxtrauma oder Atemstörungen ▶ Leitsymptomatik Atmung.
- Bei SHT oder Wirbelsäulentrauma bzw. Bewusstseinsstörung oder anderen neurologischen Symptomen ▶ Leitsymptomatik Neurologie.
- Vorgehen bei Polytrauma ▶ Kap. 9.7.

3.3 Apparative Diagnostik in der Notfallmedizin

Die Diagnostik des NA stützt sich im Wesentlichen auf seine 5 Sinne, ergänzt durch Stethoskop und Blutdruckmanschette. Nur wenige einfache Zusatzmessungen (Blutzucker, Körpertemperatur, Pulsoxymetrie) geben gelegentlich zusätzlich richtungsweisende Informationen. Da sie schnell, einfach und ohne wesentliche Gefährdung des Patienten anzuwenden sind, gehören sie zur Basisdiagnostik (▶ Kap. 2.1).

3.3.1 Elektrokardiographie

Das EKG (Details ▶ Kap. 4) ist seit Jahrzehnten Bestandteil der Notfalldiagnostik (zur Überwachung, DD Herz-Kreislauf-Stillstand, Diagnostik von Herzrhythmusstörungen). Seit einigen Jahren ist sie auch in Form des 12-Kanal-EKG präklinischer Standard zur Detektion kardialer Ischämien, da deren Feststellung präklinische Konsequenzen hat (z. B. medikamentöse Therapie, Zielklinikauswahl; ▶ Kap. 8.2). Da die komplette EKG-Ableitung und ihre Interpretation zeitaufwendig ist, muss jeweils im Einzelfall entschieden werden, ob der Einsatz bei vital instabilen Patienten einen Nutzen hat oder den Transport zur lebensrettenden Therapie nur verzögert. Bei akutem Koronarsyndrom ist das initiale Ableiten eines 12-Kanal-EKG prinzipiell indiziert.

3.3.2 Ultraschalldiagnostik

Der Stellenwert der präklinischen Notfallsonographie ist noch nicht endgültig zu bewerten. Die notwendigen Kenntnisse, Fähigkeiten und Fertigkeiten sind prinzipiell durch jeden NA in entsprechenden Kursen in kurzer Zeit erlernbar und relativ leicht aufrecht zu erhalten (>50 Untersuchungen/Jahr). Jedoch gehört zum sinnvollen Einsatz der präklinischen Notfallsonographie auch die Einbindung in regional standardisierte Versorgungskonzepte, auch in Abstimmung mit den jeweils aufnehmenden Kliniken.

Seit einigen Jahren sind mobile tragbare Ultraschallgeräte mit geringem Gewicht (1–3 kg) auf dem Markt, denen vielfach eine besondere Rolle für die Notfallmedizin zugeschrieben wird. Dennoch ist die präklinische Notfallsonographie im Rettungsdienst noch kein flächendeckender Standard, auch wenn vielversprechende Studienergebnisse aus einzelnen Rettungszentren vorliegen (z. B. Frankfurt/Main).

Klassische Domäne der Sonographie in der klinischen Notfallmedizin ist die Unterstützung der Differenzialdiagnose des akuten Abdomens

und der Nachweis freier Flüssigkeit in präformierten Körperhöhlen
(z. B. intraabdominelle Blutung, Pleuraerguss, Perikardtamponade,
Harnverhalt). In diesen sowie anderen seltenen Notfällen (z. B. Schwangerschaft, Geburt, Säuglingsnotfälle) kann der Ultraschall die präklinische Diagnostik bereichern, birgt jedoch auch Gefahren (z. B. Zeitverlust, Fehldiagnosen).

Weitere sonographische Untersuchungen könnten zwar im Einzelfall diagnostische Hinweise (z. B. Emboliequellen, Metastasen) liefern, bleiben aber aufgrund der notfallmedizinischen Zielsetzung (fehlende Konsequenzen) sowie der besonderen Anforderungen an Untersucher und Gerät in jedem Fall der Klinik und Spezialpraxen vorbehalten.

Der Einsatz der o .g. mobilen Scanner ist limitiert durch
– Ultraschallkompetenz und -erfahrung des NA,
– Leistungen des Gerätes (v. a. Schallkopf, Bilddarstellung),
– den notfallmedizinischen Zeitfaktor,
– meist suboptimale Einsatzbedingungen,
– Patienten mit schlechten Schallbedingungen (Adipositas, Emphysem),
– konkurrierende diagnostische und therapeutische Anforderungen an den NA.

Die präklinische Ultraschalluntersuchung darf nicht um ihrer selbst Willen durchgeführt werden. Gerade in lebensbedrohlichen Situationen (z. B. V. a. intraabdominelle Blutung) darf sie nur eingesetzt werden, wenn dadurch lebensrettende Maßnahmen nicht verzögert werden und eine direkte Konsequenz für den Patienten resultiert. Diese Konsequenz muss z. B. in Frage gestellt werden, wenn der Patient aufgrund seines Verletzungsmusters ohnehin an ein Schockraumteam mit standardisiertem Schockraumprotokoll übergeben wird.

Forderungen für eine sinnvolle Sonographie im Notarztdienst
– Klare notfallmedizinische Indikation:
  – Fragestellung, die durch die Untersuchung zuverlässig geklärt werden kann, und
  – potenziell rettende Konsequenzen für den Patient; z. B. Verminderung eines »waiting trauma« (Wartezeiten in Notaufnahmen oder durch Sekundärverlegungen): Auswahl und Voranmeldung in einer geeigneten Zielklinik und/oder gezielte präklinische Notfalltherapie und/oder
  ▼ geeignete Transportart

— Verhältnismäßig kurze Untersuchungszeit (Ziel für Notfallabdomensonographie mit Frage nach freier Flüssigkeit: <2 min!)
— Standardisierte und zeitlich limitierte Untersuchung, nur bezogen auf die Fragestellung
— Ausreichend qualifizierter Untersucher (»minimal trained operator«)
— Keine Verzögerung lebensrettender Maßnahmen

Einsatzoptionen der präklinischen Sonographie (Beispiele)
Trauma – Nachweis freier Flüssigkeit im Abdomen. In diesem Fall lassen sich mögliche Konsequenzen für die Versorgung des Patienten ableiten (▶ o.), z. B. differenzierte Volumentherapie, Auswahl der Zielklinik, Vorabinformation des Schockraumteams mit entsprechenden Vorbereitungen, Minimierung der Versorgungszeit am Einsatzort, rascher Transport mit geeignetem Rettungsmittel. Walcher et al. konnten für diese Konstellation zeigen, dass unter entsprechenden Voraussetzungen die präklinische Sonographie im Durchschnitt >30 min früher zur Diagnose führte und in ≥20% der Fälle eine wichtige Änderung der Strategie bewirkte. Die mittlere Untersuchungsdauer betrug 2,4 min (1,5–3 min), wofür eine streng standardisierte Vorgehensweise Voraussetzung ist.

Hierzu wurde abgeleitet aus dem FAST-Konzept (integriert z. B. in ATLS) das sog. p-FAST-Konzept etabliert – »prehospital focussed assessment with sonography for trauma«– mit 5 standardisierten Anlotungsrichtungen:

— 1a. **Recessus subphrenicus dexter**/Recessus costodiaphragmaticus dexter: Zwerchfellanschnitt über der Leber (ggf. auch Hämatothorax sichtbar)
1b. **perihepatisch**/subhepatisch (Morison-Tasche, Recessus hepatorenalis).
— 2a. **Recessus subphrenicus sinister**/Recessus costodiaphragmaticus sinister: Zwerchfellanschnitt über der Milz (ggf. auch Hämatothorax sichtbar)
2b. **perisplenisch**/paralienal (Koller-Tasche, Recessus splenorenalis).
— 3. **Paravesikal**/retrovesikal (Douglas-Raum)
— Die Ergänzung um eine subkostale (epigastrische) oder parasternale Anlotung des Herzens kann bei manchen traumatologischen Notfällen sinnvoll sein.
— Freie abdominelle Flüssigkeit ist teilweise auch lateral von Colon ascendens und descendens nachzuweisen (»paracolic gutter«), die entspr. Anlotungen sind jedoch kein Bestandteil von p-FAST.

In den vorliegenden Studien hat die abdominelle Notfallsonographie eine hohe Spezifität bzgl. des Nachweises intraabdomineller Blutungen gezeigt (95–99%), auch wenn »freie Flüssigkeit« mit Blut gleichgesetzt wird (DD z. B. Aszites, wenig freie Flüssigkeit im Douglas-Raum bei Frauen in der Zyklusmitte physiologisch). Jedoch liegt die Sensitivität überwiegend im Bereich von 80–95%, sodass das fehlende Nachweis freier Flüssigkeit mit präklinischer Ultraschalluntersuchung unter notfallmedizinischen Bedingungen nicht dazu führen darf, die klinische Verdachtsdiagnose einer intraabdominellen Blutung vorzeitig außer Kraft zu setzen (Stengel et al. 2005): »Positive FAST is decisive, negative FAST is not.« Bislang liegen jedoch noch nicht ausreichend Daten über den generellen Benefit der präklinischen Notfallsonographie vor (z. B. Outcome, Kosteneffektivität), sodass der Einsatz außerhalb von Studien auf Fälle mit klar nachvollziehbarem Nutzen beschränkt bleiben sollte.

Internistische Notfälle. Werden die grundsätzlichen Forderungen an die präklinische Notfallsonographie eingehalten (▶ o.), so sind auch bei internistischen Notfällen sinnvolle Indikationen im Rettungsdienst denkbar, z. B. unerklärbare Hypotension, V. a. Perikardtamponade, V. a. Lungenembolie, DD bei Herz-Kreislauf-Stillstand (bes. bei pulsloser elektrischer Aktivität = PEA).

Diese Diagnosen sind lebensbedrohlich, aber mit präklinischen Mitteln bisher nicht zuverlässig festzustellen bzw. einzugrenzen, sodass therapeutische Optionen oft nicht genutzt werden können. Auch bei diesen Fragestellungen kann und muss die Sonographie auf standardisierte Anlotungen mit zeitlicher Begrenzung beschränkt werden (stark verkürztes transthorakales EKG: z. B. subkostaler Vierkammerblick, parasternal kurze und lange Achse, apikaler Vierkammerblick, ggf. V. cava inferior). Es konnte gezeigt werden, dass – bei algorithmisiertem und trainiertem Vorgehen – selbst unter kardiopulmonaler Reanimation die Erhebung relevanter Befunde ohne wesentliche Unterbrechung der Thoraxkompressionen (<10 s!) möglich ist, dem Untersucher aber ein erhebliches Maß an Training, Selbstkontrolle und Führungskompetenz abverlangt (FEEL/FEER-Algorithmus nach Breitkreutz et al. »focussed echocardiographic evaluation for life support/in resuscitation management«). Zudem muss der Anwender in diesen Fällen oft sofort die therapeutischen Konsequenzen ziehen können (z. B. Ausbildung und Ausrüstung für Notfallpunktionen). Die Integration der Sonographie in die kardiopulmonale Reanimation wurde in den aktuellen Leitlinien (ERC 2005) nicht beschrieben. Sie kann jedoch zur geforderten Identifikation »potenziell reversibler Ursachen« beitragen (unzureichend geklärte Nutzen-Risiko-Bewertung).

Auch für die präklinische Notfallsonographie bei internistischen Notfällen gilt, dass die derzeitige Datenlage – trotz vielversprechender Hinweise – keine allgemeine Anwendungsempfehlung außerhalb von Studien oder Einzelfallentscheidungen stützt.

EKG-Diagnostik im Notfall

4.1   EKG im Rettungsdienst

Aufgaben des EKG im RD:
- Überwachung der Herzfrequenz.
- Differenzialdiagnostik der Herzrhythmusstörungen.
- Differenzialdiagnostik der Formen des Herz-Kreislauf-Stillstandes.
- Unterstützung der Herzinfarkt- und Lungenemboliediagnostik.

Das EKG ersetzt auf keinen Fall
- die wiederkehrende Puls- und Blutdruckkontrolle sowie
- die gezielte (kardiale) Anamnese und klinische Diagnostik.

❶ Cave – Das EKG gibt keine Auskunft über die Herzmuskelkon-
traktion, sondern nur über elektrische Phänomene! Ein unauffälliges
EKG-Bild mit eingeschränkter oder fehlender Auswurfleistung ist
möglich. Viele Herzerkrankungen zeigen keine oder nur diskrete EKG-
Veränderungen. Andererseits können auch extrakardiale Erkrankungen
oder elektrische Störimpulse oder technische Fehler zu erheblichen
EKG-Veränderungen führen, sodass die EKG-Befundung nur in der Zu-
sammenschau mit der Klinik des Patienten erfolgen darf. Auch der Umfang der Kenntnisse und Fähigkeiten des einzelnen Notarztes limitieren
die EKG-Diagnostik. Jedoch sollte jeder Notarzt in der Lage sein, die in
diesem Büchlein beschriebene Einordnung und Therapie der Periarrest-
Arrhythmien sowie die EKG-gestützte Infarktdiagnostik bei akutem Koronarsyndrom vorzunehmen.

4.2   Grundlagen der EKG-Ableitung

Das EKG misst jeweils zwischen 2 Punkten am menschlichen Körper
elektrische Potenzialdifferenz und macht sie im Verlauf optisch sichtbar.
Diese Spannung verändert sich durch den Stromfluss am Herzen.

Begriffe. Eine Ableitung bezeichnet eine EKG-Kurve, die zwischen zwei genau definierten Polen aufgezeichnet wurde. Wenn jeder Pol einer Einzelelektrode entspricht, spricht man von bipolaren Ableitungen. Ein »virtueller« EKG-Pol kann auch durch Zusammenschaltung (elektrisches Verbinden) mehrerer Elektroden erzeugt werden, sodass jeweils nur der Gegenpol durch eine einzelne Elektrode dargestellt wird → (pseudo-) unipolare Ableitungen. Eine vollständige Beurteilung des Reizleitungssystems und der myokardialen Ströme erfordert mind. 12 Ableitungen (je 6 in Frontal- und Transversalebene, jeweils in ca. 30°-Abständen).

Wenn von einem 3-Pol-, 4-Pol-, 5-Pol- oder 10-Pol-EKG gesprochen wird, ist mit der jeweiligen Ziffer die Anzahl der aufzubringenden Elektroden bzw. die Anzahl der anzuschließenden EKG-Kabel gemeint. »Kanal« steht für die Anzahl gleichzeitig erzeugbarer (anzeigbarer oder ausdruckbarer) Ableitungen; ein 3-Kanal-EKG ermöglicht die Anzeige oder den Ausdruck von 3 zeitgleich aufgezeichneten EKG-Kurven (z. B. untereinander auf einem Blatt bei einem 3-Kanal-Schreiber). Ein 12-Kanal-EKG-Gerät kann mit 10 aufgebrachten Elektroden (= 10-polig) die 12 Standardableitungen erzeugen; die im RD gebräuchlichen 12-Kanal-EKG-Geräte haben meist nur einen 1- oder 3-Kanal-Schreiber. In der Klinik werden oft 6-Kanal-Schreiber verwendet.

Anlegen und Ausdrucken des EKG. Zur 3-Pol-Monitorableitung für die Frequenzüberwachung und grobe Rhythmusdiagnostik können die EKG-Elektroden nahezu beliebig auf der Haut angebracht werden. Damit ausreichend große Ausschläge und wenig Störungen entstehen, sollten sie das Herz einrahmen und über muskelarmen Arealen aufgeklebt werden (z. B. rechte Schulter/rot, linke Schulter/gelb, linke Hüfte/grün → modifizierte Einthoven-Ableitungen).

Das 12-Kanal-EKG ist ein Qualitäts-EKG! Schon geringe Fehler bei der Registrierung können zu Informationsverlust oder gar Fehldiagnosen führen. Daher gilt:

- Die vorgeschriebenen Elektrodenpositionen (◻ Tab. 4.1–4.3, ◻ Abb. 4.1) sind exakt einzuhalten (liegender Patient), damit die EKG-Kurven in allen Ableitungen im Hinblick auf Zeitwerte, Ausschlaghöhen und Formen korrekt beurteilbar und mit vorherigen oder späteren Aufzeichnungen zur Verlaufskontrolle vergleichbar sind (z. B. in der Klinik). Zwingend notwendige Abweichungen von Standardpositionen sind auf dem Ausdruck zu dokumentieren (z. B. Extremitätenamputation, große linke Brust). Auch vertauschte Kabel (Verpolung) erzeugen Fehldiagnosen!
- Die Verbindung über die Elektroden muss gut leitend sein, da durch eine elektrische Dämpfung z. B. Hypertrophiezeichen oder ST-Hebun-

gen unterschätzt werden können (keine alten oder offen gelagerten Elektroden verwenden, Elektroden nur auf rasierte oder unbehaarte Haut aufbringen, bei Saugelektroden und bei sehr trockener Haut geeignetes Kontaktmedium verwenden).

– Äußere Einflüsse auf die EKG-Kurve (Artefakte) müssen vermieden und – wenn doch vorhanden – als solche erkannt werden (► Kap. 4.4): Ein verwertbares EKG erfordert einen ruhig liegenden, nicht frieren-

◘ Tab. 4.1. Bipolare Extremitätenableitungen nach Einthoven (nach DIN EN 60601-2-51, Code 1)

Elektroden-farbe (Kabel)	Elektroden-bezeichnung	Elektroden-positionen	Verschaltung der Ableitungen
rot	R	Rechter Arm (Nähe Handgelenk)	– Abl. I = L⊕ – R⊖ – Abl. II = F⊕ – R⊖ – Abl. III = F⊕ – L⊖
gelb	L	Linker Arm (Nähe Handgelenk)	
grün	F	Fuß (linkes Bein, Nähe Sprunggelenk)	
schwarz	N	Fuß (rechtes Bein, Nähe Sprunggelenk)	

Für die Erzeugung einer Einthoven-Ableitung kann jeweils die 3. Elektrode als Masse (Bezugselektrode) für eine Entstörschaltung dienen (3-Pol-Ableitung). Zur synchronen Registrierung aller 3 Einthoven-Ableitungen oder der Goldberger-Ableitungen ist eine 4. Elektrode erforderlich (N=neutral, 4-Pol-Ableitung).

◘ Tab. 4.2. Gewichtete (pseudo-) unipolare Extremitätenableitungen nach Goldberger (nach DIN EN 60601-2-51, Code 1)

Ableitung	Differente Elektrode (⊕-Pol)	Indifferente Elektrode (⊖-Pol)
aVR	R	Zusammenschaltung von L und F
aVL	L	Zusammenschaltung von R und F
aVF	F	Zusammenschaltung von R und L

Farben und Positionen der Elektroden (R, L, F, N) wie bei den Einthoven-Ableitungen (◘ Tab. 4.1). Die N-Elektrode ist als Masse (Bezugselektrode) zwingend erforderlich (aV= »augmented voltage«; Bezeichnung historisch).

den Patienten (z. B. möglichst warmer Raum, Zudecken, Beruhigung, ggf. Analgesie). Der Patient soll während der EKG-Registrierung nicht von anderen Personen berührt werden. Störquellen in der Umgebung beseitigen (z. B. stärkere Stromquellen, Vibrationen).

- Bestimmte Filter müssen ggf. deaktiviert werden (oft voreingestellt).
- Immer nur eine Elektrodensorte gleichzeitig verwenden.
- Auf dem Ausdruck müssen immer eine korrekte, rechteckige Eichzacke oder die Amplitudeneinstellung und die Schreibgeschwindigkeit erscheinen (sonst keine Kurvenvermessung möglich). Außerdem Beschriftung mit Patientendaten.

◻ **Tab. 4.3.** Unipolare Brustwandableitungen nach Wilson (nach DIN EN 60601-2-51, Code 1)

Elektrodenfarbe (Kabel)	Elektroden-bezeichnung	Elektroden-positionen	Verschaltung der Ableitungen
rot/weiß	C_1	4. ICR parasternal rechts	Die Brustwandelektroden C_1–C_6 stellen jeweils die differenten Elektroden dar ($\oplus$-Pole). Die indifferente Elektrode ($\ominus$-Pol) ist jeweils für alle Brustwandablei-tungen gleich: Zusammen-schaltung der Extremitä-tenelektroden R, L und F (»konstruierter Nullpunkt in der Thoraxmitte« = »central terminal« nach Wilson). Die Ableitungen, die sich je nach Brustwandelektrode aus C_1–C_6 ergeben, heißen V_1–V_6.
gelb/weiß	C_2	4. ICR parasternal links	
grün/weiß	C_3	genau in der Mitte zwischen C_2 und C_4	
braun/weiß	C_4	5. ICR links in der MCL	
schwarz/weiß	C_5	Höhe von C_4 in der linken VAL	
violett/weiß	C_6	Höhe von C_4 in der linken MAL	

ICR = Interkostalraum, MCL = Medioklavikularlinie, VAL = vordere Axillarlinie, MAL = mittlere Axillarlinie. Man muss beim Anlegen des EKG darauf achten, dass die rot, gelb und grün gefärbten Elektroden R, L und F nicht mit C_1, C_2 und C_3 verwechselt werden (oft durch Kabellänge oder Verbindung erkennbar). Die N-Elektrode ist als Masse (Bezugselektrode) zwingend erforderlich. Für eine spezielle Infarktdiagnostik können weitere Ableitungen notwendig werden, z. B. erhält man die rechtspräkordialen Ableitungen V_3r und V_4r, wenn man die Elektrodenpositionen C_3 und C_4 auf die rechte Thoraxseite spiegelt (C_4r: 5. ICR rechts in MCL; C_3r: genau zwischen C_1 und C_4r). Die Ableitungen V_7–V_9 erhält man, indem man C_4–C_6 in Höhe der ursprünglichen C_4-Elektrode linksthorakal in der hinteren Axillarlinie (V_7), in der mittleren Skapularlinie (V_8) und paravertebral (V_9) anlegt. Da das EKG-Gerät nicht erkennen kann, wo die Elektroden angelegt wurden, müssen diese besonderen Ableitungen handschriftlich auf dem Ausdruck gekennzeichnet werden!

❶ **Cave – Vor der erweiterten EKG-Ableitung (10-Pol-EKG) und -Interpretation steht die Sicherung und Aufrechterhaltung der Vitalfunktionen (Basischeck, Basismaßnahmen, ▶ Kap. 2).**

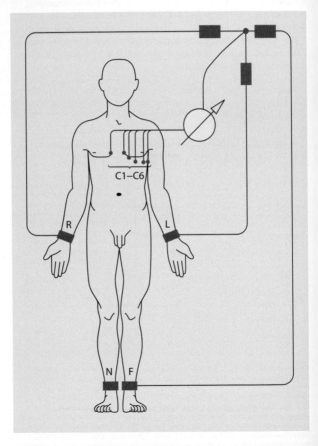

◻ **Abb. 4.1.** Elektrodenposition und Verschaltung der Brustwandableitungen nach Wilson

4.3 Notfall-EKG-Interpretation: Rhythmusanalyse

Die Nomenklatur sowie relevante Abschnitte des EKG-Signals sind anhand eines typischen QRS-Komplexes in ◘ Abb. 4.2. dargestellt (entspr. etwa der Form in Ableitung II). Wichtige EKG-Normgrößen zeigt ◘ Tab. 4.4. Die Befundung der EKG-Morphologie wird ab ► Kap. 4.11 ausführlich dargestellt.

Für die Analyse des Herzrhythmus im Notfall ist nur eine begrenzte Zahl von Informationen relevant. (► Übersicht).

Fragen für die schnelle und systematische Rhythmusdiagnose

— Unabhängig vom EKG-Bild: Patient stabil oder instabil? (Akuter Handlungsbedarf?)
— Herzfrequenz (QRS-Komplexe)? (Unabhängig von der Pulsfrequenz!)
— QRS-Komplexe regelmäßig oder unregelmäßig?
— QRS-Komplex schmal oder breit (breit ≥0,12 s)?
— Vorhofaktivität: P-Wellen? Zusammenhang mit QRS-Komplexen?

◘ Tab. 4.4. EKG-Normgrößen

EKG-Abschnitt	Dauer [s]		Amplitude [mV]
P-Welle	0,05–0,10		0,10–0,25
PQ-Zeit (= Beginn P bis Beginn Q)	HF 60/min: 0,12–0,20 HF 80/min: 0,12–0,18 HF 100/min: 0,12–0,16		–
Q-Zacke	<0,02 in V_2/V_3, sonst <0,04		<1/4 R (in derselben Abl.)
QRS-Komplex	0,06–0,09		0,6–1,6 (Extremitäten) 0,8–2,6 (Brustwand)
T-Welle	–		1/8–2/3 R bzw. S (in derselben Ableitung)
QT-Strecke (= Beginn Q bis Ende T)	HF 60/min: ∅ 0,38 (max. 0,44) HF 80/min: ∅ 0,34 (max. 0,39) HF 100/min: ∅ 0.30 (max. 0,35)		–

Ausmessen von Zeiten abhängig von der Ablenkgeschwindigkeit (Papiervorschub):
Ablenkgeschwindigkeit 25 mm/s: 1 mm entspr. genau 0,04 s.
Ablenkgeschwindigkeit 50 mm/s: 1 mm entspr. genau 0,02 s.
Ausmessen von Ausschlaghöhen abhängig von der Amplitudeneinstellung (Eichzacke):
Bei einer Eichzackenhöhe von 1 cm (Amplitudeneinstellung 1 cm/mV) entspricht ein Ausschlag von 1 mm genau 0,1 mV. Ausschläge von P, Q, R, S, T und ST-Streckenveränderungen (► Kap. 4.13) werden als Referenz auf die Verbindung der PQ-Strecken als »Nulllinie« bezogen.

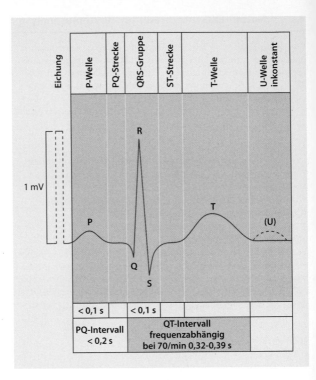

◻ **Abb. 4.2.** Nomenklatur und Zeitdauern der Abschnitte des EKG-Signals

4.3.1 Patient stabil oder instabil?

🛑 Cave – »Behandle den Patienten, nicht den Monitor.«

Der klinische Zustand des Patienten lässt sich in 3 Gruppen einteilen. Diese Einteilung ist für die Behandlungsdringlichkeit und bei Herzrhythmusstörungen für das Festlegen einer adäquaten Therapie von Bedeutung (▶ Übersicht).

I. Apnoe/Schnappatmung/Pulslosigkeit (Herz-Kreislauf-Stillstand)
→ Sofortige Maßnahmen zur CPR erforderlich (▶ Kap. 5)!
II. Patient in klinisch instabilem Zustand; Zeichen der Instabilität:
- Thoraxschmerz
- Bewusstseinsstörungen
- Akute Herzinsuffizienzzeichen
- Blutdruckabfall (systolischer RR <90 mmHg)
→ Sofortige Behandlung durch NA indiziert.
III. Patient in klinisch stabilem Zustand (weder Pulslosigkeit noch Zeichen klinischer Instabilität)
→ Überwachung, Transport zur Klinik (Expertenhilfe), ggf. Therapie

4.3.2 Herzfrequenz

Häufigkeit der QRS-Komplexe pro Minute = Kammerfrequenz (Herzfrequenz; HF). Auch wenn die HF vom EKG-Gerät automatisch bestimmt wird, muss sie anhand der Kurve in jedem Fall orientierend überprüft werden, da die Zählung des EKG-Geräts fehlerhaft sein kann (z. B. Mehrfachzählung aufgesplitterter QRS-Komplexe, Schrittmacherimpulse, hohe T-Wellen, zu niedrige Zählung bei Niedervoltage).

Praxistipps
Faustregeln zur Bestimmung der Herzfrequenz
- Bei Vorschub 25 mm/s und regelmäßigem Rhythmus:
  HF = 300 : Anzahl der 5-mm-Kästchen von R-Zacke zu R-Zacke.
- Bei Vorschub 50 mm/s und regelmäßigem Rhythmus:
  HF = 600 : Anzahl der 5-mm-Kästchen von R-Zacke zu R-Zacke.

- Bradykardie: <60/min.
- Tachykardie: >100/min.

❶ Cave – Herzfrequenz ist nicht Pulsfrequenz! Herzfrequenz – Pulsfrequenz = Pulsdefizit (typisch z. B. bei Vorhofflimmern).

4.3.3 Regelmäßigkeit der QRS-Komplexe

Arrhythmie liegt vor bei einer Frequenzvariation >10% (ältere Erwachsene) bis 20% (jüngere Erwachsene). Bei Kindern bis 30% normal!

Arrhythmie bei Sinusrhythmus ist fast immer normal. Eine normale Frequenzvariation tritt (bei manchen Menschen verstärkt) durch Reflexe auf:

- Einatmung → verstärkter venöser Rückstrom → HF ↑ (Bainbridge-Reflex).
- Luft anhalten und pressen → HF ↓ (Vagusreizung über Druckrezeptoren).

Ggf. gezielte EKG-Registrierung in Ein- und Ausatemphase und in Atemruhe zum Vergleich.

DD bei QRS-Unregelmäßigkeit: Vorhofflimmern, Extrasystolen, Pausen bei sinuatrialem Block oder AV-Block.

4.3.4   Breite der QRS-Komplexe

Ein schmaler QRS-Komplex (<0,12 s) zeigt eindeutig, dass die Erregung regulär über das Kammerreizleitungssystem verläuft (Erregungsbildung supraventrikulär, oberhalb der His-Bündel-Teilung: Sinusknoten, Vorhof oder AV-Knoten).

Differenzialdiagnose eines breiten QRS-Komplexes (≥0,12 s)

- Schenkelblock (bradykard, normofrequent, tachykard oder frequenzabhängig)
- Ventrikulärer Herzrhythmus (bradykard, normofrequent oder tachykard)
- Herzschrittmacher (normofrequent oder begrenzt tachykard)
- Präexzitationssyndrom (WPW; bradykard oder normofrequent: QRS nur gering durch trägen Anstieg verbreitert und PQ-Zeit verkürzt; Verbreiterung bei Tachykardie selten = antidrome atrioventrikuläre Reentry-Tachykardie)
- Schwere Hyperkaliämie (weitere Hinweise: überhöhte T-Wellen, evtl. fehlende P-Wellen trotz Sinusrhythmus, Anamnese!), Antiarrhythmika (Klasse Ia)
- Artefakte (z. B. schnelle, rhythmische Muskelbewegungen, lockere Elektroden)

Schrittmachertachykardien, Breitkomplextachykardien bei WPW-Syndrom und schwere Hyperkaliämien sind selten und lassen sich meist anhand der Anamnese abgrenzen. Hauptproblem ist die Unterscheidung ventrikulärer

Tachykardien (VT) von supraventrikulären Tachykardien mit Aberration (Schenkelblock): ◨ Abb. 4.3.

Für eine VT sprechen ferner:

− Bekannte KHK/organische Herzerkrankung, älterer Patient, HF >140/min.
− QRS-Komplexe >0,16 s (bei RSB-ähnlichem Bild >0,14 s).

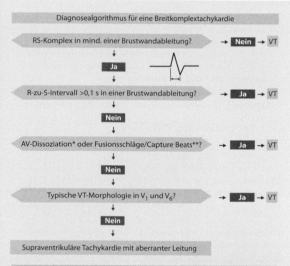

Diagnosealgorithmus für eine Breitkomplextachykardie

RS-Komplex in mind. einer Brustwandableitung? → **Nein** → VT
↓
Ja
↓
R-zu-S-Intervall >0,1 s in einer Brustwandableitung? → **Ja** → VT
↓
Nein
↓
AV-Dissoziation* oder Fusionsschläge/Capture Beats**? → **Ja** → VT
↓
Nein
↓
Typische VT-Morphologie in V$_1$ und V$_6$? → **Ja** → VT
↓
Nein
↓
Supraventrikuläre Tachykardie mit aberranter Leitung

* AV-Dissoziation: langsamer P-Wellen-Grundrhythmus unabhängig von den schnellen QRS-Komplexen; praktisch beweisend, bei ca. 50% der VT vorhanden (bei ca. 40% der VT permanente 1:1-retrograde Vorhoferregung), Erkennen erfordert jedoch Übung.
** Fusionsschläge/»capture beats« (nahezu beweisend, aber selten): Während einer VT können ordnungsgemäße supraventrikuläre Erregungen ausnahmsweise zu einer regulären Überleitung und Erregung der Kammern führen, wenn der AV-Knoten zu diesem Zeitpunkt nicht refraktär ist (»capture beat«, Dressler-Schlag). Bei simultaner Aktivierung der Kammern durch supraventrikulären und ventrikulären Impuls kommt es zum sog. Fusionsschlag. Die resultierenden QRS-Komplexe sind in beiden Fällen im Kontrast zu den übrigen QRS-Komplexen typisch schmal, was den ventrikulären Ursprung der übrigen QRS-Komplexe zeigt.

◨ **Abb. 4.3.** Diagnosealgorithmus für eine Breitkomplextachykardie (nach Brugada-Kriterien)

- In allen Brustwandableitungen (V_1–V_6):
  - nur negative QRS-Komplexe (QRS-Konkordanz) – nie bei supraventrikulärer Tachykardie.
  - nur positive QRS-Komplexe (QRS-Konkordanz) – DD: antidrome WPW-Tachykardie (selten).
- Anderes Schenkelblockbild als das vorbestehende Schenkelblockbild in einem Vor-EKG.
- Bei linksschenkelblockartigem QRS-Komplex:
  - Lagetyp zwischen –90° und –180° (»Nord-West-Typ«).
  - Q-Zacke in V_6 – DD: supraventrikuläre Tachykardie bei ausgedehntem lateralem Herzinfarkt.
  - R in V_1/V_2 ≥0,04 s – DD: antidrome WPW-Tachykardie (selten).
  - In V_1/V_2: Dauer von Beginn QRS bis Fußpunkt der (gekerbten) S-Zacke ≥0,07 s (Nadir-Zeichen).
- Bei rechtsschenkelblockartigem QRS-Komplex: QS-Muster in V_6, Verhältnis R/S <1 in V_6; Kaninchenohrzeichen (Rr') oder qR in V_1.

4.3.5　　Vorhofaktivität: P-Wellen?

1. Regelmäßige P-Wellen erkennbar?
2. P-Welle vor jedem QRS-Komplex?
3. QRS-Komplex nach jeder P-Welle?
4. PQ-Zeit konstant normal (<0,2 s)?
5. P-Welle in aVR negativ (oder in den Einthoven-Ableitungen positiv)?

Wenn alle 5 Fragen mit Ja beantwortet werden → Sinusrhythmus.
DD, wenn Sinusrhythmuskriterien nicht erfüllt werden:
- Unregelmäßige, aber gleichförmige P-Wellen → Sinusarrhythmie (z. B. respiratorisch durch Reflexmechanismen bedingt), sinuatrialer Block.
- Fehlende P-Wellen, absolute Arrhythmie der meist schmalen QRS-Komplexe, evtl. feines Flimmern der Grundlinie → Vorhofflimmern.
- Sägezahnartige Grundlinie → Vorhofflattern.
- P-Welle in I negativ/in aVR positiv → Verpolung (rot–gelb vertauscht), ektoper Vorhofrhythmus (Erregungsbildung im Vorhof außerhalb des Sinusknotens).
- P-Welle in I negativ/in aVR positiv oder fehlend → AV-Knotenrhythmus.
- PQ-Zeit verkürzt → Präexzitationssyndrom, bei negativer P-Welle in I, II, III unterer Vorhofrhythmus (oft normal bei Kindern und Jugendlichen).
- Spitze P-Wellen/kombinierte P-T-Wellen → Vorhoftachykardie.

- P-Wellen-Form wechselnd → wandernder Vorhofschrittmacher, SVES.
- 2 unabhängige P-Wellen, Sternotomienarbe → herztransplantierter Patient mit belassenem Sinusknoten des alten Herzens.
- Auch an Herzschrittmacher denken (ggf. sehr kleine Spikes bei bipolarer Stimulation).

4.4 Störungen der EKG-Diagnostik

Das EKG bietet eine Reihe von Fehlerquellen, die – nicht als solche erkannt – evtl. zu falscher Diagnose und gefährlicher Therapie führen können:

4.4.1 Muskelzittern (◨ Abb. 4.4)

Unregelmäßiges, feines bis grobes Flimmern der EKG-Kurve bei muskulärer Anspannung des Patienten (Unruhe, Kälte), sodass die Vorhofaktivität in Form der P-Wellen oft nicht zu beurteilen ist (DD Vorhofflimmern, Vorhofflattern – absolut regelmäßige QRS-Komplexe schließen ein Vorhofflimmern mit großer Sicherheit aus). Bei starkem Muskelzittern und/oder kleiner R-Amplitude sind evtl. auch die R-Zacken schwer erkennbar (DD Kammerflimmern). Beseitigung: Patienten beruhigen und zur Entspannung auffordern, Kälteschutz, ggf. Analgesie.

4.4.2 Wechselstrom (◨ Abb. 4.5)

Sog. »Brummen« (feines, regelmäßiges Flimmern) der EKG-Linie, das dem normalen Verlauf der EKG-Linie folgt. Je nach Frequenz, Schreibgeschwindigkeit und Schreiber können die sehr schnellen Auf-und-ab-Bewegungen

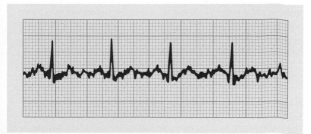

◨ **Abb. 4.4.** Muskelzittern

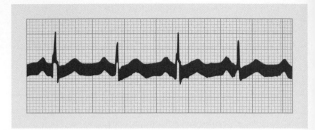

◼ **Abb. 4.5.** Wechselstrom

der Grundlinie einzeln erkennbar sein. Häufig erkennt man wie in
◼ Abb. 4.5 nur ein schwarzes Band. **DD:** Vorhofflimmern, bei niedriger
R-Zacke auch Kammerflimmern. Ursachen: Nicht abgeschirmte Kabel,
Leuchtstoffröhren, leistungsstarke Stromverbraucher in der Nähe. Beseitigung: Standortwechsel, Abschalten entsprechender Geräte, Überprüfen
von Kabeln und Kontakten, Überprüfung des EKG-Gerätes durch Fachpersonal.

4.4.3 Lockere Elektroden, Wackelkontakt (◼ Abb. 4.6)

**»Wandernde«, »springende«, manchmal abbrechende EKG-Kurve;
keine regelmäßige Wiedergabe der QRS-Komplexe.** Bei modernen
Geräten wird der Fehler z. T. automatisch erkannt und eine unterbrochene oder punktierte Nulllinie dargestellt. **DD:** Extrasystolen, Kammerflimmern und weitere EKG-Bilder (z. B. ventrikuläre Tachykardie).
Ursachen: Mangelhafter Kontakt zwischen EKG-Elektrode und Haut
oder Wackelkontakt am EKG-Kabelstecker. **Beseitigung:** Festkleben der
EKG-Elektroden, neue Elektroden verwenden, Überprüfen des EKG-
Steckers.

4.4.4 Niedervoltage (◼ Abb. 4.7)

Nur sehr kleine EKG-Ausschläge sichtbar. Periphere Niedervoltage:
QRS-Amplitude in allen Extremitätenableitungen ≤0,5 mV. Zentrale Niedervoltage: QRS-Amplitude in allen Brustwandableitungen
≤0,7 mV.

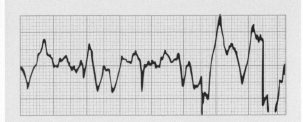

◘ **Abb. 4.6.** Lockere Elektroden, Wackelkontakt

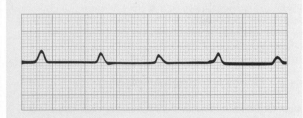

◘ **Abb. 4.7.** Niedervoltage

Ursachen einer Niedervoltage

- **Myokardial:** verminderte elektrische Aktivität bei schwerer Herzerkrankung oder elektrischer Hauptvektor senkrecht zu den Extremitätenableitungen bei Sagittaltyp
- **Perikardial:** Perikarderguss, Tamponade
- **Extrakardial:** Abschirmung/Widerstandserhöhung durch thorakale Prozesse, (Myx-) Ödeme oder Hauterkrankungen
- **Technisch bedingt:** Ausgetrocknete Elektroden, fehlendes Leitmedium bei Saugelektroden, Verkleinerung der EKG-Amplitude durch falsche Geräteeinstellung

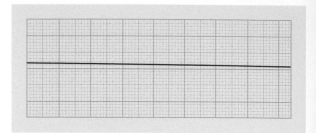

◘ Abb. 4.8. Falsche Ableitungswahl

DD: Im schlimmsten Fall sind die in ◘ Abb. 4.7 dargestellten EKG-Signale keine kleinen QRS-Komplexe bei Niedervoltage, sondern P-Wellen bei Kammerasystolie! → Puls/Patienten prüfen, Eichzacke setzen bzw. Amplitudeneinstellung kontrollieren, ggf. Haut-Elektroden-Kontakt verbessern.

4.4.5   Falsche Ableitungswahl (◘ Abb. 4.8)

Wenn versucht wird, über die Defi-Paddles abzuleiten, während aber für die Monitordarstellung z. B. eine Extremitätenableitung angewählt ist, kann die Paddle-Ableitung nicht dargestellt werden. Wenn das Ableitungskabel nicht am Patienten angeschlossen oder nicht am Gerät eingesteckt ist, zeigt sich je nach Gerät und externen Störimpulsen eine exakt gerade (!) Nulllinie (◘ Abb. 4.8), eine gepunktete oder gestrichelte Nulllinie oder ein Störungsbild wie in ◘ Abb. 4.6. Auch wenn versucht wird, über die Kabel abzuleiten, während die Ableitungswahl noch auf »Defi-Paddles« steht, treten diese Störbilder auf. **DD:** Asystolie (meist nicht exakt gerade Nulllinie! Pulskontrolle!), Kammerflimmern.

4.5   EKG beim pulslosen Patienten

Ursachen, Pathophysiologie und Vorgehen bei Herz-Kreislauf-Stillstand werden ausführlich in ► Kap. 5 dargestellt. Der fehlenden Auswurfleistung des Herzens bei Herz-Kreislauf-Stillstand können elektrokardiographisch 4 EKG-Rhythmusbilder zugeordnet werden, deren frühestmögliche und regelmäßig gemäß ALS-Algorithmus wiederholte Identifikation entscheidend für die erweiterte Notfalltherapie ist (◘ Tab. 4.5).

Gruppe	EKG-Rhythmus	Konsequenzen für Therapie (CPR)
VF/VT	Kammerflimmern (◻ Abb. 4.10)	Defibrillationsversuch (Elektroschock) indiziert, Adrenalingabe erst nach 2 erfolglosen Defibrillationsversuchen, ggf. antiarrhythmische Therapie
	Pulslose Kammertachykardie (◻ Abb. 4.11)	
Non-VF/VT	Asystolie (◻ Abb. 4.9)	Kein Defibrillationsversuch, frühe Adrenalingabe, hohe Priorität für die Identifikation potenziell reversibler Ursachen, sonst schlechtere Prognose als VF/VT
	Pulslose elektrische Aktivität (◻ Abb. 4.12)	

◻ **Tab. 4.5.** EKG-Rhythmen bei Herz-Kreislauf-Stillstand

4.5.1 Asystolie (◻ Abb. 4.9)

Nulllinie bei fehlender elektrischer Aktivität des Herzens, jedoch i. d. R. nicht völlig gerade (Schwankungen durch Umgebungseinflüsse). Insbesondere bei völlig gerader Nulllinie oder vorhandenen Lebenszeichen muss als Ursache eine falsche Ableitungswahl ausgeschlossen werden. Mögliche **Ursachen:** z. B. Hypoxie, Hyper- und Hypokaliämie, Intoxikation, vorbestehende Azidose, Herzinfarkt, vorausgegangene Herzrhythmusstörungen, Vagusreizung, Karotissinussyndrom, Stoffwechselstörungen, Hypothermie, terminales Herzversagen. Wenn noch P-Wellen nachweisbar sind (Kammerasystolie), ist der sofortige Versuch einer externen Schrittmachertherapie indiziert.

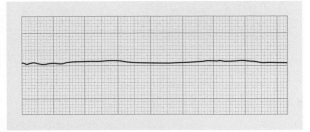

◻ **Abb. 4.9.** Asystolie

4.5.2   Kammerflimmern (= »ventricular fibrillation«; VF)
(◘ Abb. 4.10)

Unregelmäßiges, grobschlägiges bis sehr feines Flimmern der EKG-Linie
(Frequenz >300–400/min); keine QRS-Komplexe erkennbar. Zugrunde
liegt eine unkoordinierte elektrische Aktivität des Herzmuskels. Bei beobachtetem Kollaps des Patienten und Kammerflimmern in der 1. EKG-
Ableitung können hohe Krankenhausentlassungsraten mit guter Lebensqualität erreicht werden (z. B. >30% im RD), wenn die Überlebenskette
funktioniert: Früher Notruf, früher Beginn der Basis-CPR in hoher
Qualität, Defibrillation zum richtigen Zeitpunkt mit korrekter Durchführung, frühe erweiterte Maßnahmen (Kreislaufstabilisierung, Behandlung
der Ursache). **Ursachen:** Herzinfarkt, tachykarde Rhythmusstörungen,
Hypothermie u. a.

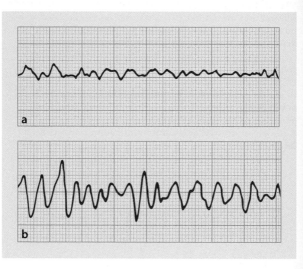

◘ **Abb. 4.10.** Kammerflimmern: **a** fein, **b** grob

4.5.3   Pulslose ventrikuläre Tachykardie (pulslose VT)
(◻ Abb. 4.11)

Meist monoforme, voneinander abgrenzbare und verbreiterte Kammerkomplexe in rascher Folge. Frequenz meist >180/min. Zeichen des Herz-
Kreislauf-Stillstands (z. B. Bewusstlosigkeit, Apnoe oder Schnappatmung,
evtl. kein Puls tastbar). **DD:** ventrikuläre Tachykardie auch mit Auswurf
möglich (→ in diesem Fall andere Therapie)! Grund für die VT ist ein
einzelnes Erregungsbildungszentrum oder ein Reentry-Mechanismus
in der Kammer. **Ursachen:** Herzinfarkt, tachykarde Herzrhythmusstörungen u. a. Sonderform: Torsade de pointes als unkoordinierte Kammertachykardie (Kammeranarchie) möglich (± Auswurf). Die **Therapie**
ist – ähnlich wie bei Kammerflimmern – bei schnellem Einsetzen (bes.
Defibrillation) sehr aussichtsreich. Bei beobachtetem Eintritt einer puls-
losen VT (EKG-Monitor) kann ein präkordialer Faustschlag (aus ca.
20 cm Entfernung kräftig und federnd auf die untere Sternumhälfte) die
VT beseitigen (es sind aber dabei auch Übergänge in Kammerflimmern
oder Asystolie beschrieben worden). Unbehandelt kann eine pulslose VT
in Kammerflimmern oder Asystolie degenerieren.

4.5.4   Pulslose elektrische Aktivität (PEA) (◻ Abb. 4.12)

Abgrenzbare elektrische Herzaktionen sind in der EKG-Kurve erkennbar,
jedoch zeigt der Patient die klinischen Zeichen eines Herz-Kreislauf-
Stillstandes (kein suffizienter Auswurf des Herzens). Evtl. verbreiterte
QRS-Komplexe; meist bradykarder Rhythmus, Tachykardie möglich (v. a.
bei akuter schwerer Hypovolämie).

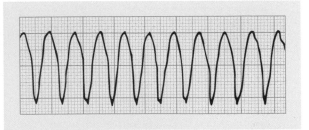

◻ **Abb. 4.11.** Pulslose ventrikuläre Tachykardie

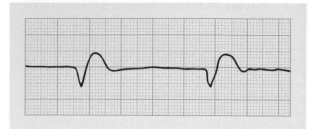

◻ **Abb. 4.12.** Pulslose elektrische Aktivität (PEA)

Mögliche Ursachen einer PEA

— **Prinzipiell intakter Herzmuskel, jedoch fehlender Auswurf,**
z. B. bei schwerer Hypovolämie (fehlendes Blut), Lungenembolie,
Spannungspneumothorax, Perikardtamponade. Auch wenn klinisch
ein Herz-Kreislauf-Stillstand imponiert, zeigt das Herz oft noch
Wandbewegungen als Zeichen der Kontraktilität (»Pseudo-PEA«), die
u. U. während kardiopulmonaler Reanimation nachgewiesen werden
können (Notfallsonographie ► Kap. 3.3.2), sodass die Herzfunktion
prinzipiell durch Behandlung der Ursache wiederhergestellt werden
kann.
— **Schwerer Myokardschaden**
  – **Mechanik schwer gestört,** z. B. Kontusion, Stich, Schuss (teilweise
kombiniert mit Hypovolämie, Perikardtamponade usw.), Ventrikel-
ruptur, Papillarmuskelabriss → i. d. R. wäre allenfalls die sofortige
kardiochirurgische Intervention aussichtsreich (im RD oftmals nicht
rechtzeitig erreichbar).
  – **Physiologie/Biochemie schwer gestört – Unmöglichkeit, trotz
vorhandener elektrischer Aktivität wirksam zu kontrahieren,**
z. B. bei schwerer Hypoxie, ausgeprägten Elektrolytstörungen, Hypothermie, Intoxikationen, metabolischen Störungen, terminaler Herzinsuffizienz, finalen Krankheitsstadien. Die elektrische Aktivität kann
in diesen Fällen teilweise noch für Minuten oder Stunden anhalten.
»Echte PEA« – ältere Begriffe wie elektromechanische Dissoziation
(EMD), Hyposystolie, »weak action« oder »dying heart« –beschreiben
diesen oftmals unumkehrbaren Zustand.

4.6   Periarrest-Arrhythmien

Um auch Nichtspezialisten – bei entsprechender Grundausbildung – in die Lage zu versetzen, potenziell lebensbedrohliche Herzrhythmusstörungen zuverlässig einzuschätzen und eine erste lebensrettende Therapie einzuleiten, wurden entsprechende Notfallalgorithmen entwickelt (ERC 2005). Die Tachykardie-Algorithmen zeigen ◘ Abb. 4.13–4.16, der Bradykardie-Algorithmus ist in ◘ Abb. 4.17 dargestellt.

Diese Algorithmen sind so einfach wie möglich gestaltet und gewährleisten im Notfall eine effektive und weitgehend sichere Erstbehandlung. Auch in nicht lebensbedrohlichen Fällen (keine Instabilitätszeichen) geben die Algorithmen Hilfestellung, wobei hier im Regelfall Zeit genug bleibt, einen erfahrenen Kardiologen oder anderen geeigneten Facharzt hinzuzuziehen, um ggf. differenziertere und auf den Patienten individuell abgestimmte Therapiekonzepte anzuwenden.

4.6.1   Behandlungsgrundsätze

Maßnahmen bei V. a. lebensbedrohliche Herzrhythmusstörung

- Beruhigung und Aufklärung des Patienten
- Lagerung (i. d. R. Oberkörper hoch), Sauerstoffgabe
- Engmaschiges Monitoring (Puls, RR, EKG, Pulsoxymetrie)
- Venöser Zugang, Offenhalten mit langsam laufender VEL
- Wenn irgend möglich und zeitlich vertretbar: 12-Kanal-EKG vor therapeutischer Intervention
- Reanimationsbereitschaft (mit plötzlichem Herz-Kreislauf-Stillstand rechnen, Material in Reichweite bereitlegen, bes. Defibrillator)

4.6.2   Wesentliche Faktoren für die Festlegung der Therapiestrategie

---

Ursache der Arrhythmie. Die Beseitigung einer bekannten Ursache (z. B. Elektrolytstörung, Hypoxie, Tachykardie bei Volumenmangel oder Fieber) kann unmittelbar zur Behebung der Störung führen. Gleichzeitig kann aber die symptomatische Behandlung eines Herzens, welches nur auf eine extrakardiale Pathophysiologie reagiert, mehr schaden als nützen, da das Herz u. U. noch mehr beeinträchtigt wird (z. B. Tachykardie, die einen Volumenverlust oder Sauerstoffmangel kompensiert).

Patientenzustand (stabil oder instabil). Grundsätzlich muss der behandelnde Arzt vor jeder Therapie gewissenhaft, aber zügig entscheiden, ob der Patient lebensbedroht ist oder nicht. Hierfür werden in den Algorithmen entsprechende Kriterien angeführt (Instabilitätszeichen). Der instabile Patient ist sofort zu behandeln, und zwar möglichst schnell und wirksam; das bedeutet konkret durch Elektrotherapie → Kardioversion bei Tachykardien, Schrittmachertherapie bei Bradykardien.

Gerade bei Tachykardien ist die Elektrotherapie (Kardioversion; ► Kap. 4.6.3) für den instabilen Patienten zu bevorzugen → schnellerer Wirkungseintritt, zuverlässigere Wirkung, Vermeiden kardiodepressiver und proarrhythmogener Wirkungen der meisten Antiarrhythmika. Bei stabilen Patienten wird die Herzrhythmusstörung näher klassifiziert (z. B. QRS-Breite, QRS regelmäßig oder unregelmäßig).

4.6.3   Spezielle Therapiestrategien bei Tachykardien
(■ Abb. 4.13–4.16)

Regelmäßige Schmalkomplextachykardien

– Patient instabil: Bei regelmäßigen Schmalkomplextachykardien mit Instabilitätszeichen ist es legitim, während der Vorbereitung der Kardioversion einen Therapieversuch mit Adenosin durchzuführen. Bei Misslingen ist der synchronisierte Schock unverzüglich anzuwenden.
– Patient stabil: Vagale Manöver, ggf. Adenosin; bei Misslingen oder Kontraindikationen ggf. negativ dromotrope Pharmaka.

Praxistipps

Vagale Manöver und Adenosingabe nur unter CPR-Bereitschaft und EKG-Monitoring. Möglichst gesamtes Manöver mit 12-Kanal-EKG dokumentieren.
Durch vagale Manöver und Adenosingabe können Vorhofarrhythmien (z. B. Vorhofflattern) vorübergehend demaskiert werden (Sichtbarwerden der Flatterwellen durch Absenkung der Kammerfrequenz – EKG-Dokumentation!).
Wird hingegen durch eine der genannten Maßnahmen die Rhythmusstörung schnell beendet, so handelt es sich wahrscheinlich um eine AV-Knoten-Reentry-Tachykardie oder (seltener) um eine atrioventrikuläre Reentry-Tachykardie bei Präexzitationssyndrom (z. B. WPW).

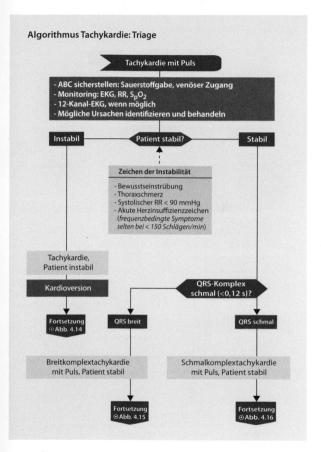

■ **Abb. 4.13.** Tachykardie: Triage. [Nach ERC (2005), © Naseweis Verlag Mainz (2006) – Wiedergabe mit freundlicher Genehmigung]

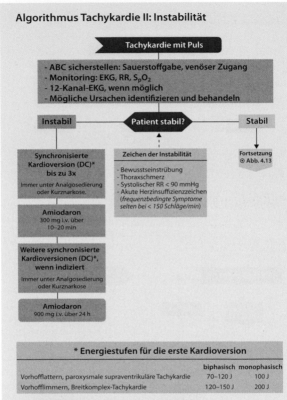

Algorithmus Tachykardie II: Instabilität

Tachykardie mit Puls

- ABC sicherstellen: Sauerstoffgabe, venöser Zugang
- Monitoring: EKG, RR, S$_p$O$_2$
- 12-Kanal-EKG, wenn möglich
- Mögliche Ursachen identifizieren und behandeln

Instabil — **Patient stabil?** — **Stabil**

Synchronisierte Kardioversion (DC)* bis zu 3x
Immer unter Analgosedierung oder Kurznarkose.

↓

Amiodaron
300 mg i.v. über 10–20 min

↓

Weitere synchronisierte Kardioversionen (DC)*, wenn indiziert
Immer unter Analgosedierung oder Kurznarkose.

↓

Amiodaron
900 mg i.v. über 24 h

Zeichen der Instabilität

- Bewusstseinstrübung
- Thoraxschmerz
- Systolischer RR < 90 mmHg
- Akute Herzinsuffizienzzeichen
(*frequenzbedingte Symptome selten bei < 150 Schläge/min*)

Fortsetzung ⊕ Abb. 4.13

* Energiestufen für die erste Kardioversion

	biphasisch	monophasisch
Vorhofflattern, paroxysmale supraventrikuläre Tachykardie	70–120 J	100 J
Vorhofflimmern, Breitkomplex-Tachykardie	120–150 J	200 J

– Weitere Kardioversionen mit höheren Energien möglich.

– Keine Kardioversion (elektrisch oder medikamentös) ohne Antikoagulation oder TEE - Kontrolle bei Vorhofflimmern, das >48 h besteht.

– Zur Technik der Kardioversion
▶Kap. 4.6.3

▣ **Abb. 4.14.** Tachykardie: Instabilität. [Nach ERC (2005), © Naseweis Verlag Mainz (2006) – Wiedergabe mit freundlicher Genehmigung]

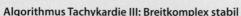

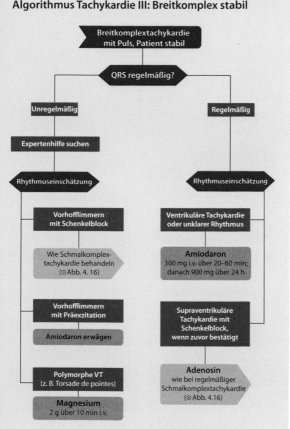

Algorithmus Tachykardie III: Breitkomplex stabil

Breitkomplextachykardie
mit Puls, Patient stabil

QRS regelmäßig?

Unregelmäßig — Regelmäßig

Expertenhilfe suchen

Rhythmuseinschätzung   Rhythmuseinschätzung

Vorhofflimmern
mit Schenkelblock

Wie Schmalkomplex-
tachykardie behandeln
(⊙Abb. 4.16)

Vorhofflimmern
mit Präexzitation

Amiodaron erwägen

Polymorphe VT
(z. B. Torsade de pointes)

Magnesium
2 g über 10 min i.v.

Ventrikuläre Tachykardie
oder unklarer Rhythmus

Amiodaron
300 mg i.v. über 20–60 min;
danach 900 mg über 24 h

Supraventrikuläre
Tachykardie mit
Schenkelblock,
wenn zuvor bestätigt

Adenosin
wie bei regelmäßiger
Schmalkomplextachykardie
(⊙Abb. 4.16)

◘ **Abb. 4.15.** Breitkomplextachykardie, stabil. [Nach ERC (2005), © Naseweis Verlag
Mainz (2006) – Wiedergabe mit freundlicher Genehmigung]

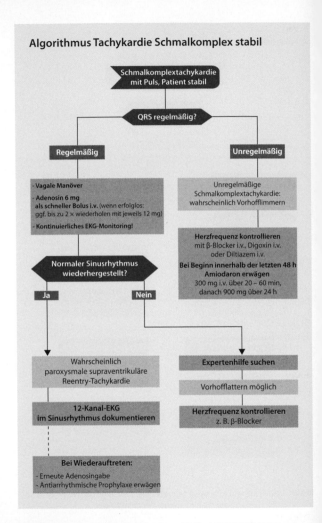

Algorithmus Tachykardie Schmalkomplex stabil

Schmalkomplextachykardie
mit Puls, Patient stabil

QRS regelmäßig?

Regelmäßig

Unregelmäßig

- Vagale Manöver
- **Adenosin 6 mg
als schneller Bolus i.v.** (wenn erfolglos:
ggf. bis zu 2 × wiederholen mit jeweils 12 mg)
- **Kontinuierliches EKG-Monitoring!**

Unregelmäßige
Schmalkomplextachykardie:
wahrscheinlich Vorhofflimmern

Herzfrequenz kontrollieren
mit β-Blocker i.v., Digoxin i.v.
oder Diltiazem i.v.
**Bei Beginn innerhalb der letzten 48 h
Amiodaron erwägen**
300 mg i.v. über 20 – 60 min,
danach 900 mg über 24 h

Normaler Sinusrhythmus
wiederhergestellt?

Ja

Nein

Wahrscheinlich
paroxysmale supraventrikuläre
Reentry-Tachykardie

Expertenhilfe suchen

Vorhofflattern möglich

**12-Kanal-EKG
im Sinusrhythmus dokumentieren**

Herzfrequenz kontrollieren
z. B. β-Blocker

Bei Wiederauftreten:
- Erneute Adenosingabe
- Antiarrhythmische Prophylaxe erwägen

▣ **Abb. 4.16.** Schmalkomplextachykardie, stabil. [Nach ERC (2005), © Naseweis
Verlag Mainz (2006) – Wiedergabe mit freundlicher Genehmigung]

− Vagale Manöver
- Valsalva-Manöver oder Karotissinusmassage (stets nur einseitig; nicht bei Strömungsgeräuschen über der A. carotis → Gefahr der Plaque-Ruptur mit Apoplex). Bei akuter Myokardischämie oder toxischer Digitaliswirkung kann eine plötzliche Bradykardie (durch Karotismassage) Kammerflimmern auslösen.

− Adenosin
- Dosis 6 mg i.v. als schneller Bolus (große Vene, nachspülen); ggf. 2× Wdh. mit jeweils 12 mg möglich
- Patienten über unangenehme Nebenwirkungen (Flush, Kollaps etc.) aufklären (AV-Blockade für 5–6 s = ventrikuläre Asystolie!)
- Blockade/Hemmung der Adenosinwirkung durch Theophyllin
- Prolongierte Wirkung (Asystolie) bei denerviertem Herz oder Vormedikation mit Dypiridamol oder Carbamazepin

− Negativ dromotrope Pharmaka
- zur Frequenzkontrolle bei Misserfolg von Adenosin (oder Kontraindikation), z. B. β-Blocker, Kalziumantagonisten.

❶ Cave − Kein Adenosin, Diltiazem, Verapamil oder Digoxin bei präexzitationsbedingtem Vorhofflimmern oder Vorhofflattern! Beschleunigung der Präexzitation durch die AV-Blockade möglich → Gefahr von Kammerflimmern!

Elektrische Kardioversion
− Indikation:
- Tachykarde Rhythmusstörungen mit Zeichen klinischer Instabilität gemäß Algorithmus (❏ Abb. 4.13, 4.14)

− Durchführung:
- Reanimationsbereitschaft herstellen: für ausreichend qualifiziertes Personal am Pat. sorgen, Material bereitlegen lassen (Beatmungsbeutel und -maske, Intubationszubehör, Medikamente).
- Sauerstoffgabe über Maske (F_1O_2 nahe 1,0: Präoxygenierung!).
- Sedierung/Kurznarkose: z. B. Etomidat (0,1–0,3 mg/kg KG) oder Midazolam (0,05–0,1 mg/kg KG), evtl. in Verbindung mit einem Opioid (z. B. Fentanyl).
- Synchronisierte Kardioversion (R-Zackentriggerung am Gerät einstellen). Bei Verzögerungen oder Zustandsverschlechterung des Pat.: sofortiger unsynchronisierter Schock.

− Energiestufen für die erste Kardioversion:
- Vorhofflattern und paroxysmale supraventrikuläre Tachykardie 70–120 J biphasisch oder 100 J monophasisch.

– Vorhofflimmern und Breitkomplextachykardie 120–150 J biphasisch
  oder 200 J monophasisch.
- Weitere Kardioversionen mit höheren Energien möglich.

Unregelmäßige Schmalkomplextachykardien

- Meist Vorhofflimmern mit Überleitung (Arrhythmia absoluta); seltener Vorhofflattern mit unregelmäßiger Überleitung.
- Patient instabil: Kardioversion (▶ o.).
- Patient stabil: medikamentöse Kontrolle der Herzfrequenz (z. B. β-Blocker).

❶ **Cave – Keine Kardioversion (elektrisch oder medikamentös) ohne Antikoagulation oder TEE-Kontrolle bei Vorhofflimmern >48 h (Gefahr der Thrombenbildung in den Vorhöfen bei länger anhaltendem Vorhofflimmern → Emboliegefahr bei Kardioversion!). Bei <48 h: ggf. medikamentöser Versuch der Rhythmuskonversion mit Amiodaron.**

4.6.4   Spezielle Therapiestrategieren bei Bradykardien
(◨ Abb. 4.17)

Atropin

- Paradoxe Bradykardien bei Dosierungen <0,5 mg möglich.
- Vorsicht bei ACS (Verstärkung der Ischämie möglich).
- Nicht bei Herztransplantierten (paradoxer höhergradiger AV-Block oder Sinusarrest möglich).

Adrenalin

- Dosierung: 2–10 µg/min i.v., beginnend mit 2 µg/min und aufsteigend bis zur ausreichenden Wirkung verabreichen (Spritzenpumpe!).
- Mischung: 1 Amp. Adrenalin (Suprarenin® 1 mg/1 ml) + 19 ml NaCl 0,9%; Förderrate: beginnen mit 2 ml/h, ggf. steigern bis auf 12 ml/h.

Externer transkutaner Herzschrittmacher

- **Indikationen:**
  Symptomatische bradykarde Rhythmusstörungen mit Zeichen klinischer Instabilität und/oder Asystolierisiko (AV-Block II° Typ 2 oder III°, anamnestisch Asystolie, Pausen >3 s), Kammerasystolie (nur P-Wellen im EKG).
- **Begleitende Analgesie:**
  Da das transkutane Pacing relativ große Energien benötigt, die zu starken, unangenehmen Muskelzuckungen und Schmerzen führen

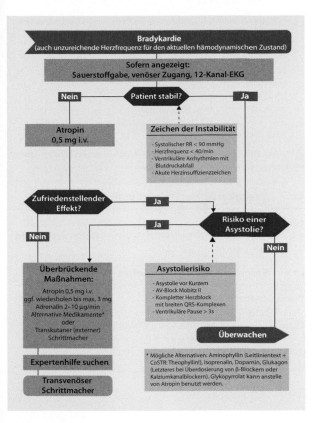

Abb. 4.17. Bradykardie. [Nach ERC (2005), © Naseweis Verlag Mainz (2006) – Wiedergabe mit freundlicher Genehmigung]

können, ist i. d. R. eine ausreichende Analgesie notwendig (z. B. Morphin 2–5 mg i.v.).

- **Durchführung:**
  - Thorax vorbereiten (ggf. abtrocknen/rasieren), Anbringen der Elektroden (z. B. anterior-posterior).

- Betriebsart wählen (abhängig vom Gerätetyp – die meisten Geräte arbeiten obligat im Demand-Modus):
Kontinuierliche Stimulation (»V00«).
Demand-Modus (»VVI«): Bei Abfall der Herzfrequenz unter eine festgelegte Grenze setzt die Stimulation ein (Anforderungsschwelle einstellen!).
- Stimulationsfrequenz wählen (i. d. R. 70/min).
- Stromstärke einstellen: langsam von 0 mA ausgehend steigern, bis eine Antwort des Herzmuskels (Kontraktion → Pulswelle, EKG-Bild) stattfindet.

❗ **Cave – Die Anwendung eines externen transkutanen Schrittmachers erfordert meist eine suffiziente Analgesie.**

4.7   Tachykarde Herzrhythmusstörungen

Tachykardie = eine über die Norm erhöhte HF (z. B. >100/min beim Erwachsenen) → schlechte Füllung des Herzens in der Diastole → RR ↓, O_2-Versorgung des Herzmuskels ↓.

4.7.1   Schmalkomplextachykardien

Sinustachykardie (▢ Abb. 4.18)
Frequenz >100/min; Kriterien des Sinusrhythmus sind erfüllt. Je höher die Frequenz, desto schwieriger ist die P-Welle vom QRS-Komplex abgrenzbar. Versuch des Körpers, durch Frequenzerhöhung einem gesteigerten Leistungsbedarf gerecht zu werden oder andere Störungen (z. B. Blutverlust) auszugleichen und das Herzzeitvolumen beizubehalten.

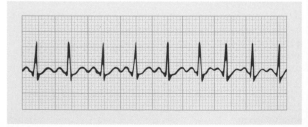

▢ **Abb. 4.18.** Sinustachykardie

Ursachen
- Physiologisch: bei Säuglingen und Kleinkindern, bei körperlicher und seelischer Belastung (jeweils ohne Instabilitätszeichen).
- Pathologisch: Schmerz, Hypovolämie, Schock, Herzinsuffizienz, Fieber, Hyperthyreose, O_2-Mangel, Anämie, Kachexie, Medikamente/Gifte (z. B. Sympathomimetika: Adrenalin, Salbutamol, Kokain; Parasympatholytika: Atropin).

Eine Sinustachykardie tritt i. d. R. nicht schlagartig »aus heiterem Himmel« (= paroxysmal) auf (Ausnahmen: Lungenembolie, plötzlicher Blutverlust)!

Bei höherer Sinusknotenfrequenz kann eine sog. »schützende AV-Blockierung« auftreten, sodass mehr P-Wellen als QRS-Komplexe sichtbar sind (z. B. 2:1). Im Extremfall wird dadurch der Kammerrhythmus sogar bradykard.

Therapie. (◘ Abb. 4.13) Ursachenbekämpfung! I. d. R. sind keine Antiarrhythmika zu verabreichen! In seltenen Fällen besteht eine Indikation zur medikamentösen Frequenzsenkung mit β-Blocker (zusätzlich zur ursächlichen Therapie): Akutes Koronarsyndrom (Herzinfarkt), Hyperthyreose, hyperkinetisches Herzsyndrom.

(Ektope) Vorhoftachykardie, fokale atriale Tachykardie
(◘ Abb. 4.19)

Vorhoffrequenz 100–250/min, P-Wellen meist verformt (in II und III negativ) und oft schlecht erkennbar (abhängig vom Ort der Erregungsbildung im Vorhof):
- linksatriale Erregungsbildung: P in I negativ,
- rechtsatriale Erregungsbildung: P in I positiv.

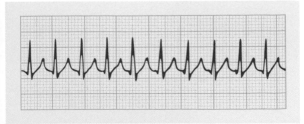

◘ **Abb. 4.19.** Vorhoftachykardie

Einheitliche P-Wellen deuten auf ein Erregungsbildungszentrum hin (= unifokale Vorhoftachykardie); verschiedene P-Wellen entstehen durch mehrere Ursprungszentren (multifokale Vorhoftachykardie).

Meist plötzlicher Beginn und plötzliches Ende.

Ursachen
- Unifokal: Oft bei Gesunden, gelegentlich auch nach Herzoperationen, bei organischer Herzerkrankung.
- Multifokal: Überbelastung (z. B. nach Herzoperation, bei angeborenem Herzfehler), Lungenembolie, COPD, schwere Herzinsuffizienz, Myokarditis, Theophyllinüberdosierung.

Sonderform. Vorhoftachykardie mit AV-Block II° Typ I oder II (z. B. mit 2:1-Überleitung): evtl. Hinweis auf Digitalisvergiftung (jedoch nicht das typische Bild für Digitalis; sonst eher: AV-Block, Kammertachykardie, bradykarde Rhythmusstörungen); kann auch bei gesunden Patienten auftreten.

Therapie. (◘ Abb. 4.13) Unterbrechung der Vorhofautomatie mit
- Klasse-I-Antiarrhythmika wie Ajmalin oder Flecainid (→ atriale Leitungsgeschwindigkeit ↓, Cave: Gefahr der 1:1-Überleitung),
- β-Blocker, z. B. Metoprolol,
- Verapamil.

Vorhofflattern, tachykard (◘ Abb. 4.20)

Typische Flatterwellen (= Sägezahnmuster der Vorhofaktionen) zwischen den Kammerkomplexen (keine isoelektrische Grundlinie sichtbar). Vorhoffrequenz 200–300/min. Meist wird nur jede 2. oder 3. Flatterwelle im AV-Knoten übergeleitet (schützende AV-Blockierung). Daraus resultiert i. d. R. eine tachykarde Kammerfrequenz (meist ca. 150/min bei 2:1-

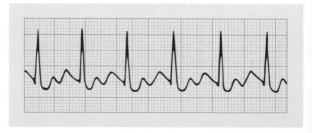

◘ **Abb. 4.20.** Tachykardes Vorhofflattern

Überleitung). Unregelmäßige Überleitung möglich (aber feste Intervalle im Gegensatz zur absoluten Arrhythmie bei Vorhofflimmern). Erklärung: Kreisende Erregung auf Vorhofebene.

Ursachen. Organische Herzerkrankungen, z. B. KHK, Herzinfarkt, Herzklappenveränderungen

Symptomatik. »Herzrasen«; Zeichen der klinischen Instabilität, abhängig von der Herzauswurfleistung und Kammerfrequenz.

Gefahr. Einschränkung der Pumpleistung/Minderversorgung des Herzmuskels. Wenn die schützende AV-Blockierung wegfällt: Übergang zu 1:1-Überleitung, dadurch lebensbedrohliche Situation mit Herzfrequenzen von 200–300/min (massiver Abfall der Herzauswurfleistung bis zum Herz-Kreislauf-Stillstand).

Therapie. (◘ Abb. 4.13) Ggf. Thromboembolieprophylaxe mit Heparin, atriale Überstimulation, Kardioversion.

Vorhofflimmern mit absoluter Arrhythmie, tachykard (◘ Abb. 4.21)

Unregelmäßiges Flimmern der EKG-Grundlinie zwischen den völlig unregelmäßigen QRS-Komplexen (schnelle Vorhofaktionen, keine P-Wellen, manchmal sind die Flimmerwellen sehr flach oder gar nicht erkennbar!). Dank des »AV-Knoten-Filters« werden zum Glück nicht alle Vorhofimpulse in die Kammern weitergeleitet.

Daraus resultiert eine unregelmäßige Überleitung mit absoluter Arrhythmie als einziges eindeutiges Zeichen für ein VHF: Jeder R-R-Abstand ist anders! Diagnose mit »Papierstreifentest« (Blatt Papier an die EKG-Kurve anlegen; mehrere R-R-Abstände am Seitenrand markieren, beginnend immer an der linken Ecke. Ergebnis: viele Striche nebeneinander). Meist tachykarde QRS-Komplexe [= Tachyarrhythmia absoluta (TAA) bei VHF], selten Bradykardie (= Bradyarrhythmia absoluta).

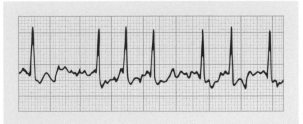

◘ **Abb. 4.21.** Vorhofflimmern mit absoluter Arrhythmie

Erklärung. Unkontrollierte, unregelmäßige elektrische Aktivität des Vorhofs, meist mehrere kleine Reentry-Kreise mit einer Flimmerfrequenz von 350–600/min (fehlende Hämodynamik des Vorhofs → HZV-Reduktion um bis zu 15–20%). Zusätzliche Beeinträchtigung durch hohe Ventrikelfrequenz.

Ursachen. Herz-Kreislauf-Erkrankungen (z. B. Herzinfarkt, arterielle Hypertonie, Mitral-, Aortenklappenfehler, Lungenembolie, Perikarditis), Hyperthyreose, Alkohol (»holiday heart syndrome«), Medikamente/Vergiftungen u. a.

Symptomatik. Unregelmäßiger Puls, wechselnde Pulsstärke, peripheres Pulsdefizit. Zeichen klinischer Instabilität, abhängig von der Herzauswurfleistung (↓ mit zunehmender HF!). Gefahren: Embolien nach Thrombenbildung im Vorhof (Ursache für 20% der Schlaganfälle!), Herzinsuffizienz.

Therapie. (◧ Abb. 4.13) Bei vielen älteren Pat. ist ein permanentes VHF bekannt (ca. 10% der >70-Jährigen). Oft gelingt es nicht, ein VHF dauerhaft zu beenden, sodass es chronisch mit Antikoagulation und frequenzsenkenden Medikamenten behandelt wird (Komplikationsvermeidung: Thrombose/Embolie, Herzinsuffizienz). Ggf. Indikation zur Pulmonalvenenisolation/-ablation. Neu aufgetretenes VHF kann akut behandlungsbedürftig werden.

Paroxysmale supraventrikuläre Reentry-Tachykardie
(◧ Abb. 4.22)

Schmale, schnell aufeinander folgende QRS-Komplexe; P-Wellen kaum abgrenzbar (meist im QRS-Komplex verborgen), Frequenz 150–220/min; bei Säuglingen auch bis zu 300/min.

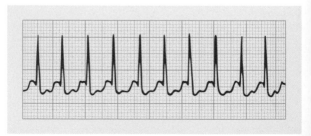

◧ **Abb. 4.22.** Paroxysmale supraventrikuläre Reentry-Tachykardie

Erklärung. Plötzlich (anfallsweise = paroxysmal) einsetzendes »Herzrasen« durch Reentry zwischen Vorhof und Kammer. Der Weg in die Kammer führt über eine AV-Knoten-Leitungsbahn, der Weg zurück in die Vorhöfe über

- eine andere AV-Knoten-Leitungsbahn (AV-Knoten-Reentry-Tachykardie, AVNRT – häufiger junge Frauen betroffen) oder
- eine zusätzliche (= akzessorische) Leitungsbahn (orthodrome atrioventrikuläre Reentry-Tachykardie; AVRT – häufiger junge Männer betroffen). Wenn gerade kein Reentry-Mechanismus und damit keine Tachykardie besteht, kann die zusätzliche Leitungsbahn bei manchen Patienten im Ruhe-EKG an einem trägen R-Anstieg mit verkürzter PQ-Zeit (<0,12 s) in bestimmten Ableitungen erkannt werden (sog. Delta-Welle), weil die zusätzliche Leitungsbahn zu einer vorzeitigen Kammererregung (= Präexzitation) führt = Präexzitationssyndrom vom Typ WPW (Wolff-Parkinson-White-Syndrom, häufiger junge Männer betroffen).

Auslöser des Reentry-Mechanismus. Vegetative Fehlregulationen (Aufregung, Ermüdung), Genussmittel, Drogen, vorgeschädigtes Herz (z. B. Myokarditis).

DD. Vorhoftachykardie oder Sinustachykardie jeweils mit 1:1-Überleitung (die beide meist nicht derart schlagartig einsetzen).

Symptomatik. Plötzliches »Herzrasen«, »Herzjagen«, bei AVNRT evtl. sog. »Pfropfungen« durch simultane Vorhof- und Kammerkontraktionen an den Halsvenen sichtbar (»Froschzeichen«), während oder nach einer Tachykardie »Harnflut« möglich [Wirkung von ANP (atriales natriuretisches Peptid)]. Spontanes Ende der Tachykardie nach Minuten oder Stunden möglich. Gefahren je nach HF, Dauer und Vorerkrankungen: O_2-Minderversorgung (Herzmuskel, andere Organe) → Zeichen klinischer Instabilität mgl.

Therapie. (◘ Abb. 4.13) Bei AVNRT i. d. R. vagale Manöver oder Adenosin, bei Präexzitationssyndrom Ajmalin.

4.7.2   Breitkomplextachykardien

Ventrikuläre Tachykardie (VT – mit Karotispuls)

(◘ Abb. 4.23)

Meist gleichförmige (= monomorphe), regelmäßige und breite QRS-Komplexe in schneller Folge (Frequenz 130–240/min), Karotispuls tastbar (Achtung: dieses EKG-Bild ist auch ohne Auswurf/Blutkreislauf möglich = pulslose VT ► Kap. 4.5.3 → sofortige Reanimationsmaßnahmen erforderlich, ► Kap. 5). Ein Sonderfall der VT ist eine VT mit

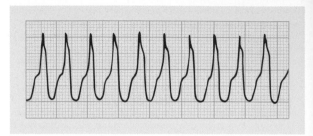

■ **Abb. 4.23.** Ventrikuläre Tachykardie (VT)

unterschiedlich geformten QRS-Komplexen (= polymorphe VT, meist als
»torsade de pointes«, ▶ u.).

❗ **Cave – Bis zum Beweis des Gegenteils ist eine Tachykardie mit breitem QRS-Komplex als VT zu behandeln! (Behandlung der gefährlichsten
Möglichkeit; DD ▶ Kap. 4.3.4). Manchmal spontane Beendigung (aber
nicht darauf warten!).**

Ursachen. KHK, sonstige organische Herzerkrankungen (Herzklap-
penfehler), entzündliche Herzerkrankungen (z. B. Myokarditis), primär
elektrische Erkrankungen des Herzens (besonders bei jungen Patienten
daran denken) u. a.
Symptomatik. »Herzrasen«, Herzauswurfleistung meist eingeschränkt
mit Zeichen klinischer Instabilität.
Gefahren. Übergang in VF oder pulslose VT → Herz-Kreislauf-Stillstand!
Therapie. ■ Abb. 4.13.

Torsade de pointes (■ Abb. 4.24)
Sonderform der ventrikulären Tachykardie. Breite QRS-Komplexe in
schneller Folge mit spindelförmig an- und abschwellender Ausschlag-
höhe (sog. Spindeltachykardie), wobei die Spitzen der QRS-Komplexe
von Spindel zu Spindeln abwechselnd nach oben und nach unten zeigen
(Spitzenumkehr; frz.: »torsade de pointes«). Frequenz 150–220/min. Die
Torsade de pointes kann mit und ohne Puls einhergehen.
Erklärung. Kreisende Erregung in der Kammer (Reentry).
Ursachen. Bestimmte Störungen der Herzfunktion, die mit einer Ver-
längerung der QT-Zeit einhergehen (nur zu sehen, wenn gerade keine
Torsade de pointes besteht):

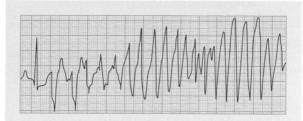

☐ **Abb. 4.24.** Torsade de pointes

— Medikamenteneinnahme/-überdosierung (z. B. Diuretika → Kaliummangel, bestimmte Antiarrhythmika/Antidepressiva/Antihistaminika/
  Antibiotika),
— angeborene, primäre elektrische Erkrankungen des Herzens mit verlängerter QT-Zeit (z. B. angeborene Long-QT-Syndrome), besonders
  bei Synkopen im Kindes- und Jugendalter daran denken!

Ferner Magnesiummangel, Alkoholismus sowie die Ursachen einer VT.
Symptomatik. »Herzrasen«, Herzauswurfleistung meist eingeschränkt
mit Zeichen klinischer Instabilität. Sehr oft Synkope oder plötzlicher
Herz-Kreislauf-Stillstand.
Gefahren. Übergang in pulslose VT → Herz-Kreislauf-Stillstand!
Manchmal auch spontane Beendigung (aber nicht darauf warten!).
Immer sofortige Therapie nötig.
Therapie. Wenn Kreislauf vorhanden: ☐ Abb. 4.13. Wenn kein Kreislauf
vorhanden: ▶ Kap. 5. Gabe von Magnesium. Antiarrhythmika mit Verlän-
gerung der QT-Zeit (z. B. Amiodaron) sind kontraindiziert.

4.8 Extrasystolen

Extrasystolen sind außerhalb des regulären Grundrhythmus (i. d. R.
früher als erwartet) auftretende Aktionen im EKG. Sie entstehen durch
Impulsgebung unterschiedlicher ektoper Herde (vom Sinusknoten unter-
schiedene, reizbildende Zentren), sodass es zu einer frühzeitigen Depolarisation kommt. Man unterscheidet der Herkunft nach supraventrikuläre
und ventrikuläre Extrasystolen.

4.8.1 Supraventrikuläre Extrasystolen (SVES)
(Abb. 4.25)

Meist normaler QRS-Komplex mit vorangehender P-Welle. Nach der Extrasystole typischerweise keine kompensatorische Pause (RR-Abstände unmittelbar vor und nach der SVES zusammen sind kürzer als 2 normale RR-Abstände). SVES-Ursprung:
- a) Sinusknoten (◘ Abb. 4.25; normale P-Welle).
- b) Vorhof (deformierte P-Welle; evtl. in Ableitung II negativ und in aVR positiv – PQ-Zeit verkürzt mit näherer Lage des Extrasystolenherdes zum AV-Knoten).
- c) Schrittmachergewebe im AV-Knoten-Bereich (nicht der AV-Knoten selbst): meist retrograde Vorhoferregung (P-Welle i. d. R. in II negativ, in aVR positiv):
  - PQ-Zeit verkürzt: kurze retrograde Vorhoferregung (»oberer AV-Knoten«/basaler Vorhof).
  - fehlende P-Welle: fällt mit QRS-Komplex zusammen (»mittlerer AV-Knoten«).
  - P-Welle in der ST-Strecke: verzögerte retrograde Erregung (»unterer AV-Knoten«/His-Bereich).

Manche Patienten empfinden »Herzstolpern«. I. d. R. besteht keine Gefahr. SVES kommen auch bei Gesunden vor (Übermüdung, Erregung, Alkohol, Koffein, Nikotin) und bedürfen dann keiner Behandlung. Ggf. Therapie der Grunderkrankung.

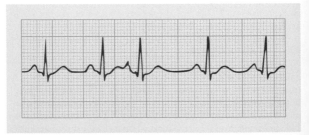

◘ **Abb. 4.25.** Supraventrikuläre Extrasystole (SVES)

4.8.2   Ventrikuläre Extrasystolen (VES)

VES werden von nichtphysiologischen Reizbildungszentren in einer
Herzkammer ausgelöst. VES sind i. d. R. anhand ihrer typisch verbreiter-
ten Form und der fehlenden P-Welle von SVES leicht unterscheidbar.

Nach einer VES findet sich meist eine sog. kompensatorische Pause (ein
Sinusknotenimpuls wird aufgrund des refraktären Kammergewebes nicht
weitergeleitet; der nächste führt wieder zu einem normalen Erregungsablauf;
der Abstand des QRS-Komplexes vor der VES zum QRS-Komplex nach der
VES entspricht 2 normalen RR-Abständen). Bei Sinusbradykardie und seltener retrograder Vorhoferregung kann die kompensatorische Pause fehlen.

Morphologie, Begriffe und Klassifikation. VES werden nach Lown eingeteilt (normalerweise bezogen auf Langzeit-EKG-Auswertungen). Die
Lown-Klassifikation (◘ Abb. 4.26) erleichtert die präzise Beschreibung
von VES, ermöglicht aber für sich genommen keinen direkten Rückschluss auf die Gefährdung eines Patienten oder eine Therapieentscheidung. Lown 0 bedeutet, dass keine VES nachgewiesen wurden.

Monomorphe oder uniforme VES (= von derselben Gestalt, gleich aussehend) werden auch als monotope oder unifokale VES bezeichnet, da
man sie auf denselben Ort der Erregungsbildung zurückführt.

Bei polymorphen oder multiformen VES (= von verschiedener Gestalt,
unterschiedlich aussehend) schließt man auf unterschiedliche Erregungsbildungszentren und bezeichnet die VES auch als polytop oder multifokal.

Daneben sind weitere Begriffe zur Beschreibung von VES gebräuchlich
(◘ Tab. 4.6).

Ursachen, Bedeutung, Therapie. VES kommen ohne jede Bedeutung
auch bei Herzgesunden vor (bis 50%). Gehäufte (>5–10 VES/min bzw.
>10% der VES in 1 min) und höhergradige (ab Lown IIIa) VES finden
sich v. a. bei organischen Herzerkrankungen (ggf. Ursachensuche!) und
weisen dann auf ein erhöhtes Risiko für gefährliche Rhythmusstörungen hin (VT und Kammerflimmern; bes. bei Lown IVb und V), z. B.
bei Herzinsuffizienz, Herzinfarkt, KHK, Myokarditis, Kardiomyopathie.

VES können provoziert werden, z. B. durch Alkohol, Koffein, Nikotin,
Kaliummangel, Sympathomimetika (Vergiftung, Katecholamintherapie,
Stress), Digitalis (v. a. Bigeminus!), Ersatzschläge bei Bradykardie (Vagotonus), Hyperthyreose. Zwar kann man VES medikamentös unterdrücken, doch wird bei routinemäßiger antiarrhythmischer Therapie die
Prognose statistisch verschlechtert (z. B. Kardiodepression, Proarrhyth-
mie, bes. bei Klasse I-/III-Antiarrhythmika)!

Prognoseentscheidend ist die effektive Behandlung der Grunderkrankung und nicht die der VES. Ggf. kann in der Klinik eine ICD-Implanta-
tion indiziert sein.

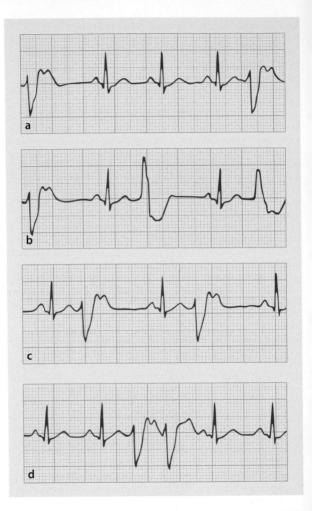

◻ **Abb. 4.26.** Lown-Klassifikation der ventrikulären Extrasystolen. **a** Monotope VES (Lown I <30 VES/h; Lown II >30 VES/h). **b** Polytope VES (Lown IIIa). **c** Bigeminus (Lown IIIb). **d** Couplet (Lown IVa). **e** Salve (Lown IVb). **f** R-auf-T-Phänomen (Lown V)

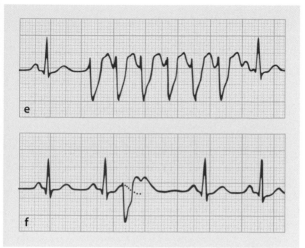

◨ **Abb. 4.26.** *Fortsetzung*

Symptomatik. Vielfach keine, bei vielen Patienten jedoch »Herzstolpern« oder »Aussetzer-Gefühl«. Manchmal Schwindel, evtl. peripheres Pulsdefizit oder schwankende Pulsstärke. Abhängig von der Herzauswurfleistung sind Zeichen klinischer Instabilität möglich.

Notärztliche Therapie

— Wenn weder bekannte/erkennbare Herzerkrankung noch Beschwerden oder Instabilitätszeichen durch VES vorliegen: keine Soforttherapie! Monitoring. Ggf. Ursachensuche, Risikobeurteilung in der Klinik oder evtl. ambulant.

— Häufige oder höhergradige VES: Monitoring, Reanimationsbereitschaft (Defibrillator zur Hand), Abklärung in der Klinik. Wenn mgl. Grunderkrankung behandeln (z. B. Herzinfarkt). Bei kreislaufwirksamen/stark symptomatischen VES kann der kardiologisch versierte NA die Gabe eines Antiarrhythmikums erwägen, z. B. Metoprolol oder Amiodaron.

◼ Tab. 4.6. Beschreibung und Einteilung von VES

Begriff	Erläuterung
Bigeminus (1:1-Extrasystolie)	Regelmäßiges Abwechseln von normalen QRS-Komplexen mit meist monotopen Extrasystolen: jedem Normalschlag folgt eine Extrasystole
Trigeminus (1:2-Extrasystolie)	Rhythmus: N-ES-ES---N-ES-ES---N-ES-ES usw. (Couplet nach jedem Normalschlag, ▶ u.)
Quadrigeminus (1:3-Extrasystolie)	Rhythmus: N-ES-ES-ES---N-ES-ES-ES---N-ES-ES-ES usw. (Triplet nach jedem Normalschlag, ▶ u.)
2:1-Extrasystolie	Rhythmus: N-N-ES---N-N-ES---N-N-ES usw. (= Trigeminus im angloamerikanischen Sprach-gebrauch!)
3:1-Extrasystolie	Rhythmus: N-N-N-ES---N-N-N-ES---N-N-N-ES usw. (= Quadrigeminus im angloamerikanischen Sprachgebrauch!)
Couplet	2 ventrikuläre Extrasystolen des gleichen Ursprungs direkt hintereinander
Triplet	3 Extrasystolen in Serie (gehört bereits zu den Salven, Lown IVb)
Salve	≥3 ventrikuläre Extrasystolen direkt hintereinander (oft bei schwerer Herzerkrankung)
Ventrikuläre Tachykardie	Je nach Autor beginnt eine VT bei 3, 4, 6 oder 10 Extrasystolen hintereinander (= nichtanhaltende VT), bei anderen erst bei einer Dauer von 30 s (ca. 100 QRS-Komplexe = anhaltende VT)
R-auf-T-Phänomen	Eine frühe VES fällt in die vulnerable Phase der T-Welle der vorangegangenen Herzaktion. Dabei trifft eine Erregungsfront auf teilweise wieder erregbares Gewebe (ungleichmäßig erregbares Gewebe bes. bei Ischämie) → Auslösung einer kreisenden Erregung möglich (Reentry): Gefahr von Kammertachykardien oder Kammerflimmern! Die Bedeutung des R-auf-T-Phänomens wird z.T. überschätzt. VT/VF entstehen auch »spontan« oder durch »späte VES«; R-auf-T-Phänomene am gesunden Herzen bleiben i. d. R. folgenlos. Beachte, dass eine supraventrikuläre Extrasystole, deren P-Welle auf eine T-Welle trifft, nicht gefährlich ist: 2 gleichzeitige elektrische Ereignisse, aber in verschiedenen Herzregionen!

ES = Extrasystole, N = Normalschlag.

❶ Cave – Auch bei symptomatischer Extrasystolie sollte keine generelle Behandlung mit Antiarrhythmika (insbes. der Klasse I) erfolgen (Prognoseverschlechterung möglich). Ursachenforschung und -bekämpfung haben Priorität!

4.9 Bradykarde Herzrhythmusstörungen

Herzfrequenz <60/min (DGK 2005; andere Autoren <50/min). Bradykardien können bei sportlich trainierten Menschen normal sein. Bei Normalpatienten können sie zu bedrohlichem Abfall des Herzzeitvolumens führen.

4.9.1 Sinusbradykardie (◻ Abb. 4.27)

Normal geformte P-Wellen und QRS-Komplexe mit einwandfreier Koppelung und langsamer Frequenz.

Ursachen
- Physiologisch: Sportler und Vagotoniker (jeweils in Ruhe); bei gesunden jungen Erwachsenen kommen nicht selten Episoden mit HF <40/min bzw. Sinuspausen bis 2 s vor (5 cm EKG-Kurve bei 25 mm/s Vorschub): Männer 24%, Frauen 8%.
- Pathologisch (keine angemessene Frequenzzunahme unter Belastung):
  - Sinusknotensyndrom (= Sick-Sinus-Syndrom, kranker Sinusknoten): z. B. durch KHK, Myokarditis, Degeneration, Gendefekt. Mgl. Folgen: Sinusbradykardie, sinuatrialer Block, Sinusarrest (anhaltendes oder wiederkehrendes Aussetzen des Sinusknotens → Asystolie/Ersatzrhythmus, oft ohne Ansprechen auf Atropin); plötzliches Abwechseln bradykarder und tachyarrhythmischer Phasen mit anschließender asystoler Pause (= »Tachykardie-Bradykardie-Syndrom«).
  - Hypersensibler Karotissinus (= Karotis-Sinus-Syndrom): Meist bei älteren Männern; Reizung überempfindlicher Druckrezeptoren in der A.-carotis-Gabel (Rasieren, enger Kragen, Kopfdrehung) →

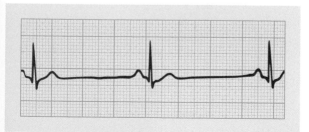

◻ **Abb. 4.27.** Sinusbradykardie

Reflex: Bradykardie (Sinusbradykardie/SA-Block/AV-Block) bis
Asystolie und/oder RR-Abfall, oft mit Synkope.
- Weitere **Ursachen:** Medikamente/Vergiftungen (z. B. β-Blocker, Antiarrhythmika, Digitalis, Organophosphate), Schilddrüsenunterfunk-
tion, Hypothermie, erhöhter Hirndruck (z. B. bei SHT, Apoplex).

Symptomatik. Meist asymptomatisch, ggf. Zeichen klinischer Instabilität
abhängig von Frequenz und der aktueller körperlicher Belastung, Syn-
kope/Adams-Stokes-Anfall.
Therapie. (◘ Abb. 4.17) Asymptomatische Formen bedürfen i. Allg. keiner
Therapie.

4.9.2   Knotenbradykardie (◘ Abb. 4.28)

- Regulär geformte, schmale QRS-Komplexe (z. T. kein Q in II und III);
Frequenz 40–60/min, gelegentlich auch langsamer.
- AV-Knotenersatzrhythmus wegen ausgefallener Vorhofaktivität: keine
P-Wellen.
- Aber auch retrograde (rückwärtsgerichtete) Erregung der Vorhöfe vom
AV-Knoten aus möglich → veränderte, atypische P-Wellen (in II nega-
tiv bzw. in aVR positiv):
  - P-Welle direkt vor dem QRS-Komplex (PQ-Zeit verkürzt): »oberer
AV-Knoten«/basaler Vorhof.
  - Fehlende P-Welle (zeitgleich mit QRS-Komplex): »mittlerer AV-
Knoten«.
  - In der ST-Strecke erkennbare P-Welle: »unterer AV-Knoten«/His-
Bereich (◘ Abb. 4.28).
- Bei retrogradem Ausgangsblock: P-Wellen unabhängig von den QRS-
Komplexen.

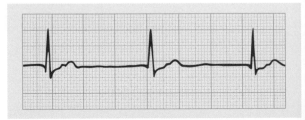

◘ **Abb. 4.28.** Knotenbradykardie (unterer AV-Knoten-Bereich)

Meist Ersatzrhythmus vom AV-Knoten ausgehend (sekundäres Erregungsbildungszentrum) bei Ausfall des Sinusknotens/der Vorhoferregung; auch als Ersatzrhythmus bei totalem AV-Block (III°) möglich. Synonyme: AV-Knotenrhythmus, (AV-) junktionaler Rhythmus. Wenn der AV-Knoten ausnahmsweise schneller schlägt als der Sinusknoten (meist 70–100/min): akzelerierter AV-junktionaler Rhythmus.

Ursachen
− Physiologisch: bei Jugendlichen.
− Pathologisch: Erhöhter Vagotonus, Intoxikation/Überdosierung (z. B. Digitalis, β-Rezeptorenblocker, Kalziumantagonisten); Elektrolytstörungen; versch. Herzerkrankungen (z. B. akuter inferiorer Herzinfarkt!).

Symptomatik. Meist asymptomatisch, ggf. Zeichen klinischer Instabilität abhängig von der Kammerfrequenz. Evtl. Synkope/Adams-Stokes-Anfall.
Therapie. (◘ Abb. 4.17) Asymptomatische Formen bedürfen i. d. R. keiner Therapie.

4.9.3 Kammereigenrhythmus (idioventrikulärer Rhythmus) (◘ Abb. 4.29)

Keine P-Wellen; breiter QRS-Komplex; meist regelmäßig; Frequenz 20–40/min. Ersatzrhythmus der Kammermuskulatur bei Ausfall übergeordneter Erregungsbildungszentren. Nur selten retrograde Vorhoferregung (P-Welle in der ST-Strecke). Wenn ein Erregungsbildungszentrum in der Kammer ausnahmsweise schneller schlägt als der Sinusknoten (bis ca. 100/min): akzelerierter idioventrikulärer Rhythmus.

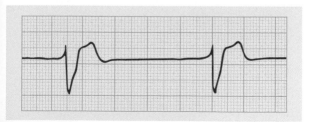

◘ **Abb. 4.29.** Idioventrikulärer Rhythmus

Ursachen. Intoxikation/Überdosierung (z. B. Digitalis, Antiarrhythmika, β-Rezeptorenblocker); verschiedene Herzerkrankungen (z. B. Myokarditis, KHK, akuter Herzinfarkt).

Symptomatik. Ggf. Zeichen klinischer Instabilität abhängig von der Kammerfrequenz. Gefahren: Synkope/Adams-Stokes-Anfall/Asystolie.

Therapie. ◘ Abb. 4.17.

4.9.4   AV-Blockierungen (◘ Abb. 4.30)

- **AV-Block I° (**◘ Abb. 4.30a): Bei sehr langer PQ-Zeit und höherer Frequenz Verschmelzung von P- und vorangehender T-Welle mgl. (erschwerte Erkennbarkeit). I. d. R. keine Symptomatik → keine Akutbedeutung, sofern nicht medikamentös oder durch Infarkt bedingt. Übergang in höhergradigen AV-Block mgl.
- **AV-Block II° Typ 1 (**◘ Abb. 4.30b): Die Abstände von P zu P bleiben gleich. I. d. R. keine Akutbedeutung. Ein Übergang in höhere Formen der AV-Blockierung ist z. B. bei Herzinfarkt oder Digitalisüberdosierung mgl.
- **AV-Block II° Typ 2 (**◘ Abb. 4.30c): Immer organische Ursache (z. B. Herzerkrankung). Gefahr: Übergang in AV-Block III° oder Asystolie! Überwachung! Klinik: bei Symptomatik i. d. R. SM-Implantation.

AV-Block II°, Typ 1 vs. Typ 2

Ein AV-Block II° Typ 2 mit 2:1-Block kann präklinisch nicht sicher von einem AV-Block II° Typ 1 mit Ausfall jeder 2. Überleitung (= kürzeste Wenckebach-Periode) unterschieden werden. Atropin kann bei AV-Block II° Typ 2 eine Verschlechterung bewirken, sodass z. B. nur noch jede 3. oder 4. Vorhofaktion übergeleitet wird (3:1- bzw. 4:1-Block) oder ein totaler AV-Block (III°) eintritt. Ein solcher »höhergradiger«/ »fortgeschrittener« AV-Block (2:1 bis etwa 8:1, z. B. bei Vorhofflattern) ist vom Typ 2 mit unregelmäßigem Überleitungsausfall abzugrenzen (geht insbes. bei fehlendem Schenkelblock seltener in totalen AV-Block über, außer bei Infarkt!).

DD Pause mit P-Welle

Wenn auf eine P-Welle kein QRS-Komplex folgt, ist die häufigste Ursache eine SVES, die nicht über den noch refraktären AV-Knoten weitergeleitet wird (blockierte SVES, kein AV-Block, harmlos). In diesem Fall erscheint die P-Welle früher als erwartet!

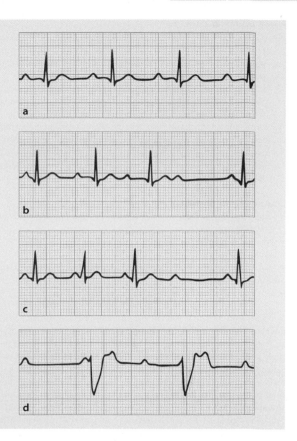

☐ **Abb. 4.30.** AV-Blockierungen. **a** AV-Block I°: Überleitung der Vorhoferregung verlängert, jedoch nicht aufgehoben; PQ-Zeit >0,2 s, frequenzabhängige Norm-werte ☐ Tab. 4.4). **b** AV-Block II°, Typ 1 (Wenckebach-Periodik, Mobitz-1): Periodisch zunehmende Zeit der AV-Überleitung (PQ-Zeit) bis zum Ausfall einer AV-Überleitung. **c** AV-Block II°, Typ 2 (Mobitz-2): Unregelmäßige komplette AV-Blockierung (plötzlicher Ausfall eines QRS-Komplexes nach einer P-Welle bei sonst stets konstanter und meist normaler PQ-Zeit). **d** AV-Block III° (AV-Dissoziation, totaler AV-Block): Fehlende Über-leitung der Vorhoferregungen auf die Kammer; daher Kammereigenrhythmus (meist 30–40/min), davon unabhängig regelmäßige P-Wellen. Hohes Risiko der Asystolie!

- **AV-Block III°** (◨ Abb. 4.30d):
  - »Günstiger« Fall: Ersatzrhythmus durch »Einspringen« eines Erregungsbildungszentrums unterhalb der Blockierung (trotzdem durch Bradykardie Beschwerden/Bewusstlosigkeit möglich, hohes Risiko der Verschlechterung, z. B. Asystolie!):
    AV-Knotenersatzrhythmus ohne retrograde Vorhoferregung (Frequenz 40–60/min, selten langsamer; schmaler QRS-Komplex möglich),
    Kammerersatzrhythmus (Frequenz 20–40/min): Unabhängig von den QRS-Komplexen regelmäßige P-Wellen mit höherer Frequenz (zum Vergleich: Kammereigenrhythmus ohne P-Wellen ◨ Abb. 4.29).
  - Ungünstiger Fall: (Kammer-) Asystolie (nur P-Wellen, EKG-Bild wie bei ◨ Abb. 4.7)!

Ursachen für AV-Blockierungen
- Vagotonus, z. B. Sportler: AV-Block I° und II° Typ 1 (verschwindet unter Belastung).
- Organische Herzerkrankungen, z. B. Herzinfarkt (am häufigsten), Myokarditis.
- Medikamente/Gifte: z. B. Digitalis, Antiarrhythmika, β-Blocker, Hyperkaliämie.
- Z. n. Thoraxtrauma/herzchirurgischem Eingriff.

Symptomatik. Abhängig von HF und Herzauswurfleistung: Zeichen klinischer Instabilität mgl. Bei AV-Block II° Typ 2 und III° (bis zum Einsetzen eines Kammerersatzrhythmus) längere Asystoliephasen mgl. (= Herz-Kreislauf-Stillstand! Adams-Stokes-Anfall). Herzinsuffizienz durch anhaltende Bradykardie (z. B. <40/min bei AV-Block II°). Bei AV-Block III° sog. Kanonenschlagphänomen, wenn Vorhof- und Kammerkontraktion zusammenfallen (PQ-Zeit <0,14 s): gelegentlich sehr lauter 1. Herzton.
Therapie. (◨ Abb. 4.17) Ggf. externer transkutaner Schrittmacher (SM). Ggf. CPR. Bei ACS (frischer Herzinfarkt) frühestmögliche Rekanalisierungstherapie anstreben (PCI/Lyse).

4.10 Herzschrittmacher und implantierter Defibrillator

4.10.1 Herzschrittmacher (SM)

I. d. R. erfolgt die Implantation wegen bradykarder Herzrhythmusstörungen, die zu belastenden Symptomen (wiederholte Synkopen, Schwindel, mangelnde Belastbarkeit) geführt haben oder ein erhöhtes Risiko für plötzlichen Herzstillstand bedeuten.

SM werden zunehmend auch bei rezidivierenden tachykarden Herzrhythmusstörungen eingesetzt (antitachykarde Stimulation, Overdrive-Pacing, interne Defibrillation). In den letzten Jahren finden SM auch häufiger in der Therapie der schweren chronischen Herzinsuffizienz Anwendung [spezielle biventrikuläre Stimulation, kardiale Resynchronisation (CRT), Multisite-Pacing].

Wenn das Herz bei höherer Belastung nicht mit einer Zunahme der Herzfrequenz reagiert (chronotrope Inkompetenz), können sog. frequenzadaptive SM über verschiedene Sensoren eine höhere Belastung feststellen, z. B. über Beschleunigung (Bewegung des Pat.), Thoraximpedanz (Atmung) und QT-Zeit (Indikator für Herzbelastung).

Die kardiologische Kontrolle und ggf. Neuprogrammierung erfolgt meist halbjährlich oder jährlich.

Herzschrittmacher werden nach einem festgelegten System klassifiziert (⬛ Tab. 4.7).

Beispiele für die Anwendung des Schrittmacher-Codes

– AAI
  – Der SM stimuliert den Vorhof.
  – Der SM nimmt herzeigene Erregungen im Vorhof wahr.
  – Hemmung der SM-Stimulation bei Wahrnehmung von Vorhoferregung.
  – Der relativ seltene AAI-SM wird bei isolierten Störungen des Sinusknotens und bei Long-QT-Syndromen eingesetzt.

– VVI
  – Der SM gibt Impulse in der Kammer ab.
  – Der SM nimmt herzeigene Impulse in der Kammer wahr.
  – Der SM-Impuls wird unterdrückt, wenn eine ausreichende herzeigene Impulsgebung in der Kammer vorhanden ist.

– DDD
  – Der SM gibt Impulse sowohl im Vorhof als auch in der Kammer ab.
  – Der SM nimmt die Impulse des Herzens in Vorhof und Kammer wahr.
  – Die Impulsgebung des SM in der Kammer wird durch die herzeigene Vorhoferregung angesteuert (Triggerung), bei herzeigenen Kammerimpulsen wird die Kammerstimulation des SM unterdrückt (Inhibition).

◘ Tab. 4.7. Klassifikation von Herzschrittmachern: NBG-Pacemaker Code*

1. Buchstabe	2. Buchstabe	3. Buchstabe	4. Buchstabe	5. Buchstabe
Ort der Stimulation	Ort der Impulswahrnehmung (Detection/Sensing)	Betriebsart/Modus (Reaktion des SM auf Impulswahrnehmung)	Programmierbarkeit	Besondere Funktionen, z. B. Antitachykardie
V (ventricle) = (r.) Kammer	V (ventricle) = (r.) Kammer	T = getriggert (Impulsabgabe nach Wahrnehmung)	P = programmierbar (1-fach/2-fach)	P (pacing) = Antitachykarde Stimulation
A (atrium) = (r.) Vorhof	A (atrium) = (r.) Vorhof	I = inhibitiert (keine Impulse, wenn Wahrnehmung)	M = multiprogrammierbar	S (shock) = Kardioversion/Defibrillation
D (double) = A + V	D (double) = A + V	D (double) = T (Vorhof) + I (Kammer)	C (communication) = Telemetrie	D (double/dual) = P + S
	0 (none) = diese Funktion nicht vorhanden	0 (none) = diese Funktion nicht vorhanden; asynchrone Stimulation	0 (none) = diese Funktion nicht vorhanden	0 (none) = diese Funktion nicht vorhanden
S (single chamber) = eine Kammer	S (single chamber) = eine Kammer	R (reverse) = Funktionsumkehrung; Stimulation reagiert eher auf Tachyarrhythmie als auf Bradyarrhythmie	R (rate modulation/rate response) = Frequenzadaptation (belastungsabhängige Frequenzerhöhung)	Multisite-Pacing/CRT bei Pat. mit schwerer Herzinsuffizienz (z. B. 3. Elektrode im Sinus coronarius zur synchronen Stimulation von rechter und linker Kammer)

In der Praxis Angabe des 4. und 5. Buchstabens nur bei Bedarf.
*NBG steht für »NASPE (North American Society of Pacing and Electrophysiology) and BPEG (British Pacing and Electrophysiology Group) Generic Pacemaker-Code«.

Normalfunktion, Charakteristik im EKG

Typische EKG-Bilder bei aktivem HS sind in den ◘ Abb. 4.31 dargestellt. Unmittelbar vor P-Wellen bzw. QRS-Komplexen finden sich sog. SM-Spikes (extrem schmale, strichförmige elektrische Impulse). Da die

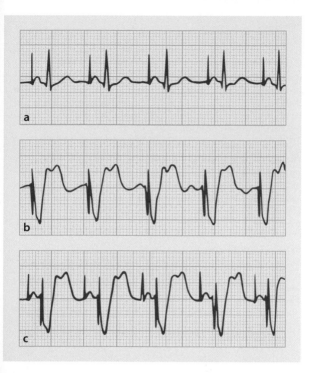

◘ **Abb. 4.31.** Charakteristik EKG-Bilder bei aktivem Herzschrittmacher bei Normalfunktion. **a** SM mit Vorhofstimulation (z. B. AAI, A00). **b** SM Schrittmacher mit Kammerstimulation (z. B. VVI, V00). **c** SM mit Vorhof- und Kammerstimulation (z. B. DDD, D00)

Reizweiterleitung im Herzen meist nicht den physiologischen Weg über das Reizleitungssystem nimmt, erscheinen besonders die QRS-Komplexe nach SM-Spikes i. d. R. deformiert und verbreitert (ähnlich wie ein Linksschenkelblock). Zu beachten ist, dass die SM-Spikes in manchen Ableitungen nicht zu erkennen sind (wenn der Stromimpuls senkrecht zur Ableitungsachse erfolgt). Bei manchen EKG-Geräten muss zur korrekten SM-Erkennung ein eigener Modus aktiviert werden.

Praxistipps

Bei bipolarer Stimulation und niedriger Reizschwelle sind die SM-Spikes häufig sehr klein und schwer erkennbar. Daher sollte man bei breitem Kammerkomplex in allen EKG-Ableitungen nach SM-Impulsen suchen und den Patienten auf einen implantierten SM hin befragen/untersuchen. Zeigt ein SM-Patient einen normalen Herzrhythmus, so wird der Schrittmacher i. d. R. inhibiert und schreitet nur bei Bedarf ein (Demand-Schrittmacher). In den Phasen mit normalem Herzrhythmus ist ggf. eine morphologische EKG-Analyse (Infarktdiagnostik) auch bei Schrittmacherpatienten möglich.

Die regelgerechte Funktion des SM ruft keine Symptome oder nur manchmal leichte Muskelzuckungen hervor. Stärkere, evtl. schmerzhafte Muskelzuckungen oder Schluckauf treten normalerweise nicht auf und sollten im Schrittmacherzentrum abgeklärt werden. Oft können sie erfolgreich durch eine Neuprogrammierung behoben werden.

Externe Schrittmacher

Externe SM kommen notfallmedizinisch überbrückend zum Einsatz, v. a. bei schweren symptomatischen Bradykardien (Zeichen klinischer Instabilität und/oder Risiko der Asystolie) und (Kammer-) Asystolie. Möglichkeiten:
- transösophageales Pacing,
- transvenöses Pacing,
- transkutanes Pacing.

Das transkutane Pacing bietet sich notfallmäßig im Rettungsdienst an, weil es schnell, sicher und unsteril angewendet werden kann. Da es relativ große Energien benötigt, die zu starken Muskelzuckungen und bei wachem Patienten zu Schmerzen führen können, ist i. d. R. eine Analgesie und ggf. Sedierung notwendig (Durchführung ▶ Kap. 4.6.4).

Notfälle bei Herzschrittmacherpatienten

❶ Cave – Vorhandene oder nicht vorhandene SM-Impulse sagen allein nichts über eine ordnungsgemäße Funktion von SM und Patientenherz aus. Es muss stets eine Beurteilung des klinischen Zustandes des Patienten erfolgen und im EKG der Zusammenhang von SM-Impulsen mit herzeigenen Aktionen festgestellt werden.

Beeinflussung des SM durch Notfälle oder RD-Personal

Fehlen der »diagnostischen und kompensatorischen Tachykardie«. Bei vielen Notfällen gilt die Tachykardie als charakteristisches (Früh-) Warnzeichen in der Notfalldiagnostik (z. B. Schock, Lungenembolie). Bei SM-Patienten mit fest eingestellter Stimulationsfrequenz kann dieses Warnzeichen oft nicht ausgebildet werden! Da die Tachykardie bei Notfällen häufig notwendig ist, um ein ausreichendes HZV aufrechtzuerhalten, kann der Kreislauf bei SM-Patienten deutlich früher dekompensieren!

Beeinflussung des SM durch SM-unabhängige Notfälle. Notfälle mit erhöhter Atemfrequenz und/oder starken Muskelzuckungen (z. B. Hyperventilationssyndrom, Krampfanfall) können bei frequenzadaptiven SM zu unangemessenen Tachykardien führen oder bei inhibierten SM die Stimulation unterdrücken (Oversensing), sodass extreme Bradykardie oder Herz-Kreislauf-Stillstand resultieren können.

EKG-Interpretation erschwert oder unmöglich. (z. B. bei Herzinfarkt, Herz-Kreislauf-Stillstand) Es gibt zwar hochspezifische Zeichen für einen Herzinfarkt im SM-EKG (z. B. Stimulus-qR-Zeichen, Cabrera-Zeichen); deren Beurteilung bleibt jedoch aber Spezialisten vorbehalten. Gelingt es aber, herzeigene Aktionen mit regulärer Erregungsausbreitung ohne SM-Stimulation im EKG zu dokumentieren, so ist prinzipiell auch bei SM-Trägern eine Herzinfarktdiagnostik im EKG möglich.

Beschädigung oder Totalausfall des SM-Systems. Auftreten z. B. bei schwerem (Thorax-) Trauma, ggf. mit Sondendislokation; externe Stromeinwirkungen (z. B. Defibrillation); Batterieerschöpfung. Es tritt i. d. R. die ursprüngliche Herzrhythmusstörung auf, die zur SM-Implantation geführt hat, im Extremfall eine schwere Bradykardie bis Asystolie. Die Notfalltherapie hängt vom patienteneigenen Herzrhythmus ab. I. d. R. überbrückend externer SM mit ausreichend hoher Stimulationsenergie und schnellstmögliche Wiederherstellung der Funktion des implantierten SM (Klinik).

Praxistipps

Der Verdacht auf eine Batterieerschöpfung wird erhärtet, wenn der SM-Patient mehrere halbjährliche oder jährliche Kontrollen ausgelassen hat. Umgekehrt ist bei regelmäßigen SM-Kontrollen eine unbemerkte Batterieerschöpfung sehr unwahrscheinlich; der SM würde zudem zunächst auf eine energiesparende Betriebsart wie A00, V00 oder D00 umschalten.

Elektromagnetische Störungen des SM-Systems. Ursachen: z. B. beabsichtigte Magnetauflage oder versehentlicher Aufenthalt in einem Magnetfeld, z. B. Diebstahlsperren in Kaufhäusern (sehr selten). SM sind

unter bestimmten Umständen in ihrer Funktion durch (starke) elektromagnetische Felder beeinflussbar. I. d. R. werden SM dabei »nur« auf eine
feste Frequenz umgeschaltet (Verlust der Demand-Funktion), was der
Patient meist nicht spürt. Nur extrem selten kommt es zu lebensbedrohlichen Situationen, wenn mehrere ungünstige Einflüsse zusammentreffen.
Es treten EKG-Bilder wie bei einem festfrequenten SM, einem Entrance-
Block (► u.) oder einem Oversensing (► u.) auf. Es genügt i. d. R., die
Störquelle zu beseitigen bzw. den Patienten aus dem Magnetfeld zu
bringen.

Allgemeine Maßnahmen bei Schrittmachernotfällen

- Immer den mitgeführten SM-Ausweis einsehen und mit in die Klinik
  nehmen (passt die beobachtete Stimulation im EKG zur Voreinstellung
  laut Ausweis?).
- Bei Verdacht auf SM-Fehlfunktion: Möglichst immer eine Klinik anfahren,
  in der ein passendes Programmiergerät für den SM des Patienten verfügbar ist (Überprüfung und ggf. Neueinstellung). Anfrage in der Klinik
  z. B. über die Rettungsleitstelle.
- Defibrillation, Kardioversion und externe SM-Therapie bei SM-Patienten
  und ICD-Trägern: Elektrodenposition initial immer anterior-posterior,
  um Beschädigung des Aggregats und verbrennungsinduzierten Herz-
  muskelschaden zu vermeiden sowie eine effektive Stromleistung zu
  gewährleisten (nach mehreren erfolglosen Versuchen anterior-anterior
  erwägen).
- Eine Kernspintomographie (MRT) ist bei SM-Patienten i. d. R. nicht möglich (durch starkes Magnetfeld Betriebsartänderung, evtl. Induktion von
  elektrischem Strom mit starker lokaler Hitzebildung, evtl. Dislokation
  bei ferromagnetischer Wirkung); der Beeinflussungsradius kann bis zu
  15 m um das Gerät herum betragen! Auch an Begleitpersonen mit SM
  denken!

Therapeutische Magnetauflage

Die Auflage eines speziellen SM-Magnets (Ring- oder Stabmagnet) auf
die Haut über dem SM-Aggregat führt bei den meisten SM zur Umschal-
tung vom Demand-Modus (Impuls nur bei Bedarf) auf festfrequente
Impulsgebung (V00/D00, mit einer vorprogrammierten, meist erhöhten
Frequenz, z. B. 100/min). Diese Funktion kann in manchen Fällen diagnostisch oder therapeutisch genutzt werden. Bei Entfernen des Magneten
oder nach einem bestimmten Zeitintervall schaltet der SM zurück.

Zur Wirkung der Magnetauflage über ICD ▶ Kap. 4.10.2 (Schrittmacheraggregate können je nach Modell, verwendeten Stimulationssonden und Programmierung als SM und/oder als ICD verwendet werden). Auch die Reaktion des Aggregates auf das Magnetfeld ist programmierbar. Manchmal wird die Magnetfunktion durch den Kardiologen bei der Programmierung dauerhaft abgeschaltet.

Entsprechende Magnete sollten auf notarztbesetzten Rettungsmitteln vorgehalten werden (Vorsicht: von magnetischen Datenträgern fernhalten!).

Wenige ältere SM reagieren bei Magnetauflage mit einer Steigerung der Stimulationsenergie, die evtl. stufenweise wieder abfällt (sog. Reizschwellentest).

❶ **Cave – Bei Verdacht auf Batterieerschöpfung (Anamnese ▶ o.) keine Magnetauflage, da ein SM-Totalausfall provoziert werden kann.**

Komplikationen der Magnetauflage: kompetitives Pacing (SM-Syndrom), evtl. Umprogrammierung des SM bei Magnetauflage in Gegenwart von starken Funksignalen (Radiosender, Telemetrie u. a.).

Praxistipps

Ansonsten gilt vereinfachend bei SM-Fehlfunktionen, wenn erfolgversprechend: zunächst Magnetauflage versuchen (einfach, schnell, risikoarm), bei Erfolg belassen und fixieren, bei Misserfolg entfernen und andere Verfahren erwägen (z. B. externer SM).

Exit-Block (❑ Abb. 4.32)

Ineffektive Stimulation, da der Ausgang von SM-Impulsen blockiert ist. Die elektrisch leitende Verbindung zwischen SM und Herzmuskel ist gestört. **Ursachen:** Elektrodendislokation (häufigste Ursache: die Elektrodenspitze verliert ihre feste Verankerung im Herzmuskel); Kabelbruch; falsch eingestellte SM-Schwelle; Reizschwellenerhöhung des Herzmuskels

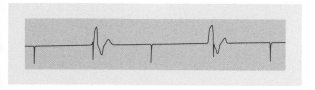

❑ **Abb. 4.32.** Exit-Block

(z. B. frischer Herzinfarkt, Medikamente, Vergiftungen). Oft geht ein Entrance-Block dem Exit-Block voraus.

EKG. SM-Impulse (Spikes) im EKG sichtbar, die jedoch nicht jedes Mal vom Herzmuskel beantwortet werden. Im schlimmsten Fall neben unbeantworteten SM-Spikes unabhängiger, bradykarder Kammereigenrhythmus oder Asystolie.

Überbrückende Maßnahmen im RD

Eine Magnetauflage kann versucht werden (selten wirksam). Ansonsten Therapie des patienteneigenen Herzrhythmus. I. d. R. überbrückend externer SM mit ausreichend hoher Stimulationsenergie und schnellstmögliche Wiederherstellung der Funktion des implantierten SM (Klinik).

Entrance-Block (◘ Abb. 4.33)
Der Eingang von herzeigenen Impulsen ist blockiert.
— Ein Demand-SM erkennt die herzeigenen Impulse nicht mehr: Sensing-Defekt, Undersensing, Wahrnehmungsstörung (z. B. bei dislozierter Sonde oder elektrischer Abschirmung der Sondenspitze – meist Entzündung um die Sondenspitze in den ersten Wochen nach Implantation, seltener durch spätere Fibrosierung oder Störsignale).
— Der SM hat wegen Batterieerschöpfung auf einen stromsparenden festfrequenten Modus umgeschaltet (A00, V00 oder D00).

EKG. Der SM stimuliert – trotz evtl. vorhandener Herzaktionen – unabhängig mit starrer Frequenz (ein VVI-SM wird zum V00, ein AAI zum A00, ein DDD zum DVI oder DAI oder D00) → Ausfall der Inhibition. Evtl. kann ein SM-Impuls in die vulnerable Phase fallen und Kammerflimmern auslösen. Therapieziel: ausschließlich SM-geführter Herzrhythmus.

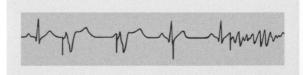

◘ **Abb. 4.33.** Entrance-Block

Überbrückende Maßnahmen im RD

Bei Verdacht auf Batterieerschöpfung (Anamnese ► o.) keine Magnetauflage, da durch die energetische Beanspruchung des SM ein Totalausfall
mit Reanimationspflichtigkeit provoziert werden kann! Transport in die Klinik unter CPR-Bereitschaft, ggf. überbrückend externer SM mit ausreichend
hoher Stimulationsenergie und schnellstmögliche Wiederherstellung der
Funktion des implantierten SM (Klinik).

Bei Verdacht auf Sensing-Defekt:

– Magnetauflage (Ziel: SM-Frequenz über Eigenfrequenz des
  Patienten).
– Medikamentöse Senkung der Herzfrequenz unter die programmierte
  SM-Frequenz (z. B. β-Blocker).
– Der SM übernimmt dann in beiden Fällen die alleinige Führung.

Oversensing (SM-Überempfindlichkeit)

Störsignale wie Muskelkontraktionen, Vibrationen (RTW-Fahrt)
oder elektromagnetische Impulse (z. B. transkutane elektrische Ner-
venstimulation = TENS) werden vom SM als (inhibitierende oder
triggernde) Herzaktionen wahrgenommen. Evtl. durch Elektroden-
isolationsdefekt oder niedrig programmierte Wahrnnehmungs-
schwelle des SM bedingt/verstärkt. Im EKG sind häufig die entspr.
Störsignale erkennbar.

– Bei Inhibition: trotz Bradykardie/Asystolie keine SM-Stimulation
  (◨ Abb. 4.34); Synkope (häufig entfällt dadurch das Störsignal, und der
  Patient erwacht, bis er bei erneuter Störung wieder kollabiert), evtl.
  Störsignale erkennbar; Anamnese!
– Bei Triggerung: SM-vermittelte Tachykardie möglich, die meist erfolg-
  reich durch Magnetauflage terminiert werden kann (Abschaltung der
  Detektion/Inhibition).

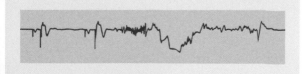

◨ **Abb. 4.34.** Oversensing

Überbrückende Maßnahmen im RD
- Beseitigung der Störquelle oder Patienten aus dem Störbereich bringen.

Wenn erfolglos:
- Magnetauflage, um die Detektions-/Inhibitions-Funktion abzuschalten (starrfrequente Stimulation – meist erfolgreich)
- Zur Not: Therapie des patienteneigenen Herzrhythmus (■ Abb. 4.17).

AV-Crosstalk (■ Abb. 4.35)
Die ventrikuläre Sonde nimmt die stimulierte Vorhofaktion fälschlich als Kammerstimulation wahr und wird inhibitiert. Kammerbradykardie/-asystolie!
EKG. Nur Vorhofstimulation gefolgt von P-Wellen; keine Kammeraktionen (kann intermittierend auftreten).

Überbrückende Maßnahmen im RD
- Magnetauflage, um die Detektions-/Inhibitions-Funktion abzuschalten (starrfrequente Stimulation – meist erfolgreich).

Wenn erfolglos:
- Therapie des patienteneigenen Herzrhythmus (■ Abb. 4.17).

Schrittmachersyndrom (■ Abb. 4.36)
Fehlende Koordination zwischen erhaltenem Sinusrhythmus und VVI-SM (retrograde Erregungsleitung von Kammer auf Vorhof): konkurrierende Rhythmen, hin und wieder oder regelmäßig gleichzeitige Vorhof- und Kammerschrittmachersystole: Kontraktion der Vorhöfe gegen die geschlossenen Vorhof-Kammer-Klappen → atrialer Baro-

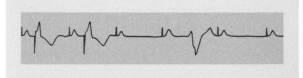

■ **Abb. 4.35.** AV-Crosstalk

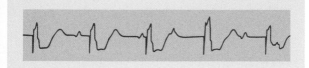

◼ **Abb. 4.36.** Schrittmachersyndrom

rezeptorreflex (Herzklopfen, Schwindel, Angst, evtl. Blutdruckabfall, Synkope).

EKG. Konkurrierender SM- und Sinusrhythmus; P-Wellen »laufen in den QRS-Komplex hinein« oder sind evtl. retrograd im Bereich der ST-Strecke erkennbar.

Überbrückende Maßnahmen im RD

- Medikamentöse Anhebung der Eigenfrequenz des Patienten, um die ventrikuläre Stimulation zu unterdrücken (z. B. Atropin).
- Wenn erfolglos: Magnetauflage, um die SM-Frequenz über die Eigenfrequenz des Patienten zu heben und ein ausreichendes Herzzeitvolumen zu erhalten.
- Ultima Ratio: Medikamentöse Absenkung der Eigenfrequenz unter die SM-Frequenz (Vorsicht: Kardiodepression!).

4.10.2 Automatischer implantierter Kardioverter/ Defibrillator (ICD/AICD)

Bestimmte Patienten mit hohem Risiko für plötzlich auftretendes Kammerflimmern und/oder gefährliche Kammertachykardien werden prophylaktisch mit einem implantierten Defibrillator versorgt, der ständig die Herzfunktion des Pat. überwacht und gefährliche Herzrhythmusstörungen mit einem vorprogrammierten Elektroschock beendet (Defibrillation/Kardioversion). Da der Elektroschock extrem schnell nach Einsetzen der Herzrhythmusstörung erfolgt, ist er fast immer erfolgreich.

Selbst bei Kammerflimmern ist der Patient i. d. R. noch nicht bewusstlos, wenn der ICD defibrilliert, sodass der Patient die Elektroschocks des ICD meist als schmerzhaft empfindet. Je nach Herzrhythmusstörung können auch Schwindel oder Synkopen auftreten; bei Fehlfunktion oder

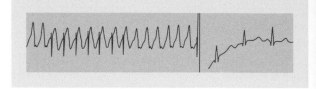

◪ **Abb. 4.37.** Nach erfolgloser Überstimulation mit 7 Burst-Stimuli, Beendigung der VT durch intrakardiale Defibrillation mit 20–40 J

Therapieresistenz Herz-Kreislauf-Stillstand mögl. Da das Ereignis selten vorhersehbar ist, wird es meistens nicht in einem Monitor-EKG dargestellt (interne Aufzeichnung des ICD ist durch Kardiologen auswertbar, evtl. auch Ereignisrekorder des Pat., ▶ u.). Die ständige Überwachung des ICD bei normalem EKG-Rhythmus kann man im EKG nicht erkennen.

ICD sind meist eine Kombination von SM mit einer antitachykarden SM-Funktion durch Kardioversion bzw. Defibrillation bei Kammerflimmern und -tachykardie. Bei Kammertachykardien erfolgt häufig nicht eine einzelne Elektrostimulation, sondern durch sog. antitachykarde Überstimulation (Overdrive-Pacing): eine Serie von Stimulationen mit hoher Frequenz, z. B. 200/min; ◪ Abb. 4.37).

Bsp. für ICD-Implantationsindikationen. Z. n. erfolgreicher Reanimation bei Kreislaufstillstand durch Kammerflimmern, Brugada-Syndrom, angeborenes Long-QT-Syndrom, rezidivierende Tachykardien, die weder durch Medikamente noch durch antiarrhythmische Operationen oder Katheterablation behandelbar sind.

Notfälle bei ICD-Patienten

Z. n. korrekter ICD-Auslösung. Nach einem einzelnen ICD-Schock, der spontan oder kurz nach Auftreten von Symptomen einer Arrhythmie erfolgte [z. B. Schwindel, (Prä-) Synkope, Palpitationen], ist von einer adäquaten ICD-Therapie auszugehen, wenn sich die Symptome rasch nach dem Schock zurückgebildet haben, insbes., wenn frühere derart erfolgreiche Defibrillationen bekannt sind.

Wird der NA, z. B. von Augenzeugen, wegen einer solchen mutmaßlich korrekten ICD-Auslösung gerufen, ist nicht unbedingt eine Klinikeinweisung nötig, sofern

– der Patient bei Eintreffen des RD stabil und beschwerdefrei ist und

– der (i. d. R. gut aufgeklärte) Patient keinen Transport wünscht.

In diesem Fall sollte aber unbedingt ein 12-Kanal-EKG registriert werden (einen Ausdruck dem Pat. für seinen Kardiologen mitgeben), der ICD-Pass eingesehen werden und möglichst kurz mit dem betreuenden kardiologischen Zentrum Rücksprache gehalten werden (Notfallrufnummer im ICD-Pass). Ggf. den Patienten nach vereinbarten Absprachen für den Fall einer erfolgreichen Defibrillation fragen. I. d. R. empfiehlt sich eine zeitnahe, geplante Abfrage der aufgezeichneten Geräteinformationen durch den behandelnden Kardiologen (am folgenden Werktag ausreichend).

Notfall: Gehäufte ICD-Defibrillationen. Kommt es zu gehäuften ICD-Schocks (z. B. >1 in 1–24 h je nach Angabe der implantierenden Klinik), muss eine rhythmologisch instabile Situation in Betracht gezogen werden (z. B. Elektrolytstörung, Ischämie) → Umgehende Einweisung in eine geeignete Klinik zur Überwachung und Ursachensuche. Bei Patienten, die häufigere Schocks gewohnt sind, kann die Schwelle ggf. auch höher sein (z. B. >1/15 min; >4/1 h; >7/24 h).

Bei stabilem Patienten möglichst das betreuende/implantierende Zentrum anfahren, bei Instabilität lange Transportwege eher vermeiden (nächste geeignete Klinik, möglichst mit ICD-Erfahrung).

Notfall: Geräteversagen/ICD-Fehlfunktion. Bei zahlreichen Schockentladungen direkt hintereinander/anhaltender antitachykarder Stimulation besteht eine Notfallsituation; es sollte wenn möglich sofort durch ein (12-Kanal-) EKG geklärt werden, worin das Problem besteht:

— »Arrhythmic storm«: Trotz erfolgreicher Schocks kommt es kurz nach jedem Schock zum Neuauftreten der Arrhythmie, sodass der ICD erneut aktiviert wird.

— V. a. Geräteversagen/ICD-Fehlfunktion:
  – Ineffektive Schockabgaben des ICD: Der ICD reagiert nicht oder nicht erfolgreich auf eine anhaltende bedrohliche Herzrhythmusstörung (z. B. wegen Kammertachykardie unterhalb der programmierten Wahrnehmungsschwelle, Sondendislokation oder Batterieerschöpfung).
  – Inadäquate Schockabgabe: Der ICD gibt unangemessen Elektroschocks ab, ohne dass eine bedrohliche Arrhythmie besteht (z. B. bei Vorhofflimmern, Sinustachykardie durch Fieber oder Volumenmangel, Muskelartefakten, äußeren Störimpulsen, die dem ICD Kammerflimmern/Tachykardien vortäuschen); nicht nur unnötig, schmerzhaft und psychisch traumatisierend, sondern auch gefährlich (Auslösung tödlicher ventrikulärer Arrhythmien mgl.).

Praxistipps

Es besteht keine Gefahr für Helfer durch Elektroschocks des ICD, auch wenn evtl. ein leichtes Hautkribbeln bei Berührung des Patienten während einer ICD-Schockauslösung empfunden wird.

Maßnahmen

- Basischeck, Basismaßnahmen (EKG-, RR- und S_pO_2-Monitoring, Sauerstoffgabe, Reanimationsbereitschaft, Ursachensuche).
- Ggf. CPR (ggf. externe Defibrillation anterior-posterior).
- Ggf. Analgosedierung (Schutz vor Angst und Schmerz durch weitere Schocks).
- Ggf. Therapie der Ursache (z. B. Herzinfarkt, Herzinsuffizienz, Volumenmangel).
- Ggf. Therapie anhaltender/wiederkehrender bedrohlicher Herzrhythmusstörungen bei symptomatischen Patienten durch erfahrenen NA (insbes. bei wiederkehrender VT); ◨ Abb. 4.13–4.16; antiarrhythmische Vormedikation beachten!
- Ggf. medikamentöse Frequenzsenkung unter die Wahrnehmungsschwelle des ICD (z. B. β-Blocker), sodass inadäquate Schocks ausbleiben.
- Ggf. bei erfolglosen/unangemessenen ICD-Schocks: ICD durch Magnetauflage deaktivieren.

Magnetauflage bei ICD

Bei den meisten ICD führt die Auflage eines speziellen, medizinischen SM-Magneten (Stab- oder Ringmagnet, Feldstärke um 5–10 mT) auf die Haut über dem ICD-Aggregat zu einer Abschaltung der Antitachykardie- und Defibrillationsfunktion [Schutz vor weiteren schmerzhaften/gefährlichen Schocks, Vorbeugung vorzeitiger Batterieerschöpfung – z. T. ist eine max. mögliche Schockzahl in Serie vorprogrammiert (4–8), sodass der ICD auch bei vorliegender Indikation zunächst nicht weiter schockt]. Das Entfernen des Magneten bewirkt i. d. R. die Reaktivierung (Fixieren des Magneten auf der Haut, wenn längere Stilllegung erwünscht).

Herstellen externer Kardioversions-/Defibrillationsbereitschaft möglichst vor Stilllegen des ICD, da die Arrhythmieschutzfunktion nach Magnetauflage aufgehoben ist! Eine evtl. parallel vorhandene SM-Funktion des ICD bleibt aber weiter aktiv.

Bei wenigen älteren ICD führt die Magnetauflage über etwa 30 s zu einer dauerhaften Deaktivierung (pulssynchroner Piepton bei Auflage, Dauerpiepton bei erfolgter Deaktivierung), sodass der Magnet anschließend entfernt werden kann; die Reaktivierung muss entweder durch erneute Magnetauflage oder mit Programmiergerät in der Klinik erfolgen.

Elektrotherapie bei ICD

Bei den üblichen Indikationen (z. B. Kammerflimmern) adäquate externe Defibrillation, Kardioversion oder Überstimulation (primär anterior-posterior versuchen, Defi-Elektroden nicht über dem ICD-Aggregat anlegen; im Spezialfall epikardialer ICD-Elektroden – von außen nicht erkennbar – muss wegen der Abschirmung ggf. die Standardposition ausprobiert werden).

Ereignisrekorder

Viele ICD-Träger (auch andere Patienten, z. B. zur Synkopenabklärung) erhalten einen EKG-Ereignisrekorder [für ein Oberflächen-EKG = Loop Recorder (LR) oder subkutan implantiert = Implanted Loop Recorder (ILR)]. Der Pat. aktiviert die Aufzeichnung des LR/ILR mit Knopfdruck, wenn er Beschwerden hat, sodass in der Klinik eine Analyse der Arrhythmien zu diesem Zeitpunkt und auch mind. 30 min zuvor möglich ist. Wurde der LR/ILR bei Eintreffen des RD noch nicht aktiviert (z. B. Vergessen, Bewusstlosigkeit), sollte der RD dies nachholen.

4.11 12-Kanal-EKG

Zur DD der Herzrhythmusstörungen reichen i. d. R. die Standardableitungen nach Einthoven aus, auch wenn sie nur modifiziert abgeleitet und am Monitor betrachtet werden. Manchmal kann jedoch das 12-Kanal-EKG die DD erleichtern oder allein ermöglichen (z. B. DD Breitkomplextachykardie). Die Registrierung eines 12-Kanal-EKG ist auch vor jeder Behandlung von Herzrhythmusstörungen im Notarztdienst indiziert, um dem weiterbehandelnden Kardiologen nachträglich die Möglichkeit einer exakten Diagnose, Prognose und gezielten Weiterbehandlung (z. B. Rezidivprophylaxe) zu geben. Anderenfalls muss sich der Patient ggf. einer weiteren belastenden oder risikoreichen Diagnostik stellen.

Ein 12-Kanal-EKG im RD ist insbesondere bei akutem Koronarsyndrom oder V. a. myokardiale Ischämie indiziert, z. B. bei den Leitsymptomen akuter Thoraxschmerz und akute Dyspnoe. Auch in anderen Fällen kann ein 12-Kanal-EKG sinnvoll sein, jedoch muss der Zeitaufwand durch einen potenziellen Nutzen gerechtfertigt werden (z. B. Zielklinikauswahl, Lysetherapie im Rettungsdienst, beschleunigte Behandlung in der Zielklinik nach Voranmeldung).

Mit dem 12-Kanal-EKG können etwa 50–70% der akuten Herzinfarkte bereits im Rettungsdienst erkannt werden. Bei 20–50% der akuten Lungenembolien finden sich deutliche Verdachtsmomente, die in Kombination eine Spezifität von >90% aufweisen können.

Wenn der NA ein 12-Kanal-EKG durchführt oder durch den RA ableiten lässt, muss er zum einen die notwendige Qualität sicherstellen (▶ Kap. 4.2) und zum anderen auch einen adäquaten EKG-Befund erheben (▶ Übersicht).

12-Kanal-EKG-Befund
- Herzfrequenz, Rhythmus – Lagetyp
- Orientierend: wichtige Zeitwerte (PQ-Zeit, QRS-Dauer, QT-Zeit).
- Formanalyse:
  - Ischämiezeichen/Infarktzeichen,
  - Leitungsblockierungen,
  - Belastungszeichen/Hypertrophiezeichen,
  - auffällige Störungen der Erregungsrückbildung.
- Beurteilung der erhobenen Befunde in Bezug auf die Klinik des Patienten!

Auch wenn die Notfall-EKG-Befundung einfachen Grundregeln folgt, sind zur definitiven Einordnung bestimmter Befunde spezielle Kenntnisse erforderlich, die Bestandteil entsprechender weiterführender Lehrbücher und Kurse sind. Jedoch besteht die Aufgabe der Notfall-EKG-Befundung darin, Normabweichungen überhaupt zu erkennen und zu benennen sowie solche mit Notfallrelevanz korrekt zu bewerten.

Norm-EKG und Nomenklatur. Um Abweichungen von der Norm im EKG erkennen zu können, muss man sich stets den normalen Kurvenverlauf in den verschiedenen Ableitungen vor Augen halten (◨ Abb. 4.38). Da die Form des EKG-Zyklus z. T. von der Musterableitung II (◨ Abb. 4.2) abweicht, sind bei der Benennung der Kammerkomplexe folgende Regeln zu beachten (◨ Abb. 4.39):
- Jeder nach oben gerichtete Ausschlag heißt R.
- Treten mehrere positive Ausschläge auf, so heißt der erste R und der zweite R'.
- Ein negativer Ausschlag vor dem ersten R heißt Q.
- Jeder negative Ausschlag nach einem R heißt S.

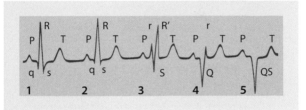

▣ Abb. 4.38. Beispiel einzelner EKG-Zyklen in den wichtigsten Ableitungen eines Patienten mit normalem Lagetyp

▣ Abb. 4.39. Benennung der Zacken in verschiedenartigen Kammerkomplexen

- Kleine Ausschläge (<0,5 mV) werden mit kleinem, große mit großem Buchstaben bezeichnet.
- Ein nur negativer Ausschlag wird als QS-Komplex bezeichnet.

4.11.1 Lagetypen des Herzens/elektrische Herzachse

Der Lagetyp kann ausreichend genau anhand der QRS-Amplituden der Einthoven-Ableitungen abgeschätzt werden (▣ Tab. 4.8). Der Lagetyp ergibt sich aus der Hauptausbreitungsrichtung der elektrischen Erregung in der Frontalebene, entsprechend der Ableitung mit dem größten positiven QRS-Ausschlag (genauer: QRS-Nettofläche). Auf dem sog. Cabrera-Kreis (▣ Abb. 4.40) sind die Extremitätenableitungen nach ihrer Ableitungsrichtung in der Frontalebene angeordnet. Eine genaue Winkelgradangabe ist im RD nicht relevant.

◨ **Tab. 4.8.** Lagetypen, Bestimmung mit Einthoven-Ableitungen

Größter Ausschlag	Unterscheidung	Lagetyp	Mögliche Ursachen
I	QRS in II überwiegend negativ (R<S)	Überdrehter Linkstyp (ÜLT)	KHK, Herzklappenveränderungen mit Linksherzhypertrophie, linksanteriorer Hemiblock
	QRS in II überwiegend positiv (R>S)	Linkstyp (LT)	Linksherzbelastung (z. B. Hypertonus), Adipositas, Alter >45 Jahre, Schwangerschaft
II	R-Ausschläge: I>III	Indifferenztyp (IT, Normaltyp)	Normal bei Erwachsenen
	R-Ausschläge: III>I	Steiltyp (ST)	Normal bei Jugendlichen und Asthenikern (bei Älteren, bei denen mit Linkstyp gerechnet wird, evtl. Hinweis auf Rechtsherzbelastung)
III	QRS in aVR überwiegend negativ (R<S)	Rechtstyp (RT)	Normal bei Kindern, Erwachsene: Cor pulmonale, Rechtsherzbelastung
	QRS in aVR überwiegend positiv (R>S)	Überdrehter Rechtstyp (ÜRT)	Immer pathologisch, Rechtsherzhypertrophie-/belastung bei Herzfehlern, Cor pulmonale, chronisch rezidiv. Lungenembolien, linksposteriorer Hemiblock

Merke für erwachsene Patienten:
Alle Einthoven-Ableitungen überwiegend positiv → Lagetyp in Ordnung.
1 Einthoven-Ableitung überwiegend negativ → möglicherweise pathologisch.
2 Einthoven-Ableitungen überwiegend negativ → auf jeden Fall pathologisch.
Alle 3 Einthoven-Ableitungen überwiegend negativ (»Nord-West-Vektor«) → auf jeden Fall pathologisch (schwere Herzerkrankung), oft bei ventrikulärer Tachykardie.
Bei ungewöhnlichem Lagetyp (insbes. ÜRT) auch an Verpolung der EKG-Elektroden oder Situs inversus cordis denken!

Die elektrische Herzachse verändert sich physiologisch mit zunehmendem Alter: Betrachtet man nur die Einthoven-Ableitungen, so sieht man den größten Ausschlag normalerweise bei Kindern in Ableitung III (Rechtstyp), bei jungen Erwachsenen bis etwa 45 Jahre in Ableitung II (Steiltyp bis Indifferenztyp), bei älteren Menschen und Schwangere in Ableitung I (Linkstyp). Abweichungen von dieser Regel liefern sehr

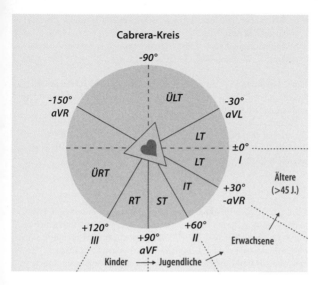

□ Abb. 4.40. Cabrera-Kreis

schnell wichtige Hinweise auf mögliche Herz-Kreislauf- oder Lungener-krankungen und bedürfen einer Abklärung.

Sonderfall: Sagittaltyp. Die R-Ausschläge sind in I, II und III etwa gleich groß und meist klein. Der elektrische Hauptvektor steht senkrecht zu den Achsen der Extremitätenableitungen. Man unterscheidet den sog. S_I-S_{II}-S_{III}-Typ (deutliche S-Zacke in I, II und III) und den S_I-Q_{III}-Typ (deutliche S-Zacke in I, deutliche Q-Zacke in III). Ein Sagittaltyp kann Zeichen für eine Rechtsherzbelastung sein (bes. S_I-Q_{III}-Typ als Zeichen für eine Lungen-embolie = McGinn-White-Syndrom), tritt aber auch bei Jugendlichen auf.

4.11.2 Leitungsblockierungen

Durch eine Leitungsverzögerung in einem oder beiden Tawara-Schen-keln werden die Kammern nicht synchron erregt, sodass es zu einer Verbreiterung des QRS-Komplexes kommt (≥0,12 s). Ferner können 2 R-Zacken in jedem QRS-Komplex auftreten (M-Form/Kaninchenohr/Aufsplitterung):

- bei Rechtsschenkelblock (RSB) typischerweise in V_1 und V_2 (rechtspräkordial, ◘ Abb. 4.41a),
- bei Linksschenkelblock (LSB) typischerweise in I, V_5 und V_6 (linkspräkordial, ◘ Abb. 4.41b).

Eine ST-Hebung (V_1–V_3) gehört i. d. R. zum Bild des Linksschenkelblocks und stellt keine eigene Normabweichung dar → Herzinfarktdiagnostik eingeschränkt!

Weitere Zeichen für Leitungsblockierungen sind Verlängerungen der Strecke vom Beginn des QRS-Komplexes bis zur Spitze der letzten R-Zacke (= oberer Umschlagpunkt = OUP = endgültige Negativitätsbewegung = ENB):
- OUP ≥0,03 s in V_1 oder V_2 (Rechtsverspätung bei RSB).
- OUP ≥0,06 s in V_5 oder V_6 (Linksverspätung bei LSB).

Die o. g. Aufsplitterung und Verspätung mit nur grenzwertiger QRS-Verbreiterung (0,10–0,11 s) bezeichnet man als **inkompletten Schenkelblock**. Der linke Schenkel besteht meist aus einem anterioren und einen posterioren Faszikel. Eine Leitungsstörung in nur einem Faszikel führt zu einem sog. **Hemi-** oder **Faszikelblock** mit einer Änderung des Lagetyps:
- Überdrehter Linkstyp mit deutlichem S in III und RS/rS in V_1–V_6 → linksanteriorer Hemiblock (LAHB/LAFB), oft R-Kerbung und q in I, aVL (DD!).
- (Überdrehter) Rechtstyp + Q in III + Ausschluss einer Rechtsherzbelastung → Linksposteriorer Hemiblock (LPHB/LPFB) – DD: inferiorer Herzinfarkt.

Der Rechtsschenkelblock ist für sich nicht pathologisch, kann aber auch Zeichen einer Rechtsherzbelastung sein (z. B. Cor pulmonale, Shunt-

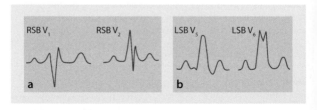

◘ **Abb. 4.41.** Morphologie der Leitungsblockierungen: **a** Rechtsschenkelblock **b** Linksschenkelblock

Vitium) aufweisen. Linksschenkelblöcke sind prinzipiell abklärungsbedürftig (z. B. Linksherzbelastung, Kardiomyopathie). Ein neu aufgetretener Linksschenkelblock wird – bei infarkttypischer Symptomatik – dem EKG-Kriterium »ST-Hebung« gleichgestellt. Schenkelblockierungen können auch frequenzabhängig oder intermittierend auftreten.

4.11.3 Hypertrophiezeichen/Belastungszeichen

Eine Herzbelastung (echte Hypertrophie, aber auch Volumen- oder Druckbelastung) äußert sich in einer Erhöhung oder Verbreiterung des entsprechenden EKG-Anteils, z. T. mit charakteristischen Formveränderungen (◘ Tab. 4.9). Eine große R-Zacke in V_1 muss als mögliches

◘ **Tab. 4.9.** Typische Hypertrophiezeichen/Belastungszeichen

Lokalisation	EKG-Kriterien
Vorhof, rechts	P dextroatriale (P pulmonale): – P-Welle in II, III und aVF >0,25 mV – P-Welle in V_1 (und/oder V_2) biphasisch mit initialer Überhöhung (>0,15 mV) Geringe Sensitivität (um 10%). Häufiger bei Sympathikotonie als bei Hypertrophie.
Vorhof, links	P sinistroatriale (P mitrale): – P-Welle in I, II und aVF breit (≥0,11 s) und doppelgipflig – P-Welle in V_1 (und/oder V_2) biphasisch mit terminaler Überhöhung (>0,15 mV)
Kammer, rechts	– Große R-Zacke in V_1 (>0,7 mV) – DD große R-Zacke beachten! – Sokolow-Lyon-Index (re.): R in V_1 + S in V_5 >1,05 mV – Präterminal negatives T in V_1/V_2, Rechtstyp, Rechtsschenkelblock
Kammer, links	– Großes R in aVF (≥2,4 mV) oder in aVL (≥1,2 mV, Sokolow-Lyon II) – $R_I + S_{III}$ ≥2,5 mV (Gubner-Ungerleider) – $R_I + S_{III} - S_I - R_{III}$ ≥1,7 mV (Lewis) – Sokolow-Lyon-Index (li.): S_{V1} (oder S_{V2}) + R_{V5} (oder R_{V6}) >3,5 mV (>4,5 mV → fast sicher Hypertrophie) – Einfacher Cornell-Index: $R_{aVL} + S_{V3}$ ≥2,8 mV (Männer)/≥2,0 mV (Frauen) – Präterminal negatives T in V_5/V_6, LT/ÜLT, QRS >0,08 s – Sokolow und Cornell bei Pat. >40 Jahre: Sensitivität 10–30%, Spezifität >90%

Bei kombinierten Hypertrophien sind die entsprechenden Zeichen ebenfalls kombiniert. Bei Pat. <30 Jahre sind die Hypertrophiezeichen häufig falsch positiv. Im RD nur orientierende Beurteilung.

Zeichen einer rechtsventrikulären Hypertrophie ins Auge fallen – jedoch sind wichtige Differenzialdiagnosen in Betracht zu ziehen (▶ Übersicht).

Große R-Zacke in V_1 (>0,5 mV)

- Rechtsventrikuläre Hypertrophie (hoch wahrscheinlich, wenn R >0,7 mV)
- Rechtsschenkelblock (QRS ≥0,12 s und M-Form in V_1/V_2)
- WPW-Syndrom (Typ A = sternalpositiver Typ; PQ-Zeit verkürzt, träger R-Anstieg = Deltawelle v. a. in V_1–V_3, evtl. anfallsweise Tachykardien bekannt)
- (Strikt) posteriorer Infarkt (hohe Hinterwand betroffen; Ableitung V_7–V_9 prüfen)
- Dextrokardie (Situs inversus cordis)
- Kinder (20%), Jugendliche (10%)

4.12   EKG bei Myokardinfarkt

Das 12-Kanal-EKG ermöglicht für Patienten mit Myokardinfarkt im RD einen u. U. lebensrettenden Zeitgewinn durch
- zielgerichtetes Vorgehen von RA und NA,
- Auswahl einer geeigneten Klinik (im Idealfall: Herzkatheterlabor),
- präzise Vorinformation der Klinik → Transportzeit für Vorbereitungen nutzen; Verkürzung des Zeitintervalls bis zur PCI/PTCA (anzustrebende »door to needle time« <20 min!),
- ggf. Indikationsstellung zur präklinischen Lyse.

Die wichtigsten infarkttypischen EKG-Veränderungen sind gemäß deren Stadien im Verlauf zeigen ◘ Abb. 4.42–4.45. Die exakten Messkriterien für die Diagnose STEMI (akuter Myokardinfarkt mit ST-Hebung; ▶ Kap. 8.2.2) sind in ◘ Tab. 4.10 wiedergeben. Die Infarktzeichen bilden sich in den Ableitungen aus, in denen die positive Elektrode der betroffenen Herzregion am nächsten liegt (bei umgekehrter Polung: Spiegelbild, z. B. statt ST-Hebung → ST-Senkung). Dadurch wird der Infarkt unter Kenntnis der Herzanatomie bereits im EKG grob lokalisierbar (◘ Tab. 4.11), wobei Variationen der Koronaranatomie zu bedenken sind.

Zahlreiche Krankheitsbilder zeigen ebenfalls Erregungsrückbildungsstörungen mit Veränderungen der ST-Strecke (z. B. chronische Ischämien/KHK, Digitalis, Elektrolytstörungen), sodass die typische ST-Morphologie bei Myokardinfarkt bekannt sein muss. Wichtige DD der

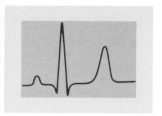

Abb. 4.42. Herzinfarkt: Frühstadium mit Erstickungs-T. Deutlich überhöhte, positive, schmalbasige und spitze T-Welle. Sekunden bis ca. 30 min nach Ischämiebeginn. DD: Hyperkaliämie, junge Astheniker, Vagotonie, Perimyokarditis

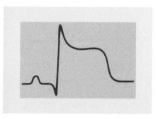

Abb. 4.43. Stadium I (akutes Stadium) mit ST-Hebung bei frischem Infarkt bis ca. 6 h nach Ischämiebeginn. DD: Eine aszendierende ST-Hebung (bes. in V_1–V_3, durchaus bis 0,2 mV) ist insbes. bei jungen, asymptomatischen Männern i. d. R. als Zeichen der »frühen Repolarisation« zu werten und nicht pathologisch (v. a. bei Vagotonie, Bradykardie, trainierten Ausdauersportlern)

ST-Hebung in **Abb. 4.46.** Ferner können häufiger bei Lungenembolie (v. a. in Ableitung III) und bei Subarachnoidalblutungen ST-Hebungen beobachtet werden (z. B. durch sekundäre Myokardischämie). Ein unauffälliges EKG schließt jedoch eine myokardiale Ischämie nicht aus.

Im 3-Pol-EKG und auf EKG-Monitoren (Auflösung, Filter) sind frische Infarkte oft nicht zuverlässig erkennbar. Andererseits können in diesen Fällen Infarktzeichen vorgetäuscht werden.

Schenkelblockbilder und aktive Herzschrittmacher können eine EKG-Infarktdiagnostik erschweren bis unmöglich machen.

◻ Tab. 4.10. EKG-Kriterien für die Diagnose akuter Myokardinfarkt mit ST-Hebung (STEMI)	
ERC (2005), DGK (2004)	**ESC/ACCF/AHA/WHF (2007)**
≥0,20 mV in Brustwandableitungen	– ≥0,20 mV in V_2/V_3 (♂) – ≥0,15 mV in V_2/V_3 (♀)
≥0,10 mV in Extremitätenableitungen	– ≥0,10 mV in allen anderen Ableitungen

Der Nachweis ist in ≥2 »elektrisch benachbarten« Ableitungen zu erbringen. Die ST-Hebung wird direkt am J-Punkt gemessen (Übergang vom QRS-Komplex in die ST-Strecke). Ein neu auf-getretener Linksschenkelblock wird den STEMI-EKG-Kriterien gleichgestellt. Zur Diagnose STEMI gehört neben den EKG-Kriterien auch eine infarkttypische Symptomatik (ACS; ► Kap. 8.2.1).

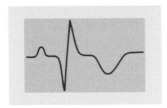

◻ **Abb. 4.44.** Zwischenstadium/Stadium II. Anhaltende ST-Hebung, im Verlauf Rückbildung, nach ca. 24 h Ausbildung einer tiefen Q-Zacke (>0,02 s, tiefer als 1/4 der R-Zacke, nicht in aVR!) und eines spitznegativen T. Abnahme der R-Amplitude. Nachweisbar bis ca. 2–3 Wochen nach dem Herzinfarkt. Achtung: Bei ST-Hebung über einen Zeitraum von >6 Wochen an ein Herzwandaneurysma denken!

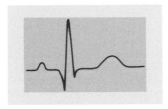

◻ **Abb. 4.45.** Stadium III (Endstadium) mit isoelektrischer ST-Strecke und gro-ßem Q (T anfangs noch negativ). Ab 3.–5. Monat nach dem Ereignis; Zeichen für Infarktnarbe. DD einer großen Q-Zacke: physiologisch in II und III, wenn bei maxi-maler Inspiration verschwunden; in V_1–V_3 auch bei VT oder Septumhypertrophie

◘ Tab. 4.11. Lokalisation eines Myokardinfakts anhand der EKG-Ableitung

Herzwand	Bereich	Regelversorgung	EKG-Ableitungen
Vorderwand	**anterior**	**LCA**	
	anteros**septal** (supraapikal)	RIVA/LAD, rechter Seitenast bzw. septale Seitenäste	V_1, **V_2**, **V_3**, V_4, J
	antero**apikal**	RIVA/LAD, terminaler/distaler Verlauf	V_2, **V_3**, **V_4**, V_5 I, aVL, A, J
	antero**lateral**	RIVA/LAD, diagonaler Seitenast	V_3, V_4, V_5, V_6 **I, aVL, A**
	antero**basal** (hohe Seitenwand)	RCX/Cx, R. marginalis sinister	**aVL**, I, V_6
Hinterwand	**posterior**	**LCA oder RCA**	
	posterolateral*	a) LCA: RCX/Cx, R. posterior ventriculi sinistri b) RCA: R. posterolateralis dexter	V_5, **V_6**, **V_7**, V_8 I, II, III, aVL, aVF, A, **D**
	echt/strikt posterior* (basal/ posterobasal/ posteroseptal)	a) RCA: distale Strecke (R. atrioventricularis) b) LCA: RCX/Cx, distale Strecke/Posterolateralast	V_7, **V_8**, V_9, **D** III, aVF indirekt: V_2, **V_3**, V_4
	inferior* (»Unterwand«/ inferobasal/ posteroinferior/ diaphragmal)	RCA (seltener LCA): R. interventricularis posterior (RIVP)	**II, III, aVF**, D, V_8 indirekt: I, aVL, V_2, V_3, V_4

LCA= A. coronaria sinistra, RCA= A. coronaria dextra, RIVA= LAD= Ramus interventricularis anterior, RCX=Cx= Ramus circumflexus.

* Zum Nachweis direkter Infarktzeichen sind ggf. die Brustwandableitungen V_7–V_9 erforderlich (◘ Tab. 4.3)! Alternativ oder ggf. zusätzlich: Nehb-Ableitungen (D= dorsal, A= anterior, J= inferior) durch Versetzen der 3 Extremitätenelektroden R, L und F:
– Elektrode R (rot) → N_{st}: Ansatz der II. Rippe rechts am Brustbein.
– Elektrode F (grün) → N_{ap}: Herzspitzenstoß (etwa 5. ICR in der linken Medioklavikularlinie= C_4).
– Elektrode L (gelb) → N_{ax}: horizontale Projektion von Nap auf die linke hintere Axillarlinie.
Beim Schreiben der Einthoven-Ableitungen ergibt sich: D ≙ I, A ≙ II, J ≙ III (entsprechend beschriften!).

** Bei proximalem RCA-Verschluss gleichzeitige Rechtsherzbeteiligung möglich (40%)! Diese kann in den Standardableitungen nicht entdeckt werden, erfordert aber ggf. eine andere Therapie→ Bei jedem inferioren Infarkt sowie bei V. a. isolierten Rechtsherzinfarkt (selten) rechtspräkordiales EKG ableiten (V_3r–V_4r, ◘ Tab. 4.3).

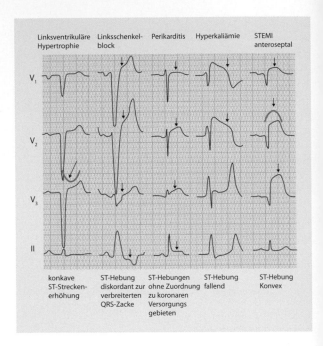

■ **Abb. 4.46.** Differenzialdiagnose der ST-Hebung (nach Wang et al. N Engl J Med 349: 2128–35 [2003])

❗ **Cave** – Bei den meisten der herkömmlichen EKG-Geräte zur Notfall-ableitung mit Dreipolkabel (nicht 12-Kanal-EKG) werden die EKG-Kurven durch spezielle Filter optimiert; diese vorgeschalteten EKG-Filter können u. a. die ST-Strecken verändern. Eine Infarktdiagnostik ist mit diesen Geräten daher nicht möglich (bzw. nicht verwertbar), es sei denn, dass über Veränderung dieser Filter ein sog. »diagnostischer Modus« aktiviert werden kann. Bedienungsanleitung beachten!

Herz-Kreislauf-Stillstand

5.1   Kardiopulmonale Reanimation (CPR)

CPR (»cardiopulmonary resuscitation«) wird formal untergliedert in
- **BLS** (»basic life support«): einfache lebensrettende Maßnahmen (Basismaßnahmen), die auch durch trainierte Laien und notfalls ohne Hilfsmittel durchgeführt werden können. Zum BLS gehört auch die Defibrillation mit automatisierten externen Defibrillatoren (AED), z. B. durch entspr. unterwiesene Laien.
- **ALS** (»advanced life support«): erweiterte lebensrettende Maßnahmen, deren Durchführung eine besondere Ausrüstung und Ausbildung erfordert.

Basismaßnahmen (insbes. Thoraxkompressionen in guter Qualität mit kürzestmöglichen Pausen für Beatmung/Defibrillation sowie die sichere und effektive Defibrillation zum richtigen Zeitpunkt) sind nachgewiesenermaßen entscheidend für Überlebensrate und Überlebensqualität bei Herz-Kreislauf-Stillstand. Sie dürfen nicht zugunsten von ALS-Maßnahmen »geopfert« werden. Der ALS baut auch im professionellen Notarztdienst auf dem BLS auf bzw. beinhaltet kontinuierlich fortgeführte BLS-Maßnahmen. Der Übergang zum ALS ist fließend und abhängig von Situation, personellen und materiellen Ressourcen.

Die anzustrebende Abfolge der Reanimationsmaßnahmen ist in den Leitlinien in Form von Algorithmen festgelegt worden, wie sie modifiziert im Folgenden dargestellt werden. Aussagen zur CPR in diesem Werk stützen sich überwiegend auf die Empfehlungen des ILCOR und die Leitlinien des ERC:

ILCOR: International Consensus on CPR and ECC Science with treatment recommendations; Resuscitation 67 (2005) 1.e1–1.e30+157–341

ERC: European Resuscitation Council Guidelines for Resuscitation 2005; Resuscitation 67 (2005) (Suppl. 1) S1–S189

Die aktuellen Leitlinien zur Wiederbelebung sind abrufbar unter www.grc-org.de (dt.) und www.erc.edu (engl.).

5.2   Behandlungsalgorithmen bei Erwachsenen

Reanimation bei Kindern ▶ Kap. 11.2.

5.2.1   CPR-Algorithmus 1 – Basismaßnahmen (BLS)

Die Abfolge der einfachen lebensrettenden Maßnahmen (»basic life support«; BLS) bei Auffinden einer leblosen Person zeigt ◘ Abb. 5.1.

Sicherheit beachten. Vor der Annäherung an den mutmaßlichen Notfallpatienten müssen potenzielle Gefahren bedacht und erkannt werden (z. B. Elektrizität, Straßenverkehr, toxische Stoffe). Wird eine erhebliche Gefahr festgestellt, so muss entschieden werden, ob
- die Gefahr selbst abgewendet oder minimiert werden kann,
- der Patient ohne Risiko für die Helfer aus dem Gefahrenbereich gerettet werden kann oder ob
- ein Fachdienst erforderlich ist, der den Patienten aus dem Gefahrenbereich rettet oder einen sicheren Zugang zum Patienten verschafft.

Ansprechbarkeit. Laut fragen: »Geht es Ihnen gut?« »Sind Sie in Ordnung?« Den Betroffenen vorsichtig an den Schultern rütteln.

Atemwege freimachen. Kopf überstrecken und Kinn nach vorne ziehen, ggf. Esmarch-Handgriff. Vorsicht bei V. a. Wirbelsäulenverletzung. Keine routinemäßige Mund-Rachen-Inspektion (außer bei V. a. Atemwegsverlegung).

Atemkontrolle (max. 10 s). Bei offenem Atemweg:
- Sehen (Thoraxbewegungen?).
- Hören (Atemgeräusche am Mund des Betroffenen?).
- Fühlen (Luftbewegung an der Wange des Helfers?).

Nach dem Feststellen des Fehlens normaler Atmung (= Atemstillstand oder Schnappatmung) bei bewusstlosen Patienten muss sofort mit der Reanimation (Thoraxkompressionen) begonnen werden. Professionelle Helfer dürfen parallel zur Atemkontrolle ergänzend eine Karotispulskontrolle durchführen. Dies darf den Beginn der Reanimation aber nicht verzögern! Maximal 10 s für Kontrolle von Atmung und Kreislauf! Im Zweifel immer CPR starten!

Nur noch geringer Stellenwert der Pulskontrolle, da in Studien die Rate an Fehlinterpretationen – auch bei Fachpersonal – hoch war.

Notrufzeitpunkt. Sind mehrere Helfer vor Ort, kann der Notruf sofort parallel zum Beginn der Basismaßnahmen abgesetzt werden. Ist der Helfer allein, so gilt:

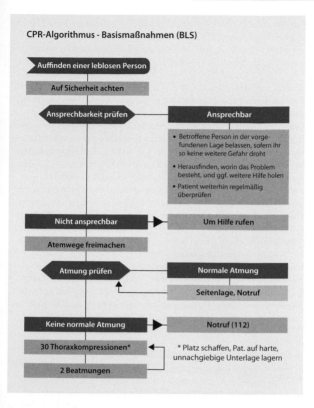

CPR-Algorithmus - Basismaßnahmen (BLS)

Auffinden einer leblosen Person

Auf Sicherheit achten

Ansprechbarkeit prüfen → **Ansprechbar**

- Betroffene Person in der vorgefundenen Lage belassen, sofern ihr so keine weitere Gefahr droht
- Herausfinden, worin das Problem besteht, und ggf. weitere Hilfe holen
- Patient weiterhin regelmäßig überprüfen

Nicht ansprechbar → **Um Hilfe rufen**

Atemwege freimachen

Atmung prüfen → **Normale Atmung**

Seitenlage, Notruf

Keine normale Atmung → **Notruf (112)**

30 Thoraxkompressionen* ← * Platz schaffen, Pat. auf harte, unnachgiebige Unterlage lagern

2 Beatmungen

◻ Abb. 5.1. CPR-Algorithmus – Basismaßnahmen (BLS) bei Erwachsenen. [Nach ERC (2005), © Naseweis Verlag Mainz (2006) – Wiedergabe mit freundlicher Genehmigung]

- **Herz-Kreislauf-Stillstand bei Erwachsenen** (meist kardiale Probleme, Kammerflimmern) → »**Call first**«. Neben den Basismaßnahmen ist das schnelle Heranführen eines Defibrillators (RD) von prognostischer Bedeutung.
- **Herz-Kreislauf-Stillstand bei Kindern** (eher Atemproblem) → »**Call fast**«: Vor dem Notruf 5 Beatmungen und ggf. für 1 min weitere Basis-

maßnahmen, je nach Patientenzustand. Das Gleiche gilt beim Erwachsenen für den Spezialfall »Ertrinken« (5 Beatmungen, anschließend 1 min CPR, dann Notruf). Allerdings soll dies nur Helfern beigebracht werden, die speziell für die Rettung Ertrinkender ausgebildet werden.

Trauma und Vergiftungen sind im Gegensatz zu Ertrinkungsunfällen für den Laien schwer zu erkennen und sollen deshalb nach dem **Standardvorgehen** (**»call first«**) behandelt werden.

CPR. Direkt nach Feststellen »keine normalen Atmung« (bzw. kein Karotispuls) wird CPR mit 30 Thoraxkompressionen begonnen (ohne vorherige Beatmung, da initial noch genug Sauerstoff in der Lunge vorhanden ist). Thoraxkompressionen und Beatmungen im Verhältnis 30:2, bis der Atemweg gesichert ist (z. B. Larynxmaske, Larynxtubus, endotracheale Intubation). Nach Sicherung des Atemwegs werden die Thoraxkompressionen ohne Pausen für Beatmungen fortgeführt (100/min), Beatmung erfolgen unabhängig davon (Frequenz: 10/min). Keine Hyperventilation (schädlich!).

Helferwechsel alle 2 min. Helfer nach jeweils 2 min (entspr. 5 Zyklen 30:2) möglichst ohne Unterbrechung der Maßnahmen auswechseln, um Erschöpfung und Effektivitätsverlust der Thoraxkompressionen zu vermeiden. Untersuchungen haben gezeigt, dass durch Ermüdung/Konzentrationsverlust bereits nach 3 min nur noch weniger als 50% der Thoraxkompressionen korrekt und effektiv ausgeführt werden, ohne dass dies von den Helfern selbst bemerkt wird (Hightower et al. 1995).

Technik der Thoraxkompressionen

- An der Seite des Patienten knien.
- Druckpunkt: Mittelpunkt des Brustkorbs (neue, einfachere und schneller umsetzbare Regelung). Ziel ist der Druckpunkt auf der unteren Sternumhälfte.
- Handballen auf den Druckpunkt setzen (zweiten Handballen darüber).
- Die Finger beider Hände verschränken. Es soll kein Druck auf Rippen, Oberbauch oder unteres Brustbeinende ausgeübt werden.
- Schultern und durchgedrückte Arme des Helfers bilden eine gerade, senkrechte Linie zum Boden bzw. zum Brustkorb des Patienten.
- Sternum bei jeder Thoraxkompression 4–5 cm tief eindrücken.
- Nach jeder Kompression Brustkorb komplett entlasten, ohne den Kontakt zwischen Hand und Brustwand zu lösen.

▼

- Frequenz der Thoraxkompressionen: 100/min (Arbeitsfrequenz). Die resultierende effektive Frequenz kann – bedingt durch Unterbrechung, z. B. für die Beatmung (vor Atemwegssicherung) – niedriger sein.
- Kompressions- und Entlastungsphase sollen gleich lang sein.
- Unterbrechungen der Thoraxkompressionen auf ein Minimum reduzieren!
- Keine Karotis- oder Femoralispulskontrolle zur Effektivitätsbeurteilung (→ keine Aussagekraft, lediglich Zeitverlust).

Beatmung. Nach jeweils 30 Thoraxkompressionen werden 2 Beatmungen durchgeführt. Der Atemhub wird über 1 s abgeben. Ziel: sichtbares Heben des Thorax.

Wenn die 1. Beatmung nicht gelingt, also kein normales Heben des Thorax bewirkt, vor der 2. Beatmung eine Mundraumkontrolle durchführen → Verlegung beseitigen. Wenn die 2. Beatmung ebenfalls nicht gelingt, keinen 3. Beatmungsversuch unternehmen! Ohne Zeitverzug nach der 2. Beatmung (bzw. nach dem 2. Beatmungsversuch) erneut 30 Thoraxkompressionen durchführen. Bei Atemwegsverlegung ▶ Kap. 7.3.

Technik:

- Mund-zu-Mund-Beatmung (Laie oder wenn keine Hilfsmittel verfügbar sind). Wegen Gefahr der Hyperventilation (Helfer) wird das tiefe Einatmen vor jeder Beatmung nicht mehr empfohlen!
- Mund-zu-Nase-Beatmung kann in speziellen Fällen als Alternative erwogen werden (schwere Mundverletzung, Beatmung im Wasser, unzureichende Abdichtung Mund-zu-Mund).
- Mund-zu-Tracheostoma-Beatmung: alternativ bei tracheotomierten Patienten.
- Masken-Beutel-Beatmung: Setzt Erfahrung und Training voraus (für med. Fachpersonal Mittel der Wahl).

5.2.2 CPR-Algorithmus 2 – Erweiterte Maßnahmen (ALS)

Sobald entsprechende Ausrüstung sowie qualifiziertes Personal vorhanden sind, werden die erweiterten Reanimationsmaßnahmen nach dem ALS-Behandlungsalgorithmus durchgeführt (◻ Abb. 5.2).

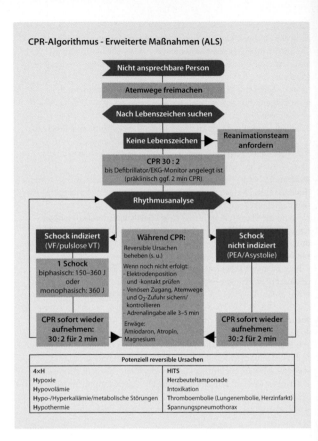

CPR-Algorithmus - Erweiterte Maßnahmen (ALS)

Nicht ansprechbare Person

Atemwege freimachen

Nach Lebenszeichen suchen

Keine Lebenszeichen → Reanimationsteam anfordern

CPR 30 : 2
bis Defibrillator/EKG-Monitor angelegt ist
(präklinisch ggf. 2 min CPR)

Rhythmusanalyse

Schock indiziert
(VF/pulslose VT)

1 Schock
biphasisch: 150–360 J
oder
monophasisch: 360 J

**CPR sofort wieder
aufnehmen:**
30 : 2 für 2 min

Während CPR:
Reversible Ursachen
beheben (s. u.)
Wenn noch nicht erfolgt:
- Elektrodenposition
  und -kontakt prüfen
- Venösen Zugang, Atemwege
  und O$_2$-Zufuhr sichern/
  kontrollieren
- Adrenalingabe alle 3–5 min
Erwäge:
Amiodaron, Atropin,
Magnesium

**Schock
nicht indiziert**
(PEA/Asystolie)

**CPR sofort wieder
aufnehmen:**
30 : 2 für 2 min

Potenziell reversible Ursachen	
4×H	**HITS**
Hypoxie	Herzbeuteltamponade
Hypovolämie	Intoxikation
Hypo-/Hyperkaliämie/metabolische Störungen	Thromboembolie (Lungenembolie, Herzinfarkt)
Hypothermie	Spannungspneumothorax

Abb. 5.2. CPR-Algorithmus – Erweiterte Maßnahmen (ALS) bei Erwachsenen
[Nach ERC (2005), © Naseweis Verlag Mainz (2006) – Wiedergabe mit freundlicher
Genehmigung]

Grundsätze. Auch im ALS-Algorithmus haben einfache lebensrettende Maßnahmen und Defibrillation Priorität → Frühestmöglich
und möglichst ununterbrochen Basismaßnahmen (Thoraxkompres-

sionen, Beatmungen) durchführen, bis ein Defibrillator angelegt ist. Dann und nach jeweils 2 min CPR wird die CPR so kurz wie möglich für die Herzrhythmusanalyse und ggf. einen Elektroschock unterbrochen. Nur für Basismaßnahmen und Defibrillation ist eine Steigerung von Überlebensraten und Lebensqualität unzweifelhaft nachgewiesen (für Maßnahmen zur Atemwegssicherung und pharmakologische Strategien bislang nicht) → Alle anderen Maßnahmen müssen sich diesem Rahmenschema aus Basis-CPR, frühestmöglicher Rhythmusanalyse und Defibrillation bei VF/pulsloser VT unterordnen. Wenn bei der Herzrhythmusanalyse im EKG eine Asystolie oder pulslose elektrische Aktivität (PEA) festgestellt wird, ist dagegen kein Defibrillationsversuch angezeigt (sofortige Fortführung der Basis-CPR bis zur nächsten Analyse). Zur EKG-DD des Herz-Kreislauf-Stillstandes ► Kap. 4.5.

Präkordialer Faustschlag. Nur noch bei beobachtetem Kollaps mit gesichertem Herz-Kreislauf-Stillstand und defibrillationswürdigem Rhythmus (Patient am Monitor) zu erwägen, wenn kein Defibrillator unmittelbar verfügbar ist (sonst elektrische Defibrillation vorzuziehen).

Technik. Einmal kräftig mit der Handkante einer Faust aus etwa 20 cm Höhe federnd auf die untere Sternumhälfte schlagen.

Ein präkordialer Faustschlag kann eine VT in einen Sinusrhythmus konvertieren; bei VF ist er dagegen selten erfolgreich (berichtete erfolgreiche Anwendungen wurden alle innerhalb von 10 s nach Beginn VF erzielt). In Einzelfällen kann ein präkordialer Faustschlag einen Herz-Kreislauf-Stillstand auslösen.

Zeitpunkt 1. Rhythmusanalyse – Defibrillation. Bessere Überlebensraten bei Basis-CPR vor Defibrillation.
- Auf jeden Fall CPR 30:2, bis Defibrillator angeschlossen und bereit.
- Bei Eintreffzeiten >5 min: CPR 30:2 für 2 min (5 Zyklen) vor der
  1. Rhythmusanalyse/Defibrillation.

Im RD → Keine Einzelfallentscheidung von Fall zu Fall, sondern grundsätzliche Festlegung des Vorgehens für den gesamten Einsatzbereich durch den Ärztlichen Leiter, basierend auf den typischen Eintreffzeiten (Eintreffzeit <5 min: CPR bis Defibrillator fertig; Eintreffzeit >5 min: volle 2 min CPR).

Rhythmusanalyse/Defibrillation. Im Fall von Kammerflimmern (VF) oder pulsloser Kammertachykardie (VT) sofortige Defibrillation: 1 Schock (keine Serie von 3 Schocks mehr; ► Übersicht).

Defibrillation

— Energie 1. Schock: 150–200 J biphasisch oder 360 J monophasisch
— Energie weitere Schocks: 150–360 J biphasisch oder 360 J monophasisch

Bei biphasischen Geräten Herstellerangaben beachten! Ist die optimale
Defibrillationsenergie für das jeweils benutzte biphasische Gerät nicht vom
Hersteller angegeben bzw. dem Anwender nicht bekannt, so gilt:

— 1. Schock: 200 J
— 2. und weitere Schocks: mind. 200 J

Nach dem Schock sofort mit Thoraxkompressionen fortfahren (keine
Kontrolle von EKG, Puls, Atmung): 2 min Basis-CPR. Dann erneute
Rhythmusanalyse. Eine direkte Wiederkehr des Kreislaufs ist unwahr-
scheinlich → entsprechende Kontrollen würden nur die Zeit ohne O_2-
Versorgung verlängern.

Ergibt die Rhythmusanalyse eine pulslose elektrische Aktivität (PEA)
oder Asystolie, dann ist keine Defibrillation indiziert. Sofort mit Basis-
CPR fortfahren. Nach 2 min erneute Rhythmusanalyse.

Um Unterbrechungen der Basis-CPR zu minimieren, ist der früher
verlangte Ausschluss von feinem Kammerflimmern durch Cross-Check
und Amplitudenerhöhung abgeschafft worden. Feines, schwer zu er-
kennendes Kammerflimmern hat sich als kaum defibrillierbar erwiesen.
Fortgesetzte CPR kann Amplitude und Frequenz des Kammerflimmerns
verbessern und die Defibrillationswahrscheinlichkeit erhöhen. Feines
Kammerflimmern zu »übersehen«, schadet also nicht.

Praxistipps

Zur zeitlichen Orientierung und zur Koordination im Team ist es i. d. R. sinnvoll,
Kompressionen und Zyklen durch den Beatmenden laut zu zählen und/oder eine
Uhr ständig im Blick zu haben. Bei korrekter Kompressionsfrequenz (100/min)
entsprechen 2 min Basis-CPR 5 Zyklen 30:2 (bzw. 200 Kompressionen, wenn Atemwegssicherung durchgeführt). Auf diese Weise ist nach jeweils 2 min Basis-CPR

— die defibrillierende Person und der EKG-Monitor/Defibrillator zum richtigen
Zeitpunkt bereit,
— der parallel ohne Zeitverlust stattfindende Helferwechsel (Kompressionen)
sichergestellt und
— eine ggf. erforderliche Medikamentengabe unmittelbar vor/nach Schock
vorbereitet.

---

2. Durchlauf/weitere Durchläufe des ALS-Algorithmus. Nach jeweils 2 min CPR (30:2) kurze Prüfung des EKG-Rhythmus:
- VF/VT → Erneute Defibrillation.
- Asystolie oder keine Rhythmusänderung im Vergleich zur letzten Rhythmusanalyse → Sofort CPR (keine Pulskontrolle).
- Organisierter Rhythmus (regelmäßige oder schmale QRS-Komplexe) → Pulskontrolle:
  - Kein Puls oder Unsicherheit → Sofort weiter CPR!
  - Tastbarer Puls: Postreanimationsphase.

Treten während der CPR Lebenszeichen auf (normale Atmung, Husten, Bewegungen) → Rhythmusanalyse und Pulskontrolle. Ansonsten soll die CPR nicht unterbrochen werden.

Initial bestehendes und anhaltendes VF/VT. (◨ Abb. 5.3) Das ERC propagiert eine Analyse – Medikament – Schock – CPR-Sequenz, wobei die Unterbrechung der CPR für Analyse, Medikamentengabe und Schock so kurz wie möglich zu halten ist. Sinn dieser Reihenfolge ist die Kreislaufverteilung (und Wirkung) des Medikamentes in der CPR-Phase nach dem Schock. Medikamentengabe zwischen Analyse und Schock kann aber auch zu Problemen führen (Konflikt zwischen Schockabgabe und Medikamentenapplikation, Sicherheitsprobleme oder Verlängerung der CPR-Pause). In diesem Fall Medikamentengabe direkt nach der Defibrillation. Keinesfalls darf durch Medikamentengabe die Basis-CPR-Pause verlängert werden.

Initial bestehende und anhaltende Asystolie/PEA. (◨ Abb. 5.4).

Sonderfall Kammerasystolie mit P-Wellen. Wenn bei der Rhythmuskontrolle Asystolie festgestellt wird, in der P-Wellen vorkommen, ist der Einsatz eines externen Herzschrittmachers erfolgversprechend und indiziert; nicht hingegen bei reiner Asystolie.

Potenziell reversible Ursachen. Für einige Ursachen des Herz-Kreislauf-Stillstands gibt es kausale Therapieansätze, die in bestimmten Fällen die einzige Chance auf Rettung des Patienten darstellen. Daher sind diese Ursachen während jeder Reanimation frühestmöglich zu bedenken und systematisch auszuschließen. Dabei geht es vorrangig um eine gedankliche Abwägung von Wahrscheinlichkeiten und Risikofaktoren (Situation, Umgebung, Vorerkrankungen, Anamnese, Untersuchungsbefunde). Die wichtigsten »potenziell reversiblen Ursachen« zeigt ◨ Abb. 5.2 (Merkregel 4×H + HITS).

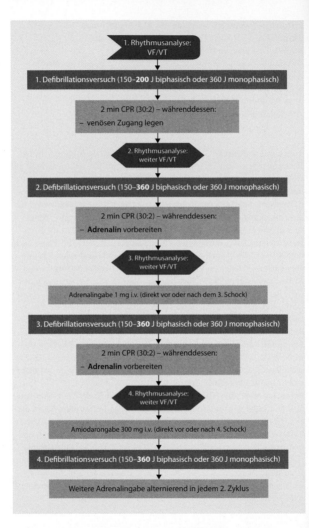

Abb. 5.3. Vorgehen bei initial bestehender und anhaltender VF/VT

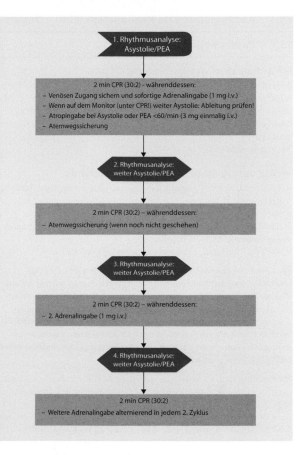

Abb. 5.4. Vorgehen bei initial bestehender und anhaltender Asystolie/PEA (nach Atemwegssicherung der Thoraxkompressionen zur Beatmung)

5.3   Kardiopulmonale Reanimation (CPR) – Details

5.3.1   Pathophysiologie

Wiederbelebbarkeit verschiedener Organe

Widerstandsfähigkeit gegen O_2-Mangel (Hypoxietoleranz). Dauerhafte Schädigung des Gehrins bei einem Herz-Kreislauf-Stillstand (ohne CPR) über >6-10 min möglich, kann durch verminderten O_2-Verbrauch im Gewebe verlängert sein (z. B. Auskühlung, Barbituratvergiftung). Herz-muskelgewebe erholt sich meist nach fehlender O_2-Versorgung über 20–25 min nicht mehr.

Verlauf des typischen Herz-Kreislauf-Stillstands

- Kammerflimmern – Aussetzen der Herztätigkeit → sofortige Pulslo-sigkeit.
- Nach 10–20 s: Bewusstlosigkeit, evtl. Muskeltonusverlust.
- Nach 30–60 s: Apnoe (wenn nicht die Ursache) bzw. Schnappatmung.
- Generalisierte Krämpfe möglich.
- Nach 60–90 s: Weite, lichtstarre, evtl. entrundete Pupillen.

❗ **Cave – Die Erweiterung bzw. Lichtstarre der Pupillen als Folge eines Herz-Kreislauf-Stillstands ist behutsam zu deuten. Sie tritt oft erst Minuten danach auf, kann aber auch generell fehlen oder aus anderen Gründen (Medikamente wie Adrenalin, Atropin, Augenerkrankungen u. a.) vorhanden sein. Bei effektiver Herstellung eines Minimalkreislaufes durch CPR können sich Pupillenweite und Lichtreaktion wieder verbes-sern, dies ist jedoch nicht obligat. Pupillenweite und Lichtreaktion haben präklinisch keine prognostische Bedeutung!**

Bis zum Eintreten des Hirntodes oder sicherer Todeszeichen bezeichnet man den Herz-Kreislauf-Stillstand auch als klinischen Tod. Dieser ist u. U. reversibel.

5.3.2   Unterlassung von Reanimationsmaßnahmen

Kontraindikationen für die CPR

- Erforderlicher Eigenschutz ist nicht gewährleistet.
- Lebenszeichen und/oder Karotispuls bei ausreichender Frequenz gut tastbar.
- Verletzungen des Patienten, die mit dem Leben nicht vereinbar sind (z. B. Dekapitation).
- Sichere Todeszeichen (Totenstarre, Verwesung usw.).

Nichtaufnahme/Abbruch einer CPR

Kann durch den Arzt erwogen werden

- nach ausreichend langen, ordnungsgemäß durchgeführten, aber erfolglosen Reanimationsbemühungen (20 min ununterbrochene Asystolie trotz vollständiger Reanimationsmaßnahmen und Fehlen behandelbarer Ursachen; kein Kammerflimmern bzw. keine VT zu diesem Zeitpunkt; Ausnahme: z. B. Hypothermie),
- bei zwischenzeitlichem Feststellen der »futility« (Sinnlosigkeit; ► Kap. 5.5.3), z. B. bei bekanntem unheilbarem Grundleiden im Endstadium,
- bei Bekanntwerden einer validen und anwendbaren Patientenverfügung oder DNAR-Anweisung (► Kap. 5.5.2),
- bei Hirntod (Feststellung in der Klinik).

❶ Cave – Hierzu können keine allgemein verbindlichen Richtlinien gegeben werden! Die Entscheidung eines Reanimationsabbruchs obliegt dem Teamleiter, der sie letztlich verantworten muss; sie sollte aber grundsätzlich nach Rücksprache mit dem Team erfolgen (Berücksichtigung aller wichtigen Aspekte, anderer fachlicher und persönlicher Einschätzungen).

In diese Entscheidung können auch die folgenden Faktoren einfließen:

- Dauer des Hypoxieintervalls, sofern eingrenzbar (Laienhilfe/BLS? Zeit von Kollaps bis CPR-Start?), vermutliche Prognose, auch in Kenntnis der Krankengeschichte,
- initialer Herzrhythmus (VF → bessere Prognose als Asystolie; bei persistierendem Kammerflimmern soll die Reanimation fortgeführt werden),
- spezielle Situationen (z. B. längere Reanimationszeiten, ggf. bis zur Wiedererwärmung, indiziert bei Hypothermie),
- ausnahmsweise erfolgreiche Therapie in der Klinik aussichtsreich (dann unverzüglicher Transport unter Reanimationsbedingungen und mit Voranmeldung, z. B. bei Schwangeren im letzten Trimenon – Voraussetzung: technisch einwandfreie Thoraxkompressionen ohne Unterbrechungen).

Zu weiteren ethischen und juristischen Überlegungen, insbesondere zum Thema »Patientenwillen« ► Kap. 5.5.

Entscheidungen von Nichtärzten

Vorzeitiger Abbruch oder Verzicht auf Reanimationsmaßnahmen durch nichtärztliches Fachpersonal:

- Vorliegen einer gültigen, anwendbaren Patientenverfügung, keine Reanimation zu beginnen.
- Sichere Todeszeichen, Dekapitation, prolongierte Verschüttung, Verkohlung.

Die Zulässigkeit anderer Faktoren (z. B. 20 min Asystolie) ist derzeit nicht einheitlich anerkannt.

5.3.3   Therapeutische Maßnahmen

Reihenfolge und Prioritäten

Die verschiedenen Reanimationsmaßnahmen unterscheiden sich in ihrem Einfluss auf die Prognose (▶ Übersicht).

Maßnahmen mit hoher (übergeordneter) Priorität
- Effektive ununterbrochene Thoraxkompressionen in guter Qualität (Beatmung im Verhältnis 30:2 bis zur Atemwegssicherung; O_2-Zufuhr)
- Defibrillation, wenn indiziert
- Erkennen und Behandlung »potenziell reversibler Ursachen«

Maßnahmen mit niedriger (nachrangiger) Priorität
- Venenzugang und Adrenalingabe (möglichst i.v.)
- Atemwegssicherung (wichtigstes Ziel der Atemwegssicherung: ununterbrochene Thoraxkompressionen ohne Pause zur Beatmung; Atemwegssicherung selbst darf die Thoraxkompressionen aber nur für einzelne Sekunden unterbrechen)
- Weitere Medikamente (erwägen: Amiodaron, Atropin, Magnesium)

Thoraxkompressionen

Wirkungsweise

Kardialer Kompressionsmechanismus. »Auspressen« des Blutes aus den Herzkammern, v. a. durch die indirekt auf das Herz wirkenden thorakalen Druckverhältnisse, wobei die Ventilebene (Herzklappen) die Flussrichtung des Blutes bestimmt.

Thorakaler Pumpmechanismus. Durch den Druckanstieg im Thorax wird Blut aus den Lungenvenen durch das linke Herz in Richtung der peripheren Gefäße gedrückt (→ Lunge = Pumpkammer; Herz = Durchflussorgan, das wegen des Ventilmechanismus diesen Vorgang allenfalls unterstützt). Während der Entlastungsphase füllen sich die Lungengefäße wieder.

Komplikationen
Sternum- und Rippenfrakturen, Pneumo- und Hämatothorax, Leber-
und Milzverletzungen, Schädigung der abdominellen Hohlorgane und
der Lungen

Unterstützung der Thoraxkompressionen mit Hilfsmitteln
Schockhose. (»military/medical anti-shock trousers«; MAST), direkte
abdominelle Kompression, aortale Ballon-Gegenpulsation. In Studien
konnten z. B. höhere Perfusionsdrücke, jedoch keine Verbesserung der
Überlebensraten bei Patienten nachgewiesen werden.
Druck-Saug-Pumpe. (»active compression – decompression«; ACD).
Ziel: Auch die Dekompression (über die elastischen Rückstellkräfte des
Thorax hinaus) aktiv auszuführen → venöser Rückstrom ↑ (konsekutiv
Auswurfvolumen ↑ und Durchblutung ↑). Untersuchungen mit entspre-
chenden Thoraxsaugglocken (z. B. Cardio-Pump®) haben dies bestätigt.
Die Metaanalyse aller bisherigen Studien zeigte keine Steigerung der
Überlebensraten mit ACD-CPR im Vergleich zu Standard-CPR. Ein
möglicher Einflussfaktor scheint ein gutes Training der Methode zu sein.
Abgesehen von Hautschäden ist die Komplikationsrate bei ACD-CPR
nicht höher als bei Standard-CPR.

Einflussfaktoren auf die Thoraxkompressionen
Störungen im Herz-Thorax-Bereich können eine Auswirkung auf den
Wirkungsgrad der Thoraxkompressionen haben, z. B. Spannungspneumothorax (Störung der thorakalen Druckverhältnisse), Rippenfrakturen (schlechtere Rückstellkräfte). Dies macht den Aufbau eines
Minimalkreislaufs nicht unmöglich, kann ihn jedoch stark einschränken → ggf. Ursachenbehebung (z. B. Punktion eines Spannungspneumothorax).

Offene Herzmassage
Kann in speziellen Situationen (instabiler Thorax nach herzchirurgischen
Eingriffen = fehlende elastische Rückstellkräfte des Thorax; bereits er-
öffneter Thorax im OP) erwogen werden. Ansonsten ist diese Technik
obsolet (Zeitverlust, Invasivität), da es keine rechtfertigenden Daten aus
prospektiv randomisierten Studien gibt.

Defibrillation
- Indikationen:
  - Kammerflimmern (VF),
  - Pulslose ventrikuläre Tachykardie (VT).

- Wirkung: Zeitgleiche Erregung (Depolarisation) der unkoordiniert elektrisch aktiven Myokardzellen. Folge ist die gemeinsame Repolarisation aller Zellen und damit die Möglichkeit, dass nun die Zellen wieder regelmäßig und synchronisiert unter Führung des Sinusknotens erregt werden können.
- Einflüsse auf den Defibrillationserfolg:
  - Zunehmende Dauer des Kammerflimmerns → Defibrillationserfolg ↓
  - Stromwiderstand (Thoraximpedanz): unerwünschte Erhöhung z. B. durch fehlendes Elektrodengel oder durch Thorax in Inspirationsstellung → auf ausreichenden Anpressdruck der Paddles achten (entspr. 8 kg).
  - Oberflächliche Leitbrücken zwischen den Elektroden (z. B. durch verschmiertes Elektrodengel) können zu geringerem Stromfluss durch das Herz führen.
  - Stromenergie und Kurvenform (monophasisch – biphasisch).
  - Medikamente und Elektrolytverhältnisse.

Sauerstoff und Defibrillation
Bei Defibrillationsversuchen kann es zu kleinen Funken kommen. Bei O_2-angereicherter Atmosphäre können sonst kaum brennbare Materialien Feuer fangen und Verbrennungen bei Helfern und Patient verursachen: laufende O_2-Quellen (Masken, Nasensonde) vor Defibrillation ≥1 m vom Brustkorb des Patienten entfernen.

Elektrodenposition
- Standard (anterior-apikal/«anterior-anterior»):
  - rechte Elektrode (»Sternum«): rechts neben Sternum, unterhalb der Klavikula,
  - linke Elektrode (»Apex«): mittlere Axillarlinie auf Höhe der EKG-Elektrode V_6 (Herzspitze).
- Alternativen:
  - biaxillär (links Standard; rechts spiegelbildlich rechte Brustwand),
  - apikal-posterior (links Standard; rechts obere Rückenregion rechts oder links),
  - anterior-posterior (linke Elektrode vor dem linken Herzen, rechte Elektrode unterhalb der linken Skapula).
- Kein körperfremdes Material zwischen Paddles und Herz!
  - transdermale Medikamentensysteme entfernen (z. B. Nitropflaster),
  - schnelle Rasur der Elektrodenposition, wenn nötig,

– ≥10 cm Abstand zu Aggregaten von permanenten Herzschrittmachern (SM) oder automatischen implantierten Defibrillatoren
(AICD) halten (meist unterhalb einer Klavikula). Dafür ggf. eine der
alternativen Elektrodenpositionen wählen.

**Durchführung der Defibrillation – sicher, schnell und
effektiv**

— Herz-Kreislauf-Stillstand feststellen, Basis-CPR durchgehend bis
  zur Analyse.
— Defibrillator einschalten.
— Brustkorb vorbereiten: abtrocknen, ggf. rasieren, Pflaster abziehen,
  SM/ICD?
  – Hand-Paddles: Leitmedium (Gelpads/Gel) auf Elektrodenposition
    bringen.
  – Defi-Klebeelektroden auf vorgesehene Position aufkleben und
    konnektieren.
— Analyse – Anweisung: alle Helfer weg vom Patienten! (störungsfreie
  EKG-Analyse).
— Bei Verwendung von Hand-Paddles:
  – 1. Analyse über Paddles, wenn noch keine 3-Pol-Ableitung vor-
    handen.
  – Weitere Analysen störungsfrei über 3-Pol-Ableitung.
  – Ist bereits eine 3-Pol-Ableitung vorhanden, Paddles erst zur Defibrilla-
    tion aufsetzen.
  – Paddles bei Analyse und Schock immer fest und gleichmäßig
    andrücken (Anpressdruck entspr. ca. 8 kg).
— VF/pulslose VT feststellen.
— Energie wählen, wenn nicht voreingestellt.
— Aufladen aktivieren.
— Auf Sicherheit achten:
  – Deutliche Warnung: »Vorsicht, Defibrillation! Abstand vom Patienten
    halten!«
  – Laufende, offene Sauerstoffquellen vor Defibrillation ≥1 m vom Brust-
    korb des Patienten entfernen.
  – Selbst Sicherheitsabstand zum Patienten halten!
  – Auf Sicherheitsabstand der Anwesenden achten (Rundumblick).
  – Verantwortung: defibrillierende Person.
— Schock auslösen. Hand-Paddles anschließend sofort in Halterung zu-
  rück. Basis-CPR sofort wieder aufnehmen.

Defi-Klebeelektroden (Pads) oder Hand-Paddles?

Grundsätzlich sind beide akzeptabel. Defi-Klebeelektroden sind etwas schneller in der Anwendung und bieten dem Anwender höhere Sicherheit (Abstand) → bevorzugt.

Leitmedium für Hand-Paddles verwenden

Gel-Pads (selbsthaftende Auflage auf Wasserbasis) empfohlen. Verschmiertes Leitgel aus der Tube kann zwischen den Paddles Gelbrücken bilden (→ gefährliche Spannungsbögen und ineffektive Defibrillation mögl.).

Schäden durch die Defibrillation

– Die Zellen des Herzmuskels können durch die Defibrillation geschädigt werden. Folge sind z. B. anschließende Herzrhythmusstörungen, ST-Strecken-Veränderungen, fehlende elektrische Aktivität der erregungsbildenden Zellen. Die Schädigung der Herzmuskelzellen durch die Defibrillation ist u. a. abhängig von der Energie (Energie ↑ → Schäden ↑) und von der verwendeten Stromkurvenform (biphasische Kurven → geringere Schäden).
– Verbrennung der Haut (zu wenig Elektrodengel).
– Schäden an Dritten (z. B. bei Nässe; Umstehende mit Patientenkontakt).

Technik/Geräte

Manuelle Defibrillatoren. Rhythmusdiagnose, Aktivierung des Ladevorgangs. Schockauslösung durch den Anwender.

Automatisierte externe Defibrillatoren (AED). Rhythmusdiagnose, Energiewahl und Aktivierung des Ladevorgangs automatisch durch das Gerät. Schockauslösung durch den Anwender. Hohe Sensitivität und Spezifität bei der Differenzierung defibrillations- und nicht defibrillationswürdiger Rhythmen.

Biphasische Defibrillation. (= Der Strom wechselt nach einem vorgegebenen Zeitintervall die Richtung). Wegen höherer Erfolgsraten und geringerer Herzmuskelschäden biphasischer im Vgl. zu monophasischen Stromkurven wird empfohlen, – wenn möglich – biphasisch zu defibrillieren. Da die Energien der biphasischen Geräte nicht mehr einheitlich sind, sondern je nach Gerätetyp variieren (verschiedenes Energieoptimum der unterschiedlichen Kurven), empfehlen die Leitlinien 2005, dass alle Hersteller biphasischer Geräte die anzuwendende Energie deutlich sichtbar auf die Frontseite der Geräte aufdrucken.

Public Access Defibrillation (PAD)

Mit Hilfe der AED-Technik ist die Defibrillation mit automatisierten Geräten Bestandteil des Basic Life Support geworden. Die PAD unterscheidet verschiedene Zielgruppen:

- Level 1: Qualifizierte Laien (z. B. Polizei, Sicherheitskräfte, Flugbegleiter) – Ausbildung in BLS und AED (in den Leitlinien empfohlen).
- Level 2: Ersthelfer – Ausbildung in BLS und AED.
- Level 3: Angehörige von Risikopatienten (jedoch keine besseren Überlebensraten). Die Ergebnisse des Home AED Trials (HAT) zeigten keine besseren Überlebensraten, wenn Angehörige von Risikopatienten mit AEDs ausgestattet und trainiert wurden (Bardy et al. 2008).

Defibrillation im Rettungsdienst

Gemäß den Leitlinien **muss** jeder »Healthcare Provider with a duty to perform CPR« (z. B. Rettungshelfer, RS, RA) ausgebildet, ausgestattet und autorisiert sein, die Defibrillation durchführen zu können (z. B. mit AED) → Jeder KTW muss entsprechend ausgestattet sein.

Medikamente

Applikationswege

Venöser Zugang. Ein bereits liegender zentralvenöser Zugang ist einem periphervenösen Zugang zur Medikamentengabe unter Reanimation vorzuziehen (höhere Plasmaspiegelmaxima, schnelleres Erreichen der Zielorgane). Die Anlage eines ZVK unter Reanimationsbedingungen ist jedoch nicht empfohlen (Komplikationen, erforderliche CPR-Pause)! Die periphere Venenpunktion ist schneller, einfacher und sicherer (z. B. V. jugularis externa). Nach Medikamentengabe über einen periphervenösen Zugang jeweils mit mindestens 20 ml Infusion nachspülen und die Extremität für 10–20 s hochhalten (schnellere Einschwemmung).

Intraossärer Zugang. Wenn sich die Anlage eines periphervenösen Zugangs schwierig oder unmöglich gestaltet, ist – auch bei Erwachsenen – ein i.o. Zugang die Alternative. Dabei sind geeignete Intraossärnadeln zu verwenden, keinesfalls Venenverweilkanülen.

Tracheale Applikation. Die tracheale Medikamentenapplikation (Adrenalin) ist nach den Leitlinien 2005 der i.v. und i.o. Verabreichung nachgeordnet und nur indiziert, wenn diese nicht möglich sind (Hintergrund: nicht vorhersehbare Plasmaspiegel nach endotrachealer Gabe). Inwieweit der NA bei bereits liegendem Tubus (endotracheale Applikationsoption, aber noch kein i.v.-Zugang) diesen zur Medikamentengabe nutzt oder erst eine verzögerte i.v.-Gabe durchführt, liegt in seinem

Ermessen. Dosierung: 3-fache Dosis der i.v.-Medikation; für Adrenalin ist die Gabe von 3 mg ad 10 ml empfohlen. Zur Verdünnung ist Aqua ad injectabilia einer isotonischen NaCl-Lösung vorzuziehen (bessere Resorption).

Medikamente bei CPR

Adrenalin. Hauptmechanismus ist die α-sympathomimetisch bedingte periphere Vasokonstriktion mit Steigerung des arteriellen Drucks → Verbesserung der Koronar- und Zerebralperfusion. Die β-mimetischen Wirkungen wie z. B. positive Chronotropie sind eher unerwünscht. Adrenalin wird bei allen Formen des Herz-Kreislauf-Stillstandes verwendet.
- Zeitpunkt der 1. Gabe:
  - bei Asystolie und PEA: sobald wie möglich,
  - bei VF und pulsloser VT: wenn persistierend nach 2 Schocks (d. h. Gabe nach der 3. Analyse, unmittelbar vor oder nach dem 3. Schock).
- Zeitpunkt weiterer Gaben: jeweils 3–5 min nach der vorangegangenen Gabe, solange der Herz-Kreislauf-Stillstand anhält (es bietet sich ein Intervall von 4 min an = in jedem 2. Durchlauf des Algorithmus).
- Dosierung i.v. und i.o.: 1 mg unverdünnt und mit 20 ml Infusionslösung nachspülen (nach ERC; laut Fachinformation Verdünnung ad 10 ml vor Injektion).
- Dosierung endotracheal: 3 mg ad 10 ml Aqua.

Amiodaron. Antiarrhythmikum der Wahl bei therapieresistentem Kammerflimmern (wenn persistierend nach 3 Schocks; d. h. Gabe nach der 4. Analyse, unmittelbar vor oder nach dem 4. Schock)
- Dosierung: 300 mg als Bolus i.v. (verdünnt)

Atropin. Wirkung: Parasympatholyse/Vagusblockade. Atropin wird bei Asystolie und niedrigfrequenter (<60/min) PEA verwendet.
- Dosierung: 3 mg i.v.

Lidocain. Kann bei therapieresistentem Kammerflimmern als Antiarrhythmikum erwogen werden, wenn Amiodaron nicht verfügbar ist. Ein Nutzen von Lidocain bei CPR ist nicht belegt. Gleichzeitig wird diskutiert, ob es die Defibrillationsschwelle erhöht, also die erfolgreiche Therapie des Kammerflimmerns erschwert.

Natriumhydrogencarbonat (NaHCO$_3$). Wirkung: Pufferung saurer Valenzen; Nebenwirkungen: CO$_2$-Anstieg, intrazelluläre Azidose (paradoxe Azidose), Myokarddepression (kardiale Reanimierbarkeit u. U. ↓), Hirnödem (Zerstörung der Blut-Hirn-Schranke mögl.), Alkalose.

Während der Reanimation sollte es abgesehen von speziellen Indikationen (▶ u.) keine Verwendung mehr finden. Nach erfolgreicher Reanimation kann NaHCO$_3$ nach Blutgasanalyse gezielt verabreicht werden (CO$_2$-Elimination bei Spontanzirkulation und adäquater Beatmung gegeben).

Spezielle Indikationen unter CPR:
− Hyperkaliämie (z. B. Dialysepatienten kurz vor Dialysetermin).
− Intoxikation mit trizyklischen Antidepressiva.
− Vorbestehende (evtl. ursächliche) metabolische Azidose.

Magnesium. Kann bei therapierefraktärer VF/VT in Kombination mit V. a. Hypomagnesiämie erwogen werden.

Thrombolyse. Sollte unter Reanimation bei konkretem Verdacht (Vorgeschichte) auf Lungenembolie als Ursache für den Herz-Kreislauf-Stillstand erwogen werden. Nach Applikation muss die Reanimation bei ausbleibendem ROSC für mind. 60–90 min fortgeführt werden (entsprechende Wirksamkeit der Thrombolyse abwarten). Es gibt keine Evidenz für den routinemäßigen Einsatz eines Thrombolytikums bei der Reanimation.

Alternative Reanimationsverfahren/spezielle Medikamente

Reanimation »oben ohne«. Die Kombination von Thoraxkompressionen und Beatmung beim BLS wird immer wieder in Frage gestellt. Zum einen aufgrund des Wunsches nach Vereinfachung und Schrankenabbau für den Laien, aber auch aufgrund der wiederkehrenden Frage der Notwendigkeit der (initialen) Beatmung. Mittlerweile sind Patientendaten mehrerer Studien verfügbar, meist ohne signifikanten Unterschied für »mit« und »ohne« Beatmung (was dann als Gleichheit der Verfahren interpretiert wird), aber auch mit Hinweisen für einen Benefit der einen wie auch der anderen Seite. Bei der Interpretation ergeben sich für alle Studien Probleme mit der Übertragbarkeit und Vergleichbarkeit (z. B. alte Leitlinien, ausgewertete Fälle nur ein kleiner Ausschnitt aus der Gesamtpopulation, unterschiedliche Bedingungen zwischen den Gruppen).

Einen Vergleich der Überlebensraten der Studien in den Gruppen »nur Thoraxkompressionen« mit denen europäischer Zentren (Herlitz et al. 1999) zeigt ◨ Tab. 5.1.

◨ **Tab. 5.1.** Überlebenraten präklinischer HKS (bei Krankenhausentlassung oder nach 1 Monat) – alle Rhythmen

Studien »nur Thoraxkompressionen«		Europäische Daten – Standard-CPR	
SOS-Kanto 2007 (n=439)	9 %	Bonn	15 %
Iwami 2007 (n=544)	7 %	Göttingen	17 %
Bohm 2007 (n=1145)	7 %	Helsinki	18 %
Bentley 2008 (n=668)	5 %	Mainz	19 %
		Stavanger	23 %

Stellungnahme ERC (2007)

- Goldstandard bleibt die Kombination von Thoraxkompressionen **und** Beatmung.
- Ausnahmen:
  - Telefonreanimation (einfachere Anweisungen des Disponenten, schnellerer Beginn der CPR).
  - Keine Beatmung durch Laien möglich, z. B. Ekel (nur Thoraxkompressionen sind besser, als gar nichts zu tun).
  - Keine (vor)schnellen Änderungen, sondern gründliche Prüfung im aktuellen Leitlinienprozess.
- Relevanz und Übertragbarkeit der vorliegenden Daten müssen beachtet werden.

Impedanzventil. [Synonyme: »impedance treshold device« (ITD); »impedance threshold valve« (ITV); Reanimationsventil; ResQ-Pod™] Verbesserung des venösen Rückstroms zum Thorax in der Relaxationsphase bei externen Thoraxkompressionen (Standard-CPR) bzw. in der Dekompressionsphase bei ACD-CPR (Cardiopump™). Das ITV blockiert in dieser Phase der CPR den passiven inspiratorischen Gasfluss, welcher den für den venösen Rückstrom förderlichen negativen intrathorakalen Druck ausgleichen würde → intrathorakaler Druck ↓ und (als Resultat) venöser Rückstrom ↑ → Auswurfleistung ↑ → Blutflusses in den lebenswichtigen Organen ↑. Beatmung und Ausatmung sind jederzeit ungehindert möglich. In mehreren randomiserten Studien an präklinischen Reanimationspatienten wurde eine Verbesserung der 24-h-Überlebensraten gegenüber Standard-CPR festgestellt. Das ITV ist in den AHA-Leitlinien nach Intubation als Methode der Wahl empfohlen (Klasse-lla-Empfehlung).

Autopulse™ – Vest-CPR. Die Reanimation mit dem automatischen Gurtband (Autopulse™) ist die Nachfolge der Vest-CPR (Westenreanimation). Vorstudien sind vielversprechend; Daten präklinischer, prospektiver randomisierter Studien stehen noch aus.

LUCAS (Lund University Cardiac Arrest System). Kombination aus mechanischem, kolbenbetriebenem Reanimationsgerät und ACD-CPR (► o.). Vorstudien sind vielversprechend; Daten präklinischer, prospektiver randomisierter Studien stehen noch aus.

Vasopressin. Potenter Vasokonstriktor ohne die kritische rhythmogene Wirkung des Adrenalins (allerdings kein Benefit beim Überleben im Vgl. zu Adrenalin). Daher bleibt Adrenalin nach dem »Großvaterprinzip« weiterhin Medikament der Wahl; Vasopressin wird derzeit im ERC-Algorithmus nicht empfohlen.

Vasopressin und Adrenalin. Eine Subgruppenanalyse der multizentrischen Vasopressinstudie zeigte signifikant gesteigerte Überlebensraten für Patienten, die Vasopressin und Adrenalin (bei >2 Medikamentengaben) erhielten, verglichen mit Adrenalin allein. Weitere Untersuchungen zu Dosis und Mischungsverhältnis sind erforderlich.

Hochdosiertes Adrenalin. Keine signifikante Verbesserung der Überlebensraten durch hochdosiertes Adrenalin; in den aktuellen Leitlinien nicht vorgesehen.

Für die Anwendung alternativer CPR-Verfahren (z. B. ACD) geben aktuelle Studien Hinweise auf einen ungünstigen Einfluss auf die Überlebensraten.

5.4   Postreanimationsphase (ROSC)

5.4.1   Hinweise/Zeichen erfolgreicher Reanimation

- Endexspiratorische CO_2-Konzentration ↑.
- Wiederkehr von zentralen und ggf. peripheren Pulsen (und Blutdruck).
- Ggf. Anstieg der arteriellen O_2-Sättigung (sofern messbar).
- Evtl. Wiederkehr von Reflexen (Würgen, Husten), Spontanatmung und Bewusstsein.

5.4.2   Vorgehen nach erfolgreicher Reanimation

Erstmaßnahmen
- Wenn HF und RR ausreichend: Beenden der Thoraxkompressionen.
- Bis zur Wiederkehr der Spontanatmung: kontrollierte Beatmung (100% O_2, 5 mbar PEEP, physiologisches AZV und normale AF, Normoventilation nach Kapnometrie).
- Bei Wiederkehr der Spontanatmung: assistierte Beatmung (PEEP), ggf. Sedierung und kontrollierte Beatmung (Normokapnie).
- Bei Husten/Würgen/Wiedererlangen des Bewusstseins: Analgosedierung (z. B. Fentanyl und Midazolam), da eine Extubation wegen der Gefahr einer Hypoxie mit erneutem Herz-Kreislauf-Stillstand im Rettungsdienst i. d. R. nicht in Frage kommt.
- Magensonde einlegen (Magenblähung durch vorangegangene Maskenbeatmung oder Atemspende kann Lungenfunktion beeinträchtigen und Aspirationsrisiko erhöhen).

Diagnostik
- Engmaschige Kontrolle der Vitalparameter.
- Sicherung/Überprüfung bisheriger Maßnahmen (z. B. Tubuskontrolle).
- 12-Kanal-EKG.
- Hinweise auf Ursachen/Grunderkrankungen suchen; körperl. Untersuchung.
- Geeignete Zielklinik (Herzkatheter?) auswählen und vorinformieren.

Weitere Maßnahmen (individuell an der Situation orientiert)
- Behandlung relevanter Rhythmusstörungen.
- Einstellung des RR (RR_{syst} >90 mmHg): z. B. Katecholamine.
- Ggf. Ursache des Herz-Kreislauf-Stillstandes behandeln.

Dokumentation und Übergabe in der Zielklinik (einheitliche Dokumentation nach Utstein-Style empfohlen)
- Zeitpunkte (Leitstelle, Tonbanddokumentation etc.):
  - Kollaps (ggf. Schätzung/Zeugenaussagen; beobachteter Kollaps?).
  - Notrufeingang.
  - Fahrzeugstatus (1. RTW/NA; Ausrücken, Ankunft beim Patienten).
  - Beginn der Laienreanimation (wenn stattgefunden).
  - Beginn der professionellen Reanimation.
  - 1. Defibrillation, Intubation, i.v.-Zugang, 1. Adrenalingabe.
  - Wiedererlangen der Spontanzirkulation (»restoration of spontaneous circulation«; ROSC).

- Primärer EKG-Rhythmus bei Eintreffen des Rettungsdienstes.
- Maßnahmen (Anzahl der Defibrillationen, Medikamente, Komplikationen).
- Verdachtsdiagnose mit Begründung.

Prinzipien der Postreanimationsbehandlung
- Hypothermie (bewusstlose Patienten nach ROSC ▶ u.).
- Hyperthermie vermeiden (Fieber senken).
- Normokapnie (keine Hyper- oder Hypoventilation).
- Normotonie (Cave: Ausfall der zerebralen Autoregulation mgl. – vgl. ▶ Kap. 9.2.1).
- Normoglykämie.

5.4.3   Hypothermie

Praxistipps

Bewusstlose erwachsene Patienten mit Spontankreislauf nach präklinischem Herz-Kreislauf-Stillstand mit initialem Kammerflimmern sollen so schnell wie möglich auf 32–34°C Körpertemperatur gekühlt werden (ILCOR-Empfehlung seit 2003). Diese moderate Hypothermie soll für (12–)24 h aufrecht erhalten werden.

Auch andere komatöse Patienten nach außerklinischem oder innerklinischem Herz-Kreislauf-Stillstand können von dieser Strategie profitieren (Asystolie, PEA).

Mögliche Kühlungsverfahren
Infusion von 4°C kalter kristalloider Infusionslösung. In einer Untersuchung an Patienten wurden nach ROSC 30 ml/kg KG kalter Vollelektrolytlösung appliziert → Körpertemperatur fiel um etwa 1,5°C.
  Kühlpackungen (Hals, Leisten, Achselhöhlen), Kühldecken.
  Die Kühlung sollte so früh wie möglich (bereits vor Ort) begonnen werden. Aktuelle Arbeitsanweisungen (SOP) verschiedener Zentren sehen derzeit eine Kombination der Verfahren vor:

Praxistipps

Kühlung des bewusstlosen Patienten nach primär erfolgreicher Reanimation:
- 1000 ml 4°C kalte Vollelektrolytlösung über 30 min.
- Applikation von Kühlpackungen (▶ o.; Cave: Erfrierungen vermeiden).

Experimentelle Kühlverfahren, wie z. B. die Infusion von speziellen Eiskristallen werden frühestens in einigen Jahren allgemein verfügbar sein.

Kältezittern ggf. durch ausreichende Sedierung und Muskelrelaxierung unterdrücken. Temperaturkontrolle mit Dokumentation ist verpflichtend. Ein Thermometer (Messbereich mind. 28-42°C) muss nach DIN EN 1789 auf jedem RTW vorgehalten werden.

Die spätere **Wiedererwärmung** sollte langsam erfolgen (0,25–0,5°C/h); dabei sind anschließende Hyperthermien zu vermeiden bzw. zu behandeln. Hämodynamisch stabile Patienten nach ROSC mit spontaner milder Hypothermie (>33°C), die häufig nach Herz-Kreislauf-Stillstand feststellbar ist, nicht aktiv wiedererwärmen.

Stellenwert der Hypothermie nach ROSC. Der Wert der therapeutisch induzierten Hypothermie nach ROSC wurde in 2 unabhängigen randomisierten Multicenter-Studien (trotz relativ kleiner Fallzahlen und nicht möglicher Verblindung) signifikant und klinisch relevant belegt (unabhängige Lebensführung, Arbeitsfähigkeit und Mortalität). Verglichen mit anderen therapeutischen Interventionen, zeigte die Kühlung sehr niedrige »numbers needed to treat« (nur 6 bis 7 Patienten müssen im Durchschnitt behandelt werden, damit der Effekt – neurologisch gutes Langzeitüberleben – bei einem zusätzlichen Patienten auftritt).

5.5   Ethische Aspekte der Reanimation

Die Leitlinien des ERC beschränken sich nicht nur auf die Wiedergabe evidenzbasierter Therapieschemata (Algorithmen), sondern integrieren auch wichtige Aspekte zu ethischen Fragen bei der Reanimation.

Dieser Abschnitt soll nicht nur Antworten und Tipps zu ethischen Aspekten geben, sondern auch bewusst einige Fragen aufwerfen, die nicht einfach mit einer Handlungsanweisung beantwortet werden können, sondern oft im Einzelfall individuell beurteilt werden müssen. Die folgenden Aspekte werden hier primär in ihrer ethischen Dimension beleuchtet. Inwieweit dies auch juristisch relevant ist, kann in manchen Fällen eine andere Frage sein.

Zweifellos verdanken viele Patienten und Angehörige der Entwicklung der kardiopulmonalen Reanimation wertvolle gemeinsame Lebenszeit. Der Aussicht, einen Patienten erfolgreich wiederzubeleben, sodass er später das Krankenhaus wieder zu Fuß und bei klarem Verstand verlassen kann, steht aber auch die Möglichkeit einer Verlängerung des Leidens bzw. des Sterbeprozesses entgegen. Im schlimmsten Fall bleibt der Patient nach der Wiederbelebung apallisch.

Die ethischen Abwägungen im Zusammenhang mit Reanimationsmaßnahmen werden durch individuelle, internationale wie lokale, kulturelle, religiöse, traditionelle, soziale sowie ökonomische und rechtliche Faktoren beeinflusst.

5.5.1 Allgemein anerkannte Grundprinzipien

− Nutzen (»beneficience«) für den Patienten durch die Behandlung bei ausgeglichener Risiko-Nutzen-Analyse.
− Nicht-Schaden (»non-maleficience«): keine sinnlosen oder schädigenden Maßnahmen durchführen (z. B. Reanimation bei sicheren Todeszeichen), keine zusätzlichen Leiden und keine bloße Verlängerung des Leidens.
− Gerechtigkeit: der »Nutzen« der Behandlung muss allen in der Gesellschaft gleichermaßen zur Verfügung stehen (→ Problem der Ressourcenverteilung, Behandlung aller Patienten nach gleichen Standards).
− Patientenautonomie: Das Selbstbestimmungsrecht des Patienten ist generell respektiert und auch in der »Deklaration von Helsinki« (Menschenrechte) manifestiert. Eine entsprechende Willensäußerung des Patienten ist jedoch bei Herz-Kreislauf-Stillstand nicht mehr möglich und auch in hinterlegter Form oft nicht direkt feststellbar.

5.5.2 Patientenverfügung/Patientenwille

Jede medizinische Behandlung muss den Patientenwillen berücksichtigen. Nur dieser rechtfertigt den bei medizinischen Maßnahmen regelmäßig erfüllten Tatbestand der Körperverletzung. Er ist in einer Reanimationssituation schwierig zu ermitteln. I. d. R. kann jedoch im Wege der **mutmaßlichen Einwilligung** ein Wunsch nach Lebensrettung unterstellt werden.

Manche Patienten haben ihren Willen und ihre Wünsche klar schriftlich formuliert und hinterlegt (Patiententestament/-verfügung). Aus ethischer Sicht ist es aber unerheblich, wie der Wille zum Ausdruck gebracht wird, sei es schriftlich oder mündlich (z. B. Wiedergabe durch Angehörige; jedoch Gefahr der Beeinflussung durch deren eigene Ansichten, Interessen und Fehlinterpretationen).

Die Einstellung des Patienten kann sich mit Wechsel der Lebensumstände oder Kenntnisse ändern, z. B. wird mit zunehmender Erkrankungsschwere eine niedrigere Lebensqualität vom Patienten als akzeptabel eingestuft! Im Zustand schwerer Krankheit werden Prioritäten oft neu gesetzt; belastende Therapien akzeptiert, um noch etwas Lebenszeit oder -qualität zurückzugewinnen.

❗ **Cave** – Aus diesen Gründen und weil es sich beim Herz-Kreislauf-Stillstand um ein zeitkritisches Ereignis handelt, soll immer zuerst mit der Reanimation begonnen werden, um die Chance auf Lebensrettung zu wahren und um dann während der laufenden Reanimation alle wichtigen Informationen für eine verantwortungsvolle Entscheidung zu sammeln (Fortführen oder Abbruch der Reanimationsmaßnahmen). Grundsätzlich muss hinterfragt werden, ob eine vorhandene Patientenverfügung noch aktuell und unmissverständlich auf die konkret eingetretene Situation bezogen ist. Entsprechende Willensäußerungen sind in einer akuten Notfallsituation oft nicht direkt auffindbar oder beziehen sich auf andere Situationen.

Helfer unterschätzen oft den Überlebenswillen (-wunsch) des Patienten!

5.5.3 Kein Reanimationsversuch/vorzeitiger Reanimationsabbruch

- »Futility« (engl.: Sinnlosigkeit): Keine Aussicht auf eine Lebensverlängerung mit akzeptabler Lebensqualität, z. B. Endstadium eines Multiorganversagens ohne behandelbare Ursache.
- Vorliegende, valide Patientenverfügung (▸ o.) oder DNAR-Anweisung (▸ u.).
- Sichere Todeszeichen oder Verletzungen, die mit dem Leben nicht vereinbar sind.

❗ **Cave** – Andere Faktoren zur Vorhersage einer fehlenden Aussicht auf Reanimationserfolg sind im Individualfall nicht zuverlässig (z. B. Hypoxiezeit).

Auch das Alter ist nur ein schwacher Vorhersagefaktor für das Outcome. Höheres Alter ist zwar statistisch mit einer zunehmenden Komorbidität verbunden, welche die Prognose verschlechtern kann. Bei fehlenden Begleiterkrankungen hat das Alter jedoch keinen Aussagewert.

5.5.4 DNAR-Anweisung

DNAR (engl.: »do not attempt resuscitation«): Anweisung, dass kein Reanimationsversuch durchgeführt werden soll (z. T. existieren regional unterschiedliche Bezeichnungen und Markierungen/Codes für Einträge in der Patientenakte/-kurve, z. B. »kein R, kein B« = keine Reanimation/ keine Beatmung durchführen).

Die DNAR-Anweisung ist keine Form der Willensäußerung des Patienten, sondern der Ausdruck einer Therapieentscheidung des verantwortlichen **Arztes** (im Krankenhaus i. d. R. eines leitenden Arztes), die – wenn möglich – zusammen und einvernehmlich mit dem Patienten und ggf. auch nach Beratung mit den Angehörigen und beteiligtem Fachpersonal getroffen wurde (z. B. bei Krankenhausaufnahme).

Über eine DNAR-Entscheidung sollten der Patient, dessen enge Angehörige und alle, die an der medizinischen Versorgung des Patienten beteiligt sind, informiert werden, auch, um die Einleitung unangemessener Reanimationsmaßnahmen zu vermeiden.

Eindeutiger, persönlich abgezeichneter Vermerk in der Patientendokumentation (z. B. Kurve)!

Eine DNAR-Anweisung bedeutet keinesfalls einen generellen Verzicht auf weitere Therapie und Pflege. Im Gegenteil können palliative und ggf. auch kurative Therapien durchaus angemessen und sinnvoll sein.

Nach Überwindung eines Zustandes, der eine Reanimation aussichtslos machen würde, kann es erforderlich sein, eine zuvor korrekt getroffene DNAR-Anweisung zurückzuziehen.

5.5.5 Anwesenheit von Angehörigen bei der Reanimation

Mittlerweile akzeptierte Praxis in Europa und von der Mehrzahl der Angehörigen gewünscht (besonders bei Kindern). 90% würden es – nachträglich befragt – wieder wünschen. Die Angehörigen profitieren von ihrer Anwesenheit während der Reanimation.

Wenn es die Situation zulässt und das Team einverstanden ist: Angebot an Angehörige, nach eigener Entscheidung dabei zu bleiben oder hinauszugehen (z. B. gezielt Tür angelehnt lassen). Möglichst Briefing der Angehörigen und Betreuung durch ein Teammitglied. Kompetentes und ruhiges Arbeiten, Maßnahmen erklären. Möglichkeit zur Fremdanamnese nutzen.

5.5.6 Tod des Patienten

- Ankündigung des Reanimationsabbruches mit Begründung (»der Patient reagiert nicht auf Wiederbelebungsmaßnahmen«).
- Anteilnehmende, aber eindeutige Todesmitteilung.
- Angehörige zum Entfernen von Tubus und Kanülen (wenn sie nicht für rechtsmedizinische Untersuchung in situ bleiben sollen) kurz nach draußen bitten, aufräumen, evtl. den Verstorbenen betten.
- Gelegenheit zur Trauer und zum Abschied geben.

– Gespräch in geschützter Atmosphäre anbieten (ggf. Brückenschlag zu weiteren Hilfsangeboten, z. B. Anruf von Verwandten oder Freunden – Vorsicht bei telefonischer Todesmitteilung: z. B. Gefährdung durch psychische Reaktionen/Unaufmerksamkeit im Straßenverkehr – evtl. nur bitten, vorbeizukommen; Hausarzt, Kriseninterventionsteam, Notfallseelsorge).
– Zu Todesfeststellung und Leichenschau ▶ Kap. 1.3.1.

Bewusstseinsstörungen

Natürlich führen die meisten Notfälle unbehandelt über kurz oder lang zu Störungen des Bewusstseins. In diesem Kapitel werden solche Notfälle beschrieben, die sich dem Notarzt häufig mit Bewusstseinsstörungen oder Bewusstlosigkeit als führendem oder einzigem Leitsymptom präsentieren.

6.1 Akute Bewusstlosigkeit

Definition

Bewusstsein umfasst die Fähigkeiten eines Menschen,
- sich zu Zeit, Ort, Situation und Person zu orientieren,
- auf Fragen gezielt zu antworten und
- auf Reize (z. B. Schmerz) angemessen zu reagieren.

Ungestörtes Bewusstsein ermöglicht die Sinneswahrnehmungen sowie Denk- und Merkfähigkeit; lebenswichtige Schutzreflexe sind vorhanden

▢ Tab. 6.1. Einteilung: Bewusstseinsstörungen nach Vigilanz

Grad	Erklärung	Reaktion auf Ansprache	Reaktion auf Schmerzreiz
Normal	Wach	Prompt	Prompt und gezielt
Somnolenz	Leicht erweckbar, Schläfrigkeit	Verzögert	Prompt und gezielt
Sopor	Schwer erweckbar, Reaktion nur auf starke Stimuli (Schmerzreiz)	Keine	Verzögert, aber gezielt
Koma	Nicht erweckbar durch äußere Reize, tiefe Bewusstlosigkeit	Keine	Fehlend oder ungezielt

(z. B. Husten-, Schluckreflex → Gefahr der Aspiration bei Erlöschen dieser Reflexe; Verlegung der Atemwege in Rückenlage, Hypoxie).

Bewusstseinsstörungen werden initial und im Verlauf grob nach der Orientiertheit, Vigilanz (◻ Tab. 6.1) sowie differenzierter nach der Glasgow-Coma-Scale (GCS; ► Kap. 17.3.3) beurteilt. Insbes. bei Schlaganfall- und SHT-Pat. stellen die GCS-Werte wertvolle Indikatoren für Prognose und Therapie dar. Anhaltende GCS-Werte ≤8 → i. d. R. Indikation zur protektiven endotrachealen Intubation!

Praxistipps

Bei fehlenden oder nicht adäquaten Reaktionen immer auch an chronische Störungen der Sinneswahrnehmungen denken (z. B. Blindheit, Taubheit, andere Behinderung).

— Patienten während oder nach Synkopen, Hypoglykämien, Krampfanfällen, Apoplexie, Kreislaufinsuffizienz und Intoxikationen können zum Verwechseln ähnliche Symptome zeigen. Bei vorangegangenem Alkoholkonsum sollten Symptome daher nicht vorschnell allein auf den Alkohol zurückgeführt werden.

— Plötzliche Bewusstseinsstörungen durch o. g. Ursachen können zu »unerklärlichen« Unfällen führen, die die ursprüngliche Ursache verschleiern (z. B. Verkehrsunfall, Verbrennungen, Ertrinken, SHT durch Sturz), sodass diese nicht oder zu spät erkannt wird.

— Eine ungeklärte Bewusstseinsstörung muss angesichts der vielen schwerwiegenden potenziellen Ursachen immer als Zeichen für einen vital bedrohlichen Zustand des Pat. angesehen werden.

Notfalltherapie

— Eigenschutz! (Bei unklarer Bewusstlosigkeit bis auf weiteres jede mögliche Gefahr in Betracht ziehen, z. B. Infektion, Kriminalität, toxische Substanzen, Elektrizität.). Ggf. rechtzeitig Fachdienste hinzuziehen (z. B. Polizei bei V. a. Gewaltdelikt, Feuerwehr bei V. a. Giftstoffaustritt).

— Basischeck. Neben den Vitalparametern sind folgende Untersuchungen dringlich indiziert, da sie rasch zur Diagnose mit präklinischen Konsequenzen führen können:

  – Blutzuckertest, EKG und Körperkerntemperatur.

  – Pupillendiagnostik und Untersuchung auf Meningismus.

  – Entkleiden und auf Haut-/Schleimhautveränderungen und Verletzungen aller Art untersuchen (evtl. durch Kleidung/Kopfhaare versteckt,

▼

z. B. Petechien, Konjunktivalblutungen, Prellmarken, Strangmarken, Stichwunden).

- Prioriäten bei Bewusstlosigkeit: Basismaßnahmen vor weiterer Ursachen-findung!
  - Ggf. HWS-Immobilisierung, ggf. Blutstillung/Schocktherapie.
  - Atemwege freimachen/-halten, ggf. Fremdkörperentfernung/Absaugen.
  - Stabile Seitenlage, Atemwegssicherung, ggf. Intubation.
  - Sauerstoffgabe, ggf. (assistierte) Beatmung, ggf. CPR.
  - Wärmeerhalt.
  - Kontinuierliche Überwachung der Vitalfunktionen.
- Im Verdachtsfall evtl. »diagnostische Antidotgabe« (z. B. Flumazenil, Naloxon).
- Gezielte Fremdanamnese unter Beachtung der Situation und Umge-bung (◘ Tab. 6.2).
- Ggf. gezielt (!) weitere körperliche Untersuchung (▶ Kap. 3).
- Umgebung des Auffindeorts absuchen lassen (z. B. Inhalt von Abfallei-mern, Toilette, Abschiedsbrief).

❶ Cave – In vielen Fällen gestörten Bewusstseins ist im RD keine ex-akte Diagnose und somit keine spezifische Therapie möglich → zügiger Transport in geeignete Klinik, um eine adäquate und zielführende Diag-nostik zu ermöglichen (z. B. Labor, Ultraschall, Röntgen, cCT).

6.2 Synkope

Definition

Plötzliche, spontan reversible, meist kurzdauernde Bewusstseinsstörung und Tonusverlust mit oder ohne Hinstürzen. Ursache: passagere zere-brale Minderperfusion. Bei Eintreffen des NA hat der Pat. meist das Bewusstsein vollständig wiedererlangt.

Reflexsynkopen (neurokardiogene Synkopen) (häufig, meist harmlos)
- **Vasovagale Synkope**
  Verringerter Sympathikotonus (Vasodilatation) und/oder erhöhter Parasympathikotonus (Bradykardie) führt durch Auslösung einer auto-nom nervalen Reflexkette innerhalb von Sekunden zum Blutdruckab-fall, i. d. R. bei sonst gesunden Menschen:
  - Zentral induziert (Emotionssynkope, durch starken psychischen Reiz, z. B. Venenpunktion, Blutsehen, Ekel, Schreck, Angst, Schmerz).

◼ **Tab. 6.2.** DD: Unklare Bewusstlosigkeit – Beurteilung der Umgebung und Fremdanamnese

Kernfragen	Details	Beispiele
– Auffindesituation? – Vorangegangenes Ereignis/Einwirkungen? – Gefahrenexposition? – Tätigkeiten des Pat. in den letzten 30–180 min?	– Trauma (auch in den letzten Tagen!), Blutverlust – Schwangerschaft – Kriminelles Delikt – Notfälle in Gewässern – Elektrizität – Sonne/Strahlung	– SHT mit direktem Hirntrauma, Hirnödem, intrakranielle Blutung, Schock (diverse Möglichkeiten, z. B. intraabdominelle Blutung bei zweizeitiger Milz- oder Leberruptur oder Extrauteringravidität) – Hypoxie oder Hypoperfusion verschiedener Ursachen – Schwere Hypothermie (z. B. Notfälle in Gewässern) oder Hyperthermie – Elektrounfall, Sonnenstich, Hyperthermie
	– Nahrungsaufnahme, Medikamenteneinnahme/-verabreichung	– Aspiration/Bolusgeschehen, Anaphylaxie, Intoxikation
	– Giftexposition (Labor, Industrie, Gefahrguttransport, Schädlingsbekämpfung, Rauchgasinhalation), Rauschmittelabusus (Utensilien vor Ort), Schmerztherapie, Suizidabsicht	– Intoxikationen, z. B. mit Nerven- oder Atemgiften (z. B. CO, Organophosphate, Zyanide, Sedativa, Hypnotika, Alkohol, Opioide)
	– Toilettengang, Husten, Pressen, Lachen, schweres Heben, anstrengende Arbeit, Geschlechtsverkehr	– Subarachnoidalblutung, pressorische Synkope (z. B. Miktionssynkope)
– Wegweisende medizinische Angaben?	– Symptome vor oder bei Eintritt der Bewusstlosigkeit	– Thoraxschmerz, Dyspnoe, Zuckungen, Kopfschmerzen, neurolog. Ausfälle, Bauchschmerzen, Psychose
	– Vorerkrankungen – Medikamentenanamnese	– Blutzuckerentgleisung bei Diabetes mellitus, akute Dekompensation bei Herzinsuffizienz, Krampfanfall bei Epilepsie, Alkoholentzugssyndrom

◻ Tab. 6.2. Fortsetzung

Kernfragen	Details	Beispiele
– Eintritt der Bewusstlosigkeit?	– Rasch (Sekunden bis wenige Minuten)	– Hypoglykämie, Subarachnoidalblutung, Hypoxie, Hypoperfusion (z. B. Schock, Herzinsuffizienz, Lungenembolie), SHT
	– Langsam (einige Minuten bis Stunden)	– Hyperglykämie, Sub-, Epiduralblutung, Hirnödem, Sonnenstich, metabolische Komata (z. B. hepatisch, urämisch)
	– Spontanes Wiedererwachen, evtl. Wiedereintrüben	– Synkope (diverse Ursachen ▶ Kap. 6.2), Krampfanfall (diverse Ursachen ▶ Kap. 6.4), psychiatrische Erkrankungen, SHT (Cave: z. B. Epiduralblutung mit symptomfreiem Intervall möglich)
– Gerüche	– Foetor ex ore – Umgebungsgerüche	– Alkohol, andere Intoxikationen (z. B. Bittermandel bei Zyanid) – Ketoazidose, hepatisches oder urämisches Koma – Urin-/Stuhlabgang bei Grand-mal-Anfall, Wirbelsäulentrauma

Die genannten Ursachen überlappen sich vielfach in ihrer Kausalität und Pathophysiologie.

– Viszerale Reizung (z. B. Pleurapunktion, Kolik, Miktion), Hitze oder
Kälte (z. B. Hitzekollaps/Hitzeohnmacht ▶ Kap. 13.2).
– Erhöhtes Risiko für vasovagale Synkopen: langes Stehen, besonders
in Menschenmassen und in warmer Umgebung, Erschöpfung, nach
Alkoholgenuss. Betroffen: i. d. R. junge Patienten, Frauen. Erhärtung der Diagnose in der Klinik durch positive Kipptischuntersu-
chung mgl.

– Pressorische Synkope
Erhöhter Druck im Brust- und Bauchraum über 10–15 s → deutlich
verminderter venöser Blutrückstrom in den Brustkorb mit Herzaus-
wurf ↓, ferner oft auch Hirndruck ↑ und Reizung von Druckrezepto-
ren mit reflektorischem Herzfrequenzabfall und/oder Vasodilatation.
Die pressorische Synkope tritt in typischen Situationen auf, z. B.
Stuhlpressen (→ Obstipation), Miktion (→ Prostatahyperplasie),
Valsalva-Manöver, Schnäuzen/Niesen, Schlucken, Heben schwerer Las-
ten, Lachen. Hustensynkopen häufiger bei Männern mit COPD, da das
intrathorakale Blutvolumen bei COPD vermindert ist. Erhärtung der
Diagnose in der Klinik durch Provokationstests unter Monitoring mgl.
Sonderfall: V.-cava-Kompressionssyndrom ▶ Kap. 10.4.6

– Hypersensitiver Karotissinus (Karotissinussyndrom)
Auslösung einer Vasodilatation und/oder Kardioinhibition (Brady-
kardie, AV-Block, Asystolie) durch Reizung der überempfindlichen
Barorezeptoren distal der Karotisgabel, z. B. bei engem Kragen, Dre-
hen des Kopfes, Rasieren am Hals. V. a. Männer >50 Jahre betroffen.
Erhärtung der Diagnose in der Klinik durch Karotissinusdruck unter
EKG-Monitoring mgl. (nach Sonographie der A. carotis). Ggf. Schritt-
macherimplantation.

Orthostatische Dysregulation

Unvermögen des Organismus, sofort und anhaltend durch Anpassen
des peripheren Gefäßwiderstandes auf Lageänderung des Körpers (z. B.
plötzliches Aufstehen) so zu reagieren, dass ein stärkerer Abfall des
Blutdrucks vermieden wird. Betroffen: v. a. Jugendliche in der Pubertät
und ältere Menschen (bes. unter Einnahme von Antihypertonika und
Antidepressiva oder bei Volumenmangel/Exsikkose, Bettlägerigkeit,
reduziertem Muskeltonus). Auch bei neurologischen Erkrankungen
mit autonomer Dysfunktion. Sonderfall: postprandiale Synkope (durch
Umverteilung von Blut in den Verdauungstrakt nach Mahlzeiten kann
es besonders bei älteren Menschen zum plötzlichen Bewusstseinsverlust
kommen). Erhärtung der Diagnose in der Klinik durch Schellong-Test
möglich.

Synkope als Warnzeichen

– **Kardiale/rhythmogene Synkope** = (Morgagni-) Adams-Stokes-Anfall
Plötzliche Herzrhythmusstörung mit vermindertem Herzzeitvolumen
(z. B. Asystolie, Sinusbradykardie, höhergradiger AV-Block, hochfrequente supraventrikuläre und ventrikuläre Tachykardien, Schrittmachersyndrom). Ursachen: Herzinfarkt, Sick-Sinus-Syndrom, Präexzitationssyndrom, primäre elektrische Herzerkrankungen, Herzschritt-
macherfehlfunktionen, medikamentös induziertes Long-QT-Syndrom.

❶ **Cave – Synkopen im Sitzen oder besonders im Liegen sind verdächtig auf kardiale Synkopen, auch wenn Letztere ebenfalls im Stehen
auftreten können. Kardiale Synkopen werden wegen der oft spontan
endenden Herzrhythmusstörung häufig zunächst nicht diagnostiziert,
haben aber ein hohes Mortalitätsrisiko, wenn adäquate kardiologische
Diagnostik und Therapie unterlassen werden (bis zu 40% in 2 Jahren).**

– **Synkope durch Begrenzung des Herzzeitvolumens** (mechanisch-
obstruktive kardiovaskuläre Erkrankungen, strukturelle Herzerkrankungen, Volumenmangel)
Auftreten häufig mehrfach innerhalb kurzer Zeit, besonders bei
fehlender Kompensationsmöglichkeit durch Tachykardie (z. B.
β-Blockertherapie, Herzschrittmacher).
Ursachen: z. B. Einengung der Ausflussbahn des linken Herzens (z. B.
Aortendissektion, Aortenklappenstenose – kann auch eine Reflexsyn-
kope bedingen), Lungenembolie, pulmonale Hypertonie; Herzinfarkt
mit Pumpversagen, Vorhofmyxom, hypertrophe obstruktive Kardiomyopathie; bedrohlicher, aber nur langsam zunehmender Volumenverlust
(z. B. gedeckt rupturiertes Aortenaneurysma, Magen-Darm-Blutung).

**Passagere Bewusstseinsstörungen durch neurologische, neuro-
metabolische, neurovaskuläre und psychogene Störungen**
Diese müssen von Synkopen abgegrenzt werden, z. B. Hypokapnie bei
Hyperventilationssyndrom (mit folgender Engstellung der Hirnarterien),
Krampfanfall, TIA bzw. Apoplex, Hypoglykämie, Hypoxie, Anämie,
Karotis- oder Vertebralisstenose bzw. -dissektion, intrakranielle Blutung,
SHT, Narkolepsie, Subclavian-Steal-Syndrom.
  Der Anteil ungeklärter Synkopen kann durch adäquate Anamnese und
Diagnostik stark gesenkt werden.

Therapieprinzipien
Zur Behandlung der klassischen Formen der Synkope (vasovagal, ortho-
statisch, pressorisch) genügt meist eine Basistherapie mit Schocklage,

Beruhigung und Aufklärung sowie Überwachung der Vitalfunktionen. Trotzdem sollte – selbst bei zügiger Besserung – jeder Pat. sicherheitshalber einer leitliniengerechten Diagnostik zugeführt werden, um akut behandlungsbedürftige Ursachen auszuschließen. Im Zweifelsfall Klinikeinweisung, da häufig eine sichere Zuordnung der Ursache präklinisch nicht möglich ist.

Symptomatik
- Initial, bes. bei vasovagalen Synkopen: Blässe, Leeregefühl im Kopf, Schwindel, Palpitationen, Sehstörungen, Schwarzwerden vor den Augen, Schweißausbruch.
- (Kurzzeitige) Bewusstlosigkeit/Ohnmacht.
- Evtl. kurze Muskelkloni (Gesicht, Extremitäten).

❗ **Cave – Krampfanfälle sind keine Synkopen, Synkopen können aber konvulsiv sein (bis zu 80%) und zur folgenreichen Fehldiagnose Epilepsie führen (▸ Kap. 6.4). Auch bei Synkopen mit Wiederholungsgefahr kann die Fahrtauglichkeit eingeschränkt sein.**

- Tonusverlust der Muskulatur, Zusammensinken.
- Flache Atmung, Puls schwer tastbar (schnell oder langsam), Hypotonie.
- Im Gegensatz zum Grand-mal-Krampfanfall: häufig rasche Erholung ohne Müdigkeit (kein Nachschlaf), i. d. R. kein Einnässen, kein Zungenbiss.
- Cave: erneute Kollapsneigung bei zu schnellem Aufstehen nach Synkope.
- Bei Eintreffen des NA haben sich nach den häufigen vasovagalen, orthostatischen, pressorischen und postprandialen Ereignissen die meisten Symptome i. d. R. bereits zurückgebildet. Anhaltende oder im Liegen wiederkehrende Symptome deuten auf eine ernstere Ursache hin.

Notfalltherapie
- Basischeck (z. B. BZ-Test, EKG), Basismaßnahmen (z. B. Schocklagerung, Seitenlage bei Bewusstlosigkeit, Sauerstoffgabe).
- Abklärung der Ursache der Synkope (z. B. Anamnese ◨ Tab. 6.3, neurolog. Notfalluntersuchung), zunächst an bedrohliche und akut therapiebedürftige Ursachen denken (z. B. innere Blutung, asymptomatischer Myokardinfarkt, Herzrhythmusstörungen), ggf. spezifische Therapie.
- Mögliche Verletzungen durch Sturz bedenken!

▼

- In schweren Fällen: venöser Zugang, Infundieren von Vollelektrolytlösung und ggf. Antihypotonika, z. B.
  - Theodrenalin und Cafedrin (Akrinor®; Erwachsene: 0,2–2 ml i.v.; 1 Amp. mit NaCl 0,9% auf 10 ml verdünnen und in 1-ml-Schritten langsam bis zum ausreichenden Wirkungseintritt titrieren).
  - Ggf. können auch orale Etilefrin-Präparate (z. B. Effortil®) verordnet werden, z. B. zur Rezidivprophylaxe bei Hypotonieneigung (Kontraindikationen und Risiken beachten!).

◼ **Tab. 6.3.** Notfallanamnese bei Synkope

Gezielte Fragen, auch an Augenzeugen	Wenn ja, Verdacht auf ...
Ist eine Herzerkrankung bekannt? Hat der Pat. vor der Synkope Herzstolpern oder Herzrasen oder thorakale Beschwerden (AP) bemerkt? Herzrhythmusstörungen bekannt?	– Kardiale Synkope ► Kap. 4.6 und 8 – EKG! Ausschluss ACS!
Hat der Pat. eines der folgenden Symptome gespürt: Lähmungserscheinungen oder Gefühlsausfälle in den Gliedern, Sehstörungen, Verwirrtheit, Sprachschwierigkeiten, plötzliche starke Kopfschmerzen?	– Apoplektischer Insult (TIA) ► Kap. 6.5 – Intrakranielle Blutung ► Kap. 9.2.1 – Pupillen? Neurologische Untersuchung! Klinik mit cCT anfahren!
Ist eine diabetische Erkrankung bekannt? Besteht Heißhunger? Hat der Pat. schon länger keine Nahrung mehr zu sich genommen?	– Hypoglykämie ► Kap. 6.3.1 – Blutzuckertest!
Fühlt der Pat. ein Kribbeln in den Händen? Pfötchenstellung bei bestehender Hyperventilation? Aufregung?	– Hyperventilationssyndrom ► Kap. 7.7 – Chvostek-Zeichen?
Hat der Pat. in letzter Zeit ein Schädeltrauma erlitten (z. B. sich den Kopf gestoßen)?	– Epi- oder subdurales Hämatom ► Kap. 9.2.1 – Pupillen? Neurologische Untersuchung! Klinik mit cCT anfahren!
Ist die Patientin schwanger oder besteht die Möglichkeit? (Schwäche und Ohnmacht häufige Schwangerschaftsphänomene.)	– DD gynäkologische Blutung, z. B. bei Extrauteringravidität. Im letzten SSD bes. in Rückenlage V.-cava-Kompressionssyndrom mgl. (► Kap. 10.4.6) – Ggf. Linksseitenlagerung und/oder Schocktherapie – Durch Gynäkologen abklären lassen

▼

■ **Tab. 6.3.** *Fortsetzung*

Gezielte Fragen, auch an Augenzeugen	Wenn ja, Verdacht auf …
Hat die Patientin zzt. ihre Regelblutung oder steht sie kurz davor? Hat die (meist junge) Patientin Unterbauchschmerzen?	– Prämenstruelles Syndrom. DD gynäkologische Blutung (► Kap. 10.2) – Durch Gynäkologen abklären lassen
Ist die Regel ausgeblieben oder war die letzte Regelblutung »anders als sonst« (Frauen im gebärfähigen Alter)?	– Schwangerschaft/Extrauteringravidität (► Kap. 10.7) – Abklärung durch Hausarzt/Gynäkologen – Cave: Schock bei Extrauteringravidität/Tubarruptur → Klinik: Not-Op.!
Besteht Dyspnoe?	– Lungenembolie, Pneumothorax, Hustensynkope bei COPD
Ist der Pat. rasch aufgestanden, bevor er »umkippte«?	– Orthostatische Fehl-regulation
Hat der Pat. lange in warmer oder enger Umgebung gestanden (Menschenmenge)?	– Vasovagale Synkope oder Hitzekollaps
Was ging der Synkope voraus:	
a) Blutabnahme, seelisches Schockerlebnis, Aufregung, starke Schmerzen, Alkoholgenuss?	– Vasovagale Synkope – (Ggf. Ursache der Schmerzen abklären!)
b) Stuhlgang, Miktion, Pressen, Husten, Schnäuzen, Niesen, Lachen, Heben von Lasten, starke Anstrengung?	– Pressorische Synkope – DD auch intrakranielle Blutung (SAB)!
Gibt es Hinweise auf akute oder chronische Blut- oder Flüssigkeitsverluste: Bluterbrechen, Teerstuhl, starkes Nasenbluten, akutes Abdomen, starke Menstruation, Schocksymptomatik, Erbrechen, Durchfälle?	– Volumenmangel/Exsikkose
Nimmt der Pat. Antihypertonika oder Diuretika?	– Überdosierung oder verstärkte Wirkung

6.3   Diabetes mellitus

Diagnostik diabetischer Notfälle

Blutzuckermessung – Genauigkeit. Blutzuckermessstreifen und elektrosensorische BZ-Messgeräte sind nur zur groben Akutdiagnostik und zur Selbstkontrolle geeignet. BZ-Messgeräte dürfen – trotz der auch im RD regelmäßig vorgeschriebenen Funktionskontrollen nach § 4a MP-BetreibV i. V. m. BÄK-Richtlinie – erhebliche Fehlertoleranzen (11% bzw. bisher 16%) aufweisen. Je nach untersuchter Blutart (Vollblut oder Plasma, venös oder kapillär) sowie Geräteeinstellung (plasmareferenziert oder vollblutreferenziert) ergeben sich zusätzliche Differenzen (bis zu weiteren 20%). Blutzuckernormwerte gelten i. Allg. für venöses Plasma. Insofern sind nicht die exakt gemessenen Werte und festgelegte Grenzen für das notfallmedizinische Handeln entscheidend, sondern die Einstufung in niedrige, normale oder hohe Blutzuckerwerte in Verbindung mit der Klinik des Pat..

Grenzwerte. Blutzuckermesswerte <50 mg/dl (<2,8 mmol/l) und >250 mg/dl (>13,9 mmol/l) sind prinzipiell akut abklärungs- und ggf. behandlungsbedürftig, da sie bei normaler hormoneller Gegenregulation nicht auftreten oder auf eine sehr schlechte BZ-Einstellung bei Diabetikern hinweisen. Werte zwischen 60 und 200 mg/dl (ca. 3–11 mmol/l) sind zwar nicht immer physiologisch, zeigen aber – für sich genommen – keinen akuten Handlungsbedarf an (»notfallmedizinischer Normbereich«).

Probatorische Glukosegabe. Die Verschlimmerung einer Überzuckerung ist notfallmedizinisch i. Allg. weniger folgenschwer verglichen mit den u. U. gravierenden Folgen einer fortdauernden Unterzuckerung. Steht (ausnahmsweise) keine Blutzuckertestmöglichkeit zur Verfügung oder bestehen Zweifel am Messergebnis, so können zur Diagnostik 20–40 ml Glukose 40% gegeben werden (zur venenreizenden Wirkung und zu Vorsichtsmaßnahmen ▶ u.).

6.3.1   Akute Hypoglykämie (»hypoglykämischer Schock«)

Definition

Absinken des Blutzuckers <50 mg/dl (<2,8 mmol/l). Erste Symptome oft schon <70 mg/dl (<3,9 mmol/l); schwerere Symptome (Reaktionsverlangsamung, Bewusstseinsstörungen) bereits <60 mg/dl (<3,3 mmol/l) möglich.

Bei Gesunden ist der Blutzuckerspiegel bis zur Nahrungsaufnahme i. d. R. ausreichend hormonell kompensiert. Da aber im RD Messtoleranzen um 20% vorkommen und eine Hypoglykämie bei Diabetikern rasch zunehmen kann, sollte ab Messwerten <60 mg/dl (<3,3 mmol/l) mit entsprechender Symptomatik gehandelt werden (→ Glukosezufuhr bei Ansprechbarkeit möglichst oral).

Ursachen
- (Relative) Überdosierung von Insulin (Verwechslung, Versehen, Suizidabsicht); zu geringe/zu späte Nahrungsaufnahme bzw. Erbrechen; Insulinüberhang nachts (unbemerkte Hypoglykämie im Schlaf).
- Erniedrigung des Insulinbedarfs (z. B. bei starker körperlicher Belastung; nach Erholung von einer Infektion, nach Gewichtsreduktion, nach Entbindung).
- Überdosierung von Sulfonylharnstoffen (Glinide).
- Alkoholintoxikation (bei Diabetikern ab 20 g; sonst insbes. bei fehlender Nahrungsaufnahme >48 h oder bei Lebererkrankungen).
- Hypothyreose und Nebennierenrindeninsuffizienz (M. Addison).
- bei Nichtdiabetikern: z. B. Insulinom.

Symptomatik
- Entwicklung plötzlich (Minuten bis Stunden).
- **Adrenerge Gegenregulation:**
  - Unruhe, Zittern, Schwitzen,
  - evtl. akuter Erregungszustand/Aggressivität,
  - Heißhunger, Schwächegefühl, Bauch- oder Kopfschmerzen,
  - Tachypnoe, Tachykardie, Palpitationen, Blutdruck normal bis erhöht.
- **Neuroglykopenie:**
  - Somnolenz/Bewusstlosigkeit, Verwirrtheit,
  - unkontrolliertes Verhalten, Sprach- und Sehstörungen; evtl. Krämpfe.
  - Blutzuckertest: Werte niedrig, i. d. R. <60 mg/dl (<3,3 mmol/l).

❗ **Cave – Symptome der adrenergen Gegenregulation können z. B. bei β-Blockertherapie fehlen. Asymptomatische oder atypische Hypoglykämien sind möglich.**

Notfalltherapie

– Basischeck (BZ-Test!), Basismaßnahmen (z. B. Seitenlage bei Bewusstlosigkeit).
– **Patient bei Bewusstsein** → orale Zuckerzufuhr, am besten Glukose
(Traubenzucker):
  – BZ 60–70 mg/dl (3,3–3,9 mmol/l) und hypoglykämische Symptome
  → 8 g p.o., z. B. als Dextroenergen®-Täfelchen (1 Täfelchen = 4 g) oder
  ggf. alternativ zuckerhaltige Lösungen (100 ml Fruchtsaft oder Cola/
  Limonade; keine »Light-Getränke«, die sich häufig bei Diabetikern
  finden → wirkungslos! Bei Acarbose- oder Miglitoltherapie ist nur Glu-
  kose wirksam, nicht z. B. Saccharose (Rohr-/Rübenzucker) → nur echte
  Fruchtsäfte und glukosehaltige Getränke wirken!).
  – BZ <60 mg/dl (<3,3 mmol/l) → 16–20 g Traubenzucker p.o.
– **Parenterale Medikamente** (sofern keine orale Traubenzuckergabe mgl.):
  – Glukose 40% (G40): initial ca. 0,5 ml G40/kg KG (0,25 g Glukose/
  kg KG) i.v., d. h. bei Erwachsenen zunächst 20–50 ml G40 fraktioniert
  i.v. – Cave: gefäßschädigende Wirkung → sicher intravasaler venöser
  Zugang, langsam und unter schnell laufender Infusion injizieren!
  – Nach Erwachen:
    – Engmaschige BZ-Kontrollen.
    – Orale Kohlenhydratzufuhr (1–2 BE, d. h. 10–25 g Kohlenhydrate, z. B.
    Brot) oder nochmals Menge der erfolgreichen Glukose-Initialdosis
    in 500 ml VEL über ca. 60 min i.v. zur Aufrechterhaltung des BZ
    während des Transports; Ziel: 100–140 mg/dl (5,5–8 mmol/l).
  – Bei Bewusstlosigkeit und schwierigen Venenverhältnissen: Glukagon
  s.c. oder i.m. erwägen (weniger wirksam bei Typ-2-Diabetes), ggf. z. B.
  im Kühlschrank des Pat. nachsehen!
Bei Insulinpumpenträgern ggf. s.c.-Nadel herausziehen (Cave: Fehlen des
kurzwirksamen Basalinsulins bei langer Diskonnektion), Display-Informati-
onen notieren, Batterie nicht entfernen!

Praxistipps

Gefahr von Hirnschädigungen durch längerdauernde Hypoglykämie → frühestmöglich Glukose zuführen.

– Bei verzögertem Erwachen nach Glukosezufuhr muss die (alleinige) Diagnose Hypoglykämie in Frage gestellt werden! Bei ausbleibender Glukose-
wirkung, längerer hypoglykämischer Bewusstlosigkeit (Hirnschaden/Hirn-
ödem mgl.) oder neurolog. Auffälligkeiten (DD z. B. ICB) sollte die Zielklinik
eine cCT-Möglichkeit vorhalten.

— Auch bei guter Erholung des Pat. vor Ort i. d. R. klinische Abklärung (v. a. bei Nichtdiabetikern)! Wegen der Gefahr eines Hypoglykämierezidivs sei dem NA dazu geraten, den Pat. keinesfalls allein zu Hause zu lassen. Von einer Klinikeinweisung kann bei einem kurzen Einzelereignis abgesehen werden, wenn die Ursache klar identifiziert ist, die der aufgeklärte und verständige Pat. im Anschluss vermeiden kann, und ein zuverlässiger Beobachter mit Messmöglichkeit noch für einige Zeit (Stunden) vor Ort bleibt.

— Faustregel: 10 g Glukose (=25 ml Glukose 40%) steigern den Serumblutzucker kurzfristig um 100 mg/dl (genaue Rechnung ► Kap. 16.1.31). Aber anschließend rascher BZ-Abfall (Umverteilung, Auffüllung der Speicher, Verstoffwechselung) → Prophylaxe einer erneuten Hypoglykämie durch orale Gabe langwirksamer Kohlenhydrate oder Glukoseinfusion (► o.).

— Patienten mit Unterzuckerung sind gelegentlich verwirrt und aggressiv; sie können enorme Kräfte mobilisieren → Eigenschutz!

— Häufig wird der RD bei Hypoglykämien wegen Verhaltensauffälligkeiten hinzugezogen (z. B. Aggression, Verwirrtheit, lallende Sprache), die in dieser Form z. B. auch bei Alkoholintoxikation, Apoplexie und psychiatrischen Notfällen vorkommen. Nie leichtfertig Diagnosen stellen; immer BZ-Test! Trotz evtl. Alkoholkonsums → nie alles auf den Alkohol schieben!

— Beachte, dass unterwiesene Laienhelfer oder der Pat. selbst als Notfallmaßnahme eine Glukagoninjektion vorgenommen haben können, deren Wirkung etwa mit 10 min Verzögerung einsetzt und die bei der weiteren Versorgung berücksichtigt werden sollte.

6.3.2   Schwere Hyperglykämie (Coma diabeticum)

Definition

Langsam einsetzende Bewusstseinstrübung durch starken BZ-Anstieg bei

— bekannter Zuckerkrankheit (am häufigsten): z. B. durch Infektionen ausgelöst, durch Insulinunterdosierung (Pat. selbst oder Pflegepersonal), schwere Erkrankungen, hyperglykämische Medikamente,

— noch nicht diagnostizierter Zuckerkrankheit (Erstmanifestation).

Der relative oder absolute Insulinmangel bewirkt eine Gegenregulation durch Stresshormone (Glukagon, Kortisol, Adrenalin, Wachstumshormon). Die extreme Hyperglykämie führt zu Veränderungen im Kohlenhydrat-, Eiweiß- und Fettstoffwechsel mit verschiedenen Folgen in 2 Formen (ca. 30% der Pat. weisen beide Komponenten in unterschiedlichen Anteilen auf):

– **Diabetische Ketoazidose:**
Ein absoluter Insulinmangel führt zu intrazellulärem Glukosemangel trotz Hyperglykämie → Fettabbau mit Bildung von Ketonkörpern und Azidose (arterieller pH <7,3). Ca. 10 Fälle/100.000 Einwohner/Jahr; ca. 25% Erstmanifestation (80% Kinder!) und 75% bei bekanntem Diabetes (häufiger Typ-1- als Typ-2-Diabetes).

– **Hyperosmolares hyperglykämisches Syndrom:**
Ein relativer Insulinmangel führt zu stetig ansteigender Glukosekonzentration im Blut mit Hyperosmolarität → Urinproduktion ↑ (osmotische Diurese) → Dehydratation. Insulinrestsekretion hemmt die Lipolyse und Ketogenese, kann aber die Hyperglykämie nicht verhindern (langsamere, aber letztlich schwerere Hyperglykämie und Dehydratation als bei Ketoazidose; Verstärkung durch vermindertes Durstgefühl älterer Menschen, Diuretikatherapie und Niereninsuffizienz). Mit bis zu 15% etwa 3× höhere Letalität und 10× seltener als diabet. Ketoazidose.

Symptomatik

– Somnolenz bis Koma (auch Fälle ohne Bewusstseinstrübung kommen vor).
– Durst, Polydipsie, Polyurie.
– Zeichen der Exsikkose: Gewichtsverlust, herabgesetzter Hautturgor (stehende Hautfalten), trockene Haut und Schleimhäute (Zunge), eingesunkene Augen.
– Tachykardie, Blutdruck normal/erniedrigt; schlaffer Muskeltonus, Kraftlosigkeit.
– häufig Infektion vorausgehend, Körpertemperatur meist aber normal/erniedrigt.

Zusätzliche Zeichen der **diabetischen Ketoazidose** (meist Typ-1-Diabetes):
– Langsame Entwicklung (über Stunden bis Tage).
– Häufig Abgeschlagenheit.
– Übelkeit, Erbrechen, z. T. schwere Bauchschmerzen (Pseudoperitonitis).
– Kussmaul-Atmung (wegen metabolischer Azidose).
– Azetongeruch (wie Nagellackentferner oder frisch geschnittener Apfel) in der Ausatemluft.
– Blutzuckertest: Werte ↑, meist >250 mg/dl (>14 mmol/l), selten >350 mg/dl (>20 mmol/l).

Zusätzliche Zeichen des **hyperosmolaren hyperglykämischen Syndroms** (meist Typ-2-Diabetes):
- Sehr langsame Entwicklung (über Tage bis Wochen).
- Häufig neurologische Ausfälle (Aphasien, Paresen, Sehstörungen mit Gesichtsfeldausfällen), evtl. Krampfanfälle.
- Blutzuckertest: Werte ↑↑, meist deutlich >600 mg/dl (>33 mmol/l).

Notfalltherapie
- Basischeck (BZ-Test!), Basismaßnahmen (z. B. Seitenlage bei Bewusstlosigkeit).
- Ausgleich des Flüssigkeitsdefizites ist die wichtigste Maßnahme bei hyperglykämischen Notfällen; durch ausreichende Flüssigkeitszufuhr lässt sich der BZ um bis zu 25% senken (Verdünnung und Ausscheidung über die Niere, sofern keine Niereninsuffizienz besteht): zügiges Infundieren von VEL (ca. 10–20 ml/kg KG in der 1. Stunde; Vorsicht bei Herz-/Niereninsuffizienz).
- Bei Schocksymptomatik: kolloidaler Volumenersatz + VEL.

Praxistipps
Bei diabetischer Ketoazidose besteht grundsätzlich ein erhebliches intrazelluläres Kaliumdefizit (aber nicht unbedingt initial eine Hypokaliämie), das bereits durch Gabe kleinster Insulinmengen zu einer gefährlichen Hypokaliämie führen kann → schwere kardiale Nebenwirkungen mgl. (letale Arrhythmien) → keine präklinische (= unkontrollierte) Insulingabe (in der Klinik vor und nach der Insulingabe Elektrolytbestimmung und ggf. -substitution).
- Bei zu schneller BZ-Senkung Hirnödem sowie reversible und bleibende Sehstörungen bis zur Erblindung mgl. (v. a. bei bestehender proliferativer Retinopathie).
- Wegen der Gefahren (Überkorrektur, Elektrolytstörungen, Hirnödem) auch keine unkontrollierte Azidosekorrektur (z. B. mit $NaHCO_3$) in der Initialtherapie.
- Bei Typ-2-Diabetes-Patienten mit Biguanidtherapie (Metformin, z. B. Glukophage®) ist bei ketoazidotischer Symptomatik mit normalem oder nur leicht erhöhtem Blutzucker (<300 mg/dl; <17 mmol/l) immer an die seltene, aber in 50–80% letale metforminassoziierte Laktatazidose (MALA) zu denken. Meist nur geringe Exsikkose und kein Azetongeruch, dafür ausgeprägte Hypotonie und Kussmaul-Atmung. Eine MALA muss umgehend intensivmedizinisch versorgt werden (Diagnosesicherung; frühzeitige Intubation/Beatmung; Elimination des Metformins; ggf. Azidosekorrektur und Schocktherapie).

6.4   Krampfanfall (Grand-mal-Anfall)

Symptomatik

- Evtl. Ankündigung durch sog. **Prodromalsymptome** (Aura): der Pat. empfindet z. B. ein »komisches Gefühl«, Magenbeschwerden, Übelkeit, Angst, Wachträume, abnorme Geruchs-/Geschmacks-/Seh-/Hörwahrnehmungen.
- Evtl. Beginn mit fokalem Krampfgeschehen.
- **Tonische Phase** (ca. 10–30 s): plötzliche Bewusstlosigkeit, evtl. Initialschrei, Hinstürzen, meist weit geöffnete und »verdrehte« Augen (Blick nach oben oder vom Herd weg), evtl. Pupillen weit und lichtstarr, Starrwerden der Muskulatur.
- Übergang in **klonische Phase** (ca. 1–5 min): rhythmisches Zucken oder Vibrieren der Muskulatur (Kloni), generalisierter Krampf, Schaum vor dem Mund (ggf. blutig bei Zungenbiss). evtl. Atemstillstand, Zyanose, Tachykardie, Hypertonie, Schwitzen.
- **Nach dem Anfall:** Erschlaffen der Muskulatur, röchelndes Einsetzen der Atmung, postiktaler Dämmerzustand (Benommenheit, Verwirrtheit), Amnesie für die Anfallszeit und kurz danach, evtl. Sprachstörung, meist Nachschlafphase von einigen Minuten (auf jeden Fall kurz wecken zwecks Bewusstseinsüberprüfung, ansonsten ausschlafen lassen!), Muskelkater, evtl. Todd-Parese (Lähmung der am Krampf beteiligten Muskeln bis zu einigen Stunden nach dem Anfall, bei Todd-Parese der Augen: Blick zum Herd hin), Fluchttendenz/Angstzustände (nach Temporallappenanfällen).
- An Verletzungen durch Sturz und extreme Muskelkräfte denken (häufig übersehen), z. B. hintere Schulterluxation, Wirbelkörperkompressionsfrakturen, SHT.

Der NA sollte mit der Verdachtsdiagnose eines epileptischen Anfalls zurückhaltend und nie leichtfertig umgehen (DD sorgfältig in Erwägung ziehen). Bereits die Diagnose eines einmaligen Anfalls (auch Gelegenheitsanfall!) bedeutet ggf. 3–6 Monate Wartezeit bis zur aktiven Teilnahme am Straßenverkehr. Spezielle und verschärfte Einschränkungen betreffen z. B. Berufskraftfahrer, Schichtarbeiter, Dacharbeiter, Maschinenführer.

Da bei Eintreffen des RD der Anfall meist vorüber ist, müssen zur Abklärung von DD (z. B. Synkopen, hypertensive Entgleisung, Hypoglykämie – jeweils auch mit Konvulsionen mgl.) Augenzeugen nach den o. g. Symptomen befragt werden. Symptome, deren Dauer und Ablauf sowie ggf. ihr Fehlen sind für die neurologische Abklärung und präzisere Diagnostik in der Klinik sorgfältig zu dokumentieren. Außerdem muss nach weiteren charakteristischen – aber nicht immer auftretenden – Hinweisen auf einen Grand-mal-Anfall gesucht werden: Zungenbissverletzung, oft Einnässen, seltener Einkoten, Forellenphänomen (punktförmige Einblutungen in die Augenlider).

- **Status epilepticus:**
  - Generalisierter tonisch-klonischer Krampfanfall über >5 min (früher 30 min).
  - Fokale Anfälle und Absencen über >(5–)20–30 min.
  - »Andauernder Krampfzustand« mit Serie von mind. 2 Anfällen, zwischen denen die Pat. das Bewusstsein nicht wiedererlangt.
  - Ein generalisierter tonisch-klonischer Status epilepticus ist lebensbedrohlich (Letalität 10%, bei älteren Menschen oder bei Eklampsie noch höher, ▶ Kap. 10.4.5). Todesursächlich können Atemstillstand, Hirnödem, Herz-Kreislauf-Störungen unter endogenem Katecholaminstress, Lungenödem, Hyperthermie und sekundäre Aspirationspneumonien sein.

Notfalltherapie

- Basischeck (z. B. BZ-Test), Basismaßnahmen (Freihalten der Atemwege! Sauerstoffgabe insbes. bei Zyanose, ggf. Seitenlage).
- Schutz vor Verletzungen: Platz schaffen, nicht festhalten, Kleidung lockern, Polsterung (v. a. des Kopfes), so früh wie möglich Zahnprothesen entfernen; keine Gegenstände in den Mundraum einlegen!
- Präzise Anamnese und ggf. genaue Anfallsbeobachtung!
- Medikamente bei anhaltendem Krampfgeschehen:
  - Benzodiazepine ◨ Tab. 6.4,
  - bei Eklampsie (▶ Kap. 10.4.5): z. B. Magnesium,
  - bei Alkoholentzugsdelir: Clomethiazol (i. d. R. erst in der Klinik),
  - bei Status epilepticus ohne Ansprechen auf Benzodiazepine: Phenytoin über separaten Zugang (15–20 mg/kg KG langsam i.v.: 50 mg/min über 5 min; ggf. Rest über 20–30 min, max. 30 mg/kg KG) unter EKG- und RR-Monitoring.
  - Ultima Ratio: Barbituratnarkoseeinleitung, z. B. Thiopental (4–7 mg/kg KG i.v.), ggf. Kombination mit Opioid zur Analgesie, danach i. d. R. Intubation und Beatmung. Alternativen zu Thiopental (je nach Verfügbarkeit): Propofol, Midazolam, Valproat. Nach Narkoseeinleitung mit Thiopental, Propofol oder Midazolam möglichst EEG-gesteuerte Aufrechterhaltung (Klinik).

▼

- Bei schwierigem Venenzugang:
  - An evtl. vorhandenen Port denken!
  - Ggf. auch bei Erwachsenen rektale Gabe von Diazepam (5–30 mg entspr. 0,3 mg/kg KG).
  - Weitere Verfahren (»off-label use«), wenn dem Anwender bekannt, z. B. bukkale Applikation von Midazolam oder Lorazepam (Tavor® expidet).

❶ Cave – Keine routinemäßige Medikation nach Ablauf eines Krampfanfalls!

Notfalltherapie (Forts.)

- Klinikeinweisung auf jeden Fall bei 1. Anfall, Anfall mit Verletzungen, Schwangerschaft, Status oder Anfallsserie, fehlender Überwachung, Hinweisen auf behandlungsbedürftige Ursache (▶ u.). In diesen Fällen sollte die Zielklinik über ein cCT verfügen.
- Überprüfen, welche Ursache dem Krampfanfall zugrunde liegt (◘ Tab. 6.5).

◘ Tab. 6.4. Benzodiazepine – Dosierung bei Status epilepticus (Grand-mal)

Wirkstoff (Bsp.-Präparat)	Dosierung (i.v.)	Initialdosis Erwachsener (ca. 80 kg)	Injektionsgeschwindigkeit	Antiepileptische Wirkdauer [HWZ]	Max. Dosis
Lorazepam (Tavor® 2 mg)	0,025–0,1 mg/kg KG	2–4 mg (verdünnt) ggf. wdh.	<2 mg/min	4–14 h [20 h]	8 mg/12 h
oder Clonazepam (Rivotril® 1 mg)	0,01–0,05 mg/kg KG	0,5–2 mg (verdünnt) ggf. wdh.	<0,5 mg/min	30 min [20–50 h]	13 mg/24 h
oder Diazepam (Valium® 10 mg)	0,1–0,5 mg/kg KG	5–20 mg ggf. wdh.	<5 mg/min	20 min [20–40 h]	30 mg/30–60 min

Bei initialer Gabe von Clonazepam oder Diazepam sollte auch nach erfolgreicher Anfallsdurchbrechung ggf. schon präklinisch (innerhalb von 10 min) eine Aufsättigung mit Phenytoin erfolgen (15–20 mg/kg KG i.v. – max. 50 mg/min; getrennter sicher intravasaler Venenzugang – Cave: Hypotension, Bradykardie).

◨ **Tab. 6.5.** DD Krampfanfall

Gruppe	Ursachen und Beispiele
Epilepsie (angeboren oder erworben)	Sehr häufig bei Unterbrechung oder Dosisreduktion einer antiepileptischen Therapie
Gelegenheitsanfall (einmaliger Krampfanfall als Reaktion auf einen definierten Reiz)	Stoffwechsel- und Elektrolytstörungen (insbes. Hypo-/Hyperglykämie, Urämie, Hypokalziämie, Hypomagnesiämie), Hypoxie, Schwangerschaftserkrankungen (Eklampsie), Entzugsdelir (insbes. Alkohol-, Opiatentzug), Stromunfall, Vergiftungen, Drogen und Medikamente (z. B. Antibiotika), Fieber (meist Alter 6 Monate bis 5 Jahre), Flüssigkeitsmangel (z. B. Dehydratation bei Kindern) Häufige Auslöser (z. T. in Kombination mit o. g. Ursachen): Übermüdung, Flackerlicht, Alkoholabusus, Stress
Zerebrale Schädigung (akut oder chronisch) Krampfanfall als Herdzeichen!	Apoplexie (Krampfanfälle häufiger bei intrakranieller Blutung als bei ischämischem Insult), Hirntumor, SHT, Enzephalitis, Meningitis, Sinusvenenthrombose

6.5 Schlaganfall (Apoplex)

Definition
Ein apoplektischer Insult (Schlaganfall, Apoplexia cerebri, Apoplexie) bezeichnet den plötzlichen Funktionsausfall einer umschriebenen Hirnregion, der sich typischerweise in einem akuten fokal neurologischen Defizit äußert.

Ein Schlaganfall kann in jedem (!) Alter auftreten, >50% der Fälle ereignen sich aber bei Pat. >70 Jahre. Schlaganfälle sind häufig (Inzidenz: 3–6/1000 Einwohner/Jahr); dritthäufigste Todesursache in Deutschland (nach kardiovaskulären Erkrankungen und malignen Tumoren).

Ursachen
– **Zerebrale Ischämie** (ca. 80%):
  – Meist embolisch oder thrombotisch bedingte Perfusionsausfälle, selten auch zerebrale Hypoperfusion bei akutem Schock oder Hypoxämie.
  – 1–3 Tage nach einem Initialereignis können sich stark raumfordernde Mediainfarkte entwickeln (schwerste Symptomatik, zunehmende Bewusstseinseintrübung, Cheyne-Stokes-Atmung, ipsilaterale Mydriasis, evtl. Streckkrämpfe).

- Als TIA (transitorische ischämische Attacke) bezeichnet man eine max. 24 h anhaltende fokale neurologische Funktionsstörung (meist <10–60 min), z. B. Amaurosis fugax.

❗ Cave – Eine TIA ist nicht immer harmlos, sondern z. T. Warnsymptom einer drohenden Apoplexie (in 5–20% der Fälle folgt ein kompletter Schlaganfall innerhalb 1 Woche, davon 50% permanente Ischämie innerhalb von 3 Tagen)! Klinikeinweisung! Kriterien für Stroke-Unit-Aufnahme prüfen!

- **Intrakranielle Blutung** (ca. 15%; zur Pathophysiologie und zu traumatologischen intrakraniellen Blutungen ► Kap. 9.2.1):
  - Intrazerebrale Blutung (10%) – Ursachen: hypertone Massenblutung, Aneurysmaruptur, Gerinnungsstörungen (z. B. bei Marcumar®-Behandlung).
  - Subarachnoidalblutung (SAB, <5%) – Ursache: meist Aneurysmaruptur an den Hirnbasisarterien – Letalität: Erstruptur 20%, Zweitruptur 70% (jeweils bis zu 50% davon vor Transportbeginn).
- **Seltenere Ursachen:**
  - Zerebrale venöse Abflussstörung (Hirnvenen- oder Sinusthrombose)
    - Schleichende, oft langsame Entwicklung der Apoplexsymptomatik über Tage bis Wochen bei schon frühzeitig bestehenden Kopfschmerzen.
    - Häufig Krampfanfälle (65%) und Hirndruckzeichen.
    - Vorkommen während Schwangerschaft und nach Entbindung, nach neurochirurgischen Eingriffen, bei allgemeiner Thromboseneigung (Risikofaktoren erfragen!) und Hirntumoren.
  - Dissektionen (Aneurysma) oder Stenosen zuführender Arterien
    - A. carotis (meist atherosklerotische Stenose): Symptomatik und Erstmaßnahmen wie bei ischämischem Schlaganfall; z. T. Horner-Syndrom durch Sympathikusschädigung.
    - A. vertebralis (meist traumatische Dissektion), z. B. bei SHT oder nach heftigem Einrenkmanöver an der HWS)

6.5.1 Stroke-Unit

Stroke-Units (= engl. »Schlaganfalleinheiten«) sind spezialisierte Versorgungseinrichtungen, die auf die standardisierte klinische Erstversorgung und Frührehabilitation von Schlaganfallpatienten ausgelegt sind, wobei eine besonders zügige Diagnostik (<30–60 min) und kompetente Versorgung rund um die Uhr gewährleistet werden muss, z. B. sofortige Verfügbarkeit einer Schädel-CT (cCT; ggf. auch MRT/Angiographie), schnelle interdisziplinäre fachärztliche Diagnostik und Therapie (Neurologie, Neuroradiologie, Anästhesie/Intensivmedizin, Neurochirurgie und innere Disziplinen), spezielle therapeutische Optionen (z. B. Thrombolyse, interventionelle Radiologie, Neurochirurgie, Gefäßchirurgie), speziell ausgebildetes Pflege- und Rehabilitationspersonal.

Zielsetzung. Nach einem akuten ischämischen Schlaganfall stirbt jeder 10. Pat. innerhalb von 30 Tagen 25% innerhalb 1 Jahr. Bis zu 2/3 der Überlebenden behalten dauerhafte körperliche und/oder geistige Behinderungen zurück. Nur etwa 1/3 der Überlebenden erholt sich vollständig. Die Behandlung bestimmter Patienten mit frischen Schlaganfällen in Stroke-Units führt nachweislich zur Senkung der Sterblichkeit und zu einer Verminderung der Behinderungen. Obwohl es nach Schlaganfällen innerhalb kürzester Zeit (ca. 3–4 min) zu irreversiblen Nekrosen in nicht mehr durchbluteten Bereichen (Infarktzone) kommt, ist es möglich, innerhalb weniger Stunden das durch Minderperfusion bedrohte Randgebiet um die Infarktzone herum (Penumbra) zu retten. Eine Rückbildung der Symptome ist bei rechtzeitiger Wiederherstellung der Durchblutung möglich (z. B. Thrombolysetherapie).

Eine andere Funktion der Stroke-Units ist es, Patienten mit therapierbaren Raumforderungen (operable Hirnblutungen, entlastungswürdige Hirnödeme) schnellstmöglich zu erkennen, um sie der neurochirurgischen oder interventionell-radiologischen Versorgung zuzuführen. Auch die frühe Ausnutzung der neuronalen Plastizität (Umlernen), spezialisierte Pflege und adäquate Führung der Pat. dürften einen erheblichen Beitrag zum Therapieerfolg leisten.

Bedeutung der Thrombolyse. Senkt bei frischem ischämischem Schlaganfall bei adäquater Patientenauswahl die Rate an Langzeittodesfällen und den Behinderungsgrad der Überlebenden, jedoch erhöht sie das Risiko, in den ersten Tagen eine intrakranielle Blutung zu entwickeln (ca. >2%). Schwerer betroffene Patienten profitieren gegenüber leichter betroffenen deutlicher und noch bei längerem Zeitfenster von einer Lysetherapie, besonders bei MRT-basierter Patientenselektion. Da eine Blutung als Ursache präklinisch nicht ausgeschlossen werden kann, bleibt die Lysetherapie der Klinik vorbehalten und kommt derzeit im RD nicht in Frage.

Aufnahme in eine Stroke-Unit. Je nach Klinik und Region existieren unterschiedliche Kriterien für Zuweisung und Aufnahme von Schlaganfallpatienten, Screening und Selektion für spezielle Therapieverfahren (z. B. Thrombolyse). Der RD wirkt entscheidend an der Bahnung des Behandlungspfades und damit am Therapieerfolg mit (z. B. Auswahl einer geeigneten Klinik, Vorabinformation der Klinik, anamnestische Informationen). Den RD-Mitarbeitern und der RLS sollten die aktuellen Kriterien für die Aufnahme in die nächstgelegene Stroke-Unit des Rettungsdienstbereiches vorliegen (vielfach gebräuchliche Kriterien ◼ Tab. 6.6).

◻ **Tab. 6.6.** Aufnahme- und Ausschlusskriterien für Stroke Units

Allgemeine Aufnahmekriterien	Kriterien für mögliche Thrombolyse:	In der Regel keine Aufnahme (Ausschlusskriterien)
– **Pat. mit jeglichem Schlaganfallsereignis,** auch V.a. TIA mit Schlaganfallrisiko↑ (z.B. Gefäßstenose oder Vorhofflimmern bekannt), **Pat. <45 Jahre mit Herdsymptomatik** – **Alter 18–70 Jahre** (z.T. 16–80 Jahre) – **Symptomatik <24 h** (auch >24 h bei Pat. mit fluktuierender oder progredienter Symptomatik) – **Erhaltenes Bewusstsein bei Eintreffen des RD** (Ausnahme: bei V.a. Hirnstammischämie/A.-basilaris-Verschluss Aufnahme trotz früher Bewusstseinsstörung erfolgversprechend – Mortalität bei adäquater Therapie ca. 40%, sonst 90%)	– Symptombeginn <3–4,5 h (seltener <6 h) – Symptombeginn zeitlich klar definierbar (letzter Zeitpunkt ohne Symptomatik; Problem: aus dem Schlaf heraus → Zeitpunkt des Einschlafens als Maß!) – Blutungsausschluss (cCT) – Ausgeprägte Symptomatik (z.B. Hemiparese, Aphasie, <25 Punkte im NIHSS (National Institute of Heath Stroke Scale), den auch der geübte NA anwenden kann) – Einwilligung des Pat. zur Lysetherapie (ggf. mutmaßlicher Wille) – Keine Lyse-Kontraindikationen (wie bei Myokardinfarkt, ▶ Kap. 8.2.5, ◻ Tab. 8.1)	– **Stabile Symptomatik >24 h** – Eingeschränkte Lebenserwartung (<6–12 Monate) oder Pflegebedürftigkeit jeweils bereits vor (!) dem Ereignis – Multimorbidität, die eine aggressive Therapie nicht rechtfertigt – Koma mit Beatmungspflichtigkeit (→ optimal: neurologische Intensivstation) – Krampfanfälle bei Symptombeginn

Symptomatik des akuten Schlaganfalls

Zur neurologischen Diagnostik ▶ Kap. 3.2.1.

- **Allgemein: fokal neurologisches Defizit**

  Je nach Lokalisation weitere Symptome, z. B. Kopfschmerzen, Bewusstseinsstörung, Krampfanfall (häufiger bei Blutungen), Pupillendifferenz, evtl. Cheyne-Stokes-Atmung, Urin- oder Stuhlabgang, pathologische Reflexe (Babinski), evtl. Bradykardie und Arrhythmie (Hirndruckzeichen!) – zur DD frischer oder transienter neurologischer Symptome ◘ Tab. 6.7.

- **Karotisstromgebiet – Halbseitenstörung (»Hemisymptomatik«):**

  Oft plötzliche sensible und/oder motorische Ausfälle (Lähmung, Taubheit, Kribbeln) in einer Körperhälfte

  – arm- und gesichtsbetont (Versorgungsgebiet der A. cerebri media):

    – evtl. nur »hängender Mundwinkel« mit ungehindertem Speichelfluss,

    – evtl. »Herdblick«,

◘ **Tab. 6.7.** DD Transiente oder frische neurologische Symptome

Symptome	Differenzialdiagnosen
Plötzliche Kopfschmerzen	Hypertensiver Notfall, Migräne, Exercise-Kopfschmerz, Sinusvenenthrombose, Meningoenzephalitis
Neurologisches Defizit (z. B. Paresen, Aphasie, Visusstörungen)	Postiktale Defizite nach Krampfanfall anderer Ursache, Aortendissektion, subdurales Hämatom, Hirntumor/Raumforderung, Migräne mit Aura, Zentralarterienverschluss des Auges, peripherer Arterienverschluss, Herpesenzephalitis, Myasthenie, Guillain-Barré-Syndrom, psychiatrische Erkrankungen
Schwindel	Neuritis vestibularis, Lagerungsschwindel, phobischer Attackenschwindel, Hirntumoren
Amnesie	Krampfanfall anderer Ursache, Temporallappenepilepsie, transiente globale Amnesie
Verhaltensauffälligkeiten	Hypo- oder Hyperglykämie, Intoxikationen, psychiatrische Erkrankungen
Bewusstseinsverlust	Synkopen unterschiedlicher Genese, Schock, Hypoxie

Alle genannten Symptome können durch apoplektische Insulte bzw. intrakranielle Blutungen und SHT hervorgerufen werden. Ursachen für Krampfanfälle ▶ Kap. 6.4 (◘ Tab. 6.5), Ursachen für Synkopen ▶ Kap. 6.2. DD Pupillenstörungen ▶ Kap. 3.2.1, ◘ Tab. 3.2 und 3.3.

- wenn dominante Gehirnhälfte betroffen: ggf. Sprachstörung (Aphasie, z. B. Wortfindungsstörung), Störung zielgerichteter Handlungen (Apraxie), Unfähigkeit zu lesen (Alexie) oder zu schreiben (Agraphie).
- Beinbetont (Versorgungsgebiet der A. cerebri anterior: Mantelkante), häufig Inkontinenz (»frontales Blasenzentrum«), psych. Störungen, Orientierungsverlust,
- komplette Halbseitenlähmung (Hemiplegie); evtl. auch nur Gefühl einseitig »schwerer Gliedmaßen«, evtl. Herdblick.
  Diagnostik: Händedruckprobe (evtl. einseitig vermindert oder aufgehoben), den Pat. die Zunge herausstrecken/die Stirne runzeln lassen.

- **Vertebralisstromgebiet (Kleinhirn/Stammhirn):**
  - Übelkeit, (Dreh-) Schwindel, Störungen von Gleichgewicht und Bewegungsabläufen (Ataxie), Tinnitus, Bewusstseinsstörungen.
  - Sprechstörung (Dysarthrie), Schluckstörung (Dysphagie).
  - Sehstörungen: Doppelbilder, Gesichtsfeldausfälle bis zur Halbseitenblindheit (homonyme Hemianopsie, Versorgungsgebiet der A. cerebri posterior).
  - Gekreuzte Lähmung (Ausfall Hirnnerven ipsilateral/periphere Nerven kontralateral) oder Tetraplegie/-parese.

🅕 **Cave – Beim sog. Locked-in-Syndrom sind Vigilanz und Bewusstsein erhalten: Der Pat. hört und versteht alles, was gesprochen wird, kann sich aber nur durch vertikale Augenbewegungen bemerkbar machen. Ursache: bilaterale Schädigung der ventralen Brücke durch pontine Blutung, Ischämie (A. basilaris), Hirnstammenzephalitis, Tumor oder pontine Myelinolyse (Ausfall der kortikobulbären und kortikospinalen Bahnen, von Teilen der Formatio reticularis und der Hirnnervenkerne → Tetraplegie und Lähmung motorischer Hirnnerven). Da dorsale Brücke und Mittelhirn intakt sind, funktionieren vertikale Augenbewegungen, Lidschlag und Atmung.**

- **Subarachnoidalblutung (SAB):**
  - Plötzlich einschießende, stärkste Kopfschmerzen »wie noch nie« (Vernichtungskopfschmerz, bes. im Hinterkopf).
  - Frühe Bewusstseinstrübung, initialer Krampfanfall (10%; häufiger bei Blutungen als bei Ischämien).
  - Schweißausbruch, Übelkeit, unvermitteltes Erbrechen im Schwall.
  - Meningismus (ohne Fieber und ohne Hautblutungen!).
  - Oft Kreislaufversagen/EKG-Veränderungen (Verwechslung mit ACS möglich).

– Mindestens die Hälfte der zugrunde liegenden Aneurysmarupturen tritt bei Blutdruck- oder Hirndruckspitzen auf (z. B. körperliche Belastung, Geschlechtsverkehr, Pressen beim Toilettengang oder unter der Geburt, Heben schwerer Gegenstände).

Ischämische Schlaganfälle treten oft nachts auf (Pat. wacht damit auf), Subarachnoidalblutungen häufiger tagsüber.

Praxistipps

Essenzielle Notfallanamnese bei V. a. Apoplex:

— Bei neurologischen Auffälligkeiten immer abklären: neu aufgetretene oder alte Symptome?

— Ereigniszeitpunkt möglichst genau identifizieren, da ggf. entscheidendes Kriterium für Stroke-Unit-Aufnahme und/oder Therapie (z. B. Lyse)! Augenzeugen? Im Zweifel gilt der letzte asymptomatische Kontakt als Symptombeginn, bei Erwachen mit Symptomen der Zeitpunkt des Einschlafens!

— Risikofaktoren, z. B. Diabetes mellitus, Hypertonie, Vorhofflimmern, Vitien, Medikamente (z. B. Heparin, Aspirin, Marcumar®); Traumata, Operationen oder Blutungen innerhalb der letzten 3 Monate?

— Telefonnummern der Angehörigen und des Hausarztes, Erreichbarkeit der Angehörigen für die Klinik sicherstellen (ggf. dorthin bestellen oder mitnehmen).

Notfalltherapie bei akutem Schlaganfall

— Basischeck (RR- und EKG-Monitoring! BZ-Test!).

— Basismaßnahmen: Atemwege freihalten, großzügige O_2-Gabe (Ziel: S_pO_2 >95%), Oberkörperhochlagerung 20–30° mit HWS in Neutralposition, bei Bewusstseinsstörungen ggf. Seitenlage oder Schutzintubation, ggf. mit Narkose!

— Bei Lähmungen und Sensibilitätsstörungen Lagerung und venöser Zugang auf gesunder Körperseite!

— Indikation für die Aufnahme in Stroke-Unit überprüfen (◘ Tab. 6.6), auch bei TIA! Ggf. direkte Anfrage bei der regional zuständigen Stroke-Unit. Das aufnehmende Krankenhaus sollte mindestens über die Möglichkeit einer sofortigen cCT-Diagnostik verfügen (Blutungsausschluss)! Optimal auch MRT (Diagnostik früher Ischämien, evtl. Selektion für Lyse).

— Zeitverluste vermeiden: teilweise rapide Prognoseverschlechterung, Lysezeitfenster i. d. R. max. 3–4,5 h! Bei langen Transportwegen RTH-Transport erwägen. Voranmeldung in der Klinik! (CT-Gerät einsatzbereit?).

▼

- Medikamente:

  Keine Behandlung hypertensiver Blutdruckwerte in der Akutphase eines Schlaganfalls, solange nicht kritische Werte erreicht werden oder akute hypertensive Organkomplikationen auftreten!

Die medikamentösen Maßnahmen des NA bzgl. Blutdruck sollten zurückhaltend sein. Nur anhaltend exzessiv hohe Werte (z. B. >220 mmHg systolisch bzw. >120 mmHg diastolisch über >15 min) sollten vorsichtig und langsam korrigiert werden (<15%), z. B. mit Urapidil (10–50 mg langsam bis zum ausreichenden Wirkeintritt titrieren). Primär kein Glyceroltrinitrat (außer bei sehr hohem RR_{diast}, z. B. >140 mmHg). Möglichst keine Kalziumantagonisten (Nifedipin, Nitrendipin). (Weiteres ► Kap. 8.4.)

Bei gestörter Autoregulation der Hirndurchblutung kann eine Blutdrucksenkung zu einer Zunahme der Schädigung führen. Insbesondere sind (zentral-) gefäßerweiternde Maßnahmen zu unterlassen (Steal-Effekt: Medikamente wirken zuerst in gut durchbluteten Bereichen → dort Gefäßerweiterung → weitere Abnahme der Perfusion im geschädigten Bereich). In bestimmten Fällen weisen extrem hohe Blutdruckwerte, meist in Kombination mit Bradykardie und Mydriasis, auf einen exzessiven Hirndruckanstieg hin (Cushing-Reflex; ► Kap. 9.2.1). In diesen Fällen führt eine Blutdrucksenkung unter den intrakraniellen Druck zu einem zerebralen Perfusionsstillstand (Hirntod) → somit kontraindiziert.

- Korrektur einer arteriellen Hypotonie (<120 mmHg syst.), z. B. Infusion (Volumenersatz), ggf. Theodrenalin und Cafedrin (Akrinor®: Erwachsene: 0,2–2 ml i.v.; 1 Amp. mit NaCl 0,9% auf 10 ml verdünnen und in 1-ml-Schritten langsam bis zum ausreichenden Wirkungseintritt titrieren).
- Bei Flüssigkeitsdefizit: VEL nach Bedarf i.v.
- Bei Krampfanfällen ► Kap. 6.4.
- Der BZ-Spiegel sollte zwischen 70 und 140 mg/dl liegen (3,9–7,8 mmol/l). BZ-Werte <60 mg/dl (<3,3 mmol/l) und >300 mg/dl (>17 mmol/l) sollten kurzfristig korrigiert werden (► Kap. 6.3).
- Bei Fieber (Hirnödem- und Einblutungsrisiko ↑): Antipyretika, z. B. 1000 mg Paracetamol rektal.
- Auf Hirndruckzeichen achten! Ggf. Osmotherapie (z. B. Mannitol; ► Kap. 16.1.43).

Praxistipps

Bei V. a. akuten Hirndruckanstieg/zerebrale Herniation schnelle neurochirurgische Versorgung anstreben!

Symptome: (erst enge, dann) einseitig (Infarktseite) oder beidseitig weite, lichtstarre Pupillen (»Aufblenden«) bei rascher Bewusstseinstrübung. Cheyne-Stokes-Atmung oder Apnoe. Streckkrämpfe. Bradyarrhythmie und stark erhöhter Blutdruck (Cushing-Reflex, Werte >300 mmHg syst. möglich), Abduzensparese und gleichseitige Hemiparese.

6.6   Akute bakterielle Meningitis

Definition
Eine akute bakterielle Meningitis durch Eitererreger entwickelt sich innerhalb weniger Stunden zu einem lebensbedrohlichen Krankheitsbild; v. a. Kinder <5 Jahren und Jugendliche von 15–19 Jahren betroffen. Inzidenz ca. 0,65/100.000. Häufigste Erreger sind N. meningitidis (Meningokokken), S. pneumoniae (Pneumokokken) und H. influenzae (Letzterer durch Impfung seltener geworden). Diese Erreger sind sensibel auf Cephalosporine. Ursache: endogene oder exogene Infektion (asymptomatische Meningokokkenträger >15%, Tröpfcheninfektion, selten direkter Kontakt). Für die Meningokokkenmeningitis besteht Meldepflicht bei Verdacht, Erkrankung und Tod (§ 6 I 1. IfSG). Ein fulminanter Verlauf (Meningokokkensepsis mit Verbrauchskoagulopathie) wird auch als Waterhouse-Friderichsen-Syndrom bezeichnet (hohe Letalität).

❶ **Cave – Bei unklaren Bewusstseinsstörungen mit Fieber stets auch an Meningitis denken!**

Symptomatik
- Entwicklung von schwerem Krankheitsgefühl und Symptomatik innerhalb weniger Stunden.
- Kopfschmerzen (analgetikaresistent, 70%).
- Apathie, Unruhe, Bewusstseinsstörungen bis Koma (75%).
- Übelkeit, Erbrechen (45%).
- Oft Meningismus (Inklinationshemmung, >75%, DD ◼ Tab. 6.8), Kernig-/Brudzinski-/Lasègue-Zeichen.
- Fieber (45%), evtl. Schüttelfrost.
- Evtl. Krampfanfälle (10%), Pupillenstörungen, Lichtscheu.
- Hautblutungen (Petechien, Suffusionen – 25%) → V. a. Meningokokkensepsis.
- U. U. septischer Schock: zunächst hyperdyname Phase mit warmer und geröteter Haut (trotzdem Organhypoperfusion), Tachykardie; später hypodyname Phase mit Akrozyanose, Zentralisation, blasser kalter Haut, Hypotonie.

◰ Tab. 6.8. DD Meningismus im Notarztdienst

Häufigere Ursachen	Seltenere Ursachen
– Subarachnoidalblutung (Anamnese, plötzlicher Vernichtungskopfschmerz, meist kein Fieber) – Akute bakterielle Meningitis (oft Fieber, evtl. Petechien, evtl. septischer Schock) – Sonnenstich (Z. n. Sonnenexposition, hochroter Kopf) – Zerebrale Herniation (Hirnödem, SHT, intrakranielle Blutung, Shuntverschluss)	– Meningeosis carcinomatosa – Neurotrope Toxine (Cl. tetani) – Aseptische Impfreaktionen – Subakute/chronische Meningitiden – Virales hämorrhagisches Fieber (Anamnese: Reise <3 Wo., Patienten- oder Erregerkontakt im Labor)

Verwechslung des Meningismus mit lokaler Muskelverspannung durch primäre Muskelerkrankungen möglich (Nervenirritation, Muskelkater, Schulter-Arm-Syndrom, zervikaler NPP, Myositis, M. Parkinson)

Notfalltherapie

- Schon bei V. a. bakterielle Meningitis adäquate Infektionsschutzmaßnahmen!
  - Eigenschutz! Isolierung des Pat.
  - Grundsätzlich Handschuhe, Schutzkittel/-anzug und Mundschutz für Patient und Personal.
  - Schnellstmöglich Klinikeinweisung anstreben, ggf. geeignetes Rettungsmittel für den Transport nachfordern, ggf. Kontakt mit Gesundheitsamt aufnehmen.
  - Vorabinformation der aufnehmenden Klinik (ggf. direkte Aufnahme in Isolierzimmer, Intensivpflichtigkeit? Anfahrt/Transportweg im Krankenhaus?). Die Klinik sollte über cCT und/oder MRT verfügen (z. B. Ausschluss/Nachweis Hirnödem, DD – Cave: Blockierung durch anschließende Desinfektion).
  - Beachtung der Vorgaben für Infektionstransporte.
- Basischeck (z. B. BZ-Test, gezielte neurolog. Notfalluntersuchung, GCS-Beurteilung), Basismaßnahmen (z. B. O_2, Atemwegssicherung, ggf. Intubation).
- Volumentherapie (primär VEL).
- Bei septischem Schock: In der hypodynamen Phase und nach ausreichender Volumensubstitution ggf. Katecholamine (vorzugsweise Noradrenalin, 0,9–6 µg/kg KG/h i.v.), bei längerer Katecholamintherapie Kombination mit positiv inotroper Substanz.
- Sedierung/Narkose nur, wenn zwingend erforderlich (Beurteilung des Bewusstseinszustandes).

❶ Cave – Die Prognose einer akuten bakteriellen Meningitis (Überleben und neurologisches Outcome) hängt wesentlich vom Zeitpunkt der Initiierung der Antibiotikatherapie ab (erhält in diesem Fall Stellenwert einer Notfalltherapie, die ggf. schon im Rettungsdienst begonnen werden sollte).

Notfalltherapie (Forts.)

— Notfallantibiotikatherapie bei vitaler Indikation (Schockzeichen, Petechien, Dyspnoe) und Transportzeit >30 min: 3 g Cefotaxim (z. B. Claforan®) oder 2 g Ceftriaxon (z. B. Rocephin®) als Kurzinfusion über 10 min i.v. (bzw. bei Kindern jeweils 50 mg/kg KG, ggf. auch Ampicillin, ggf. Vorgabe eines Kortikoids bei Erwachsenen, wenn GCS <11 und bisher keine Antibiotika, z. B. 10 mg Dexamethason i.v.).

— Auch wenn Lumbalpunktion vor Antibiotikagabe optimal wäre (denkbar z. B. bei NA-Einsatz in einer Arztpraxis, Mitnahme des Punktats in die Klinik, wenn möglich je ein Teil nativ, ein Teil gekühlt bei ca. 4°C, ein Teil in gewärmte Blutkulturflasche), ist sie in diesem Fall jedoch verzichtbar; die wichtigsten Meningitiserreger werden durch die genannte Antibiotikatherapie erfasst (nicht jedoch Listerien). Außerdem notwendige Asepsis sowie Komplikationen durch mögliche Gerinnungsstörungen und Hirndruck bedenken!

Praxistipps

Nach dem Einsatz Indikation zur Postexpositionsprophylaxe (PEP) für enge Kontaktpersonen überprüfen (Kontakt >4 h/d bis 1 Woche vor Erkrankung, gemeinsamer Haushalt, Intimkontakt, Kindergarten); z. B. Rifampicin p.o.

Respiratorische Notfälle

7.1 Störungen der Atmung – Basismaßnahmen

Gefährdungen und Störungen der Atemfunktion treten auch bei Notfällen auf, die nicht primär respiratorisch verursacht sind (z. B. Aspirationsgefahr bei jeglichen Bewusstseinsstörungen). O_2-Gabe und Unterstützung der Atemfunktion haben bei den meisten vitalbedrohlichen Notfällen höchste Priorität, aus verschiedenen Gründen kann eine Beatmung notwendig werden (z. B. Herz-Kreislauf-Stillstand, Ateminsuffizienz, Notfallnarkose). Daher werden Basismaßnahmen (z. B. Freimachen und Freihalten der Atemwege, O_2-Applikation, Lagerung des Patienten, Beutel-Masken-Beatmung) sowie nichtinvasive und invasive Maßnahmen zur Sicherung der Atemfunktion (z. B. endotracheale Intubation) in ▶ Kap. 2 aufgeführt und damit allen Notfallbildern vorangestellt.

Praxistipps

Bei erheblichen Störungen der Atemfunktion sind geeignete Basismaßnahmen (z. B. O_2-Gabe; ▶ Kap. 2) schon vor weiterer Diagnostik einzuleiten.

7.2 Störungen der Atmung – Differenzialdiagnose

Vielfältige Ursachen mgl. (◨ Tab. 7.1). Sie manifestieren sich oft unter dem Leitsymptom »Dyspnoe«, d. h. der Patient empfindet subjektiv die Notwendigkeit einer gesteigerten Atemtätigkeit, Atemnot oder Lufthunger. Dyspnoe gehört nicht nur zu den unangenehmsten Symptomen überhaupt (Angst, Stress, O_2-Verbrauch), sondern ist grundsätzlich – bis zum Beweis des Gegenteils – als Hinweis auf eine Vitalbedrohung zu verstehen. An Erkrankungen mit chronischer Dyspnoe (definitionsgemäß >1 Monat) können sich Patienten, abhängig von Persönlichkeit und Krankheitseinstellung, unterschiedlich gewöhnen (z. B. COPD).

◻ **Tab. 7.1.** Akute Störungen der Atemfunktion – Überblick

Mechanismus	Beispiele
Obstruktive Ventilationsstörungen (Verengung bzw. Verlegung der Atemwege; Erhöhung des Strömungswiderstandes = Resistance)	– Zurückgefallene, erschlaffte Zunge bei Bewusstlosigkeit – Verlegung durch feste Fremdkörper (Bolus) oder Flüssigkeiten (Aspiration) – Tumoren und Schwellungen der Atemwege – Bronchospasmus, funktionelle Bronchusstenose durch zähen Schleim (z. B. zystische Fibrose), Borkenbildung an einer Trachealkanüle – Lähmung des N. laryngeus recurrens
Restriktive Ventilationsstörungen (Behinderung der Atemmechanik; Verminderung der Compliance von Lunge und Thorax)	Beeinträchtigung der Atemexkursion durch – Thoraxtrauma, Einklemmung, Thoraxdeformitäten – Störungen im Bereich des Pleuraspaltes (Pneumothorax, Hämatothorax, Infiltrat bei Entzündungen) – Abdomineller Druck ↑ (z. B. Schwangerschaft, massive Adipositas, Schocklage, akutes Abdomen) – Verlust der Retraktionskraft (z. B. ARDS, Lungenfibrose) – Neurogene oder neuromuskuläre Beeinträchtigung der Atemmuskulatur (z. B. Muskelrelaxanzien, Intoxikationen mit Organophosphaten, Schädigung des N. phrenicus, Myasthenia gravis/myasthene Krise)
Diffusionsstörungen	– Lungenödem (kardial, nephrogen, toxisch)
Perfusionsstörungen	– Lungenembolie, Fruchtwasserembolie
Störungen der Atemsteuerung (Atemzentrum)	Intoxikation (Opioide/Opiate), Apoplexie, Schädel-Hirn-Trauma, Infektion (Meningitis), Störungen im Säure-Basen-Haushalt, Schock/Herz-Kreislauf-Stillstand
Störungen des O_2-Transportes	– Intoxikation (CO), Anämie
Störung der inneren Atmung (Zellatmung)	– Intoxikationen (Blausäure/Zyanid)
Veränderung der Atemluft (Gaszusammensetzung)	– O_2-Anteil in der Atemluft ↓ (z. B. CO_2-Erstickung) – O_2-Partialdruck ↓ (Höhenkrankheit)
Beatmungsfehler	Falsche Geräteeinstellung, Stenosen, Diskonnektion, Tubusfehllage

Trotzdem muss auch und gerade bei diesen Patienten eine Äußerung von neu oder stärker empfundener Dyspnoe unbedingt ernst genommen werden.

Weitere Hinweise auf Störungen der Atmung:

- Pathologische Atemgeräusche und Atemmuster (▶ Kap. 3.3.2), insbes. Tachypnoe muss als Warnsymptom angesehen werden (auffällig >20/min, bedrohlich >30/min, kritisch >40/min, die AF als empfindlicher Vitalparameter sollte immer im Erstbefund und Verlauf dokumentiert werden).
- Erniedrigung der O_2-Sättigung: S_pO_2 <95%, fakultative Hypoxie <90% ($\hat{=}p_aO_2$<60 mm Hg), obligate Hypoxie <75%($\hat{=}p_aO_2$<40 mm Hg); Interpretation auch abhängig von Gewöhnung, Hämoglobingehalt und Herzzeitvolumen – Näheres ▶ Kap. 2.1.1.
- Zyanose: Sichtbare bläuliche Verfärbung von Haut oder Schleimhäuten erst ab 3–5 g/dl ungesättigten Hämoglobins → abhängig von Hb und O_2-Sättigung (bei Hb 15 g/dl Zyanose ab S_pO_2 <65–80%, bei Hb 10 g/dl Zyanose ab S_pO_2 <50–70%).

Praxistipps

Eine Zyanose kann trotz bedrohlicher Hypoxie bei Anämie, CO- und Zyanidvergiftungen fehlen! Eine periphere Zyanose (Akrozyanose: Lippen, Ohrläppchen, Finger) kann auch durch eine periphere Mehrausschöpfung/Stase bedingt sein (z. B. bei Kälte, oft bei Kindern im Schwimmbad zu beobachten). Eine zentrale Zyanose (Zunge) weist spezifischer auf eine pulmonale Hypoxygenierung des Blutes hin.

Beachte, dass das O_2-Angebot im Gewebe gleichermaßen von S_aO_2, Hb und HZV abhängt. Eine Vigilanzminderung kann Zeichen einer akuten Hypoxämie und/oder Hyperkapnie sein.

Diagnostik ▣ Tab. 7.2. Bei älteren, häufig multimorbiden Patienten sind die führenden **Ursachen** einer Dyspnoe die akute Linksherzinsuffizienz (bei hypertensiver Entgleisung, Tachyarrhythmia absoluta oder Myokardischämie) sowie die akute Exazerbation oder respiratorische Insuffizienz bei COPD oder anderen Lungengerüsterkrankungen. Bei jüngeren Patienten sind häufiger Pneumonien, Pleuritiden und Linksherzinsuffizienz (bei Rhythmusstörungen, Kardiomyopathien oder Vitien) anzutreffen. Ferner wird der NA gelegentlich mit Überwässerungszuständen bei schwerer Niereninsuffizienz, Lungenembolien, Asthmaanfällen, psychogenen Hyperventilationen und Verlegungen der Atemwege konfrontiert.

◨ Tab. 7.2. Leitsymptom akute Dyspnoe – essenzielle diagnostische Schritte

Diagnostik	Wegweisende Befunde		Beispiele
Gezielte Anamnese	Auftreten	Plötzlich, perakut	Lungenembolie, Bolusgeschehen, Aortendissektion, Pneumothorax, Myokardinfarkt
		Akut	Asthmaanfall, Anaphylaxie, Lungenödem, Hyperventilationssyndrom, Pneumothorax, Arrhythmien
		Allmählich	Pneumonie, Pleuraerguss, Pneumothorax, Anämie, Herzinsuffizienz, COPD, Neoplasie, Lungenfibrose, Pneumokoniose, Endokarditis, Myokarditis, Sarkoidose, Hyperthyreose
	Gleichzeitig bestehender Thoraxschmerz		ACS, Aortendissektion, Myokarditis; oft atemabhängig bei Lungenembolie, (parapneumonischer) Pleuritis, (Spontan-) Pneumothorax
	Auslöser oder Rahmenbedingungen	Körperliche Belastung	Herzinsuffizienz, KHK, Vitien, Asthmaanfall
		Seelische Belastung	Hyperventilationssyndrom
		Nahrungsaufnahme	Aspiration/Bolusgeschehen, Anaphylaxie
		Brandgeschehen, Unfälle, suizidale Handlungen	Rauchgasinhalation, Vergiftungen (z. B. mit CO oder CN)
	Bekannte kardiale oder pulmonale Vorerkrankungen, Dauer- und Bedarfsmedikation		KHK, Herzinsuffizienz, COPD, Asthma bronchiale, Bronchialkarzinom, Risikofaktoren für Thrombose (Lungenembolie)
	Andere Systemerkrankungen		Anämie, Hyperthyreose, Urämie, Ketoazidose
▼	Beeinträchtigungen der Atemmechanik (unter bestimmten Umständen als Kofaktoren oder Auslöser für Dyspnoe, jedoch nicht vorschnell als alleinige Erklärung hinnehmen!)		Massive Adipositas, Schwangerschaft, Thoraxdeformität, neurogene/neuromuskuläre Erkrankungen (z. B. Myasthenia gravis)

◻ **Tab. 7.2.** *Fortsetzung*

Diagnostik	Wegweisende Befunde	Beispiele
Aus-kultation	Mittel- bis grobblasige feuchte Rasselgeräusche, evtl. Distanzrasseln, evtl. schaumiges rötliches Sputum, evtl. 3. Herzton (bei Herzinsuffizienz)	Lungenödem – Kardial (akute Linksherzinsuffizienz) – Renal (Niereninsuffizienz) – Toxisch – Höhenlungenödem (>3000 m)
	Exspiratorischer Stridor (Giemen/Brummen) → Obstruktion der intrapulmonalen Atemwege (bronchiale Stenose)	COPD, pulmonalvenöse Stauung (Linksherzinsuffizienz, Myokardinfarkt, Vitium, Arrhythmie), Asthmaanfall, Anaphylaxie, spastische Bronchitis, Reizgasinhalation
	Inspiratorischer Stridor → Obstruktion der oberen und zentralen Atemwege	Fremdkörper, Laryngospasmus, Glottisödem, Trachealstenose, Bronchialkarzinom
	Feinblasige, klingende Rasselgeräusche und Bronchialatmen	Pneumonie (Fieber, Vigilanzstörung), Neoplasie, Atelektasen, interstitielle Lungenerkrankung, Lungenkontusion
	Fehlendes Atemgeräusch (»silent chest«)	– Einseitig: (Spannungs-) Pneumothorax, große Atelektase – Beidseitig: Status asthmaticus, schweres Emphysem
	Basal abgeschwächt/fehlend, evtl. oberhalb »Kompressionsatmen«	Pleuraerguss (Herzinsuffizienz, Malignom, Pneumonie, Lungenembolie, Leberzirrhose, Niereninsuffizienz), Zwerchfellhochstand (abdomineller Prozess, z. B. Ileus, ovarielle Überstimulation bei Fertilitätstherapie)
	Führendes Herzgeräusch	Dekompensiertes Vitium, akute Endokarditis, Aortendissektion
Schockzeichen, Synkope		Lungenembolie (anhaltende Zyanose trotz O_2-Gabe), Anaphylaxie, Aortendissektion, maligne Arrhythmien, Perikardtamponade, Hyperthyreose
Zeichen der Rechtsherzinsuffizienz (oft nur gering ausgeprägt/schwer erkennbar, wenn akut und neu aufgetreten): Jugularvenenstauung, periphere Ödeme, Stauungsleber, hepatojugulärer Reflux, Aszites, Rechtsherzbelastungszeichen im EKG		Rechtsherz- oder Globalinsuffizienz, Rechtsherzinfarkt (rechtpräkordiales EKG!), Lungenembolie (akutes Cor pulmonale), Rechtsherzdekompensation bei schwerer COPD oder pulmonal arterieller Hypertonie
EKG	Tachykardie/Tachyarrhythmie, selten Bradykardie/Bradyarrhythmie	Kompensatorisch/reflektorisch bei Hypoxämie und ggf. Angst/Stress, kausal (verminderter Auswurf durch Arrhythmie)
	ST-Veränderungen, evtl. abnormer Lagetyp	Kardiale Ischämie, Lungenembolie

7.3   Aspiration/Bolusgeschehen

Definition

Eindringen von Flüssigkeiten (z. B. Blut, Erbrochenes, Wasser bei Ertrinken) oder kleinen Fremdkörpern in die Atemwege (unter Spontanatmung oder bei Beatmung). Verlegung der oberen Luftwege durch größere Fremdkörper: Bolusgeschehen. Durch Steckenbleiben eines Speisebrockens im Rachen kann auch ein reflektorischer Herz-Kreislauf-Stillstand ausgelöst werden (»Bolustod«).

Ursachen

- Erloschene Schutzreflexe, v. a. bei Bewusstlosigkeit (Apoplex, Krampfanfall, SHT, Alkoholvergiftung), oft in Verbindung mit Regurgitation von Mageninhalt (daher kommt der Seitenlage auch im RD große Bedeutung zu).
- Unsachgemäß ausgeführte Maskenbeatmung oder Atemspende mit zu hohem Beatmungsdruck (>15 cm H_2O, Luftinsufflation in den Magen).
- Maskenbeatmung und Thoraxkompressionen.
- Blutungen aus Gefäßen im Atemtrakt (z. B. Tumoren) – bereits kleine Mengen geronnenen Blutes (<50 ml) können zu einer lebensbedrohlichen Hypoxie führen.

Guten Aspirationsschutz bietet die endotracheale Intubation. Trotzdem kann ausnahmsweise auch neben einem geblockten Cuff Flüssigkeit herunterlaufen, ebenso bei Cuffdefekt. Deshalb ist bei jedem intubierten Pat. im RD eine Magensonde zur Entlastung des Magens angezeigt (Mageninhalt, Luftansammlung durch vorangehende Maskenbeatmung/Atemspende). Gefürchtete Folge einer Magensaftaspiration ist das Mendelson-Syndrom – eine fulminante Lungenentzündung mit der Gefahr des ARDS.

Ein Bolusgeschehen findet man vorwiegend bei älteren Menschen. Mangelnde Kaufähigkeit (Gebiss), hastige Nahrungsaufnahme, trockene oder zu großen Nahrungsstücke (bes. Fleisch) und ein gestörter Schluckakt können zur akuten Verlegung der oberen Luftwege führen (◨ Abb. 7.1). Auch ein Gebiss oder andere Fremdkörper können Ursache sein.

Symptomatik

- Atemnot, Zyanose, (Blut-) Husten.
- Grob rasselndes oder pfeifendes Atemgeräusch.
- Inspiratorischer Stridor bei Bolusgeschehen.
- Evtl. inverse Atmung oder Atemstillstand.

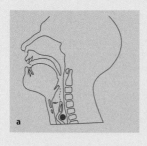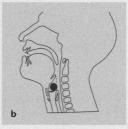

■ **Abb. 7.1.** Bolusgeschehen. **a** Ein Fremdkörper im Ösophagus wird nicht weitertransportiert und komprimiert die hintere, nicht knorpelig verstärkte Trachealwand. **b** Ein Fremdkörper verschließt den Luftröhreneingang

– Tachykardie, Blutdruckanstieg (initial) oder -abfall (terminal).
– Akutanamnese: häufig während Mahlzeiten (Essen während körperlicher Aktivität, Füttern stark Pflegebedürftiger) und bei spielenden Kindern (▶ Kap. 11.3), seltener psychiatrische Erkrankungen und bizarre Suizidversuche, sonstige Manipulationen im Mundraum (z. B. verschluckter abgebrochener Bohrer/aspirierte Zähne beim Zahnarzt).
– Wichtige Differenzialdiagnose: akute obere Atemwegsschwellung ▶ Kap. 7.4.

Notfalltherapie

– Basischeck, Basismaßnahmen.
– Maßnahmen bei V. a. Atemwegsverlegung durch Fremdkörper (Anamnese/Situation) ■ Tab. 7.3.
– Pharyngeales und tracheales Absaugen aspirierter Flüssigkeiten.
– Großzügige Sauerstoffgabe, ggf. (Intubation und) Beatmung (100% O_2, PEEP).
– Bei nicht entfernbarem, tief tracheal festsitzendem Fremdkörper ggf. Vorschieben des Fremdkörpers mit dem Tubus in einen Hauptbronchus (i. d. R. rechts), Rückzug des Tubus und einseitige Ventilation über den anderen Hauptbronchus (i. d. R. links).
– Medikamente:
  – Kortikoide, z. B. Prednisolon (250–1000 mg i.v.).
▼

- ggf. Broncholytika, z. B. Salbutamol über Vernebler, Reproterol oder Theophyllin i.v..
- ggf. Adrenalin zur Abschwellung (0,5–2 mg ad 5 ml NaCl 0,9% über Vernebler – Zulassung der entspr. Präparate beachten).
- Magensonde → Magenentlastung; Verhindern weiterer Aspiration.

Praxistipps

- Nach Beseitigung eines Bolus erholen sich die Patienten oft erstaunlich schnell. Trotzdem ist eine Klinikeinweisung indiziert (Gefahr anschließender Lungenentzündung bei verbliebenem Restfremdkörper/Aspirat, Ausschluss von Komplikationen (z. B. Milz- oder Leberruptur) nach Anwendung von Thorax- oder Oberbauchkompressionen und nach heftigen Rückenschlägen).
- Bronchiallavage bei Aspiration ist umstritten → nicht empfohlen (Weiterverteilung von Aspirationsgut in die kleinen Atemwege).

◻ **Tab. 7.3.** Maßnahmen bei V. a. Atemwegsverlegung durch Fremdkörper (mod. nach ERC)

Bewusstloser Patient	Ansprechbarer Patient mit schwerer Atemwegsverlegung (ineffektives Husten, Pat. kann nicht sprechen, Zyanose, Bewusstseinstrübung)	Ansprechbarer Patient mit leichter Atemwegsverlegung (effektives Husten, Pat. kann sprechen und beantwortet Fragen gezielt, keine Zyanose)
Sobald verfügbar: Ausräumen des Pharynx-/Larynxbereiches mit Magill-Zange unter laryngoskopischer Sicht, ggf. gezieltes Absaugen	bei vornüber gebeugtem Oberkörper: – (bis zu) 5 feste Schläge auf den Rücken im Wechsel mit – (bis zu) 5 Oberbauchkompressionen (Heimlich-Manöver), bis der Fremdkörper entfernt ist oder der Patient bewusstlos wird	– Zum kräftigen Husten auffordern – Nichts weiter am Patienten unternehmen (Zeitverlust, Komplikationen, Zuschwellen)
Sonst: CPR 30:2 beginnen (kräftige Thoraxkompressionen, Mund-/Racheninspektion vor Beatmung/Kopfüberstrecken, gezielte Fremdkörperentfernung unter Sicht, kein blindes Auswischen), ggf. stabile Seitenlage		– Rascher und schonender Transport in geeignete Klinik – Starre, sperrige, hochsitzende Fremdkörper: eher HNO – Notwendigkeit der Bronchoskopie/Ösophagoskopie: eher Innere unter Anästhesiebereitschaft
Erweitertes Atemwegsmanagement (▶ Kap. 2.3)		– Überwachung, erweitertes Atemwegsmanagement vorbereiten

Differenzialdiagnostisch auch an eine akute Schwellung der oberen Atemwege denken!

Sonderfall: Verlegung eines Tracheostomas

- Ursachen: eingetrocknetes Sekret, zäher Schleim bzw. Borkenbildung v. a. in der Trachea und vor dem Tracheostoma. Bedrohliche Verlegung möglich!
- Häufig kennen die Patienten die Situation, sind aber bei der Beseitigung auf Hilfe angewiesen. Daher trotz problematischer akustischer Verständigung, wenn möglich, Patientenwunsch berücksichtigen.
- Meist genügt einfaches Absaugen (sterile Handschuhe, steriler Katheter), das durch reflektorisches Abhusten des Patienten unterstützt wird: Ohne Sog bis zur Bifurkation vorschieben; unter Sog und Drehbewegungen zurückziehen. Absaugmanöver nicht zu lange durchführen (Hypoxie!); ggf. zwischendurch Sauerstoff anbieten.
- Manchmal ist auch das außen angebrachte Filterstück verstopft (ersetzen/reinigen).
- In schweren Fällen: Spülen mit kleinen Portionen steriler NaCl-Lösung 0,9% und anschließendes Absaugen der Spüllösung.
- Nur als Ultima Ratio: Ziehen der Kanüle (wenn möglich über Führungsstab) und anschließende Intubation über das Tracheostoma mit Ersatzkanüle oder Endotrachealtubus zum Offenhalten.

7.4 Akute obere Atemwegsschwellung

Ursachen

- Direkte lokale Schleimhautreizung, z. B. durch Insektenstich, Flammeninhalation, Trinken oder Einatmen reizender Substanzen.
- Akute Entzündung (z. B. Epiglottitis bei Kindern ▶ Kap. 11.4).
- Anaphylaktische Reaktion (▶ Kap. 8.5.3).
- Maligner Tumor.
- Akutes Epiglottis- und/oder Larynxödem (selten, aber lebensbedrohlich).
- Als angioneurotisches Ödem (Angioödem Quincke): histaminvermittelt bei meist unbekannter Ursache, aber auch als Nebenwirkung von ACE-Hemmern); auch Allergie als Ursache möglich.
- Als Folge eines C1-Esteraseinhibitormangels (meist erblich).

Symptomatik

- In kurzer Zeit kontinuierlich zunehmende Atemnot, Angst.
- Ziehender oder pfeifender inspiratorischer Stridor; evtl. kloßige Sprache (Epiglottisödem), Hypersalivation, Dysphagie.
- Evtl. Zyanose, inverse Atmung oder Apnoe.
- Tachykardie, Blutdruck ↑ (initial) oder ↓ (terminal).
- Evtl. Bewusstseinsstörungen.

- Evtl. Urtikaria (Hautquaddeln und Schwellung der Augenlider, Lippen und Zunge) → V. a. angioneurotisches Ödem oder Anaphylaxie.
- Situation/Vorgeschichte: evtl. Unfall (z. B. Vergiftung, Verbrennung), evtl. Fieber (Infektion, Epiglottitis), Allergenkontakt (Anaphylaxie ▶ Kap. 8.5.3), evtl. Tumorleiden bekannt, Einnahme von Medikamenten, bekannter C1-Esteraseinhibitormangel (→ keine Urtikaria!).
- Differenzialdiagnostisch unbedingt auch an Aspiration/Bolusgeschehen denken (▶ Kap. 7.3)!

Notfalltherapie

- Basischeck, Basismaßnahmen (Beruhigung!).
- Großzügige Sauerstoffgabe, ggf. Beatmung (▶ u.).
- Bei akuter entzündlicher, traumatischer oder allergischer Schwellung im Bereich der oberen Atemwege (Zunge, Epiglottis usw.), z. B. bei Insektenstich, kann Kühlung von innen (Eis lutschen) und außen (Kühlkrawatte um den Hals) die Zunahme der Schwellung vermindern.
- Keine mechanischen Manipulationen im Mund-Rachen-Raum.
- Medikamente (zugelassene Indikationen der entspr. Präparate beachten):
  - Evtl. Kortikoide, z. B. Prednisolon (250–1000 mg i.v.).
  - Ggf. Broncholytika, z. B. Salbutamol [entweder O_2-Maske mit Düsenvernebler oder Dosieraerosol mit Inhalationshilfe (Spacer/Vorschaltkammer) benutzen, ▶ Kap. 7.5.1], Reproterol (0,09 mg über mind. 1 min i.v. – »frequenzneutral spritzen«) oder Theophyllin (ohne Vormedikation 5 mg/kg KG als Kurzinfusion i.v.).
  - Ggf. Adrenalin zur Abschwellung (0,5–2 mg ad 5 ml NaCl 0,9% über Vernebler).
  - Bei V. a. angioneurotisches Ödem oder Anaphylaxie: Behandlung mit Antihistaminika (H_1- und H_2-Blocker i.v.) und Kortison i.v., ggf. auch Adrenalin (Dosierung s. Anaphylaxie ▶ Kap. 8.5.3).
  - Bei C1-Esteraseinhibitormangel ist eine Behandlung in der Klinik mit 1000–2000 IE C1-Esteraseinhibitorkonzentrat i.v. und notfalls Fresh Frozen Plasma i.v. möglich)
- Bei zunehmender Schwellung großzügige Indikation zur Intubation (insbes. bei Inhalationstrauma), sofern der Intubateur geübt ist und alternative Methoden der Atemwegssicherung unmittelbar zur Verfügung stehen (verstärkte Schwellung nach fehlgeschlagenem Intubationsversuch!). Bestmögliche Präoxygenierung anstreben!
- Bei (noch) stabilem Patienten: zügiger Transport in die Klinik.
- Ultima Ratio: Chirurgische Atemwegssicherung, ▶ Kap. 2.3.9.

Praxistipps

Beatmung bei akuter Atemwegsschwellung

Bei einer starken Schwellung im Bereich der oberen Atemwege und bei Bolusgeschehen (bes. in der Speiseröhre) kann es zu einer starken Behinderung der spontanen Einatmung bis hin zum Atemstillstand kommen, da beim Inspirationssog der enge Luftspalt um die Schwellung zusammengezogen wird. Dieser Mechanismus tritt nicht bei der Beatmung mit Überdruck auf, sodass eine (assistierte) Maskenbeatmung (überbrückend) gelingen kann: Durch den Druckanstieg während der Maskenbeatmung, wie auch bei der Ausatmung (auch unter Thoraxkompressionen), wird (zunächst) noch Luft an der geschwollenen Stelle vorbeigedrückt.

7.5　Akuter Asthmaanfall

Definitionen

Asthma bronchiale. Anfallsweise Atemnot durch prinzipiell reversible Bronchialobstruktion (kein Fremdkörper) bei chronisch-entzündl. Atemwegserkrankung mit bronchialer Hyperreagibilität.

Status asthmaticus. Schwerer Asthmaanfall über Stunden oder Tage, der durch alleinige Gabe von Bronchospasmolytika nicht zu durchbrechen ist.

Einteilung

– Allergisch (extrinsisch, exogen): genetische Disposition, hyperreaktives Bronchialsystem/Atopie, Reaktion vom Soforttyp auf unterschiedliche Allergene → in der Notfalltherapie auch antiallergische Komponente erforderlich.

– Nicht allergisch (intrinsisch, endogen), z. B. durch Infektionen, chemisch-physikalische Reize (Staub, kalte Luft), Anstrengung und Aufregung/Stress (psychogenes Asthma; v. a. bei Kindern und Jugendlichen), Analgetika (z. B. ASS; pseudoallergische Reaktion), β-Rezeptorenblocker.

Pathophysiologie – Hauptmechanismen

– Bronchospasmus,
– entzündliches Bronchialschleimhautödem,
– Hypersekretion eines zähen Schleims (Dyskrinie).

→ Strömungswiderstand ↑ mit Behinderung der Exspiration bis hin zum Bronchialkollaps → Residualvolumen ↑ (Volumen pulmonum auctum), ggf. auch Rechtsherzbelastung. DD der akuten bronchialen Obstruktion ◻ Tab. 7.4.

◘**Tab. 7.4.** Differenzialdiagnosen der akuten bronchialen Obstruktion (anfallsweise Atemnot)

Hinweise auf akutes Asthma bronchiale	Hinweise auf akutes Asthma cardiale*
– Keine bekannte kardiale Erkrankung – Pulmonale oder allergologische Anamnese – Normaler Blutdruck – Trockene Haut	– Kardiale Anamnese oder Klinik (Herzinsuffizienzzeichen, nächtlicher Husten) – Kardiovaskuläre Risikofaktoren – Hypertensive Entgleisung – Feuchte Haut – Zusätzlich feuchte Rasselgeräusche (müssen initial nicht vorliegen), evtl. Herzgeräusch
Therapieansätze: Bronchodilatatoren, Kortikoide, ggf. Antihistaminika	Therapieansätze: Schleifendiuretika, Vasodilatatoren, ggf. Antihypertensiva

* Asthma cardiale: Reflexbronchokonstriktion und akutes Bronchialschleimhautödem bei peribronchialer pulmonalvenöser Stauung wegen plötzlich einsetzender Linksherzdekompensation (Linksherzinsuffizienz, Myokardinfarkt, Vitium, Arrhythmie). Asthma cardiale kann einem Lungenödem vorausgehen. Die obstruktive Symptomatik mit Giemen ist dann bei beiden Krankheitsbildern zunächst nicht zu unterscheiden.
Als Ursachen für eine akute obstruktive Symptomatik müssen auch eine Exazerbation oder Dekompensation bei COPD und – sehr viel seltener – toxische Einwirkungen (Bronchospasmus nach Inhalation von Rauchgas/Reizgas, Chemieunfall; Latenzzeit möglich!) in Betracht gezogen werden.

Symptomatik
- Zunehmende Atemnot, Zyanose, Sprechen durch Kurzatmigkeit erschwert.
- Auftreten oft früh morgens (2–5 Uhr, niedriger endogener Kortisolspiegel, abklingende Wirkung der am Vortag verabreichten Bronchodilatatoren, Schleimhautschwellung im Liegen, Pollenflugmaximum im ländlichen Bereich).
- Unruhe, Angst, Schwitzen.
- aufrechter Oberkörper, Einsatz der Atemhilfsmuskulatur.
- verlängertes Exspirium, Verschleimung, Husten, hypersonorer Klopfschall.
- exspiratorisches Pfeifen, auskultatorisch Giemen und Brummen.
- prallgefüllte Halsvenen, Tachykardie, Blutdruck ↑, später Kreislaufversagen (kardiogener Schock durch intrathorakale Druckerhöhung).
- Schweregrad des Asthmaanfalls ◘Tab. 7.5.

◨ **Tab. 7.5.** Asthmaanfall – Schweregrade

Diagnostik	Schwerer Asthmaanfall	Lebensbedrohlicher Asthmaanfall
S_pO_2	≥92%	<92%
Atmung	AF >25/min	AF >30–40, Zyanose
PEF	33–50% PBW oder <100 l/min	<33% PBW oder <70 l/min
EKG	HF >110/min	HF >150/min, Arrhythmie, Bradykardie
RR	normal/erhöht	erniedrigt
Weitere	Unmöglichkeit, in ganzen Sätzen zu sprechen	Erschöpfung, schlaffer Muskeltonus, »silent chest«*, Verwirrung, Bewusstseinstrübung

PEF= »peak expiratory flow«; PBW= persönlicher Bestwert während Beschwerdefreiheit
* Kein Atemgeräusch wahrnehmbar, Zeichen für eine maximal geblähte Lunge (»air trapping«).

Notfalltherapie

– Basischeck, Basismaßnahmen (Lagerung, die bei aufrechtem Oberkörper den Einsatz der Atemhilfsmuskulatur bei Aufstützen der Arme ermöglichen soll; Patientenwunsch beachten).
– Intensive psychische Betreuung (verbale Beruhigung, Ängste nehmen, Fenster öffnen, beengende Kleidung öffnen), Kompetenz vermitteln (z. B. durch gezielte Medikamentenanamnese) – häufig umfassend informierter und erfahrener Patient!
– O_2 zunächst 2–4 l/min über Nasensonde; nach Bedarf steigern, ggf. auch über Maske (Ziel: S_pO_2 ≥92%), dabei auf mögliche Atemdepression/Atemstillstand achten, ggf. Atemkommandos!
– Lippenbremse: kooperativen Patienten kann (sofern sie es nicht schon kennen) die Ausatmung gegen die gespitzten Lippen beigebracht werden, die durch den vorgeschalteten Atemwiderstand einen exspiratorischen Kollaps der Bronchien vermindert.
– Medikamente:
 – »Droge Arzt« – kompetentes und sicheres Auftreten.
 – Eigenmedikation, HF und kardiale Vorerkrankungen beachten!
 – Kurzwirksame β_2-Sympathomimetika

▼

- Inhalativ (nicht bei Hypoventilation), z. B. Salbutamol (1,25–5 mg
  vernebelt), möglichst O_2-Maske mit Düsenvernebler, sonst Dosie-
  raerosol mit Inhalationshilfe (Spacer/Vorschaltkammer) benutzen!
  Bei schwerem Anfall sind inhalative β_2-Sympathomimetika vom
  Pat. oft schon erfolglos überdosiert!
- Intravenös, z. B. Reproterol (0,09 mg über mind. 1 min i.v.) oder Sal-
  butamol (0,25 mg langsam i.v.) – »frequenzneutral spritzen«.
- Kortikoide, z. B. Prednisolon (50–250 mg i.v.).
- Unterstützende Gabe von VEL (500–1000 ml langsam i.v. – Sekret-
  verflüssigung und Ausgleich von Verlusten durch Tachypnoe und
  Schwitzen bei längeren Anfällen; Vorsicht vor Volumenüberladung →
  Rechtsherzstauung!).
- Bei allergischer Ursache (z. B. Tierhaare, Pollen) ggf. auch Antihistami-
  nika.
- Bei Therapieresistenz erwägen: Magnesiumsulfat (2 g $MgSO_4 \cdot 7\,H_2O$
  bzw. 8 mmol Mg^{2+} langsam über 10–20 min i.v.) und/oder vorsichtig
  Adrenalin (3 µg/kg KG s. c.).
- Additive Broncholytika, z. B. Anticholinergika (z. B. 0,5 mg Ipratropium
  vernebelt) oder Theophyllin (angesichts der Nebenwirkungen ohne
  relevanten Effekt bei Vorgabe von β-Mimetika sehr umstritten, bei Vormedikation: 2–3 mg/kg KG als Kurzinfusion i.v.; ohne Vormedikation
  5 mg/kg KG als Kurzinfusion i.v.).
- Bei wachem und orientiertem Patient mit starker psychischer Komponente und Verschiebung der Atemmittellage zu tiefer Inspiration kann
  eine vorsichtige Sedierung – auch bei kritischer Bronchialobstruktion
  – sinnvoll sein: z. B. Promethazin (25 mg langsam i.v.) → Reduktion von
  Angst und stressbedingtem O_2-Bedarf, Effizienzsteigerung der Atmung
  (größeres Atemzugvolumen bei Senkung von Atemfrequenz und To-
  traumventilation, Verminderung des exspiratorischen Bronchialkollapses
  bei gleichmäßigerer Atmung).

❶ **Cave – Kontraindiziert bei Asthmaanfall: atemdepressive Sedativa
ohne Beatmung (Benzodiazepine), histaminfreisetzende Narkotika
(Opioide, Barbiturate, Succinylcholin), β-Blocker. Ferner sollten im Asthmaanfall weder Antitussiva, Mukolytika, Parasympathomimetika, ASS
noch Digitalis gegeben werden.**

Notfalltherapie (Forts.)

- Narkose, Intubation und Beatmung als Ultima Ratio:
  - Indikationen: muskuläre Erschöpfung (auf paradoxe Muskelzuckungen der Bauchwand achten!), Bewusstseinstrübung durch anhaltende Hypoxie (S_pO_2 <75–80%) trotz Therapie.
  - Narkoseeinleitung: Vorzugsweise mit Ketamin (Ketamin-Razemat: 2–4 mg/kg KG i.v., S-Ketamin: 1,5–2,5 mg/kg KG i.v. – erhöhte Dosierung, da der bronchospasmolytische Effekt des Ketamins erst im höheren Dosisbereich auftritt. Bedenke jedoch: kardialer O_2-Bedarf↑, Hypersalivation); ggf. auch Etomidat zur Narkoseeinleitung (Cave: gefährlicher Blutdruckabfall mgl.). Möglichst großen Tubus verwenden (späteres Weaning).
  - Beatmung: Hohe F_iO_2 (1,0), ausreichend lange In- und Exspirationszeit (I:E 1:2–1:3); ggf. AF und/oder AZV niedriger als physiologisch (≤6–8/ min; ≤3–5 ml/kg KG), obere Druckbegrenzung nur soweit nötig erhöht (z. B. 40 mbar); PEEP (≥5 mbar); wenn vorhanden: druckkontrollierte Beatmung (z. B. BIPAP). Ein intrinsischer PEEP (Auto-PEEP, PEEPi), kann zu einem obstruktiven Schock bis zum Herz-Kreislauf-Stillstand führen! → Ggf. bei hohem PEEPi in Abständen von mehreren Minuten für etwa 30 s (unter strenger Beachtung der S_pO_2) diskonnektieren, um eine Entleerung der Lunge zu ermöglichen.
- Bei Abfall der S_pO_2 nach Intubation und Beatmung: an Spannungspneumothorax denken. Prinzipiell baldige Thoraxröntgenaufnahme in der Notaufnahme zur Früherkennung sinnvoll. Klinik: möglichst kein Subklaviakatheter wegen erhöhter Pneumothoraxgefahr (aufgrund Lungenblähung)!
- Eine weitere Therapiemöglichkeit ist die Spontanatmung über CPAP-Maske (oder CPAP-Helm) mit kontinuierlichem positivem Atemwegsdruck (CPAP) und Druckunterstützung (ASB). Dies ist jedoch nur mit speziellen Geräten (hoher Gasfluss) möglich. Versuche der Beutel-Masken-Beatmung sollten unterbleiben (nur überbrückend bei Scheitern eines Intubationsversuchs).

7.5.1 Inhalative Anwendung von β_2-Mimetika

Die optimale notfallmedizinische Verabreichung inhalativer kurzwirksamer β_2-Mimetika bei Asthma bronchiale sowie der akuten Exazerbation einer COPD besteht in der Vernebelung, da der in den Bronchien deponierte Anteil des Wirkstoffes im Inhalationsmedium sehr hoch ist.

In Studien hat sich die Verabreichung von Dosieraerosolen (»Sprays«) nur mit einer Inhalationshilfe (Vorschaltkammer/Spacer) als vergleichbar zur Verneblung herausgestellt. Dabei soll das Spray nach maximaler Ausatmung unter kräftigem Einatmen tief inhaliert werden, was im Notfall oft nicht möglich ist.

Andere Verfahren (Dosieraerosol ohne Spacer bzw. Pulverinhalator/Turbohaler) haben den entscheidenden Nachteil, dass relativ wenig Wirkstoff sofort in den Bronchien wirksam wird (10–20% bei Dosieraerosol; 30–60% bei Pulverinhalator). Insbesondere bei Bronchospasmus/Atemnot ist ein ausreichend tiefes Einatmen des Patienten nicht möglich, sodass größere Wirkstoffmengen wieder ausgeatmet oder als Pulverpartikel an der Mund-Rachen-Schleimhaut abgelagert und geschluckt werden (verzögerte Wirkung, die u. U. erst eintritt, nachdem bereits weitere symphathomimetische Broncholytika, z. B. i.v., verabreicht wurden → erhebliche kardiotoxische Wirkungen mgl., z. B. Tachyarrhythmien).

Bei der Vernebelung werden kleine Partikel erzeugt, die auch bei vermindertem Atemzugvolumen lange in der Schwebe bleiben und so durch kontinuierliche Verwirbelung tiefer in die Atemwege gelangen können.

Praktischer Umgang mit dem Düsenvernebler

Prinzip. Sauerstoffmaske, an der eine Verneblerkammer aufgeschraubt ist. Diese Kammer wird vor der Anwendung mit der Inhalationslösung befüllt (max. Befüllungsmenge ca. 6 ml). Der angeschlossene Sauerstoff durchströmt die Verneblerkammer und sorgt für feinste Zerstäubung der Lösung.

Anwendung. Beispiel: Salbutamol für erwachsene Patienten:
- Verneblerkammer befüllen, 2,5–5 ml Salbutamol-Fertiglösung zur Inhalation (entspr. 1,25–2,5 mg) oder 3 ml NaCl 0,9%+5–20 Trpf. Salbutamolbasislösung (entspr. 1,25–5 mg).
- Zuschrauben der Verneblerkammer.
- Sauerstofffluss einstellen: i. d. R. 6 l/min (mind. 4 l/min).
- Maske aufsetzen und senkrecht halten (sonst keine ordnungsgemäße Funktion der Vernebelung).
- Inhalation für ca. 10 min, ggf. wdh. nach 20–60 min.

7.6   Akute COPD-Verschlechterung

Synonyme und Definition

COPD (»chronic-obstructive pulmonary disease«; auch COLD oder COLE abgekürzt): chronische Lungenerkrankung mit fortschreitender Atemwegsobstruktion, die medikamentös nicht vollständig zu beheben ist, basierend auf einer variablen Kombination von chronischer Bronchitis (WHO: innerhalb von mind. 2 Jahren wenigstens innerhalb von 3 Monaten jährlich Husten und Auswurf) und Lungenemphysem (irreversible Erweiterung und Destruktion der Lufträume distal der Bronchioli terminales). Hohe Prävalenz (>5 Mio. Erkrankte in Deutschland, Tendenz ↑).

Obwohl es sich bei der COPD um eine chronische Erkrankung handelt, treten im langjährigen Verlauf häufig akute Notfallsituationen auf, oft als akute Exazerbation (COPD-AE) auf dem Boden einer bakteriellen oder viralen Atemwegsinfektion (50%), einer kardialen Begleiterkrankung (25%) oder als Vorbote des terminalen Krankheitsstadiums. Bei der COPD-AE, die sich meist über mehrere Tage progredient entwickelt, ist neben der respiratorischen Insuffizienz mit Dys-/Orthopnoe auch eine akute Rechtsherzinsuffizienz problematisch.

Therapieprinzipien

- COPD-AE = Notfall. Auch wenn COPD-Patienten im fortgeschrittenen Stadium häufig an erniedrigte S_pO_2 und an eine chronische Dyspnoe gewöhnt sind, ist bei einer NA-Anforderung bei zunehmender Dyspnoe Eile geboten (Anruf erst bei nicht mehr zu ertragender Luftnot, drohende Erschöpfung, begrenzte Reserven).
- Die medikamentöse Notfallbehandlung entspricht in etwa der des schweren Asthmaanfalls (▶ Kap. 7.5). Im Gegensatz zum Asthmaanfall ist die obstruktive Komponente der Erkrankung jedoch kaum zu beeinflussen, da die Pathophysiologie bei COPD überwiegend in chronischer Hyperplasie, entzündlichem Schleimhautödem und granulozytärem Schleimhautinfiltrat besteht, die einer Therapie mit Bronchodilatatoren nicht zugänglich sind.

Symptomatik

- Ateminsuffizienz (äußerlich erkennbar an schwerer, zunehmender Atemnot, Einsatz der Atemhilfsmuskulatur bei aufrechtem Oberkörper.
- Zyanose, Sprechen durch Kurzatmigkeit erschwert; evtl. Bewusstseinsstörungen.
- Akute Rechtsherzinsuffizienz (massiv gestaute Halsvenen, Beinödeme) bei chronischem Cor pulmonale (druckschmerzhaft gestaute Leber, Appetitlosigkeit, Übelkeit und Erbrechen als Zeichen der Stauungsgastritis).
- Unruhe, Angst, Schwitzen, Tachykardie, Blutdruck normal bis erniedrigt.
- Verlängertes Exspirium, Verschleimung, Husten, hypersonorer Klopfschall.

- Exspiratorisches Pfeifen hörbar, Giemen und Brummen auskultierbar.
- Evtl. Zeichen einer Infektion/Pneumonie, z. B. Fieber, zunehmender Auswurf, Exsikkose.
- Zeichen eines lebensbedrohlichen Zustands: s. Asthmaanfall (▶ Kap. 7.5).
- Die Pulsoxymetrie liefert bei COPD-Patienten i. d. R. deutlich erniedrigte Werte. Diese absoluten Momentanwerte sind aber nicht unbedingt notfallrelevant (oft chronisch niedrig). Bedeutsam ist das Ausmaß der Verschlechterung, sofern ein Vorbefund bekannt ist (im RD leider selten). Die Diagnose einer respiratorischen Partial- oder Globalinsuffizienz kann allein mit der Blutgasanalyse (im RD selten verfügbar) gesichert werden.

Notfalltherapie
- Basischeck, Basismaßnahmen, beruhigender Zuspruch.
- Vorsichtige O_2-Gabe (▶ u.).
- Medikamente: entspr. dem schweren Asthmaanfall (▶ Kap. 7.5), bis auf die Gabe von Antihistaminika und von Flüssigkeit, die bei der akut exazerbierten COPD keinen wesentlichen Effekt auf die Sekretmobilisierung hat. Bei der Gabe von β-Mimetika, Ketamin und Theophyllin ist die häufige kardiale Komorbidität zu bedenken.
- Bei gleichzeitig dekompensiertem Cor pulmonale sind ggf. Nitrate, Diuretika und Inotropika einzusetzen (Behandlung der akuten Herzinsuffizienz ▶ Kap. 8.3).
- Beatmung:
  - Indikationen: Pat. mit Bewusstseinstrübung durch Ateminsuffizienz, AF >35/min oder paradoxer Atmung benötigen meistens sofortige Atemunterstützung durch assistierte Beatmung, um Zeit zu gewinnen, bis eine medikamentöse Behandlung wirken kann.
  - NIV (nichtinvasive Beatmung, wenn System und Erfahrung vorhanden sind und der Patient geeignet ist): Spontanatmung über CPAP-Maske (oder CPAP-Helm) mit kontinuierlichem positivem Atemwegsdruck (CPAP) und Druckunterstützung (ASB) – vgl. ▶ Kap. 2.3.4. Bei hyperkapnischer respiratorischer Insuffizienz primäres Verfahren (übertragene Daten aus der Klinik). Bei hypoxischer respirator. Insuffizienz evtl. in frühen Stadien anwendbar (Reevaluation nach ca. 10 min); bei kurzen Transportzeiten eher zügigen Transport in die Klinik anstreben. Die präklinische Anwendung von NIV ist oftmals nur dann sinnvoll, wenn die Weiterführung an der Schnittstelle zur Klinik (Notaufnahme) gewährleistet ist.

▼

> – Maschinelle Beatmung unter Narkose und Intubation möglichst vermeiden (nur unter Berücksichtigung der Wünsche und Erwartungen des Patienten, soweit es die Umstände erlauben). Wenn erforderlich, entsprechen die Regeln der invasiven Notfallbeatmung denen bei schwerem Asthmaanfall (▶ Kap. 7.5).
> – Ggf. Klinikeinweisung zur Behandlung von Infektionen und/oder zur speziellen Atemtherapie.

Praxistipps

– Eine unkritische und unkontrollierte O_2-Zufuhr kann – insbes. bei chronischer Hyperkapnie und längerer Anwendung – zur Abnahme des Atemantriebes und damit zur Verstärkung der respiratorischen Insuffizienz führen (hyperkapnisches Koma, Apnoe, Azidose) – oft mit fatalem Ausgang trotz Intensivtherapie. Dennoch hat in der Notfallsituation die Behandlung der Hypoxämie Priorität (auf eine Hemmung des Atemantriebs ist dabei zu achten und ggf. mit Atemkommandos entgegenzuwirken; bei Bewusstseinstrübung Reduktion der O_2-Zufuhr erwägen). Mit engmaschigen Blutgasanalysen (Klinik) ist der Erfolg der Therapie zu kontrollieren; es sollten arterielle Blut-O_2-Partialdrücke zwischen 60 und 65 mmHg erreicht werden. Im RD kann ersatzweise eine Ziel-S_pO_2 von 88–92% (≥85%) angestrebt werden, hierzu genügt zunächst meist eine Gabe von 2–4 l/min O_2 über Nasensonde.
– Viele COPD-Patienten haben ein eigenes O_2-Behandlungsgerät (z. B. Konzentrator, mobile O_2-Flasche). Die bisherige Flow-Einstellung sollte als Ausgangswert für die O_2-Therapie im RD berücksichtigt werden.

7.7 Psychogenes Hyperventilationssyndrom

Definition

Psychogen ausgelöste Hyperpnoe, die zu einer verstärkten alveolären Belüftung (Hyperventilation) mit vermehrter CO_2-Abatmung (Hypokapnie) führt, wenn zu diesem Zeitpunkt die CO_2-Produktion nicht gleichsinnig erhöht ist (seelische Erregung ohne adäquate körperliche Belastung). Durch die Hypokapnie werden – reversibel – typische metabolische und neuromuskuläre Störungen ausgelöst. Ein Circulus vitiosus sorgt dafür, dass es dem Patient oft zunächst nicht selbst gelingt, wieder normal zu atmen und damit die Störungen wieder zu beheben. Jugendliche sind häufiger betroffen als junge Erwachsene und ältere Menschen, Frauen häufiger als Männer.

Pathophysiologie

Hypokapnie → pH-Wert-Anstieg (respiratorische Alkalose) → Albumin bindet vermehrt im Blut befindliches Kalzium → Verminderung des wirksamen »freien« Ca^{2+} (relativer Ca-Mangel bei regelgerechtem Serumkalziumspiegel) → Parästhesien, periphere Krämpfe (normokalzämische Tetanie, Hyperventilationstetanie), Pfötchenstellung der Hände (sog. Karpopedalspasmen), Karpfenmund. Die Wahrnehmung dieser Symptome und scheinbarer Atemnot durch den Patienten selbst führt zu Angst und damit zur Verstärkung der Hyperventilation.

Ein weiterer Effekt der Hypokapnie kann eine Synkope sein (zerebrale Vasokonstriktion), evtl. mit kurzer Krampfaktivität.

Therapieprinzipien

Behandlungsziel ist die Normalisierung der Atmung durch Aufklärung, Beruhigung und Anleitung des Betroffenen, bewusst langsam und mit normaler Atemtiefe zu atmen. Unterstützend, bes. in fortgeschrittenen Fällen, kann die sog. Rückatmung eingesetzt werden. Dabei wird dem Pat. durch Aus- und Einatmen in einen größeren Beutel (Plastiktüte oder spezielle Hyperventilationsmaske) eine mit eigenem CO_2 angereicherte Atemluft angeboten (deren O_2-Gehalt aber noch ausreichend sein muss). Bei Normokapnie normalisieren sich der pH-Wert und damit automatisch auch der Anteil des wirksamen Ca^{2+} wieder (i. d. R. innerhalb von 5–20 min). Daher ist z. B. eine Kalziumgabe bei rein psychogenem Hyperventilationssyndrom nicht indiziert (sonst Hyperkalzämie bei Wiederherstellung der Normokapnie).

Differenzialdiagnosen

Somatogene Ursachen (z. B. metabolische Azidose, Hypoxie, SHT, Enzephalitis, Salizylatintoxikation, hohes Fieber) und einer Tetanie [z. B. Z. n. (sub-) totaler Strumektomie vor wenigen Tagen] müssen ausgeschlossen werden. Insbesondere ist eine Verwechslung mit der Tachypnoe bei Lungenembolie möglich! Hierbei kann es auch zur Symptomatik des Hyperventilationssyndroms kommen. Besonders bei jungen Frauen mit Risikofaktoren (▶ Kap. 8.9.1) an die Möglichkeit einer Lungenembolie denken!

Nicht selten tritt eine Hyperventilation mit entsprechender Symptomatik auch als Begleiterscheinung anderer Notfälle auf (Angstreaktion und vegetativ ausgelöste Hyperpnoe). Hier gilt es, diesen Zusammenhang durch Anamnese und Untersuchung zu erkennen und nicht vorschnell nur ein isoliert aufgetretenes psychogenes Hyperventilationssyndrom zu diagnostizieren.

Symptomatik

– Unruhe, schnelle tiefe Atmung.
– Vom Patient subjektiv empfundene Atemnot, keine Zyanose!
– Kribbeln/Taubheitsgefühl in Händen/Füßen (von peripher aufsteigend).
– Sog. Pfötchenstellung der Hände, evtl. Karpfenmund.
– Schwindel, Sehstörungen, evtl. Synkope, evtl. funktionelle Herzbeschwerden.
– Blässe, Schwitzen, Tachykardie.
– Blutdruck normal bis erhöht (beim Blutdruckmessen evtl. Zunahme der Parästhesien und Krämpfe am Unterarm = positives Trousseau-Zeichen).
– Reflexüberaktivität, z. B. positives Chvostek-Zeichen: mimische Antwort auf Reizung des N. facialis (Hauptstamm hinter der Ohrspeicheldrüse) durch Beklopfen zwischen Kieferwinkel und Ohr (erhöhte neuromuskuläre Erregbarkeit).
– Akutanamnese: psychische Erregung/emotionale Belastung vor Beginn der Hyperventilation? – z. B. Angst, Streit, Aufregung, Extase, Schmerz → Zunächst nur zur Diagnosesicherung vorsichtig ansprechen; initial keine Versuche einer Konfliktlösung (»Krisengespräch«) wegen Gefahr der Verschlimmerung bzw. erneuten Hyperventilation.

Notfalltherapie

– Basischeck, Basismaßnahmen, beruhigender Zuspruch, Geduld!
– Aufklärung des Patienten über die Art und Harmlosigkeit der Störung.
– Atemkommandos (langsam und ruhig atmen lassen).
– Wenn nötig: Rückatmung mit Plastiktüte oder speziellem Beutel (z. B. Einmalartikel oder Beatmungsmaske mit Adapter auf den Sauerstoffreservoirbeutel gesteckt – später hygienische Aufbereitung!). Unbedingt vorher die Maßnahme erklären, da der Patient ohnehin schon glaubt zu ersticken. Nach jeweils 1 min einen Atemzug mit Umgebungsluft nehmen lassen, damit der O_2-Gehalt im Rückatemsystem nicht unter kritische Werte sinkt.
– Medikamente (nur in schweren Fällen, sonst Fixierung auf Spritze möglich und iatrogen eingeschränkte Einsichtsfähigkeit): Benzodiazepine, z. B. Diazepam (5–10 mg i.v.).

Praxistipps

- Es besteht – bei sonst gesunden Patienten – keine wesentliche Gefährdung durch die vorübergehenden pathophysiologischen Veränderungen selbst. Allerdings muss der Patient vor Verletzungen und Fehlverhalten geschützt werden (z. B. Verletzungen durch Panikreaktion oder Desorientiertheit im Straßenverkehr, Sturz durch Synkope). Nach erfolgreicher Beendigung der Hyperventilation Einschätzung einer evtl. Selbstgefährdung (psych. Situation, evtl. Einfluss von Alkohol oder anderen Drogen). Ggf. Betreuung durch Vertrauensperson in ruhiger Umgebung sicherstellen.
- Ausnahmsweise Klinikeinweisung (z. B. protrahierter Verlauf, Rezidiv, Notwendigkeit zur Sedierung, psychologischer/psychiatrischer Interventionsbedarf, V. a. somatische Ursache der Hyperventilation).

Kardiozirkulatorische Notfälle

8.1 Leitsymptom: Thorakale Schmerzen – Differenzialdiagnose

Thorakales Enge- oder Druckgefühl, oft initialer Vernichtungsschmerz
- Akutes Koronarsyndrom (ACS) ▶ Kap. 8.2.
- Lungenembolie ▶ Kap. 8.8.
- Spontanpneumothorax ▶ Kap. 9.4.
- Perforiertes Magenulkus ▶ Kap. 9.5.2.
- Symptomatisches thorakales Aortenaneurysma ▶ Kap. 8.7.
- Ösophagusruptur (Boerhaave-Syndrom; Letalität 20–40%! Klassische Trias: reichliches Essen und Alkohol, explosionsartiges Erbrechen, starke Schmerzen auch abdominell).
- Myokardruptur (3–10 Tage nach Herzinfarkt erneutes thorakales Schmerzereignis und plötzliche hämodynamische Verschlechterung → schnellstmögliche herzchirurgische Versorgung!).

Atemabhängiger Thoraxschmerz
- Pleuritis, Pleuraerguss.
- Rippenprellung/-fraktur.
- Neuralgie bei Wirbelsäulenerkrankungen (z. B. Wirbelgelenkblockade, Bandscheibenvorfall) und Entzündungen, z. B. Herpes zoster, Periostitis).
- Tietze-Syndrom (schmerzhafte Schwellung 2./3. Sternokostalgelenk).
- Cave: ACS mit atypischer oder gering ausgeprägter Symptomatik.

Brennen/Stechen hinter dem Brustbein
- Perikarditis (evtl. durchgehendes schleifendes Perikardreibegeräusch auskultierbar).
- Sodbrennen (Refluxösophagitis, Zwerchfellhernie).
- Ösophagitis, Mediastinitis, Zwerchfellruptur, subphrenischer Abszess.

Weitere Differenzialdiagnosen

- Funktionelle Herzbeschwerden (häufig mit Hyperventilation einhergehend, »Herzrasen«, oft scharf umschriebene kurz andauernde, schneidende Schmerzen in Ruhe, meist über der Herzspitze).
- Akute Pankreatitis, Cholelithiasis/Gallenkolik, Nephrolithiasis/Nierenkolik.

❗ **Cave – Bei ACS-Symptomatik im RD keine Zeit verschwenden; wie ACS behandeln, bis ein dringender gegenteiliger Verdacht erhoben werden kann!**

Praxistipps

Bei akutem Thoraxschmerz, der sich präklinisch nicht genau einordnen lässt, ist es von Vorteil, wenn die aufnehmende Klinik über eine (HR-)CT-Diagnostik verfügt: Außer dem Herzinfarkt können praktisch alle akut lebensbedrohlichen Ursachen zuverlässig erkannt werden (z. B. ausgeprägte Lungenembolie, Aortenaneurysma, Ösophagusruptur, Pneumothorax, Perikardtamponade). Auch eine frühe abdominelle und transthorakale Sonographie in der Notaufnahme kann richtungsweisend sein (z. B. Lungenembolie, Pneumothorax, Perikarderguss/-tamponade).

8.2   Akutes Koronarsyndrom (ACS)

8.2.1   Symptomatik des ACS

Typisches ACS. Akutes thorakales Enge- oder Druckgefühl (z. B. »wie im Schraubstock«, »Stein auf der Brust«, »Eisenring«) **oder akuter Thoraxschmerz**

- >20 min anhaltend, besonders, wenn in Ruhe oder bei geringer Belastung aufgetreten oder
- zunehmende, schwere AP (CCS III/IV) bei bisher stabiler AP (crescendo) oder
- innerhalb der letzten 6 Wochen neu aufgetretene, schwere AP (de novo).

Weitere mögliche Symptome: Atemnot, Unruhe, Todesangst, Kaltschweißigkeit, Blässe, evtl. Zyanose, Übelkeit/Erbrechen, Schmerzausstrahlung in Schulter, Arm, Hals, Kiefer, Rücken oder Bauch (jeweils eher linksseitig), Rasselgeräusche (Linksherzinsuffizienz, Lungenödem), gestaute Halsvenen (Rechtsherzinsuffizienz, evtl. kardiogener Schock).

Mögliche Auslöser: psychische oder physische Belastung, Kälte, ausgiebige Mahlzeiten (»blood pooling«). Auftreten oft früh morgens (2–3 Uhr).

Atypisches ACS. Häufig untypische Beschwerden bei Diabetikern, Frauen, Herztransplantierten, Jüngeren (<40 J.), Älteren (>75 J.): Übelkeit, Erbrechen, Oberbauch- oder Rückenschmerzen, zunehmende Luftnot, stechende Schmerzen. Auch bei hämodynamischer Verschlechterung beatmeter Patienten an die Möglichkeit eines Myokardinfarktes denken!

8.2.2 Diagnosen bei ACS

Unter dem Begriff des akuten Koronarsyndroms (»acute coronary syndrome«; ACS) werden die verschiedenen akuten Erscheinungsformen der koronaren Herzerkrankung (KHK) subsumiert, die rein klinisch nicht sicher unterschieden werden können:

- **STEMI:** »ST-elevation myocardial infarction« = Herzinfarkt mit ST-Hebung im EKG (EKG-Kriterien ► Kap. 4.12).
- **NSTEMI:** »non-ST-elevation myocardial infarction« = Herzinfarkt ohne ST-Hebung im EKG (Diagnose NSTEMI: typische ACS-Symptomatik + positive Herzenzyme, z. B. kardiales Troponin I/T; z. T. charakteristische EKG-Veränderungen mgl.: neue horizontale oder deszendierende ST-Senkungen ≥0,05 mV in mind. 2 benachbarten Ableitungen und/oder T-Inversionen ≥0,1 mV in mind. 2 benachbarten Ableitungen mit prominenter R-Zacke (Diskonkordanz) oder R:S-Verhältnis >1).
- **UAP:** »unstable angina pectoris« = instabile Angina pectoris (Diagnose UAP: typische ACS-Symptomatik + Anamnese kardiovaskulärer Risikofaktoren bei normalen Werten der Herzenzyme).

Koronare Ischämien können gelegentlich auch aus anderen Gründen auftreten, z. B.: Herzrhythmusstörungen mit eingeschränktem Auswurf, Schockzustände, Subarachnoidalblutung, Lungenembolie, Koronarspasmen bei Kokainabusus, hypertensiver Notfall, Anämie, Hypoxämie bei respiratorischen Störungen, CO- oder CN-Vergiftung.

Bereits präklinisch wird die Differenzierung des ACS mit 12-Kanal-EKG gefordert, um die geeignete Reperfusionsstrategie zu bahnen (Zielklinikauswahl und ggf. Voranmeldung für PCI). Dies setzt eine korrekte Ableitungstechnik und einen EKG-kundigen Notarzt voraus.

8.2.3 Diagnostisches und therapeutisches Vorgehen bei ACS

Das standardisierte Vorgehen bei ACS ist schematisch in ◘ Abb. 8.1 dargestellt.

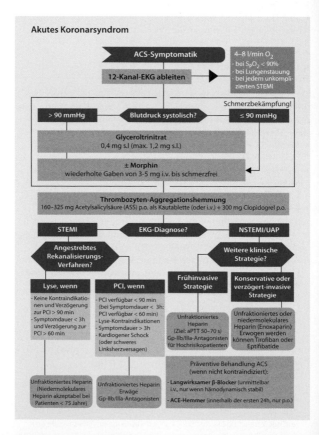

◘ **Abb. 8.1.** Behandlungsalgorithmus bei ACS [Nach ERC (2005), © Naseweis Verlag Mainz (2006) – Wiedergabe mit freundlicher Genehmigung]

Basismaßnahmen bei ACS

- Absolute körperliche Schonung, Oberkörperhochlagerung
- Kontinuierliches Monitoring (insbes. EKG)
- CPR- und Defibrillationsbereitschaft
- Venöser Zugang, je nach Absprache mit Zielklinik: Blutentnahme
- Immer ärztliche Transportbegleitung

8.2.4   Medikamente bei ACS

Details ► Kap. 16.

- **Morphin:** Standardanalgetikum bei nitroresistentem Thoraxschmerz. Reduktion von Stress, O_2-Verbrauch und pulmonalarteriellem Druck. Alternativ auch Fentanyl gebräuchlich (geringere Histaminfreisetzung, schnellerer max. Wirkungseintritt, der Anwender muss jedoch mit diesem hochpotenten Wirkstoff vertraut sein).
- **O_2 (Sauerstoff):** Outcomeverbesserung durch O_2-Gabe bei erniedrigter O_2-Sättigung nachgewiesen. Aus Sicherheitsgründen ist die O_2-Insuflation bei ACS generell empfohlen.
- **Glyceroltrinitrat:** In der antianginösen Akuttherapie etabliert (symptomatisch bei AP wirksam, Analgesie, Herzentlastung). Keine Prognoseverbesserung bei ACS nachgewiesen. Differenzialdiagnostischer Wert umstritten. Kontraindikationen (z. B. individuell erniedrigter Blutruck oder V. a. rechtsventrikulären/inferioren Infarkt) und potenzielle Risiken bedenken. Kein Glyceroltrinitrat bei Einnahme von PDE-5-Inhibitoren (Viagra®) innerhalb der letzten 24 h (bedrohliche, therapierefraktäre RR-Abfälle mgl.; jeden Pat. vorher taktvoll fragen).
- **Acetylsalicylsäure (ASS):** Standard zur Thrombozytenaggregationshemmung. Schnellstmögliche Gabe in Form von Kautabletten empfohlen (kostengünstig, effektiv), auch i.v. mgl. Bei echter Allergie nur Clopidogrel. Differenzialdiagnostisch ist bei ACS eine Aortendissektion zu bedenken (bei konkretem Verdacht ASS-Gabe bis zur Diagnosesicherung zurückstellen).
- **Clopidogrel:** Ebenfalls Standard zur Thrombozytenaggregationshemmung in der Frühphase bei ACS (statt oder additiv zu ASS). Präklin. Gabe mit örtlicher Kardiologie abstimmen. Nicht bei absehbarer Akut-ACVB-Operation. Im Gegensatz zum Algorithmus gemäß ERC-Leitlinien und ILCOR-Aussage nur für folgende Pat. empfohlen:
  - echte Allergie gegen ASS,
  - STEMI (≤75 J.) und Therapie mit Fibrinolyse, ASS und Heparin,

– kein STEMI, aber Herzenzyme ↑ oder neu aufgetretene Ischämiezeichen im EKG.
— **Langwirksamer β-Blocker:** Insbes. bei Tachykardie >100/min trotz ausreichender Schmerztherapie, z. B. Metoprolol (2,5–5 mg langsam i.v., ggf. wdh.). Kontraindikationen: Linksherzdekompensation (Lungenödem), schweres oder manifestes Asthma bronchiale, Bradykardie, Verapamil-Therapie.
— **Ggf. indirekte Thrombinhemmer** (Indikation ◼ Abb. 8.1): I. d. R. unfraktioniertes Heparin (UFH, 70 IE/kg KG i.v., max. 5000 IE i.v.; dann 12 IE/kg KG/h i.v., max. 1000 IE/h i.v.); ggf. niedermolekulares Heparin (LMWH), z. B. Enoxaparin (30 mg i.v.+1 mg/kg KG s.c.). Eingeschränkte Evidenz für Heparin zusätzlich zu ASS und/oder Clopidogrel. Präklin. Nutzen nicht belegt. Kontraindikationen kritisch prüfen. Präklin. Gabe mit örtlicher Kardiologie abstimmen.
— Ggf. Benzodiazepine, z. B. Diazepam (5–10 mg i.v.), z. B. zur Abschirmung vom Transportstress.
— Ggf. Antiemetika, z. B. Metoclopramid (10 mg i.v.).
— Ggf. Therapie von Komplikationen: Herzrhythmusstörungen (▶ Kap. 4.6); Lungenödem (▶ Kap. 8.3), kardiogener Schock (▶ Kap. 8.5.1).

8.2.5   Reperfusionstherapie bei ACS

Optionen
— **Akut-PCI** (akute perkutane Koronarintervention) = Akut-PTCA (perkutane transluminale Koronarangioplastie): Ballondilatation über Linksherzkatheter, ggf. Stenteinlage.
— **Thrombolyse/Fibrinolyse** (»Lysetherapie«): i.v. Gabe von Fibrinolytika, z. B. Alteplase, Anistreplase, Reteplase, Tenecteplase (jeweils ▶ Kap. 16).
— **Akut-ACVB-Operation** (notfallmäßiger aortokoronarer Venenbypass).

Strategie
Bei schneller Verfügbarkeit ist die Akut-PCI bei jedem akuten Myokardinfarkt das Verfahren der Wahl! Zwar ist aufgrund personeller Kompetenz und technischer Ausstattung 24-h-Notfall-PCI nur an Zentren verfügbar, jedoch hohe Dichte in Deutschland → meist innerhalb von 90 min mgl. Ein hämodynamisch stabiler Pat. mit STEMI sollte idealerweise sofort ins Katheterlabor transportiert werden.
Ist eine PCI nicht innerhalb der geforderten Zeitintervalle verfügbar, kommt bei STEMI mit Symptomdauer <4–6 h eine präklinische Lysetherapie in Betracht:

- Symptomdauer <3 h: »contact to balloon time« >90 min bzw. Zeitvorsprung zur PCI >60 min.
- Symptomdauer >3 h: »contact to balloon time« >120 min bzw. Zeitvorsprung zur PCI >90 min.

Voraussetzungen für eine Lysetherapie:
- Ausschluss von Kontraindikationen (◘ Tab. 8.1) und Überwiegen eines potenziellen Nutzens (Abschätzung z. B. anhand von Symptombeginn und Vorerkrankungen) gegenüber den Risiken (v. a. Blutungen, insbes. schwere Hirnblutungen in ca. 1%).
- Aufklärung und Einwilligung des Pat. (erhebliche Komplikationen).
- Möglichkeiten zur Behandlung von Komplikationen (z. B. Reperfusionsarrhythmien).

Die Lysetherapie im RD bringt im Mittel einen Zeitgewinn von 60 min gegenüber der klinischen Lyse → »Wenn lysiert wird, dann im RTW.« Die präklinische Lyse ist der PCI bei Symptombeginn <3 h hinsichtlich der initialen Wiedereröffnungsrate ebenbürtig und bei Anwendung standardisierter Protokolle sicher. Nach erfolgreicher Lyse wird jedoch auch

◘ **Tab. 8.1.** Checkliste Kontraindikationen der Lysetherapie (nach DGK 2004)

Absolute Kontraindikationen	Relative Kontraindikationen
- Jemals Hirnblutung - Innerhalb der letzten 6 Monate: Schlaganfall - Innerhalb der letzten 4 Wochen: Magen-Darm-Blutung - Innerhalb der letzten 3 Wochen: Unfall (insbes. Kopfverletzung) oder Operation (auch Liquorpunktion, arterielle Punktion, Organbiopsie) - (Fortgeschrittenes) Tumorleiden oder ZNS-Erkrankung (Epilepsie) - Aktive innere Blutung (außer Regelblutung) - Blutungsneigung (hämorrhagische Diathese) - Dissezierendes Aortenaneurysma	- TIA in den letzten 6 Monaten - Orale Antikoagulanzientherapie (z. B. bei Marcumar®-Behandlung – INR >2; INR >1,3 bei Tenecteplase) - Schwangerschaft - Nicht komprimierbare Gefäßpunktionen (z. B. zentralvenöser Subklaviakatheter) - Schwere Hypertonie trotz Behandlung RR_{diast} >110 mmHg und/oder RR_{syst} >180 mmHg - Aktives Magen-/Zwölffingerdarmgeschwür - Floride Endokarditis - Fortgeschrittene Lebererkrankung - Längere (>10 min) oder traumatische CPR

Zusätzlich zur DGK-Liste halten wir – je nach Thrombolytikum – folgende Kontraindikationen für beachtenswert: Entbindung in den letzten 2–12 Wochen; frische i.m.-Injektion; unklare Kopfschmerzen innerhalb der letzten 6–12 Monate, V. a. Pankreatitis, frühere allergische Reaktion auf ein Thrombolytikum, intrakranielles Aneurysma, Sepsis, Dialysepatient.

bei etwa jedem 4. Patient eine Rescue-PCI erforderlich, daher auch nach Lyse möglichst Transport in eine Klinik mit PCI-Verfügbarkeit.

Regional sollten dem NA die ortsüblichen Zeitspannen bis zur möglichen PCI (»balloon in situ time«) bekannt sein, damit Regelabläufe eingespielt sind. Im Sinne der Zeitersparnis sollte die Anamnese inkl. Lyse-Kontraindikationen und ggf. Lyse-/PCI-Aufklärung nur einmal komplett und strukturiert erfolgen (z. B. unter Verwendung eines mit der Klinik abgestimmten »Brustschmerzprotokolls«).

Patienten (<75 J.) mit akutem Myokardinfarkt und hohem Mortalitätsrisiko sollten grundsätzlich der Akut-PCI zugeführt werden, insbes. kardiogener Schock, schweres Linksherzversagen, ausgedehnter Infarkt (ST-Hebungen in >3 Ableitungen), Z. n. Reanimation, Z. n. aortokoronarem Bypass, Rechtsherzinfarkt. Alternativ bei kardiogenem Schock ggf. Akut-ACVB-Operation. Auch bei NSTEMI-Patienten mit hohem Risiko sollte kurzfristig die Möglichkeit einer PCI bestehen (z. B. anhaltende/rezidivierende AP, Arrhythmien, hämodynamische Instabilität, Post-Infarkt-AP, Diabetes mellitus).

8.3   Akute Herzinsuffizienz

Definition und Pathophysiologie

Akute Leistungsminderung des Herzens mit Unfähigkeit, die Endorgane ausreichend mit Blut (O_2) zu versorgen. Es drohen Vorwärtsversagen (RR$\downarrow$, Schock) und/oder Rückwärtsversagen (venöse Stauung, Ödeme, Lungenödem).

Beim kardialen Lungenödem kommt es durch die Lungenstauung zu Druckerhöhung in den Lungenkapillaren → Flüssigkeitsaustritt aus der Lungenstrombahn, zunächst ins Interstitium (meist asymptomatisch, gelegentlich leichtes exspiratorisches Giemen, Dyspnoe, radiologisch früh nachweisbar), später auch in den Alveolarraum (Schaumbildung, Asphyxie) → verlängerte Diffusionsstrecke für O_2 und CO_2 → Hypoxie und Hyperkapnie.

Differenzialdiagnose: Lungenödem

- Toxisches oder allergisches Lungenödem (Permeabilität $\uparrow$ der Alveolarmembranen).
- Onkotischer Druck des Blutes $\downarrow$ (z. B. Überwässerung, Dialyse).
- Alveolärer Gasdruck $\downarrow$ (Höhenlungenödem).

Differenzialdiagnostisch kann auch die Unterscheidung zwischen akuter bronchialer Stenose durch pulmonalvenöse Stauung (Asthma cardi-

ale) und einem akuten Asthma bronchiale Schwierigkeiten bereiten
(◧ Tab. 7.4).

Ursachen der akuten Linksherzinsuffizienz

- Low-output-Versagen (kardiogener Schock – Details ► Kap. 8.5.1):
  - Akut dekompensierte chronische Herzinsuffizienz.
  - KHK, Myokardinfarkt, Kardiomyopathien, Myokarditis.
  - Kardiale Arrhythmien.
  - Dekompensierte Vitien, Herzklappenprothesendysfunktion.
  - Negativ inotrope Medikamente, Toxine.
- High-output-Versagen:
  - Hypertensive Entgleisung (kaltschweißig, Distanzrasseln/Brodeln).
  - Hyperthyreose (warme, feuchte Haut, Tachykardie, Erbrechen/Diarrhö, Exsikkose, Tremor, Unruhe, Delir).

Ursachen der akuten Rechtsherzinsuffizienz

- Extrakardiale Ursachen:
  - Lungenembolie., Status asthmaticus, Spannungspneumothorax, schwere Pneumonie, ARDS.
  - Beatmungsfehler – z. B. zu hoher (intrinsischer) PEEP.
- Kardiale Ursachen:
  - Myokardinfarkt (rechtes Herz).
  - Perikardtamponade oder Ventrikelseptumruptur (jeweils nach bis zu 1 Woche nach Vorderwandinfarkt).
  - Septisches Rechtsherzversagen.

Stadieneinteilung der Herzinsuffizienz gemäß der New York Heart Association (NYHA)

- I Beschwerdefreiheit, normale körperliche Belastungsfähigkeit
- II Beschwerden bei stärkerer körperlicher Belastung
- III Beschwerden schon bei leichter körperlicher Belastung (Alltagsbelastung)
- IV Beschwerden in Ruhe

Symptomatik

- Dyspnoe (in Ruhe)/Orthopnoe, Tachypnoe, evtl. Zyanose.
- Aufrechter Oberkörper, evtl. Einsatz der Atemhilfsmuskulatur.
- Unruhe, Angst, Schwächegefühl.
- Blässe, Kaltschweißigkeit.
- Evtl. Bewusstseinsstörung, niedrige O_2-Sättigung.

- Puls evtl. tachykard, bradykard, arrhythmisch.
- Blutdruckabfall/kardiogener Schock:
  - Spezielle Zeichen der Rechtsherzinsuffizienz:
    - gestaute Halsvenen im Sitzen, Ödeme, Aszites, hepatojugulärer Reflux,
    - evtl. Insuffizienz der Pulmonal- oder Trikuspidalklappe auskultierbar,
    - chronisch: evtl. Oberbauchschmerzen (Stauungsgastritis, Leberkapselschmerz),
    - Stauungszeichen können bei Volumenmangel oder offenem Foramen ovale fehlen.
  - Spezielle Zeichen der Linksherzinsuffizienz:
    - Lungenstauung/Lungenödem: feine Rasselgeräusche auskultierbar, evtl. inspiratorisches und exspiratorisches Brodeln bereits auf Distanz hörbar, evtl. spastische Atemgeräusche, evtl. Austritt von fleischwasserfarbenem Schaum aus dem Mund (schwerste Form),
    - Husten, Asthma cardiale,
    - chronisch: Nykturie.
- Bei High-output-Versagen hoher Blutdruck möglich!
- EKG: evtl. Infarktzeichen (ggf. rechtspräkordiale Ableitungen schreiben), evtl. Rechtsherzbelastungszeichen, evtl. Arrhythmie.

Notfalltherapie (s. auch kardiogener Schock, ▶ Kap. 8.5.1)

- Basischeck, Basismaßnahmen (sitzende Lagerung, Beine herabhängen lassen → Vorlastsenkung, O_2-Gabe), venösen Zugang mit langsam laufender VEL offenhalten (keine Volumengabe!).
- Evtl. unblutiger Aderlass bei Lungenödem.
- Medikamente:
  - vorsichtige (Analgo-) Sedierung, z. B. Morphin (2,5–5 mg langsam i.v., ggf. wdh.).
  - Vasodilatatoren, z. B. Glyceroltrinitrat s.l. (1–2 Hübe) oder kontinuierlich i.v. (0,03–0,18 mg/kg KG/h über exaktes Dosiersystem unter RR-Monitoring – RR_{syst} sollte 90 mmHg nicht unterschreiten; individuellen Normalblutdruck beachten!).
  - Schleifendiuretika, z. B. Furosemid (20–40 mg i.v., ggf. wdh.).
  - Bei Low-output-Syndrom: Katecholamine (nur über Spritzenpumpe), z. B.:
    - Bei überwiegender pulmonaler Stauung:
      Dobutamin (2–10 μg/kg KG/min i.v. – auf Tachykardie achten; Beginn mit 2 μg/kg KG/min. Dosissteigerung ggf. jeweils nach

▼

5–10 min. Achtung: eingenommene β-Blocker können die vermittelte Vasodilatation antagonisieren).
- Bei niedrigem RR$_{syst}$ (<80–90 mmHg)
  zusätzlich zu Dobutamin: Noradrenalin (0,9–6 µg/kg KG/h) oder bes. bei Bradykardien ohne Atropinwirkung: nur Adrenalin (ohne Dobutamin → sonst Konkurrenz um den Rezeptor; Dobutamin mindert durch schwächere Aktivität die Adrenalinwirkung (β-Blocker mit ISA).
- Dopamin allein (▶ Kap. 16.1.21); Probleme: Wirkung kann bei chronischer Herzinsuffizienz mit entleerten Noradrenalinspeichern geringer sein; in hohen Dosen stärkere HF-Steigerung als Adrenalin).
- Bei anhaltend niedriger S$_p$O$_2$ (<90%) trotz Therapie → wenn vorhanden: Masken-CPAP (bei steigender S$_p$O$_2$ ggf. F$_i$O$_2$ senken, da sonst bei Hyperkapnie verminderter Atemantrieb mgl.).
- Ggf. Narkoseeinleitung, Intubation und PEEP-Beatmung (5–10 cm H$_2$O).
- Wenn mgl. kausale Maßnahmen: z. B. Therapie von hypertensivem Notfalls Myokardinfarkt (Voranmeldung zur Revaskularisation/PCI), Perikardtamponade (Punktion nach Sonographie); evtl. herzchirurgische Versorgung bahnen (akute Klappeninsuffizienz), antiarrhythmische Therapie.

8.4 Hypertensiver Notfall

Definition
Akut und stark über den individuellen Normaldruck erhöhter Blutdruck mit Hinweis auf gefährliche Organkomplikationen. Ziel der Erstbehandlung ist die Vermeidung der genannten Komplikationen!

Der hypertensive Notfall (»hypertensive emergency«) mit Hinweisen auf drohende Organschäden muss von einem hypertensiven Zustand ohne Hinweise auf Organschäden (hypertensive Krise, »hypertensive urgency«) abgegrenzt werden. Dabei ist die absolute Höhe der gemessenen Blutdruckwerte nicht allein entscheidend.

Ursachen
- Entgleisung bei primärer oder essenzieller Hypertonie (>90% der Hypertoniepatienten), z. B. bei Auslassen der Dauermedikation.
- Entgleisung bei sekundären Hypertonieformen, z. B.
  - renale Hypertonie (z. B. Nierenarterienstenose),
  - endokrine Hypertonie (z. B. Phäochromozytom, Cushing-Syndrom),

- toxisch (z. B. Kokain)/medikamentös (z. B. Ovulationshemmer),
- ernährungsbedingt (z. B. Lakritze),
- kardiovaskulär (z. B. Aortenisthmusstenose),
- Schwangerschaftshypertonie (SIH; ▸ Kap. 10.4.5).

Strategien bei Hypertension im Rettungsdienst

Bei einem hypertensiven Notfall sind sofort Maßnahmen zur Blutdrucksenkung erforderlich. Bei einer hypertensiven Krise wird der Patient – auch bei hohen Werten (bis etwa 200/110 je nach individuellem Normal-RR) – nur überwacht und zur unmittelbaren (Dauer-) Blutdruckeinstellung in eine Klinik eingewiesen.

Die Bezeichnung »Krise« ist insofern irreführend, da oft nicht feststellbar ist, ob es sich bei der festgestellten Blutdruckerhöhung wirklich um einen plötzlichen Blutdruckanstieg im Sinne einer anfallsweisen Krise handelt, oder ob eine chronische Bluthochdruckerkrankung (bekannt oder unbekannt) zu fortschreitend erhöhten RR-Werten geführt hat.

Symptomatik

- Rasche und symptomatische Blutdruckerhöhung weit über den individuellen Normalblutdruck.
- Gesicht/Kopf gerötet, Herzklopfen, Unruhe, Schwitzen.
- Evtl. Nasenbluten.
- Auftreten von Organschäden in Verbindung mit RR↑:
  - ZNS: hypertensive Enzephalopathie (z. B. Kopfschmerzen, Übelkeit, Erbrechen, Sehstörungen/Augenflimmern, Schwindel, Ohrensausen, Bewusstseinsstörungen, neurolog. Ausfälle, Sprachstörungen, Krämpfe). Komplikationen: Apoplexie (Ischämie oder Blutung, z. B. Aneurysmaruptur mit SAB).
  - Herz-Kreislauf-System:
    - Linksherzversagen/Herzinsuffizienz/Lungenödem.
    - ACS (instabile Angina pectoris, akuter Myokardinfarkt).
    - Aortendissektion.
  - Akute Niereninsuffizienz.
  - Besondere Ursachen: Phäochromozytom, (Prä-)Eklampsie, Drogenabusus/-intoxikation (z. B. Amphetamin, LSD, Kokain, Ecstasy).
- Akutanamnese: Bekannter Hypertonus, u. U. vernachlässigte Medikation oder Rebound nach (eigenmächtigem) Absetzen, SIH, Einnahme von Sympathomimetika.

Notfalltherapie

- Basischeck, Basismaßnahmen (Oberkörperhochlagerung).
- Antihypertonika (notfallmedizinisch möglichst nur 1 Substanz), z. B.
  - Urapidil (10–50 mg i.v.; langsam bis zum ausreichenden Wirkungseintritt titrieren, Wirkung tritt mit wenigen Minuten Verzögerung ein).
  - Evtl. schnell resorbierbare Kalziumantagonisten: z. B. Nitrendipin (5 mg p.o.), nicht bei instabiler AP/Herzinfarkt <4 Wochen!
  - Ggf. Glyceroltrinitrat-Spray (1–2 Hübe zu 0,4 mg s.l., ggf. wdh., ggf. Fortführung über Spritzenpumpe), Mittel der Wahl bei Lungenödem, AP/ACS.
  - Spezielle Antihypertensiva in bes. Fällen (→ wenn mgl. auch die Ursache selbst behandeln!), z. B. Clonidin (bei Entzugsdelir), bei Kokainintoxikation (▶ Kap. 12.7.6), bei SIH/Eklampsie (▶ Kap. 10.4.5), Phäochromozytom (initial Urapidil, anschließend β-Blocker).
  - Sicherung der Nierenfunktion: ggf. Furosemid (20–40 mg i.v.) und VEL i.v.
- Vorgehen bei Schlaganfall ▶ Kap. 6.5, bei ACS ▶ Kap. 8.2.

Ziel: Initiale Senkung des Blutdrucks um ca. 15 bis max. 25% in den ersten 60 min. Bei Linksherzinsuffizienz und Aortendissektion ggf. stärkere Blutdrucksenkung erforderlich!

8.5   Schock

Definition und Pathophysiologie

Multifaktorielle Störung des Blutkreislaufs mit lebensbedrohlicher Hypoperfusion der Organe und/oder Hypoxie der Gewebe. Es entsteht ein Missverhältnis zwischen O_2-Bedarf und O_2-Angebot. Nach einer Phase der sympathisch vermittelten kompensatorischen Gegenregulation (z. B. Tachykardie, Vasokonstriktion) wird die Schockkaskade durch einen Abfall des Herzzeitvolumens eingeleitet. Bei zu später oder ineffektiver Therapie schreitet die Pathophysiologie des Schocks – unabhängig von der Ursache – in stereotyper und selbstverstärkender Weise voran und führt über Störungen der Mikro- und Makrozirkulation (z. B. Minderperfusion), der Gerinnung (z. B. Verbrauchskoagulopathie) und Hypoxie zum (Multi-) Organversagen bis hin zum Tod.

8.5.1   Kardiogener Schock

Definition

Herz-Zeit-Volumen ↓ (Kreislaufinsuffizienz) durch Auswurfleistung des Herzens ↓ (Pumpversagen) bei gleichzeitig Druck vor dem Herzen ↑.

Ursachen

- Akut dekompensierte chronische Herzinsuffizienz.
- Myokardinfarkt (großer anteriorer Infarkt oder inferiorer Infarkt mit akuter Mitralinsuffizienz → bandförmiges Systolikum). Sind >40% des linken Ventrikels betroffen → meist kardiogener Schock (Letalität bei 90%).
- Kardiale Arrhythmien.
- Dekompensierte Vitien (Preload ↑/Volumenbelastung ↑ durch Klappeninsuffizienzen und Shuntvitien; Afterload ↑/Druckbelastung ↑ durch Klappenstenosen), Herzklappenprothesendysfunktion.
- Einnahme/Überdosierung negativ inotroper Medikamente (β-Blocker).
- Lungenembolie, Perikardtamponade.

Symptomatik

- Atemnot, Blässe bis Zyanose.
- Bewusstseinsstörung bis Bewusstlosigkeit.
- Evtl. Lungenödem (RG bds. basal), evtl. Beinödeme.
- Gestaute Halsvenen (ZVD ↑; DD zu anderen Schockformen!).
- Puls evtl. tachykard, bradykard, arrhythmisch, kaum tastbar (zentralisiert).
- Kaltschweißigkeit, Angst.
- Nagelbettprobe (Nagelbettfüllung verlangsamt).
- RR ↓ (RR$_{syst}$ <80–90 mmHg) bis nicht mehr messbar.
- Evtl. pathologische Herzgeräusche, z. B.
  - bandförmiges Systolikum parasternal: z. B. Ventrikelseptumruptur,
  - Herzgeräusche bei Klappenprothese (außerhalb der regulären Klappentöne bzw. -klicks): z. B. paravalvuläres Leck, Klappenthrombose.

Notfalltherapie

- Basischeck, Basismaßnahmen (i. d. R. Oberkörperhochlagerung trotz Schocksymptomatik! Verschlechterung durch Schocklage mgl.).
- Venöser Zugang mit VEL offenhalten (im Regelfall keine Volumengabe, auch bei gleichzeitigem Volumenmangel sehr vorsichtige Substitution).
- Ggf. kausale Therapie (Ursache behandeln, z. B. Myokardinfarkt).
- Medikamente:
  - Katecholamine, z. B. Adrenalin (1–12 μg/kg KG/h i.v.) oder z. B. Dobutamin (2–10 μg/kg KG/min i.v.). Cave: Verabreichung der

▼

Katecholamine nur über Spritzenpumpe. Bei RR$_{syst}$ <90 mmHg sollte
Dobutamin nicht allein eingesetzt werden, sondern vorsichtig mit
vasokonstriktorischen Katecholaminen kombiniert werden (Cave:
RR↓ durch periphere Vasodilatation bei Dobutamin). Eine Vasokon-
striktion erhöht jedoch die Nachlast (mehr Arbeit für das ohnehin
insuffiziente Herz).
– Bei Lungenödem Schleifendiuretika, z. B. Furosemid (20–40 mg i.v.,
  ggf. wdh.).
– Bei Herzrhythmusstörungen ▶ Kap. 4.6.
– Bei starken Schmerzen: Analgetika, z. B. Morphin (2,5–5 mg i.v.).

Transportziel abhängig von der mutmaßlichen Ursache:
▬ Bei V. a. frischen Myokardinfarkt: möglichst Klinik mit Möglichkeit zur
  Akut-PCI.
▬ Bei Herzklappenprothesendysfunktion: möglichst Klinik mit Herz-
  chirurgie.

Sonderfall: akuter rechtsventrikulärer Infarkt

Klassische Symptomtrias: Hypotension, fehlende Lungenstauung, Hals-
venendruck↑. Hier sollten Vasodilatatoren (z. B. Nitrate) vermieden
werden. Stattdessen ist – wie bei akutem Rechtsherzversagen durch aus-
gedehnte Lungenembolie – zur Aufrechterhaltung eines ausreichenden
rechtsventrikulären Druckes (Preload) ggf. eine dosierte Volumengabe
unter engmaschigem Kreislauf-Monitoring erforderlich, ggf. Testinfusion
mit 200 ml Kolloid. Teilweise nur nach Echokardiographiebefund empfohlen. Da die Volumengabe u. U. gefährlich sein kann, frühestmögliche
Diagnosesicherung anstreben (z. B. transthorakale Echokardiographie,
evtl. Hinweise im EKG).

Besondere therapeutische Optionen

In kardiochirurgischen Zentren besteht überbrückend (bis zur Erholung
des Herzens oder Transplantation) die Möglichkeit des Einsatzes einer
intraaortalen Ballonpumpe, intraaortale (IABP) zur Ballongegenpulsation
(bei Intensivtransporten auch transportabel; EKG-gesteuertes Aufblasen
während der Diastole; bessere Koronarperfusion). IABP kann bei akutem
Myokardinfarkt mit kardiogenem Schock die Sterblichkeit reduzieren,
aber nur in Kombination mit akut rekanalisierenden Verfahren (PCI,
ACVB). Neueres Verfahren zur Linksherzunterstützung (LVAD): Impel-
ler = implantierte Axialpumpe.

8.5.2   Volumenmangelschock

Definition
Kreislaufinsuffizienz durch anhaltende Verminderung der zirkulierenden
Blutmenge (absoluter Volumenmangel), z. B. Flüssigkeitsverluste durch
Blutung (hämorrhagischer Schock), Verbrennung, anhaltende Durchfälle
(Dehydratation/Exsikkose). Hypovolämie → HZV ↓.

Symptomatik
- Wichtige Symptome des Volumenmangelschocks (abhängig vom
  Schweregrad) ▪ Tab. 8.2.
- Unruhe, Bewusstseinsstörung bis Bewusstlosigkeit (bei Blutverlust
  >40–50%).
- Tachypnoe, zunehmende Tachykardie, Puls kaum tastbar (in der
  Terminalphase kann der Übergang zur Bradykardie als Zeichen des
  drohenden Todes gewertet werden).
- RR ↓(relativ spät!), RR-Amplitude vermindert.
- Blässe (bis Zyanose), kaltschweißige Haut, Durst, Oligurie.
- Halsvenen kollabiert, Venenfüllung ↓ (Punktion erschwert!).
- Wegen Zentralisation ist die pulsoxymetrische Überwachung des Pati-
  enten oft nicht aussagekräftig!
- Hinweise auf starken Flüssigkeits- oder Blutverlust; neben den sichtba-
  ren Blutverlusten innere Blutungen (z. B. Bauchraum) und Einblutun-
  gen an Frakturstellen bedenken!

▪ **Tab. 8.2.** Stadieneinteilung des Volumenmangelschocks (nach ATLS-Schema)

	Stadium I	Stadium II	Stadium III	Stadium IV
Blutverlust	<15%	15 – 30%	30–40%	>40%
Pulsfrequenz	normal/↑	↑↑	↑↑	↑↑/↓↓/kein Puls
Blutdruck	normal	normal (RR$_{diast}$ ↑)	↓	↓↓/kein Blutdruck
Nagelbettprobe	normal (<2 s)	↑	↑	↑
Atemfrequenz	normal	normal	↑	↑/flache Atmung

Beachte, dass Tachykardie und Nagelbettprobe (periphere Rekapillarisierungszeit) die frühesten
klinischen Hinweise auf einen manifesten Schock darstellen. Die Tachykardie als erstes Warnsymptom des Schocks kann bei Patienten unter β-Blocker-Therapie und Herzschrittmacherträ-
gern fehlen (evtl. Synkopen beim Aufsetzen). Bei Symptomatik mit RR ↓ ist bereits von massivem
Blutverlust (30–40% des Blutvolumens) auszugehen.

Notfalltherapie

- Basischeck, Basismaßnahmen (ggf. Blutung stillen, da präklinisch kein Ersatz verlorener Erythrozyten und Gerinnungsfaktoren mgl.! Großzügige O_2-Gabe, Atemwege freimachen/freihalten, Wärmeerhalt).
- Strategien und Maßnahmen der Traumaversorgung ▶ Kap. 9.
- Lagerung:
  - Bei klarem Bewusstsein oder bei intubiertem Patient: Schocklage.
  - Bei Bewusstlosigkeit (wenn nicht intubiert): stabile Seitenlage.
  - Bei SHT ggf. Flachlagerung oder nach Stabilisierung Oberkörper leicht erhöht.
  - Bei V. a. (H)WS-Trauma oder in Kombination mit stabiler Seitenlage: ausnahmsweise den Pat. auf der Trage komplett kippen (Kopf tief; Ganzkörperschräglage max. 15° – Cave: Herzvorlast ↑, ZVD ↑, Hirndurchblutung ↓, Beeinträchtigung der Atmung durch erhöhten Druck auf das Zwerchfell).
- Schaffung großlumiger peripherer venöser Zugänge.
- Transport einleiten!
- Kreuzblutabnahme (möglichst frühzeitig, da Diagnostik nach starker Volumengabe u. U. eingeschränkt; ggf. aus Blutlache mgl., wenn Identität eindeutig; bei gebotener Eile schon vorab zur Blutbank schicken, z. B. mit NEF oder Polizei – Identitätskennzeichnung!).

Kreislauftherapie. Primärziel: Aufrechterhaltung eines adäquaten Herzzeitvolumens (ausreichende Perfusionsdrücke, Verhinderung der Schockkaskade).

- Zügiges Infundieren gewärmter Infusionen (ggf. als Druckinfusion, Vorsicht bei Herzerkrankungen und Ödemen!):
  - **Vollelektrolytlösung** (initial bis 20 ml/kg KG i.v., evtl. im Stadium I ausreichend, geringer Volumeneffekt wegen rascher Umverteilung und Ausscheidung).
  - **≥Stadium II: ggf. kolloidales Volumenersatzmittel** (z. B. HES = Hydroxyethylstärke, initial bis 15 ml/kg KG i.v.; Details ▶ Kap. 16.1.35).
  - Bei **schwerer, akuter Hypovolämie (≥Stadium III): ggf. Small-Volume-Resuscitation** mit hyperosmolarer NaCl-Lsg. (7,2–7,5%; Details ▶ Kap. 16.1.78), möglichst initial, z. B. HyperHAES®: 4 ml/kg KG als Druckinfusion über 2–5 min i.v. unter engmaschiger Kreislaufkontrolle. Aufrechterhaltung des erreichten Volumeneffektes durch konsequente

Anschlussbehandlung (Kristalloide und ggf. Kolloide nach Bedarf, Verhältnis ca. 2:1).

Eine generelle Outcome-Verbesserung durch Kolloide gegenüber Kristalloiden ist nicht nachgewiesen; die hierzulande häufige notfallmäßige Anwendung beruht oft auf theoretischen Erwägungen und Praktikabilitätsgründen (schnellere und anhaltende Kreislaufauffüllung, weniger Ödeme bei fehlender Schrankenstörung). Während ein interstitieller oder intrazellulärer Flüssigkeitsmangel (Dehydratation/Exsikkose) primär durch Kristalloide auszugleichen ist, kommen Kolloide v. a. zur Auffüllung eines intravasalen Volumenmangels (akuter Blutverlust) in Betracht.

Konzept der permissiven Hypotension. Bei unstillbarer innerer Blutung (thorakal, abdominell, pelvin) kann eine massenhafte Flüssigkeitsinfusion mit Verstärkung der Blutung (RR ↑), vermindertem Gehalt an O_2-Trägern und Gerinnungsfaktoren im Blut sowie Hypothermie einhergehen. Daher wird insbes. bei penetrierenden Verletzungen mit V. a. unstillbare Blutung der schnellstmögliche Transport zur operativen Versorgung empfohlen und während der möglichst kurzen präklinischen Versorgungszeit ein niedriger Blutdruck akzeptiert (80–100 mmHg syst., sofern kein SHT/WS-Trauma; jüngerer Pat. ohne kardiale oder zerebrovaskuläre Begleiterkrankungen).

Katecholamine. Bei unzureichender Stabilisierung durch Volumengaben kommen ausnahmsweise auch Katecholamine in Betracht (z. B. Noradrenalin oder Adrenalin; Vasokonstriktion und ggf. Erhöhung des Schlagvolumens). Vorteil: keine »Blutverdünnung« (Hämoglobin, Gerinnungsfaktoren). Nur kurzfristig überbrückend, da Effekt begrenzt und durch Risiken limitiert (O_2-Bedarf ↑, Schädigung des Herzens, Herz-Kreislauf-Vorerkrankungen bedenken). Insbes. zur Aufrechterhaltung eines ausreichenden Perfusionsdrucks bei SHT wird die Katecholamingabe ausdrücklich in entspr. Leitlinien erwähnt (z. B. DGN 2008).
- Ggf. Intubation und Beatmung (100% O_2!).
- Medikamente:
  - Ggf. Analgetika, z. B. S-Ketamin (0,125–0,25 mg/kg KG).
  - Ggf. Benzodiazepine zur Sedierung, z. B. Diazepam (5–10 mg i.v., Cave: RR ↓, Atemdepression).
  - Ggf. Narkoseeinleitung: z. B. S-Ketamin (0,5–1,0 mg/kg KG i.v.; halbe Initialdosis i. Allg. nach 10–15 min), Kombination mit Sedativa empfohlen, z. B. Midazolam (0,1–0,2 mg/kg KG i.v.).

Praxistipps

— Wenn bei einem Erwachsenen nach schneller Infusion von 1–2 l (z. B. 1000 ml VEL + 500 ml Kolloid oder nach Small-Volume-Resuscitation) keine deutliche Verbesserung der Kreislaufsituation eintritt (z. B. weiterhin HF >120/min, RR_{syst} <90 mmHg) → V. a. unkontrollierbare Blutung → schneller Transport in die Klinik (Sondersignal, NA-Begleitung, Voranmeldung im Schockraum), bes. bei penetrierender Verletzung (Thorax). Alle anderen Maßnahmen müssen sozusagen nebenbei bewältigt werden (z. B. weitere Schocktherapie, ein systol. Zielblutdruck von 80–90 mmHg sollte erreicht werden, bei SHT und WS-Trauma mind. 90 mmHg).

— Bei schwerem Schock und kritisch Verletzten (Polytrauma ▶ Kap. 9.7) generell die Zeit im Auge behalten! Sofern keine umfangreichen Maßnahmen zur Gefahrenabwehr oder technischen Rettung zwingend erforderlich sind, sollte die **Versorgungszeit am Notfallort idealerweise <10 min** betragen und der Pat. innerhalb von 30 min nach Trauma den Schockraum in der Klinik erreichen (in Stadtgebieten i. d. R. unproblematisch).

8.5.3 Anaphylaktischer Schock

Definition und Pathophysiologie

Kreislaufinsuffizienz durch allerg. Reaktion vom Soforttyp (Typ-1-Reaktion). Auslöser ist ein Antigenkontakt mit Immunglobulin E (gebunden an Mastzellen und Basophile), der zur Freisetzung verschiedener Mediatoren führt, insbes. Histamin:

H_1-Rezeptoren: rasche Vasodilatation (Arteriolen), Permeabilitätsstörung (Venolen), Bronchospasmus, negative Dromotropie.

H_2-Rezeptoren: verzögerte, aber lang anhaltende Vasodilatation (Arteriolen), positive Inotropie, Magensaftsekretion.

Eine sog. anaphylaktoide Reaktion (nichtallergische Anaphylaxie) führt über eine direkte pharmakologisch-toxische Einwirkung auf Mastzellen oder andere Mechanismen letztlich zum gleichen Ergebnis.

Allergene, die häufiger Anaphylaxie auslösen

— Nahrungsmittel (ca. 35%): z. B. Nüsse, Fisch, Früchte, Zusatzstoffe
— Medikamente (ca. 25%, meist p.o./i.v.): z. B. Antibiotika (v. a. β-Laktamantibiotika: Penicillin), Röntgenkontrastmittel, (Lokal-) Anästhetika, Impfstoffe, kolloidaler Volumenersatz (Gelatine, HES), Blut-/Eiweiß-
▼ präparate

- Fremdeiweiße, sonstige Substanzen (ca. 15%): überwiegend Insekten-
  gifte, seltener Schlangengifte, Latex, Seminalplasma u. a.
- Physikalische Faktoren: z. B. Kälte, Anstrengung, UV-Strahlung
- In ≤20% der Fälle Ursache trotz aller Bemühungen unklar

Stellenwert von Adrenalin bei Anaphylaxie

Adrenalin gilt als wichtigstes Medikament bei schwerer Anaphylaxie
(periphere Vasokonstriktion, antiödematöse Wirkung, Bronchodilatation,
positive Inotropie, Unterdrückung der Mediatorfreisetzung). Adrenalin
ist umso effektiver, je früher es gegeben wird. Dennoch birgt bes. die i.v.-
Gabe Risiken (extreme kardiale Stimulation bei niedrigen Füllungs- und
Perfusionsdrücken im Schock), während die i.m.-Injektion als sicherer gilt
und bereits bei ersten Schockzeichen angewendet werden sollte (z. B. verminderte Kapillarfüllungszeit, inspiratorischer Stridor, Tachykardie). Die
Adrenalinwirkung kann bei β-Blockereinnahme vermindert sein; dann
kommt der sonst ebenfalls wichtigen Volumengabe besondere Bedeutung
zu, initial können mehrere Liter (1–8 l) Infusion erforderlich sein!

Symptomatik und Notfalltherapie

◨ Tab. 8.3.

Erstmaßnahmen bei Anaphylaxie:
- Wenn möglich: Ursache beseitigen (z. B. Infusion stoppen; einen bereits
  liegenden venösen Zugang unbedingt belassen!).
- Frühestmöglich venösen Zugang etablieren.
- Basischeck (Vitalfunktionen, Monitoring, Allergieanamnese, evtl. Peak-
  flow-Messungen zur Verlaufskontrolle), Basismaßnahmen.
- Kühlung von Schwellungen (z. B. Insektenstich am Hals/im Mundraum).

8.5.4   Präklinisch seltene Schockformen

Neurogener Schock. ZNS-Störung mit Einfluss auf die Regulation der
Gefäßinnervation (vegetative Reaktion) bedingt periphere Vasodilatation,
z. B. bei Schädel-Hirn-Trauma, starken Schmerzen, Sonnenstich (s. Synko-
kope; ▶ Kap. 6.2).
Spinaler Schock. Eine akute Querschnittslähmung bzw. Rückenmarkschädigung führt über eine Sympathikusblockade der betroffenen Region
zu Vasodilatation mit nachfolgender Schocksymptomatik.

◘ Tab. 8.3. Anaphylaxie: Symptomatik und Notfalltherapie

Stadium	Symptomatik	Notfalltherapie

I	– Kopfschmerzen, Schwindel, Unruhe
	– Hautreaktionen:
	  – Juckreiz (Pruritus) oder Brennen (v. a. Handflächen, Fußsohlen, Anogenitalbereich)
	  – Flush (Hautrötung mit Hitzegefühl)
	  – Nesselsucht/Quaddeln (Urtikaria)
	  – Ödeme (z. B. Quincke-Ödem)
		– Großzügige O_2-Gabe
		– Insektenstiche der Haut ggf. mit Adrenalin um-/unterspritzen, z. B. mit bis zu 0,3 ml Adrenalin 1:1000
		– Antihistaminika, z. B. Dimetinden (0,1 mg/kg KG i.v.) **und** Cimetidin (2–5 mg/kg KG i.v.); immer H_1- und H_2-Blockade!
		– Kortikosteroide, z. B. Prednisolon (250–1000 mg i.v.); Dämpfung einer Spätreaktion durch Leukotriene und Vorstellung der Adrenalinsensibilisierung
		– Ggf. Inhalation von Adrenalin oder β-Mimetika
		– Gerätschaften zur Intubation bereitlegen

II	– Tachykardie, evtl. RR ↓, Nagelbettprobe >2 s – Übelkeit, Erbrechen, Durchfall – Verlängertes Exspirium, Dyspnoe, Heiserkeit	– Schocklagerung – Adrenalin: 0,5 mg **i.m.** (0,5 ml 1:1000, Kinder 0,01 mg/kg KG i.m.), ggf. Wdh., wenn nach 5 min keine Besserung; erfahrener NA ggf. schon wie Stadium III – VEL nach Bedarf i.v. (initial 1000 ml), ggf. Druckinfusion, ggf. auch HES nach Bedarf i.v.
III	– Manifester Schock (Blutdruckabfall, Bewusstseinsstörungen) – Bronchospasmus, Larynxödem (Stridor) – Starke Dyspnoe, Zyanose	– Adrenalin: fraktioniert zu je 0,1 mg **i.v.** (1:10000-Lösung: 1 ml Original-Lsg. 1:1000+9 ml NaCl 0,9% → 1 ml enth. 0,1 mg) – HES und VEL als Druckinfusion i.v. (initial 10–20 ml/kg KG, Fortsetzung nach Bedarf)
IV	– Atemstillstand – Herz-Kreislauf-Stillstand (initial oft PEA)	– CPR (BLS+ALS) – Adrenalin: 1 mg alle 3 min i.v. – Small-Volume-Resuscitation erwägen (HyperHAES)

Beginn der Symptome in 70% der Fälle <20 min nach Allergenkontakt (in 90% <40 min). Ein schneller Atem-/Herz-Kreislauf-Stillstand ohne Prodromi (z. B. Hautsymptome) ist ebenso möglich wie eine Spätreaktion oder Verschlechterung bis zu 4–8 h nach initial erfolgreicher Therapie.

Bei schweren Stadien werden ggf. auch die Therapiemaßnahmen der leichteren Stadien durchgeführt. Bei Zunahme eines Stridors rechtzeitig endotracheale Intubation erwägen, sofern hierin geübt (i. d. R. Narkoseeinleitung ohne Relaxans, da Risiko ↑ »can't intubate, can't ventilate«).

Septischer Schock. Kreislaufinsuffizienz, verursacht durch freiwerdende Bakterientoxine (Eröffnung physiologischer arteriovenöser Fisteln und Vasodilatation) → initial Hyperzirkulation des Blutes mit Minderversorgung der Organe (hyperdyname Phase; warme, gerötete Haut!). Später Übergang in hypodyname Phase mit Symptomen des Volumenmangelschocks. Evtl. Infektzeichen, evtl. petechiale oder flächenhafte Hautblutungen.

Symptomatik und Notfalltherapie

Auch bei neurogenem, spinalem und septischem Schock treten Schockzeichen wie Bewusstseinsstörungen, Tachypnoe, RR↓ und Tachykardie (auch Bradykardie mgl.) auf. Die Anamnese liefert i. d. R. den entscheidenden Hinweis auf die Ursache.

Neben Basismaßnahmen (Schocklage, O_2-Gabe) erfolgt die initiale Kreislaufstabilisierung mit Volumengabe (kristalloid und/oder kolloidal), Antihypotonika, z. B. Cafedrin und Theodrenalin (Akrinor®) und in schweren Fällen ggf. mit Noradrenalin (0,9–6 µg/kg KG/h über Spritzenpumpe i.v.).

Beim septischen Schock, insbes. bei akuter Meningokokkensepsis (ggf. auch Pneumokokken, H. influenzae), erhält die Antibiotikatherapie den Stellenwert einer Notfalltherapie (▶ Kap. 6.6).

8.6   Perikardtamponade

Definition und Pathophysiologie

Flüssigkeitsansammlung bzw. Einblutung zwischen Epikard und Perikard (Behinderung der Blutfüllung des Herzens in der Diastole mit entspr. Minderung des Schlagvolumens). Das Ausmaß der Pumpinsuffizienz ist abhängig von Menge und v. a. Geschwindigkeit der Flüssigkeitsansammlung (bei langsamer Entwicklung können bis zu 500 ml verkraftet werden, bei plötzl. Auftreten können schon 100–200 ml tödlich sein).

Ursachen

- Penetrierende Thoraxverletzung mit Herztrauma, insbesondere dünne Stichkanäle.
- Myokardruptur (z. B. in der 1. Woche nach Vorderwandinfarkt, bei Herzwandaneurysma nach Herzinfarkt).
- Perikardergüsse (z. B. bei Perikarditis).
- Nach operativen Eingriffen am Herzen.

Symptomatik

- Thoraxschmerz, Druckgefühl, Atemnot, seufzende Atmung.
- RR ↓ (Beachte: der arterielle Blutdruck kann bis zur Dekompensation unauffällig sein!).
- Synkope, Bewusstseinsstörungen bis Bewusslosigkeit, Unruhe.
- Herztöne leise und dumpf.
- EKG: Niedervoltage, elektrisches Alternans.
- Zeichen der Rechtsherzinsuffizienz (Ödeme, gestaute Halsvenen usw.; diese Zeichen können bei gleichzeitigem Volumenmangel, z. B. bei Thoraxtrauma, fehlen).

Notfalltherapie

- Basischeck, Basismaßnahmen.
- Je nach Symptomatik Behandlung wie kardiogener Schock/Herzinsuffizienz.
- Perikardpunktion bei weitgehend gesicherter Diagnose (präklinisch schwierig zu diagnostizieren, wenn keine Notfallsonographie verfügbar) bzw. als Ultima Ratio in verzweifelten Fällen:
  - Lagerung des Patienten: Oberkörper ca. 30° erhöht.
  - Punktionsstelle: xyphoidosternaler Winkel (linksseitig! ◨ Abb. 9.3).
  - Cave: Punktion nur unter EKG-Monitoring und Defibrillationsbereitschaft!
  - Ausschluss Pneumothorax vorausgesetzt.
  - Geeignete lange Nadel mit aufgesetzter Spritze verwenden.
  - Stichrichtung: kranial-dorsal-lateral im 45°-Winkel zur Frontalebene auf das Zentrum der linken Skapula zu.
  - Unter Aspiration Perikardpunktionsnadel vorschieben, bis Flüssigkeit aspiriert wird; EKG-Veränderungen beachten.
  - Komplikationen: Verletzung von Leber, Magen, Lunge (z. B. Pneumothorax), A. thoracica interna oder einer Koronararterie, Herzrhythmusstörungen (evtl. Kammerflimmern), Ventrikelpunktion, Perikarditis.

8.7 Symptomatisches Aortenaneurysma

Thorakales Aortenaneurysma (15%). Meist in Form des Aneurysma dissecans (akute Dissektion): Intimaruptur mit Einströmen von Blut zwischen die Gefäßwandschichten. Ist die Aorta ascendens betroffen (Typ A nach Stanford), können komplizierend eine Perikardtamponade sowie

eine Kompression der abgehenden Hals-, Arm- und Koronararterien
auftreten (Symptomatik von Apoplexie, Herzinfarkt oder Armarterien-
verschluss). Beim Typ B ist die Aorta erst distal der Hals- und Armarteri-
enabgänge betroffen.

Abdominelles Aortenaneurysma (85%). Meist in Form des Aneurysma
verum: Aussackung der kompletten Gefäßwand. 80% infrarenal. Meist
langsame Entwicklung (Monate bis Jahre), oft Zufallsbefund bei Ultra-
schall- oder CT-Untersuchung (dem Pat. bekannt). Bei Durchmesser
≥5–6 cm nimmt die Rupturgefahr deutlich zu. In 2/3 der Fälle zuerst
gedeckte Ruptur (Blutung in den Retroperitonealraum mit Eigentamponade, Operationsletalität >50%, jederzeit Übergang in freie Ruptur möglich!), in 1/3 der Fälle initial freie Perforation mit Einblutung in die freie
Bauchhöhle (sekundenschnelles Verbluten mgl.).

Symptomatik
- **Thorakales Aortenaneurysma** (meist Aortendissektion):
  - Akuter, reißender Thoraxschmerz (70–80%).
  - Zuerst oft keine Schocksymptomatik, sondern RR ↑ (bei 60–80%!).
  - Häufig Verwechslung mit Myokardinfarkt oder Angina pectoris (DD
    Kompression der Koronararterien).
  - Evtl. neurologische Ausfälle (10–30%), Apoplex.
  - Evtl. Pulsdefizit (10–40%) bzw. Pulsdifferenz im Seitenvergleich
    (A. radialis, A. carotis).
  - Evtl. RR-Differenz zwischen rechtem und linkem Arm
    (>20 mmHg).
  - Evtl. diastolisches Herzgeräusch (akute Aortenklappeninsuffizienz,
    >50%).
  - Evtl. weitere Kompressionssymptome, z. B. in- oder exspiratorischer
    Stridor (Bronchien), plötzliche Heiserkeit (N. laryngeus recurrens),
    Schluckbeschwerden (Ösophagus), Horner-Syndrom, Halsvenen-
    stauung.
- **Abdominelles Aortenaneurysma** (meist Ruptur):
  - Plötzlich einschießender Bauch- oder Rückenschmerz, Ausstrahlung
    (z. B. in Flanken oder Leisten), häufig Verwechslung mit Harnleiter-
    koliken.
  - RR ↓, Schocksymptomatik.
  - Evtl. Synkope und Schweißausbruch beim Aufsetzen.
  - Evtl. pulsierender »Tumor« im Abdomen tastbar.
  - Evtl. abgeschwächte Leistenpulse, »eingeschlafene Beine«.
- **Risikofaktoren:** Hypertonie, Marfan- oder Ehlers-Danlos-Syndrom,
  Aufprallverletzung.

Notfalltherapie

— Basischeck, Basismaßnahmen (Beruhigung, absolutes Bewegungsverbot, O_2-Gabe).

— Manipulationen am Bauch können eine freie Ruptur auslösen (Cave: forcierte Palpation)!

— Sichern mehrerer großlumiger venöser Zugänge, Abnahme von Kreuzblut.

— Volumentherapie nur bei RR↓/Schocksymptomatik, sonst kontraindiziert (Rupturgefahr↑)!

— Ggf. vorsichtige Analgosedierung, z. B. Morphin (2,5–5 mg i.v.) – Nebeneffekt: RR↓.

— Sofern keine Kontraindikationen bestehen, müssen gefährliche Scherkräfte in der Aorta vermindert werden: Blutdrucksenkung bis auf etwa 110–120 mmHg systolisch, z. B. Urapidil (in Schritten von 5–10 mg titrieren) und/oder zur Frequenzsenkung (bis auf ca. 60/min) β-Blocker i.v. (vorzugsweise kurzwirksam, um im Fall einer Ruptur rasch die Wirkung beenden zu können), z. B. Esmolol (initial bis zu 0,5 mg/kg KG langsam i.v.; Erhaltungsdosis bis 0,05 mg/kg KG/min), ggf. Glyceroltrinitrat (z. B. über Spritzenpumpe ◻ Tab. 16.11); normotensive Werte aufrechterhalten).

— Nach Ruptur/bei Schock: aggressive Volumentherapie mit Vollelektrolytlösung und kolloidalem Volumenersatzmittel! Ggf. Small-Volume-Resuscitation, evtl. »permissive Hypotension« (80–100 mmHg systolisch; ► Kap. 8.5.2)!

— Versuch des Abdrückens der Aorta ist kontraindiziert (Gefahr der freien Perforation mit sofortigem Verbluten)!

— Indikationsstellung zum Transport mit Sondersignal (möglichst schonende Fahrweise), ggf. Kreuzblut vorab zur Blutbank schicken (z. B. NEF/Polizei).

Praxistipps

— Klinik mit Möglichkeit zur Sofortdiagnostik (CT, ggf. auch Sonographie, TEE, Angiographie) und zur gefäßchirurgischen Notoperation bzw. radiologischen Intervention anfahren (thorakales Aneurysma Typ A: i. d. R. Notoperation unter Einsatz der Herz-Lungen-Maschine).

— Sofern es der Patientenzustand erlaubt, sollte bei Ruptur eine Narkoseeinleitung erst in der Klinik auf dem OP-Tisch mit bereitem Chirurgen erfolgen (RR-Spitzen bei Einleitung, dann Hypotonie durch Verlust des Sympathikotonus; Wegfall der Eigentamponade durch die Bauchdeckenspannung nach Gabe von Narkotika und Relaxanzien).

8.8   Lungenembolie (LE)

Pathophysiologie
Mechanische Verlegung der Lungenstrombahn → akute Rechtsherzbelastung (akutes »Cor pulmonale«) → Verminderung der rechtsventrikulären Koronarperfusion und des Rückstroms zum linken Herzen,
Schlagvolumen ↓, RR ↓ (Schock). Ferner Verschlechterung des Ventila-
tions-Perfusions-Verhältnisses (funktioneller Totraum ↑; O_2-Sättigung ↓,
Dyspnoe, Tachypnoe → O_2-Verbrauch ↑, Hypoxämie).

Diagnostische Problematik
Bis zu 10% der Pat. mit akuter LE sterben innerhalb der ersten 60 min.
Wegen der unspezifischen Symptomatik wird nur jede 3.–5. tödliche LE
zu Lebzeiten erkannt! Das »Darandenken« ist das A und O der Notfalldiagnostik. Bei ausgeprägter Zyanose trotz O_2-Gabe oder korrekter Beatmung (100% O_2) muss immer der Verdacht auf eine LE entstehen!

Ursachen
– Verschleppung von Thromben aus Bein-/Beckenvenen (90% der Fälle).
– Seltener: Fettembolien (meist 2–3 Tage nach Fraktur von Becken- oder
  langen Röhrenknochen oder im Verlauf eines protrahierten Schocks;
  Bildung von Fettaggregaten aus den Blutfetten), Fruchtwasserembolie
  (▶ Kap. 10.5.9), Luftembolie nach Eindringen von ca. 50–100 ml Luft in
  den venösen Kreislauf (z. B. bei Eröffnung herznaher Venen und niedrigem ZVD oder Luftinjektion in krimineller/suizidaler Absicht oder
  als Komplikation bei Interruptio).

Symptomatik
– Evtl. initialer Kollaps, Synkopen (15–25%).
– Plötzliche Dyspnoe (80%), Tachypnoe (80%), Hyperventilation, oft
  Zyanose (10–25%).
– Thoraxschmerzen (70% – pleuritisch/atemabhängig 45%, retrosternal
  15%).
– Meist anamnestische Hinweise/Risikofaktoren (▶ Kap. 8.9.1); evtl. Zei-
  chen einer Beinvenenthrombose (15%).
– Zeichen der akuten Rechtsherzbelastung (80%), z. B.:
  – Klinisch: gestaute Halsvenen.
  – EKG: in mind. 10% der Fälle aussagekräftige Veränderungen (in
    Kombination Spezifität bis zu 90%).
    – Sinustachykardie (50%), neu aufgetretenes Vorhofflattern oder
      -flimmern.

- Sagittaltyp ($S_I Q_{III}$-Typ, Mc-Ginn-White-Syndrom, 20%), Steiltyp oder (überdrehter) Rechtstyp.
- R/S-Umschlag nach links verschoben (V_5 oder später).
- Qr-Komplex in V_1 (q>0,2 mV, 20%, hochspezifisch, prognostisch ungünstig).
- Rechtsverspätung oder RSB (10%).
- Q und ST-Hebung in III und aVF, ST-Hebung mit terminalnegativem T in den rechtspräkordialen Ableitungen (V_1, V_2, V_{r3} – bis 25%).

— Evtl. O_2-Sättigung ↓.
— Evtl. RR ↓ bis hin zum Schock, Kaltschweißigkeit.
— Evtl. Bewusstseinsstörungen und Verwirrtheit bis Bewusstlosigkeit.
— Unruhe, Angst (60%), Schwindel, Hustenreiz (10–50%), evtl. Bluthusten (10–25%).
— Bei massiver Embolie: auch Bradykardie oder abrupter Herz-Kreislauf-Stillstand mgl.!

Notfalltherapie

— Basischeck, Basismaßnahmen, insbesondere maximale O_2-Gabe (Ausnutzung des Euler-Liljestrand-Reflexes)! Keine i.m.-Injektionen!
— Medikamente:
  - Analgesie und Anxiolyse (auch, um den O_2-Verbrauch zu senken): z. B. Morphin (2,5–5 mg i.v.) und/oder Benzodiazepine, z. B. Diazepam (5–10 mg i.v.) – Cave: Atemdepression!
  - Antikoagulanzien, z. B. Heparin (80 IE/kg KG initial i.v.; dann 18 IE/kg KG/h i.v. über ein exaktes Dosiersystem).
— Hämodynamisch instabiler Patient (anhaltende schwere klinische Symptomatik, RR ↓, S_pO_2 ↓ → Letalität >25–50%):
  - Keine Zeit verlieren (»load and go«); idealerweise Klinik mit Herz-Thorax-Gefäß-Chirurgie anfahren (bei hochgradiger Rechtsherzbelastung Embolektomie unter Einsatz der Herz-Lungen-Maschine erwägen); i. d. R. kein Transport unter CPR.
  - Bei akutem Rechtsherzversagen:
    - Blutdruck stabil halten (RCA-Perfusion!); vorzugsweise Noradrenalin (0,9–6 µg/kg KG/h i.v. über Spritzenpumpe; ◘ Tab. 16.11), ggf. ergänzend Dobutamin.
    - Volumengabe erwägen (möglichst nur nach Sonographie).
  - Wenn bei respiratorischer Erschöpfung zwingend erforderlich: Intubation und Beatmung (100% O_2!).

❗ **Cave – Die Beatmung ist keine kausale Therapie der Lungenembolie!**
Nach Intubation häufig Verschlechterung (stärkere Rechtsherzbelastung;
positiver Beatmungsdruck)! CPR-Bereitschaft! Noradrenalin-Spritzen-
pumpe bereithalten.

Notfalltherapie (Forts.)

– Bei dringendem V. a. Lungenembolie (mit rechtsventrikulärer Dekom-
  pensation oder unter CPR-Bedingungen) ist auch ohne apparative
  Diagnostik die präklinische Lysetherapie als Ultima Ratio zu erwägen
  (Durchführung ACS ▶ Kap. 8.2; Medikamentensteckbriefe ▶ Kap. 16).
  Differenzialdiagnostische Sicherheit bedenken. Nach Lyse unter CPR-
  Bedingungen CPR mind. 90 min weiterführen (bes. auf gute Qualität
  der Thoraxkompressionen achten).

Die Zielklinik sollte grundsätzlich über die sofortige Möglichkeit zur
Spiral-CT (ersatzweise konventionelle Pulmonalisangiographie) verfügen. Bei hämodynamisch instabilen Pat. i. d. R. initial transthorakale oder
transösophageale Echokardiographie zur Diagnosesicherung.

8.9   Periphere Gefäßverschlüsse

8.9.1   Akuter periphervenöser Verschluss

Ursachen/Risikofaktoren (Virchow-Trias)
1. Verletzung oder Veränderung der Veneninnenwand, z. B. Frakturbe-
handlung, Trauma (stumpf und scharf; größere Op. <12 Wo., auch Ba-
gatellverletzungen, Venenkatheter, Phlebographie), ungewohnte körperl.
Belastung, Bestrahlung, entzündl. Prozesse (Venulitis).
2. Hyperkoagulabilität (erworbene oder angeborene Thrombophilie),
z. B. Hyperhomozysteinämie (z. B. bei Niereninsuffizienz, Schilddrüsenun-
terfunktion, Nikotinabusus, Vitaminmangel), Antiphospholipidantikörper-
syndrom (auch arterielle Thrombosen!), APC-Resistenz (APC=aktiviertes
Protein C; 6–8% der Bevölkerung, 20–40% aller Thrombose-Pat.), Mangel
an Protein C, S, AT III, Prothrombinmutation, Schwangerschaft, Wochen-
bett, Einnahme von Kontrazeptiva, postmenopausale Hormontherapie,
Knochenmarkerkrankungen (z. B. Polycythaemia vera, Blastenkrise bei Leu-
kämie; auch verstärkt arterielle Thrombosen!), aktive Malignomerkrankung.
3. Verminderte Strömungsgeschwindigkeit des Blutes (Stase), z. B. bei
Bettlägerigkeit/Immobilisation (z. B. Schienung/Lähmung der Beine),

Viskosität ↑ bei Dehydratation/Hkt-Anstieg, Herzinsuffizienz, lokale Kompression von Venen (v. a. Beckenvenen, z. B. kontinuierliches Sitzen bei langen Flug-/Autoreisen, Tumoren).

Lokalisation

Meist Bein- oder Beckenvenenthrombosen, seltener V. cava. Ebenso Armvenen (V. subclavia/V. axillaris: Paget-von-Schroetter-Syndrom, z. B. nach Anlage von Portsystemen, Herzschrittmachern, Trauma oder bei Tumoren).

Symptomatik

- Schmerzen, Druckgefühl, Druckschmerz.
- Schmerzlinderung bei Hochlagerung.
- Zunehmendes Schweregefühl der Extremität.
- Rötung oder Zyanose, warme Haut, evtl. Fieber.
- Schwellung, Ödem (Differenz der Extremitätenumfänge).
- Pralle Füllung oberflächlicher Venen.
- Evtl. Fußsohlendruckschmerz, Wadenschmerz bei Dorsalextension des Fußes.
- Phlegmasia coerulea dolens (komplette Thrombosierung der gesamten Venen einer Extremität): rasches Anschwellen der Extremität, zyanotische Verfärbung, stärkste Schmerzen, arterielle Pulse nicht mehr tastbar (Rückstau mit Behinderung des kapillären und arteriellen Blutflusses). Ausbildung von Nekrosen innerhalb von Stunden; hohe Mortalität! Schnelle gefäßchirurgische Versorgung und/oder Lysetherapie notwendig.

Tiefe Beinvenenthrombose – Notfalltherapie

- Basischeck, Basismaßnahmen (im RD grundsätzlich Immobilisation: Patient nicht aufstehen oder laufen lassen! Liegendtransport, betroffene Extremität hochgelagert).
- Medikamente:
  - Antikoagulanzien, z. B. Heparin (initial 5.000–10.000 IE i.v.).
  - Ggf. Analgetika, z. B. ein Opioid wie Piritramid (0,1–0,2 mg/kg KG i.v.).

Praxistipps

Vorsichtsmaßnahmen

Während der Verschluss einer oberflächlichen Vene meist folgenlos bleibt, droht bei Thrombosen tiefer venöser Gefäße eine Thrombusverschleppung mit der Folge einer Lungenembolie (bei bis zu 50% der Fälle im Verlauf) → betroffene Extremität bis zur wirksamen Antikoagulation/Diagnostik ruhigstellen.

8.9.2   Akuter peripherarterieller Verschluss

Ursachen

- Arterielle Embolien (80%), meist aus dem linken Herzen bei Vorhof-flimmern, Mitralvitium, Herzwandaneurysma, Endokarditis. Seltener Verschleppung thrombotischer Auflagerungen an Arterienwänden oder paradoxe Embolien bei offenem Foramen ovale und abnormen Druckverhältnissen (z. B. Lungenembolie).
- Akute arterielle Thrombose (z. B. arteriosklerotische Thrombenbil-dung, Endarteriitis obliterans, Gefäßprothesen).
- Aneurysma dissecans mit Verlegung des Gefäßlumens.
- Arterienspasmus (z. B. bei versehentlicher intraarterieller Injektion oder Arterienverletzung).

Symptomatik

- ◱ Tab. 8.4.
- Sonderfall: Verschluss der Aorta oberhalb der Bifurkation (Leriche-Syndrom): plötzliche Schmerzen in beiden Beinen, beidseits fehlende Leisten- und Fußpulse, neurolog. Ausfälle durch spinale Ischämie mgl. (schnelles gefäßchirurgisches Eingreifen notwendig!).
- Je nach Endstrombahn zeitlicher Nähe zum Ereignis Embolien in Mesenterial-, Nieren-, Hirn-, Augen- und Koronararterien mgl.

Notfalltherapie

- Basischeck, Basismaßnahmen (Lagerung abhängig von der Kreislaufsi-tuation; die betroffene Extremität ruhigstellen, umpolstern und herun-terhängen lassen – keine Bewegung oder Wärmeanwendung wegen Steigerung des O_2-Bedarfs; Gefahr von Druckschäden ↑).
- Voranmeldung in geeigneter Zielklinik.
- Medikamente:
  - Analgetika, z. B. ein Opioid wie Piritramid (0,1–0,2 mg/kg KG i.v.).
  - Antikoagulanzien, z. B. Heparin (initial 5.000 IE i.v.).
  - Ggf. Benzodiazepine, z. B. Diazepam (5–10 mg i.v.).

---

❶ Cave – Die Zeitgrenze für ein operatives Einschreiten bei kompletter Ischämie beträgt ca. 6 h. Die unmittelbare Einweisung in eine Klinik, die eine entsprechende gefäßchirurgische Versorgung sicherstellen kann, sollte auch bei etwas längeren Transportzeiten angestrebt werden, da bei Weiterverlegung die Zeitgrenzen häufig überschritten werden.

◼ Tab. 8.4. »6×P« nach Pratt (jeweils an der betroffenen Extremität)	
»pain«	Schmerzen (plötzlich, evtl. peitschenschlagartig einsetzend, verstärkt bei Belastung, evtl. Schmerzlinderung bei Tieflagerung der Extremität)
»paleness«	Blässe, kühle Haut
»paraesthesia«	Gefühls- und Bewegungsstörungen
»paralysis«	Lähmungserscheinungen
»pulselessness«	Fehlen des peripheren Pulses
»prostration«	Evtl. Schocksymptomatik, Tachykardie

Mögliche Verfahren: Embolektomie mittels Katheter oder direkte Thrombendarteriektomie, ggf. Ausschalten der Emboliequelle! Ggf. intraarterielle Thrombolyse (bei atherosklerotischem Verschluss, Bypass-verschluss, schlechtem Allgemeinzustand mit hohem Operationsrtisiko, kleinen Gefäßen).

Chirurgische und traumatologische Notfälle

9.1   Allgemeines Vorgehen bei traumatologischen Notfällen

9.1.1   Prinzipien und Prioritäten der Erstversorgung

Eine **gezielte** und **systematische Erstuntersuchung** (Basischeck und Bodycheck ► Kap. 2.1, 3.2.5, ABCDE-Schema ► Kap. 9.7, ◻ Tab. 9.8) und **regelmäßige Reevaluationen** müssen sicherstellen, dass bei einer eindrucksvollen Wunde nicht eine Vitalbedrohung oder ein prognostisch relevanter Befund (z. B. peripherer Nervenschaden) übersehen wird. Bereits im Rahmen der ersten Annäherung muss eingeschätzt werden, ob eine äußere Gefährdung, ein bedrohlicher Unfallmechanismus, eine vitale Störung oder ein gefährliches Verletzungsmuster vorliegt und daher lebensrettende Sofortmaßnahmen nötig sind.

Es gelten die traumatologischen Grundsätze »**Treat first, what kills first**« oder konkreter »**Life before limb.**« Einfache Maßnahmen wie rasche HWS-Immobilisierung, Blutstillung oder O_2-Gabe können prognoseentscheidend sein und sind vor genauer Diagnostik indiziert. Bei kritischen traumatologischen Notfällen haben zudem die Sicherung der Atem- und Kreislauffunktion (Oxygenierung und Perfusion) höchste Priorität. Hierzu gehört auch die Hypothermieprophylaxe.

Gerade bei traumatologischen Notfällen muss die **präklinische Versorgungszeit begrenzt** werden, insbesondere, wenn eine suffiziente Blutstillung oder die zeitkritische Wiederherstellung eines Gewebedefektes nur in der Klinik möglich sind. Die Notfalltherapie muss sich auf Maßnahmen beschränken, für die eine Outcome-Verbesserung nachgewiesen wurde oder unterstellt wird.

9.1.2 Wunden und Blutungen

Wundarten

Die Form einer Wunde lässt auf ihren Entstehungsmechanismus schließen und ermöglicht ggf. den Verdacht auf Schädigung tiefergelegener Strukturen (z. B. Nerven, Gefäße, Organe). Das wundverursachende Werkzeug zeichnet sich häufig in Größe und Beschaffenheit direkt ab (z. B. Durchmesser eines Projektils, Strangmarke, Autoreifen nach Überrolltrauma). Insbes. bei Stich- und Schnittwunden stellt sich gelegentlich die Frage nach einer Selbst- oder Fremdbeibringung (Suizidalität, kriminelles Delikt, Vortäuschung einer Straftat, Unfall, Versicherungsbetrug). Die Art einer Wunde hat ferner Relevanz für die Dringlichkeit und Art der initialen klinischen Versorgung (z. B. Desinfektionsbehandlung, Ausschneidung, Naht oder sekundäre Wundheilung).

Wundversorgung

Auch bei scheinbar harmlosen Wunden ist eine endgültige Versorgung im RD oftmals nicht möglich (Ausstattung des RTW, Tetanusimmunisierung, chirurgische Exploration). Präklinische Grundsätze zur Wundversorgung:
- Sofort effektive Blutstillung (▶ u.).
- I. d. R. keine Wundreinigung (vor Ort insuffizient, Zeitverlust, Prioritäten). Ausnahmen: forcierte Spülung bei Verätzungen (z. B. Leitungswasser), initiale Kühlung bei Verbrennungen (▶ Kap. 13.1), Wundspülung bei frischer Bisswunde durch ein tollwutverdächtiges Tier (sofortiges Reinigen/Spülen der Wunde mit medizinischer Seifenlösung, ▶ Kap. 17.4.2 und 17.4.4).
- Frühestmöglich keimfreie Abdeckung (drohende zusätzliche Kontamination bei der weiteren Versorgung, z. B. Keime der Mund- und Hautflora des medizinischen Personals). Den ersten sterilen Verband bis zur definitiven chirurgischen Versorgung belassen.
- Ausreichende Analgesie und Schocktherapie.
- Bei frakturierten Extremitäten: Verhindern weiterer Gewebsschäden und Blutungen durch achsengerechte Lagerung, Polsterung und Immobilisation.
- Eingedrungene Fremdkörper und pfählende Gegenstände belassen, fixieren und abpolstern (große Gegenstände ggf. durch Feuerwehr fachkundig absägen/kürzen lassen). Begründung: evtl. Tamponade einer Blutungsquelle (evtl. durchtrenntes Gefäß), keine Verschleierung des Wundkanals für den Operateur, bei Entfernungsversuch zusätzliche Verletzungen oder ungünstiges/unerkanntes Abbrechen und Schmerzen möglich.

– Ggf. ist bei speziellen Wunden (z. B. Nadelstichverletzung bei HIV-Verdacht) die Indikation zur raschen Postexpositionsprophylaxe durch Immunisierung oder Antibiotika gegeben (▶ Kap. 17.4.2).

Blutstillung

❗ Cave – Stärker blutende Wunden erfordern eine rasche und wirksame Blutstillung vor erweiterten Maßnahmen (z. B. Priorität vor Flüssigkeitsersatz). Erythrozyten (Sauerstoffträger!), die das Gefäßsystem verlassen haben, können im Rettungsdienst nicht ersetzt werden.

Gerade bei Mehrfachverletzten wird immer wieder beobachtet, dass anhaltenden Sickerblutungen (z. B. aus Kopfschwartenverletzungen) zu wenig Beachtung geschenkt wird, obwohl über die Transport- und Schockraumversorgungszeit insgesamt beträchtliche Blutmengen verloren werden.

Durchführung
Isolierte distale Extremitätenverletzung
– Patienten hinlegen (Kollapsgefahr) und Extremität hochlagern (fraglich sinnvoll).
– Zuführendes Blutgefäß gegen einen Knochen **abdrücken** (A. brachialis, A. femoralis).
– Wenn die Blutung sistiert, kann ein 2. Helfer ohne wesentlichen Zeitdruck auf der Wunde einen korrekten **Druckverband** anlegen. Dabei soll die Verbandfläche über dem Wundpolster kleiner sein als auf der Gegenseite (Ziel: isolierter Druck auf die Wunde ohne Abbindung oder relevante venöse Stauung mit Verstärkung der Blutung). Bei unzureichendem Druck (erneute Blutung nach Lösen des Abdrückens) wird über dem ersten ein zweiter Druckverband angelegt.

Polytraumatisierter oder instabiler Patient
– **Sofort direkte Wundkompression** (Aufpressen steriler Kompressen, zur Not auch Druck auf das blutende Gefäß mit den behandschuhten Fingern, anschließend Ersatz durch Druckverband).
– Nur **ausnahmsweise** Anwendung geeigneter **kommerzieller Tourniquets** (Abbindung) erwägen. Mögliche Indikationen: relevante distale Blutung bei erfolgloser direkter Kompression, zu wenig Personal. Schmerzhaft! Wegen möglicher Schäden kritische Indikationsstellung, jedoch im Einzelfall lebensrettend. Als Ultima Ratio Abbindung mit Blutdruckmanschette (weit über systolischen Wert aufpumpen, bis die Blutung steht, oder breitbasiges Tourniquet mit Dreiecktuchkrawatte. Keine Abbindung über Gelenken. Zeit der Abbindung immer auf

dem Tourniquet notieren. Auch bei massiven Blutungen in Reanimationssituation Abbindung aus Zeitgründen erwägen. Cave: Wenn der arterielle Blutfluss nicht komplett unterbunden ist, kommt es zu einer venösen Stauung mit Verstärkung der Blutung!

- Bei schwer kontrollierbarer oder diffuser Blutung (ungünstige Lokalisationen wie Hals oder Achselhöhle), insbes. bei verlängerter Transportzeit, kann ein Blutstillungsgranulat (z. B. Celox®, TraumaDEX®) topisch angewendet werden (kein Standard).
- Der Versuch des direkten Abklemmens einzelner Gefäße mit Gefäßklemmen ist obsolet! (Seltene Ausnahmen nur durch versierten Chirurg.)
- Verletzung der A. carotis: ipsilateral proximal und distal abdrücken (sonst Blutung auch von distal möglich).
- Aorta abdominalis: Ultima Ratio bei Abriss eines Beins in Höhe des Hüftgelenks bei Unmöglichkeit oder Versagen der direkten digitalen Kompression (Abdrücken der Bauchaorta in Nabelhöhe gegen die Wirbelsäule).
- Zum Versuch der präklinischen Blutstillung bei Beckenfrakturen: eng sitzende feste Hose (Motorradhose/Jeans) im Hüftbereich belassen, ggf. Anwendung einer kommerziellen oder improvisierten Beckenschlinge, Fixierung unter Längszug und leichte Innenrotation der Beine (Vakuummatratze/Spineboard).

Einschätzung möglicher Blutverluste

Anhaltspunkte liefern tatsächliche Blutaustritte sowie das Gesamtverletzungsmuster. Bei Frakturen teilweise erhebliche Blutverluste aus dem Markraum ins Weichteilgewebe (z. T. Kontrolle der Blutung durch adäquate Schienung in achsengerechter Lage möglich).

Blutverluste bei geschlossenen Frakturen und Verletzungen (Erwachsene)

- Unterarm: bis zu 500 ml
- Oberarm: bis zu 1000 ml
- Unterschenkel: bis zu 1000 ml
- Oberschenkel: bis zu 2000 ml
- Becken: bis zu 5000 ml
- Abdominaltrauma, Thoraxtrauma: Vollständiges Verbluten in die Thorax- oder Abdominalhöhle ist möglich.
- Bei Säuglingen ist auch ein kreislaufrelevanter Blutverlust durch intrakranielle Blutungen und Kopfschwartenhämatome möglich.

9.1.3   Unfallmechanismus

Bei allen traumatologischen Notfällen ist präklinisch der zugrunde liegende Unfallmechanismus zu erfassen, da später häufig keine Möglichkeit mehr dazu besteht. Dies sollte die Versorgung des Patienten möglichst nicht verzögern (parallel bei der initialen Lagefeststellung und durch Befragen von Patient und Augenzeugen). Der Unfallmechanismus ist fester Bestandteil der Übergabe des Notarztes in der Klinik.

- Hinweise auf bisher noch nicht entdeckte Verletzungen.
- Einfluss auf die präklinische Versorgungsstrategie, die Zielklinikauswahl und das operative Vorgehen (z. B. Schnitt mit sauberem oder kontaminiertem Messer).
- Bedeutung für die spätere Begutachtung versicherungsrechtlicher oder juristische Probleme (wie, wann und an welchem Ort ist eine Verletzung tatsächlich entstanden?).
- Internistischer Auslöser des Unfalls (z. B. durch kardiale Synkope oder apoplektischen Insult, evtl. will der Pat. die Ursache wegen beruflicher Konsequenzen nicht angeben, z. B. bei Krampfanfall oder Hypoglykämie).

9.2   Kopf/Schädel

9.2.1   Schädel-Hirn-Trauma (SHT)

Bedeutung
Häufigste Todesursache bei jungen Erwachsenen (<40 Jahre). Bei Überlebenden häufig bleibende Gesundheitsschäden. Wesentliche Senkung der Häufigkeit von SHT durch Anschnall- und Helmpflicht.

Definitionen/Einteilung
Offenes SHT. Verletzung der Dura mater (Verbindung des Liquorraums nach außen, Austritt von Liquor oder Hirnmasse).
- Direkt offen: Kopfplatzwunde + Kalottenfraktur + Durariss → hohe Infektionsgefahr (Meningitis, Enzephalitis) → zeitnahe neurochirurgische Versorgung, unabhängig vom Schweregrad des SHT!
- Indirekt offen: Verbindung nach außen über die Nasennebenhöhlen (Schädelbasisfraktur mit Duraeröffnung, Oto- oder Rhinoliquorrhö).

Einteilung nach Schweregraden. ergibt sich aus dem initialen Punktwerts auf der Glasgow-Coma-Scale (GCS ► Kap. 17.3.3), der unmittelbar nach den lebensrettenden Sofortmaßnahmen erhoben werden sollte

◨ Tab. 9.1. SHT-Klassifikation

Schweregrad	GCS (Punkte)	Ergänzende Kriterien (DGN 2008)	Inzidenz (geschätzt)
Leichtes SHT	13–15	Posttraumatische Bewusstseinsstörung <15 min, retro-/anterograde Amnesie <24 h, keine fokale Neurologie	180/100.000/Jahr
Mittelschweres SHT	9–12	Bewusstseinsstörung 15 min – 24 h	je ca. 15-20/100.000/Jahr
Schweres SHT	3–8	Posttraumatische Bewusstseinsstörung >24 h oder Auftreten von Hirnstammzeichen	

Die früheren Einteilungen des SHT nach Commotio, Contusio und Compressio cerebri sowie nach Komastadien I–IV gelten mittlerweile als überholt. Der Begriff Commotio cerebri (Gehirnerschütterung mit kurzer Bewusstlosigkeit, retrograder Amnesie und vegetativer Symptomatik) ist in der Praxis noch häufiger anzutreffen.

(erhebliche Konsequenzen für die präklinische und klinische Versorgung und Prognosebeurteilung; ◨ Tab. 9.1). Der wichtigste Outcome-Parameter ist die motorische Reaktion (Extremitäten getrennt dokumentieren). Weitere mögliche Einflussfaktoren auf Bewusstsein oder Neurologie (z. B. Intoxikation, Vorerkrankungen, WS-Trauma, bekannter peripherer Nervenschaden) müssen erkannt und festgehalten werden.

Primär- und Sekundärschaden

Ein initiales direktes oder indirektes Akzelerations-/Dezelerationstrauma führt zu einer Schädigung von Calvaria, Meningen, Hirngewebe und Gefäßen. Der dabei entstehende, oft umschriebene zerebrale Primärschaden ist therapeutisch praktisch nicht beeinflussbar.

Innerhalb von Stunden bis Tagen nach mittelschwerem oder schwererem SHT tritt regelhaft ein Sekundärschaden ein, dessen Ausmaß oft größer ist als das initiale Trauma (entscheidender Einfluss auf die Prognose). Der sekundäre Hirnschaden kann und muss bereits im RD therapeutisch angegangen werden.

Pathophysiologie des SHT

Die komplexe posttraumatische Pathophysiologie (mikrovaskuläre Schädigung, Zusammenbruch der Blut-Hirn-Schranke, Ausfall zellmembranständiger Ionenpumpen) führt zur Ausbildung eines (fokalen) vasogenen und zytotoxisch-intrazellulären Hirnödems. Zunächst nur moderater Hirndruckanstieg (Kompression der intrakraniellen Liquorräume: Verlagerung von Liquor ins spinale Spatium subarachnoideum). Wenn diese Kompensationsmöglichkeit erschöpft ist (begrenztes intrakranielles Volumen), führen weitere intrakranielle Volumenzunahmen (auch durch Blutungen, autoregulative Vasodilatation durch Hypoventilation mit pCO_2-Anstieg) zu einer exponentiellen Steigerung des Hirndrucks (ICP). Normalerweise wird der zerebrale Blutfluss (CBF) trotz Schwankungen des Blutdrucks dem Bedarf angepasst und konstant gehalten (zerebrale vaskuläre Autoregulation). Wenn posttraumatisch – zumindest regional – die Autoregulation der Hirngefäße gestört oder aufgehoben ist, hängt der zerebrale Perfusionsdruck (CPP) und damit der CBF nur noch direkt vom (mittleren) arteriellen Blutdruck (MAP) und dem intrakraniellen Druck (ICP) ab:

> CPP=MAP–ICP.
> [Der MAP ergibt sich näherungsweise zu: $RR_{diast}+1/3\times(RR_{syst}-RR_{diast})$.]

Rechenbeispiele (Einheit jeweils mm Hg):
- Normal: MAP=90, ICP=5 → CPP=85
- SHT: MAP=90, ICP=30 → CPP=60
- SHT + RR↓: MAP=40, ICP=30 → CPP=10

Zu einer dramatischen Verschlechterung des CPP kommt es, wenn bei SHT der Blutdruck abfällt (z. B. Schock, Narkoseeinleitung) oder der ICP steigt (z. B. Husten/Pressen durch unzureichende Narkosetiefe, intrakranielle Blutung, Zunahme des Ödems). Wenn der CPP unter ca. 60 mm Hg absinkt, resultiert eine zerebrale Hypoperfusion mit Ischämie. Neuronen, die die initiale Verletzung überlebt haben, gehen zugrunde. Die zerebrale Hypoperfusion korreliert mit einem schlechten Outcome. Der Extremfall CPP=0 bedeutet Perfusionsstillstand (Hirntod).

In Bereichen mit (noch) intakter Autoregulation expandiert das zerebrale Blutvolumen durch kompensatorische Vasodilatation → ICP steigt weiter. Somit nimmt die Durchblutung in (grenzwertig) geschädigten Bereichen weiter ab, und das geschädigte Hirngewebe reagiert mit Zunahme des Ödems. Ergebnis ist ein Circulus vitiosus mit ICP↑, Parenchymschaden↑ und letztlich Einklemmung von Hirnteilen (bei fehlender adäquater Therapie Übergang von oberer zu unterer Herniation; Geschwindigkeit variabel und nicht vorhersehbar). Dabei oft typischerweise von kranial nach kaudal zunehmende Ausfälle:

- **Zwischenhirnsyndrom** (Restitutio ad integrum möglich): Somnolenz bis Sopor, ungezielte motorische Reaktionen oder Beugesynergismen, Pupillen eng, Lichtreaktion nachweisbar, Pat. fixiert mit den Augen oder zeigt »frozen eyes«, Korneal- und Trachealreflex vorhanden. Atmung intakt oder in Form von Cheyne-Stokes-Atmung.
- **Mittelhirnsyndrom bei oberer Herniation** (Defektheilung möglich): Verdrängung der mediobasalen Anteile des Temporallappens (Uncus, Gyrus hippocampi) nach medial in den Tentoriumsschlitz → Druck auf N. oculomotorius, A. cerebri post. und Hirnschenkel → Koma, Erweiterung und Lichtstarre der Pupille auf der Seite der Herniation (Anisokorie), ggf. auch beidseits Mydriasis, zirkulatorische/respiratorische Störungen, zunehmende Strecksynergismen, Maschinenatmung, Druckpuls, evtl. divergierende Bulbi.
- **Bulbärhirnsyndrom bei unterer Herniation:** Einklemmung der Kleinhirntonsillen ins Foramen magnum → Kompression der Medulla oblongata. Kompletter Ausfall der Pupillomotorik (weite, reaktionslose Pupillen), divergierende Bulbi, Areflexie, schlaffer Muskeltonus, Ausfall der Regulationszentren von Atmung und Kreislauf (Schnappatmung bis Atemstillstand, RR↓, HF↓ bis Herz-Kreislauf-Stillstand).

Therapieprinzipien bei SHT
Konsequentes Bekämpfen von Hypotonie, Hypoxämie und Hirndruckspitzen

❶ **Cave** – Auch kurzfristige Hirndruckspitzen (z. B. Husten bei Intubation), Blutdruckabfälle (RR$_{syst}$ <90 mm Hg bei Erwachsenen, z. B. Narkoseeinleitung) und O$_2$-Mangelzustände (S$_p$O$_2$ <90%, z. B. Hypoventilation) müssen unbedingt vermieden bzw. sofort nach Feststellung korrigiert werden. (BTF 2007; DGN 2008).

WchtigsterGrundsatz bei der Behandlung des SHT: »Blutdruckabfälle vermeiden!« Verdopplung der Mortalität bereits bei kurzzeitigem RR-Abfall nachgewiesen! Aus der Forderung CPP >50–70 mm Hg (BTF 2007) ergibt sich bei einem präklinisch nur geringfügig erhöhten ICP (z. B. 20 mm Hg) ein systolischer Zielblutdruck von 120–130 mm Hg (Normotonie, MAP 90–100 mm Hg). Dazu ist eine adäquate Behandlung von Hypovolämie/Hypotonie, ggf. auch unter Einsatz von Katecholaminen, erforderlich (z. B. Noradrenalin). Nur ausnahmsweise (unstillbare Blutung, z. B. thorakal/abdominell) kann eine permissive Hypotonie vorübergehend in Kauf genommen werden (<30 min). Möglicherweise kann jedoch auch eine induzierte Hypertonie schädlich sein.

Zur Prävention und Bekämpfung der Hypoxämie sind großzügige O_2-Gabe, frühzeitige Intubation und Beatmung indiziert, entsprechende Narkose- und Intubationserfahrung des NA sowie geeignete Methoden zur Lagekontrolle des Tubus sind vorauszusetzen (▶ Kap. 2.3.7 und 2.4.3)!

Husten und Pressen, z. B. bei Intubation und Beatmung → ICP↑ und CPP↓! Eine ausreichende Sedierung, Analgesie und ggf. Relaxierung verhindern diese krisenhaften Steigerungen des ICP (Cave: Jedoch evtl. RR-Abfall durch Narkosemedikamente adäquat behandeln).

Im Regelfall: Normoventilation anstreben. Die früher propagierte routinemäßige Hyperventilation führt über Hypokapnie (→ Konstriktion der Arterien) zu einer unkontrollierten Senkung der Hirnperfusion, sodass grundsätzlich eine kapnometrisch kontrollierte (!) Normoventilation (bei $p_{et}CO_2$=35 mm Hg) anzustreben ist. Hyperventilation allenfalls als kurzfristige Notfallmaßnahme bei akuter Einklemmung.

Lagerung. Die um 15–35° erhöhte Lagerung des Oberkörpers bei achsengerechter Immobilisation des Kopfes begünstigt den venösen Rückstrom aus dem Schädel und stellt somit eine Methode zur Behandlung eines erhöhten ICP dar (Cave: Jedoch RR-Abfall möglich). Mindestens genauso wichtig ist es, eine Abflussbehinderung durch Kompression der Jugularvenen zu vermeiden (z. B. Kopf in Neutralposition, korrekte Größe und Anlage eines HWS-Stützkragens)!

Osmotherapie. Eine blinde Diurese- bzw. Osmotherapie (z. B. mit hyperosmolarer NaCl-Lsg. oder Mannitol) im RD sollte wegen potenzieller Gefahren unterlassen werden (RR-Abfall mit nachfolgender Ischämie, Hirnblutung). Allenfalls als kurzfristig wirksame Notfallmaßnahme bei drohender Einklemmung.

Kortikoide kontraindiziert. Der Kortikoideinsatz bei SHT gilt mittlerweile als kontraindiziert (CRASH-Studie 2004; erhöhte Mortalität bei Kortikoidgabe).

Intrakranielle Blutungen

— **Epidurale Blutung** (Letalität <50%, Prognose abhängig von Lokalisation und Zeitpunkt des therapeutischen Eingreifens). In der Mehrzahl arterielle Blutungen, z. B. wenn temporale Schädelfrakturen (dünner Knochen!) die Meningealarterien kreuzen. Oft initial nur kurze Bewusstlosigkeit durch relativ geringe Gewalteinwirkung (geringe Hirnschädigung, z. B. bei Schlag mit hartem Gegenstand, Sturz auf den Kopf aus geringer Höhe, Treppensturz). Symptomfreies (luzides) Intervall (mehrere Stunden) – währenddessen langsame Ausbildung des Hämatoms unter Ablösung der Dura. Nach Aufbrauchen intrakranieller Reserveräume (Liquorverdrängung) exponentieller Hirndruckanstieg mit Bewusstseinstrübung, evtl. fokaler Neurologie und Anisokorie (beginnende Einklemmung). Notfallindikation zur sofortigen operativen Dekompression! Bei rechtzeitiger Therapie meist gute Prognose. Unbehandelt resultiert eine fatale transtentorielle Einklemmung.

- **Akute subdurale Blutung** (hohe Letalität: >50%, schlechte Prognose). Arterielle oder venöse Blutungen im Bereich der Hirnrinde (Brückenvenen, Pacchioni-Granulationen, Piagefäße) durch Gefäßeinrisse bei meist starkem Dezelerationstrauma mit Scherkräften (Sturz aus großer Höhe, Verkehrsunfall). Mit der Traumaschwere ist meist ein erheblicher Parenchymschaden verbunden (i. d. R. anhaltende Bewusstlosigkeit nach dem Trauma). Mögliche Therapie: operative Entlastung des Hämatoms. Bei chronischem subduralem Hämatom unspezifische neurologische Symptome mehrere Tage nach Bagatelltrauma möglich → daher oft verkannt.

- **Intrazerebrale Kontusionsblutung** (Letalität >50%). Prellung des Gehirns mit nachfolgenden intraparenchymalen Einblutungen, häufig multipel und auf der Gegenseite des Aufpralls zu finden (Contrecoup-Herde). Klinisches Erscheinungsbild und Prognose sind abhängig von der Schwere. In der Notfallsituation selten ICP-Anstieg. Oft Größenzunahme innerhalb der ersten Tage, stark abhängig von der Gerinnungssituation (Cave: adäquate initiale Schocktherapie). I. d. R. konservative Behandlung.

- **Subarachnoidale Blutung** (SAB): ► Kap. 6.5.

❶ Cave – Intrakranielle Blutungen bei Säuglingen und Kleinkindern
  - **Epidurale Blutungen** sind im Kindesalter häufig, da die Dura mater noch nicht am Schädelknochen angewachsen ist (z. B. Sturz vom Wickeltisch, Kindesmisshandlung/Schütteltrauma).
  - **Säuglinge und Kleinkinder** können durch eine intrakranielle Blutung verbluten!

SHT – Symptomatik

Unfallmechanismus – SHT in folgenden Fällen wahrscheinlich
- Sturz mit Sturzhöhe > Körperlänge.
- Pat. bewusstlos aufgefunden.
- Pat. von Kfz angefahren.
- Tauchunfall, Hochspannungsunfall.
- Beschädigter Schutzhelm.

- Prellmarken und Hämatome beachten (behaarte Kopfhaut genau untersuchen).
- Ggf. Stufenbildung im knöchernen Schädel (Palpation).
- Offenes SHT: evtl. Hirnsubstanz sichtbar, Liquoraustritt.
- Bei Schädelbasisfraktur: oft Zerreißung der Dura mater mit Blutung oder Liquorausfluss aus Nase, Ohren und/oder Mund; ggf. Monokel-/Brillenhämatom.

Praxistipps

Liquor kann von anderen Körperflüssigkeiten (Sekreten) anhand seines Glukosegehalts unterschieden werden: 2/3 der Blutzuckerkonzentration (BZ-Test).

- Initiale Bewusstseinsstörungen bis Bewusstlosigkeit, Unruhe.
- Kopfschmerz; bei Vernichtungskopfschmerz mit Meningismus muss auch an eine Subarachnoidalblutung gedacht werden.
- Schwindel, retrograde Amnesie, Übelkeit, Erbrechen.
- Häufiger bei intrakraniellen Blutungen:
  - (evtl. erneutes) Eintrüben nach symptomfreiem Intervall,
  - Anisokorie,
  - motorische Ausfälle (fokal-neurologisches Defizit, Halbseitensymptomatik mit Lähmungen und/oder Gefühlsstörungen, Sprachstörungen/Sehstörungen),
  - neurologische Verschlechterung im Verlauf,
  - Atemstörungen (zentral) bis Apnoe,
  - initialer Krampfanfall, evtl. Einnässen.
- Evtl. neurogenes Lungenödem.
- Puls tachykard, evtl. arrhythmisch, Blutdruck normal, erniedrigt oder erhöht.

❶ Cave – Warnsymptome (erhöhter Hirndruck/Einklemmungsgefahr):
- **Anisokorie/Mydriasis (»Aufblenden« – Entwicklung weiter und lichtstarrer Pupillen).**
- **Streckkrämpfe oder Verlust motorischer Reaktionen.**
- **Eintrübung, Verschlechterung des GCS-Punktwertes um >2 Punkte bei initial <9 Punkten.**
- **Cushing-Reflex: Bradykarder Puls mit starkem Blutdruckanstieg (»Druckpuls«) als zentrale Reaktion auf die beeinträchtigte zerebrale Perfusion bei (langsamer) Entwicklung eines Hirnödems mit exzessivem ICP-Anstieg (kann bei schnellem Hirndruckanstieg fehlen).**
- **Bei Neugeborenen und Säuglingen: vorgewölbte Fontanelle.**

Notfalltherapie bei SHT

- Basischeck/Bodycheck (auch BZ-Bestimmung), Basismaßnahmen (z. B. Blutstillung, Atemwege freimachen, O_2-Gabe, HWS-Immobilisation durch einen Helfer (in-line/achsengerecht), Anamnese: gerinnungshemmende Dauertherapie?
- GCS (präzise Bestimmung und Dokumentation bei Erstkontakt), orientierender neurologischer Status (Paresen, Aphasie, Pupillen).
- Bei vorliegender Indikation: Möglichst frühzeitig RTH anfordern lassen (RS/RA).
- Korrekte Anlage eines passenden HWS-Stützkragens (Kompression der Jugularvenen unbedingt vermeiden!), ggf. Spineboard/Schaufeltrage/ Vakuummatratze/zusätzliche Kopffixierung.
- Lagerung: Bei stabilen Kreislaufverhältnissen Oberkörper hoch (15–35°), bei Bewusstlosigkeit ohne Atemwegssicherung: stabile Seitenlage (freie Atemwege!), bei Schock oder V. a. WS-Verletzung: Flachlagerung.
- Kein Zurückdrücken ausgetretener oder vorfallender Hirnsubstanz, sondern steriles Abdecken und ggf. (Ring-) Polster.
- Blutdruck engmaschig kontrollieren und stabil halten. Ein Blutdruckabfall <90 mm Hg systolisch (MAP <60 mm Hg) darf bei schwerem SHT keinesfalls toleriert werden.
- S_pO_2 kontinuierlich überwachen. Großzügige O_2-Gabe. Hypoxie vermeiden!
- Regelmäßig Kontrolle von Atmung, Pupillen, GCS.

Großzügige Indikationen zur frühzeitigen Narkoseeinleitung, Intubation und Beatmung

- GCS ≤8 Punkte
- Gesichtsverletzungen mit Blutungen/Schwellungen
- Fehlende Schutzreflexe oder eingetretene Aspiration
- Hypoxie (S_pO_2 <90% trotz O_2-Gabe)
- Kombination mit Thoraxtrauma oder hämorrhagischem Schock
- Medikamente und Ablauf der Notfallnarkose ▶ Kap. 2.4.3.

Medikamente

- Bei Hypotonie primär isotoner Flüssigkeitsersatz! Wenn trotz ausreichender Volumentherapie kein ausreichender Blutdruck erreichbar (<90 mm Hg syst.): auch Katecholamine/Vasopressoren einsetzen. Schocktherapie ▶ Kap. 8.5.2.

- Ggf. Analgetika, z. B. ein Opioid wie Piritramid (0,1–0,2 mg/kg KG i.v.).
- Ggf. Benzodiazepine (Sedierung), z. B. Midazolam (0,05–0,1 mg/kg KG i.v.).
- Ggf. Benzodiazepine (Krampfanfall), z. B. Diazepam (10–20 mg i.v.).
- Eine ausreichende Analgosedierung wird auch bei komatösen Patienten empfohlen.
- Nur bei Einklemmungszeichen trotz Normotonie und ausreichender Oxygenierung: kurzfristig moderate kontrollierte Hyperventilation ($p_{et}CO_2$ 30–35 mm Hg, AF ca. 20/min), ggf. auch Osmotherapeutika erwägen, z. B. Mannitol 20% (initial 1,5–2,5 ml/kg KG über 15–30 min i.v.), vorher Kreislaufstabilisierung!
- Bei schwerem SHT mit Hypovolämie/Schock: ggf. Einsatz hypertoner Infusionslösungen erwägen (z. B. HyperHAES, bis zu 4 ml/kg KG zügig i.v.) → nicht nur kreislaufstabilisierender Effekt, sondern evtl. auch Potenzial zur direkten zerebralen Perfusionsverbesserung und Hirndrucksenkung (hierfür in Deutschland nicht zugelassen).
- Die Auswahl des Transportmittels und der Zielklinik (◘ Tab. 9.2) gehört zu den wichtigsten Entscheidungen des Notarztes bei der SHT-Versorgung!

Praxistipps
- Jedes SHT ist verdächtig auf Verletzungen der HWS (Immobilisation indiziert). Im RD ist bei Schädelfrakturen immer von einer Hirnbeteiligung auszugehen.
- Allein schon wegen der Möglichkeit eines trügerischen symptomfreien Intervalls sollte ein Patient nach SHT grundsätzlich mit einem Rettungsmittel in eine Klinik gebracht werden. Es muss davor gewarnt werden, bei Z. n. SHT Mitfahrverweigerungen des Patienten leichtfertig zu akzeptieren.
- Bewusstseinsstörungen nie vorschnell auf eine vermeintlich oder tatsächlich begleitende Alkoholeinwirkung zurückgeführt werden! Im Zweifel ernstes SHT ausschließen. Auch an mögliche Hypoglykämie denken (BZ-Test).
- Es besteht die große Gefahr, intrakranielle Blutungen und Raumforderungen bei alkoholkranken Patienten zu übersehen (atypischer Verlauf bei alkoholinduzierter Hirnatrophie).
- Bei Auftreten des Cushing-Reflexes (RR_{syst} >300 mm Hg möglich) darf der RR nicht gesenkt werden, da es sonst zu einem Perfusionsstillstand im Gehirn kommt (→ Hirntod). Der hohe Blutdruck ist zur Überwindung des ICP notwendig (»Bedarfshypertonus«). Schnelle neurochirurg. Versorgung geboten! Voranmeldung!

◻ Tab. 9.2. Zielklinikauswahl bei SHT (nach DGN 2008)

SHT-Schweregrad	Zusatzkriterien	Zielklinik, Transport
Alle	Kreislauf instabil (Polytrauma im Schock, nicht beherrschbare Hypotonie, z. B. intraabdominelle Blutung)	Nächstgelegenes Akutkrankenhaus zur notfallmäßigen operativen Erstversorgung und Transfusion (optimal cCT)
Alle	Intubationspflichtigkeit aufgrund des SHT oder direkt offenes SHT oder zunehmende neurolog. Verschlechterung	Sofortige 24-h-cCT-Möglichkeit + Möglichkeit zur prompten neurochirurg. Versorgung; NAW-Transport, ggf. RTH-Transport (bei rechtzeitiger Alarmierung); bei Polytrauma: Traumazentrum (Maximalversorgung)
Schwer (GCS 3–8)	Kreislauf stabil	
Mittel (GCS 9–12)	Bewusstseins- oder Vigilanzstörungen (nicht intoxikationsbedingt), fokal-neurolog. Defizit, Schädelperforation oder -impression	24-h-cCT-Möglichkeit, mind. Intensivstation und neurochirurg. 24-h-Konsiliardienst mit rascher Interventionsmöglichkeit; i. d. R. NAW-Transport
Leicht (GCS 13–15)	Auch bei GCS 15, wenn ≥1 zusätzl. Risikofaktor, z. B.: persistierender (heftiger) Kopfschmerz, Erbrechen, Alter >60 Jahre, Gerinnungsstörung, Intoxikation, Amnesie persistierend >30–60 min, fokal-neurolog. Defizit, Krampfanfall, Verletzung über Klavikulaniveau (inkl. Schädelfraktur), unklarer/potenziell gefährlicher Unfallhergang (z. B. Kollision mit Kfz, Sturz >1 m oder >5 Treppenstufen)	24-h-cCT-Möglichkeit, optimal auch mit Intensivstation; i. d. R. stationäre Aufnahme zur Überwachung für mind. 24 h; mind. RTW-Transport
Leicht (GCS 15)	geringes Risiko für intrakranielle Verletzungen: höchstens geringe Symptome (max. gleich bleibende leichte Kopfschmerzen oder Schwindel), klinisch nur leichte Verletzung (Galeahämatome, Lazerationen oder Riss-Quetschwunden der Weichteile)	Krankenhaus der Grundversorgung möglich (ohne cCT-Möglichkeit); i. d. R. KTW-Transport ausreichend

Meldungen über Kapazitätsengpässe (insbes. Intensivbetten) der potenziell erstversorgenden Kliniken sollten nicht primär den Ausschlag für die Zielklinikauswahl geben (Erstversorgungspflicht inkl. Notoperation); der Notarzt ist für Klinikauswahl und die resultierende Transportzeit verantwortlich!

– Bei SHT immer kontinuierliche neurolog. Überwachung (Bewusstsein, Pupillen, GCS), um Veränderungen (z. B. Eintrüben des Patienten) sofort zu erkennen. Auch für die Klinik ist die Kenntnis des präklinischen Verlaufs relevant.
– Bei der Deutung mydriatischer Pupillen im Sinne eines Hirndruckanstiegs ist ein wenig Vorsicht geboten (▶ Kap. 3.2.1): DD Bulbustrauma, direkte periphere oder zentrale Läsion des N. oculomotorius, Z. n. lokaler Anwendung von Mydriatika/Augenoperation, Intoxikation bei beidseitiger Mydriasis! Eine transtentorielle Einklemmung bewirkt stets auch eine Vigilanzminderung! Das Auftreten einer weiten lichtstarren Pupille im Verlauf nach SHT mit zunehmender Bewusstseinstrübung muss als Einklemmungszeichen gewertet werden.

9.2.2   Gesichtsschädeltrauma

Symptomatik
– Unfallmechanismus.
– Bewusstseinsstörungen bis Bewusstlosigkeit (DD SHT!).
– Sichtbare Verletzungen, Blutung aus Mund/Nase/Ohr.
– Schmerzen, evtl. Gefühlsstörungen.
– Prellmarken, Hämatome, Schwellungen.
– Mittelgesichtsfraktur (Einteilung nach LeFort ◻ Abb. 9.1): Stufenbildung, eingedrücktes Mittelgesicht, abnorme Beweglichkeit von Gesichtsknochen, Reibegeräusche (Krepitation; nicht testen!).
– Nasenbeinfraktur: Formveränderungen der Nase und Nasenwurzel, Nasenbluten (▶ Kap. 9.2.3), behinderte Nasenatmung, Störungen des Riechvermögens.

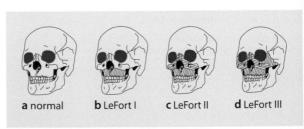

a normal	**b** LeFort I	**c** LeFort II	**d** LeFort III

◻ **Abb. 9.1.** Einteilung der Mittelgesichtsfrakturen. **a** Normal. **b** LeFort I: basale Absprengung des Oberkiefers. **c** LeFort II: Absprengung von Oberkiefer und knöcherner Nase. **d** LeFort III: Absprengung des gesamten Mittelgesichts

- Kieferfraktur, Kiefergelenkfraktur, Kieferluxation (▶ Kap. 9.2.4): Frakturzeichen, Störungen der Beweglichkeit, evtl. Kiefersperre, evtl. Blutung aus dem Gehörgang.
- Zähne locker oder ausgebrochen (▶ Kap. 9.2.4).
- evtl. Liquorausfluss aus Mund/Nase/Ohr → Hinweis auf Schädelbasisfraktur (SHT ▶ Kap. 9.2.1).
- Orbitabodenfraktur (Blow-out-Fraktur): evtl. Doppelbilder, Bulbusdivergenz bei Aufwärtsblick.

Notfalltherapie

- Basischeck, Basismaßnahmen (Oberkörperhochlagerung oder Bauchlagerung bei isoliertem Gesichtsschädeltrauma).
- Bei drohender Gefährdung der Atmung großzügige Indikation zur Intubation und Beatmung (abhängig von den Erfahrungen des NA mit Narkose und Intubation).
- Bei SHT ▶ Kap. 9.2.1, bei Nasenbluten ▶ Kap. 9.2.3, bei Zahn-/Kieferverletzung ▶ Kap. 9.2.4.
- Medikamente:.
  - Analgetika, z. B. ein Opioid wie Piritramid (0,1–0,2 mg/kg KG i.v.).
  - ggf. Benzodiazepine, z. B. Midazolam (0,05–0,1 mg/kg KG i.v.).

---

❶ Cave – Achtung: Bei Gesichtsverletzungen keine(n) Magensonde/Absaugkatheter/Wendl-Tubus durch die Nase einführen und keine Versuche einer nasotrachealen Intubation → Abgleiten auf falschem Weg in das Schädelinnere möglich!
Die Zielklinik sollte je nach Verletzungsmuster über operative Versorgungsmöglichkeiten der Mund-Kiefer-Gesichtschirurie, Augenheilkunde, HNO und/oder Neurochirurgie verfügen.

9.2.3 Nasenbluten (Epistaxis)

Ursachen

Blutung im Bereich der Nasenschleimhäute, bevorzugt durch Zerreißen kleiner Arterien, v. a. im sog. Locus Kiesselbachi (kaudales Septumende). Gehäuft in Wintermonaten, bei trockener Luft, in bestimmten Gruppen (Kinder, Jugendliche, Schwangere, Ältere), im Rahmen der Menstruation. Auslöser und weitere begünstigende Faktoren:
- **Lokal:** Trauma (Schädelbasisfraktur; Manipulationen im Bereich der Nasenschleimhäute, z. B. »Nasebohren« oder iatrogen), Fremdkörper,

Rhinolithen, Entzündung, Polypen/Tumoren, Aneurysma der A. carotis interna.
- **Systemisch:** Hypertonie, Infektionskrankheiten (z. B. Influenza, Masern, Typhus), hämorrhagische Diathese (z. B. kongenitale Koagulopathie, Einnahme von Kumarinen oder ASS) u. a.

Symptomatik
- Blut sickert, rinnt oder spritzt aus der Nase (nicht obligat).
- Bluterbrechen (verschlucktes Blut! DD: obere GI-Blutung, pulmonale Blutungsquelle).
- Atemstörungen, evtl. Atemnebengeräusch.
- Bei länger dauerndem Nasenbluten auch Schocksymptomatik möglich.

Notfalltherapie
- Basischeck, Basismaßnahmen (Lagerung möglichst sitzend, nach vorn gebeugt; Blut soll nach vorn ablaufen), ggf. Bauch-/Seitenlage.
- Nasenflügel für mehrere Minuten komprimieren (lassen) → Wirksam bei Blutungen im Locus Kieselbachi.
- Nasse, kalte Wickel/Eisbeutel im Nacken und auf der Stirn anlegen.
- Blut nie schlucken lassen (→ wirkt emetisch; erhöhtes Aspirationsrisiko)!
- Ggf. Schocktherapie (▶ Kap. 8.5.2).
- Medikamente:.
  - Analgetika, z. B. ein Opioid wie Piritramid (0,1–0,2 mg/kg KG i.v.).
  - Ggf. Benzodiazepine, z. B. Midazolam (0,05–0,1 mg/kg KG i.v.).
  - Bei Hypertonie ggf. medikamentöse Blutdrucksenkung (▶ Kap. 8.4, Vorsicht bei starkem Blutverlust).
- Transport in HNO-Fachabteilung.
- Evtl. abschwellende Nasentropfen (Vasokonstriktion), z. B. Xylometazolin [Otriven®] oder Oxymetazolin [Nasivin®] oder Einbringen von Adrenalin-betropftem Verbandmull (▶ Kap. 16.1.3)
- Bei isoliertem, anhaltend starkem Nasenbluten (vitale Gefährdung): **Nasentamponade** vor Ort erwägen, auch abhängig von der Transportzeit. In der Notfallmedizin sollte die hintere Ballontamponade (Belocq) bevorzugt werden, weil sie i. d. R. rasch zum Erfolg führt, keines HNO-Instrumentariums bedarf, auch bei arteriellen Blutungen in der hinteren Nasenhöhle wirksam ist und dem aufnehmenden HNO-Facharzt eine problemlose Revision ermöglicht.

▼

Durchführung:
- Ggf. Tamponade erst nach Intubation (z. B. Bewusstseinstrübung).
- Material: 2 Blasenkatheter , anästhetisches Gleitgel, evtl. Nasenspekulum, Kompressen, Zungenspatel, Blockerspritze.
- Einführen je eines Blasenkatheters (Foley, etwa 14 Ch, Xylocain®-Gel auf die Spitze) in beide Nasenlöcher im unteren Nasengang; Blocken der Ballons im Rachen mit Luft (um eine Aspiration bei Leckage zu vermeiden). Zurückziehen der Katheter und Fixieren unter Zug. Dabei sind die Nasenlöcher zu verschließen. Komplikationen: Drucknekrosen, Verlegung der Tuba auditiva, bei Kindern Verlegung der Atemwege, Auslösen von Erbrechen, Induktion einer weiteren Blutung.
- Es existieren auch kommerzielle Hilfsmittel, z. B. pneumatische Nasentuben nach Masing, Silikon-Epistaxis-Katheter, Quelltamponaden, Schaumstofftamponaden.

9.2.4   Zahn-, Mund-, Kiefernotfälle (ZMK-Notfälle)

Dokumentation von Zahntraumata
Zur exakten Benennung einzelner Zähne sollten die zahnärztlich gebräuchlichen Instrumente Gebissformel (Zahnformel) bzw. Zahnschema (Gebissschema) verwendet werden (◘ Tab. 9.3), die Darstellung erfolgt aus der Sicht des Betrachters. In der Gebissformel werden die 4 verschiedenen Zahnarten abgekürzt (Kleinbuchstaben für Milchzähne):
- Schneidezähne (Incisivi [I])
- Eckzähne (Canini [C])
- Backenzähne (Praemolares [P])
- Mahlzähne (Molares [M])

Allgemeine Maßnahmen/Therapie bei Zahnverletzungen
- Allgemeine Maßnahmen:
  - Basischeck, Basismaßnahmen und Therapie lebensbedrohlicher Zustände haben Vorrang vor der Behandlung von Zahnschäden.
  - Bei Bewusstlosigkeit, Amnesie, vegetativen Symptomen (z. B. Kopfschmerzen, Erbrechen) oder extraoralen Weichteilverletzungen immer Klinikeinweisung!
  - Wichtige Ausschlussdiagnosen beachten (z. B. Kieferfraktur, Kindesmisshandlung).

▼

Tab. 9.3. Zahnschema (ZS, FDI-System nach DIN 13920) und Gebissformel (GF)

	1. Quadrant (Oberkiefer, rechts)								2. Quadrant (Oberkiefer, links)							
GF	M_3	M_2	M_1	P_2	P_1	C	I_2	I_1	I_1	I_2	C	P_1	P_2	M_1	M_2	M_3
ZS (bleibendes Gebiss)	18	17	16	15	14	13	12	11	21	22	23	24	25	26	27	28
ZS (Milchgebiss)				55	54	53	52	51	61	62	63	64	65			
ZS (Milchgebiss)				85	84	83	82	81	71	72	73	74	75			
ZS (bleibendes Gebiss)	48	47	46	45	44	43	42	41	31	32	33	34	35	36	37	38
GF	M_3	M_2	M_1	P_2	P_1	C	I_2	I_1	I_1	I_2	C	P_1	P_2	M_1	M_2	M_3
	4. Quadrant (Unterkiefer, rechts)								3. Quadrant (Unterkiefer, links)							

- Aus versicherungsrechtlichen Gründen: Anamnese konsequent und ausführlich erheben und dokumentieren (Zeitpunkt des Unfalls, Unfallort, Unfallhergang, eigenes Erinnerungsvermögen an Unfall, evtl. Zeugen).
- Schädigung der Zahnhartsubstanz (Zahnfragmente jeweils asservieren!):
  - Schmelzfraktur → Überweisung an Zahnarzt.
  - Schmelz-Dentin-Fraktur → Überweisung an Zahnarzt.
  - Eröffnung der Zahnpulpa → sofortige Überweisung an Zahnarzt.
  - Wurzelfraktur → sofortige Überweisung an Zahnarzt.
- Schädigung des Parodontiums (Zahnhalteapparat):
  - Zahnluxation → Sofortige Überweisung an Zahnarzt oder Klinikeinweisung in zahnärztlich-chirurgische Fachabteilung.
  - Zahnavulsion → Sofortige Überweisung an Zahnarzt oder Klinikeinweisung in zahnärztlich-chirurgische Fachabteilung.

Die Therapie spezieller ZMK-Notfälle wird im Folgenden besprochen.

Zahnavulsion (ausgeschlagener Zahn)

Synonyme: Exartikulation, totale Luxation, Eluxation.
Vorkommen: Häufigkeitsgipfel zwischen 2 und 5 sowie 8 und 12 J.
Ursachen: Sturz, Rohheitsdelikte, Sport-/Spielunfälle.
Häufigste Lokalisation (bleibendes Gebiss): ca. 80% OK I_1.
Therapiegrundsätze:
- Bei bleibenden Zähnen Replantation anstreben!
- Milchzähne sollten aufgrund möglicher Schädigung des Zahnkeims nicht replantiert werden.
- Grundsätzlich müssen aber unter forensischen Aspekten alle avulsierten Zähne und möglichst auch Zahnfragmente asserviert werden!
- Bei Zahnavulsionen sollte das Zeitintervall bis zur Replantation (z. B. durch direkte Einweisung in zahnärztlich-chirurgische Fachabteilung) minimiert werden, sofern nicht andere Verletzungen Priorität haben.

Maßnahmen/Therapie
- Zahnfragmente und avulsierte Zähne aus dem Mund entfernen (Aspirationsgefahr!).
- Zahnfragmente und avulsierter Zähne asservieren (spätestens nach 30–60 min), ohne Alveolenwand und Desmodont zu berühren sowie

▼

ohne Desinfektion. Überlebenszeit der Desmodontalzellen ist abhängig vom Aufbewahrungsmedium → in geeignete Aufbewahrungsflüssigkeit einbringen, z. B.
- Zahnrettungsbox (= Optimum; z. B. Medice Dentosafe®, Iserlohn): bis 24 h,
- kalte H-Milch: 6 h,
- physiolog. Kochsalzlösung: 2-3 h.
- Zahnfragmente und avulsierte Zähne weder in Wasser aufbewahren (da Desmodontalzellen durch veränderten osmotischen Druck unweigerlich platzen) noch unter die Zunge legen (Aspirationsgefahr! Warmer Speichel führt zu Stoffwechselerhöhung im Desmodont und schnellem Zelltod). Die Zahnpulpa stirbt auch bei regelrechter Aufbewahrung ab.
- Sofortige Überweisung an Zahnarzt oder Klinikeinweisung in zahnärztlich-chirurgische Fachabteilung. Ggf. Analgesie.

Oberkieferfraktur
Siehe Gesichtsschädeltrauma (► Kap. 9.2.2).

Unterkieferfraktur
Ursachen
Traumatisch, z. B. Sturz auf das Kinn, Schlag auf den Unterkiefer (UK); iatrogen.

Symptomatik
- Palpierbare Dislokation und abnorme Beweglichkeit der UK-Fragmente.
- Okklusionsstörungen (evtl. offener Biss).
- (Reflektorische) Kieferklemme (behinderte Mundöffnung).
- Evtl. Sensibilitätsstörungen im Bereich des N. mentalis (Kinnbereich).
- Evtl. Blutungen/Liquorausfluss aus äußerem Gehörgang (→ Ausschluss Gehörgangverletzung und Schädelbasisfraktur! ► Kap. 9.2.1).
- Speziell: Gelenkfortsatzfraktur (Kondylusfraktur, 30% der UK-Frakturen):
  - Prellmarken/Platzwunde am Kinn.
  - Stauchungsschmerz (Druck auf das Kinn → Schmerzen im Kiefergelenk).
  - UK-Abweichen zur Frakturseite bei Mundöffnung (bei einseitiger Fraktur).

Maßnahmen/Therapie

- Provisorische Fixation (Frakturruhigstellung, Schmerzminderung) mittels Kopf-Kinn-Kappe (2 sich im Schläfenbereich überkreuzende elastische Binden in vertikaler und horizontaler Richtung in normaler Okklusion anlegen, aufgrund Stauungsgefahr im Gesicht nicht zu straff fixieren), Analgesie.
- Klinikeinweisung in MKG-chirurgische Fachabteilung, sofern nicht andere Verletzungen Priorität haben (z. B. Polytrauma, SHT).
- Bei Absprengung des UK mit konsekutivem Zurückfallen des Kinns besteht Erstickungsgefahr! Dann Esmarch-Handgriff (Kinn nach vorn ziehen, dazu Zeigefinger unter die Zunge schieben und mit dem Daumen unter Kinn fassen)!

Kiefergelenkluxation (Kondylusluxation)

Pathologie

Meist doppelseitige Verlagerung des Gelenkköpfchens (Capitulum mandibulae) aus der Gelenkgrube (Fossa mandibularis) mit (meniskotemporale Luxation) oder ohne Diskus (meniskokondyläre Luxation) vor Gelenkhöcker (Tuberculum articulare); selten dahinter, zur Mitte oder zur Seite; immer ohne Kapselriss. Auch Kiefergelenkluxation nach oben als zentrale Kiefergelenkluxation mit Schädelbasis- und meist Gelenkfortsatzfraktur möglich (▶ o.)!

Ursachen

Extreme Mundöffnung (v. a. durch Gähnen; Erbrechen, heftiges Schreien), Trauma, durch Einnahme von Parkinson-Medikamenten und Metoclopramid bedingte Störungen des extrapyramidalen Systems.

Symptomatik

- Extreme Schmerzen der Kiefergelenke und der Kaumuskulatur.
- Kiefersperre (behinderter Mundschluss).
- Protrudierte UK-Position in federnder Fixation bei doppelseitiger Kiefergelenkluxation (v. a. bei extremer Mundöffnung).
- Abweichen des UK zur gesunden Seite bei Mundöffnung bei einseitiger Kiefergelenkluxation (v. a. bei Trauma).
- Oft deutliche Delle vor dem Tragus (Ohrknorpel).

Maßnahmen/Therapie

– Sofortige bimanuelle Reposition durch den Versierten (außer bei sicheren Frakturzeichen; auch Versuch vor Ort statthaft): Hippokrates-Handgriff zunächst auf einer, dann ggf. auf der anderen Seite. Vorgehen: beide mit Mullbinden umwickelte Daumen auf seitliche Zahnreihen des UK legen, während übrige Finger den UK von außen umfassen, anschließend kräftigen intermittierenden Druck nach unten und geringen Schub nach hinten ausüben. Wenig Druck nach hinten ausüben, da ansonsten eine Gelenkfortsatzfraktur provoziert werden könnte! Vorsicht wegen reflektorischer Anspannung der Kaumuskulatur beim Einrenken, da Kräfte in der Größenordnung eines Zentners auftreten können! Ggf. Durchführung unter Analgesie oder Narkose (Klinik).

– Ruhigstellung mittels Kinnschleuder (Funda maxillae).

– Auch nach Erfolg Überweisung möglichst in zahnärztl.-chirurgische bzw. MKG-chirurgische Fachabteilung zum Ausschluss einer UK-Fraktur und ggf. zur definitiven Versorgung. Radiolog. Frakturausschluss ggf. auch in unfallchirurgischer Klinik möglich.

9.3 Wirbelsäule

9.3.1 Bandscheibenvorfall (NPP)

Pathophysiologie

Der gallertartige Kern der Bandscheibe tritt entweder aus der Bindegewebshülle aus (Nucleus pulposus prolaps/NPP/»Pulposushernie«), oder er beult sie dergestalt aus (Protrusion), dass der Kern den Spinalkanal einengt oder auf eine der Spinalnervenwurzeln drückt und dadurch zu Schmerzen oder neurolog. Ausfällen führen kann. Typische Lokalisationen: LWS (L5/S1, L5/L4), HWS (C6/C7).

Lumbaler NPP

Intensiver Schmerz im Lendenbereich mit Ausstrahlung (Gesäß, Oberschenkel, Knie) sowie schmerzbedingte Bewegungseinschränkung → Schonhaltung (Reizung der Nervenwurzel → Anspannung und Verkrampfung der Rückenmuskulatur – sog. »Hartspann« (Myogelose) → weitere Reizung der Nervenwurzel → verstärkte Verkrampfung=Teufelskreis).

Die typische Symptomatik des lumbalen Bandscheibenvorfalls wird auch als Hexenschuss, lumbale Radikulopathie oder Lumbago (im Volksmund »Ischias«) bezeichnet.

Symptomatik des Bandscheibenvorfalls

- Unfallmechanismus (z. B. Verheben), evtl. Vorerkrankung (z. B. Tumor).
- Einschießende Schmerzen (LWS: in der Lendengegend; HWS: im Nacken) und Kribbelparästhesien im Ausbreitungsgebiet der betroffenen Nervenwurzel (**Dermatome** ◘ Abb. 9.2).
- Je nach Schweregrad auch Sensibilitätsstörungen (bes. Hypalgie), motorische Ausfälle und Reflexabschwächungen im Versorgungsgebiete der betroffenen Nervenwurzel (**radikuläre Symptomatik** ◘ Tab. 9.4).
- Husten-, Press- und Niesschmerz.
- Schonhaltung, Bewegungsunfähigkeit, verspannte Rückenmuskulatur.
- Positive Nervendehnungszeichen: Lasègue-Zeichen (auch umgekehrt) und Bragard-Zeichen positiv.
- Bei pseudoradikulärer Symptomatik mutet die Schmerzsymptomatik radikulär an, der neurolog. Untersuchungsbefund ist jedoch unauffällig (DD orthopädische und rheumatologische Erkrankungen, z. B. arthritische Veränderungen, Zwischenwirbelluxation).
- Bei Rückenschmerzen je nach Risikofaktoren und Begleitsymptomatik auch an akut relevante DD denken, z. B. Myokardinfarkt (Hinterwand, Frauen), Aortenaneurysma, Nierenkolik, Pankreatitis, Spritzenabszess.

◘ Tab. 9.4. Versorgungsgebiete betroffener Spinalnervenwurzeln

Nerven- wurzel	Motorik (Ausfälle)	Sensibilität (Ausfälle)	Reflexe (Fehlen/ Abschwächung)
C6		Außenseite der Ober- und Unter- arme, den Daumen zugewandte Seiten der Unterarme bis zum Zeige-, Mittel- und Ringfinger	Bizepssehnenreflex
C7			Trizepssehnenreflex
C8		Kleinfingerseite der Unterarme bis zum Klein- und Ringfinger	Trömner-Reflex
L4	Heben/Strecken des Beins	Außenseite der Oberschenkel, Innenseite der Unterschenkel	Patellarsehnenreflex
L5	Hackengang, Stehen auf be- troffenem Bein	Fußrücken, Außenseite der Unterschenkel	Tibialis-posterior- Reflex
S1	Stehen auf den Zehenspitzen	Fußkante, Seiten der Unter- schenkel	Achillessehnenreflex; S1–5: Kremaster-/ Analreflex

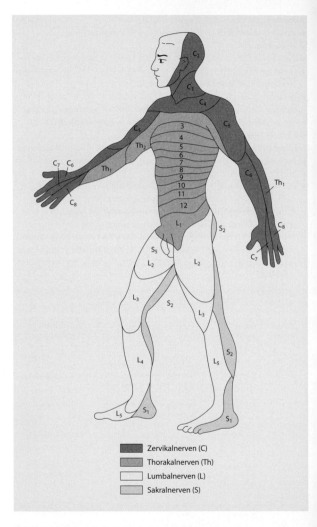

◻ **Abb. 9.2.** Segmentale Nervenversorgung der Haut

Alarmzeichen. Beginnende/zunehmende Lähmungen (Kraftgrad <3/5), plötzliches Verschwinden des Schmerzes (Hinweis auf beginnendes Absterben der Nervenwurzel), »Reithosenanästhesie«, Blasen-/Mastdarmstörungen (V. a. Kaudasyndrom); in diesen Fällen ist eine zügige Klinikeinweisung unumgänglich!

Neurolog. Beeinträchtigung z. T. erst nach suffizienter Schmerztherapie feststellbar (im Zweifel Klinikeinweisung, evtl. MRT-Diagnostik anstreben). Für Klinikeinweisung sprechen ebenfalls: Möglichkeit einer Fraktur (älterer Pat. mit Osteoporose, Z. n. Sturz), Tumoranamnese, Infektzeichen.

Notfalltherapie

- Basischeck, Basismaßnahmen, HWS-Stützkragen bei V. a. zervikalen NPP.
- Umlagerung mit Schaufeltrage und Vakuummatratze.
- Bei der Lagerung Patientenwunsch beachten (z. B. bei lumbalem NPP Stufenlagerung: Beugung in Knie + Hüfte je ca. 90°).
- Schonender Transport
- Medikamente: Analgetika, z. B. ein Opioid wie Piritramid (0,1–0,2 mg/ kg KG i.v.).

Lumbago mit typischer Symptomatik

- Grundsätzlich nach gründlicher Anamnese und Untersuchung auch ambulante Behandlung möglich (versierter NA), z. B. möglichst keine Bettruhe, sondern mäßige Belastung empfehlen, evtl. Wärmeanwendung, frühzeitig wirksame Analgesie (NSAID), muskelrelaxierende Benzodiazepine, ggf. Myotonolytika.
- Diagnose- und Therapiekontrolle durch Hausarzt sicherstellen (Nachkontrolle <12–48 h), auch wegen DD.

9.3.2 Wirbelsäulentrauma

Ursachen für Wirbelsäulenverletzungen

- Direktes Trauma (z. B. Stich, Schuss).
- Indirektes Trauma durch Einwirkung von Zug- und Scherkräften (z. B. bei Verkehrsunfällen: HWS-Schleudertrauma; WS-Kompressions-/ -stauchungsfrakturen (z. B. Sturz aus großer Höhe auf die gestreckten Beine → meist Th12 und L1).
- Pathologische Frakturen (z. B. bei Tumor, Metastasen).

HWS-Schleudertrauma (posttraumatisches HWS-Syndrom)

Durch ein sog. Peitschenschlagphänomen bei Auffahrunfall kommt es zu einer Dehnung des Band- und Kapselapparates der HWS (HWS-Distorsion) sowie Reizung von Nervenwurzeln und vegetativen Nervengeflechten. Die Beschwerden treten bei Schweregrad I oft erst nach >60 min auf (fehlt das symptomfreie Intervall, ist von einem schwereren Trauma auszugehen).

Symptomatik

- Unfallmechanismus (Hochrasanztrauma).
- Schmerzen (insbes. Druck- und/oder Klopfschmerz über der WS).
- Nackenschmerz/Nackensteifigkeit (nicht testen).
- Ggf. Querschnittssymptomatik: Meist beidseitige motorische und sensorische Ausfälle bis zur Höhe des verletzten Rückenmarksegments.
- Bewusstseinsstörungen bis Bewusstlosigkeit.
- Unwillkürlicher Harn- und Stuhlabgang.
- RR-Abfall, Puls tachykard, evtl. bradykard (spinaler Schock, ▶ Kap. 8.5.4).
- Atemstörungen bei hohem Querschnitt (HWS – N. phrenicus: C3–C5).
- Einteilung der HWS-Distorsion (nach Erdmann):
  - **Grad I:** Nacken- und Bewegungsschmerz (nicht testen!).
  - **Grad II:** Zusätzlich in Hinterkopf oder Mundboden ausstrahlende Schmerzen.
  - **Grad III:** Unfähigkeit, den Kopf in einer Position zu halten, Sensibilitätsstörungen an Armen und Händen, evtl. Schluckstörungen bei retropharyngealen Einblutungen, evtl. kurze Bewusstlosigkeit.
  - **Grad IV:** Hoher Querschnitt (meist am Unfallort tödlich), Bulbärhirnsyndrom.

Notfalltherapie

- Keine Kopfreklination, frühestmögliche achsengerechte Ruhigstellung der HWS (manuelle In-line-Immobilisation), dann Anlage eines passenden HWS-Stützkragens.
- Basischeck, Basismaßnahmen (HWS-Immobilisation), O_2-Gabe, ggf. Intubation und Beatmung, ggf. Schocktherapie (▶ Kap. 8.5.2).
- So wenig Lagerungsmanöver wie möglich; z. B. Umlagerung mit Schaufeltrage oder mindestens 5 Helfern auf vorgeformte Vakuummatratze. Sofern vorhanden und geübt, kann bei der Rettung aus Kraftfahrzeugen oder entsprechenden Situationen ein Rettungskorsett benutzt werden (z. B. K.E.D.®) – Cave: Zeitaufwand bei vitaler Störung!
▼

- Besonders schonender Transport (ggf. RTH), bei isoliertem WS-Trauma Pat. mit neurologischen Ausfällen möglichst primär in ein Wirbelsäulenzentrum bringen (CT-Diagnostik und operative Versorgung).
- Medikamente:
  - Ggf. Volumenersatz.
  - Analgetika, z. B. ein Opioid wie Piritramid (0,1–0,2 mg/kg KG i.v.).
  - Ggf. Benzodiazepine, z. B. Midazolam (0,05–0,1 mg/kg KG i.v.).

Helmabnahme und HWS-Immobilisation. Der Schutzhelm bei Motorrad- und anderen Zweiradfahrern wird grundsätzlich – aber vorsichtig von 2 Helfern – abgenommen. Jeder RD-Mitarbeiter sollte über gängige Helmverschlussmechanismen informiert sein.

Vor, während und nach Helmabnahme wird der Kopf solange durch einen Helfer manuell achsengerecht (»in line«) ruhiggestellt, bis die HWS mit starrem HWS-Stützkragen (z. B. Stifneck®, NecLoc®) korrekt immobilisiert ist! Für diese sog. manuelle In-Line-Immobilisation muss ein Helfer auch dann abgestellt werden, wenn keine Zeit zum Anlegen eines HWS-Stützkragens bleibt, keiner vorhanden ist oder Maßnahmen das Abnehmen des HWS-Stützkragens erfordern (z. B. Intubation). Das explizite Ausüben von Zug während der In-Line-Immobilisation wird derzeit nicht empfohlen.

Das Anlegen eines HWS-Stützkragens sollte so gut trainiert sein, dass es ohne wesentlichen Zeitverlust vor anderen lebensrettenden Sofortmaßnahmen durchgeführt werden kann. Handgriffe laut absprechen, damit eine ständige Immobilisierung gewährleistet ist. Wichtig:
- richtige Größe und/oder Größeneinstellung,
- fester Sitz (häufiges Problem), aber keine venöse Stauung oder Druckschäden (z. B. Ohren),
- keine Aspiration durch Erbrechen bei unmöglicher Mundöffnung.

Auch bei korrekt angelegtem HWS-Stützkragen ist noch eine gewisse Beweglichkeit der HWS möglich (≤10% Flexion, ≤50% Extension, Rotation und Kippung). Auch Rumpftorsionen können leicht in Bewegungen der HWS fortgesetzt werden (und umgekehrt), sodass bei V. a. Wirbelfraktur immer zusätzliche Maßnahmen zur Immobilisation der Gesamtwirbelsäule indiziert sind (z. B. Spineboard/Vakuummatratze, Kopffixierungsset).

Zur Gewährleistung der Neutralposition kann bei Erwachsenen eine Unterpolsterung des Hinterkopfes (1–10 cm), bei Kleinkindern eine Unterpolsterung des oberen Thorax auf Schulterblatthöhe (2,5–5 cm) notwendig sein.

Praxistipps

- Jegliche Funktionsprüfung der WS, speziell der Halswirbelsäule, muss bis zum Ausschluss einer Fraktur (Röntgen, in der Klinik) unterbleiben (Gefahr der Querschnittslähmung).
- Jeder Bewusstlose (potenziell Unfallverletzte) muss so behandelt und transportiert werden, als ob ein WS-Trauma vorläge.
- Die routinemäßige präklinische Kortikoidtherapie (Methylprednisolon, hochdosiert) bei WS-Trauma ist umstritten und wird derzeit nicht empfohlen. Als individuelle Entscheidung durch Experten in der Klinik möglich.

9.4   Thoraxtrauma

Mögliche bedrohliche Einzelverletzungen
- Tracheal- oder Bronchusabriss (Hautemphysem).
- Rippen(serien)frakturen.
- Lungenkontusion, Lungenriss (Einblutung in das luftführende System möglich → Gefahr der inneren Aspiration; Symptome ähnlich wie Lungenödem).
- Pneumothorax, Spannungspneumothorax, Hämatothorax.
- Herzkontusion (Symptome: Angina pectoris, Symptome eines Herzinfarktes).
- Herzbeuteltamponade (▶ Kap. 8.6), Ruptur großer Gefäße, z. B. der Aorta.

Pathologien im Pleuraraum
- **Pneumothorax:** Eintreten von Luft in den Pleuraspalt von innen oder außen mit Kollaps eines Lungenflügels nach Thoraxtrauma (penetrierend oder Alveolarruptur) oder ohne äußere Gewalteinwirkung (Spontanpneumothorax, z. B. durch Ruptur einer Emphysemblase).
- **Spannungspneumothorax:** Pneumothorax, bei dem die eintretende Luft den Pleuraspalt nicht mehr verlassen kann (Ventilmechanismus). Bei Inspiration strömt Luft nach → Kompression der Restlunge, Mediastinalverlagerung, Druck auf Herz und Gefäße (obstruktiver Schock).
- **Hämatothorax:** Eindringen von Blut in den Pleuraspalt (Verbluten möglich).
- **Serothorax/Chylothorax/Pleuraempyem:** Ansammlung größerer Mengen seröser Flüssigkeit (Entzündung), Lymphe oder Eiter im Pleuraspalt kann ähnliche Symptome wie ein Hämatothorax hervorrufen. Die Entwicklung ist aber i. d. R. deutlich langsamer und wird besser kompensiert.

Symptomatik
Thoraxtrauma allgemein:
- Unfallmechanismus, Prellmarken, äußerlich sichtbare Verletzungen.
- Druckschmerz beim Palpieren des Thorax.
- Atemnot, atemabhängiger Schmerz, schnelle, flache Atmung (Schonatmung).
- Evtl. (Blut-) Husten.
- Evtl. Schocksymptomatik (▶ Kap. 8.5.2), Blässe bis Zyanose.
- Veränderte Atembewegungen (Seitendifferenz).
- Blasenbildung im Wundbereich: Hinweis auf offenes (penetrierendes) Trauma.
- Paradoxe Atmung (instabiler Thorax): bei Rippenserienfraktur.
- Hautknistern (Hautemphysem): bei Tracheal-/Bronchusabriss oder Platzen einer Emphysemblase, offenem Thoraxtrauma.
- Prallgefüllte Halsvenen (fehlt u. U. bei gleichzeitiger Schocksymptomatik): bei Spannungspneumothorax, Herzbeuteltamponade.
- Aufgehobenes Atemgeräusch (oft nur einseitig mit Klopfschalldifferenz):
  - bei Pneumothorax (hypersonorer Klopfschall),
  - bei Hämatothorax (gedämpfter Klopfschall).

V. a. Pneumothorax:
- Atemabhängige, einseitige Thoraxschmerzen; Dyspnoe.
- Oft Zeichen einer Rippenfraktur.
- Hypersonorer Klopfschall.
- Evtl. Zyanose (Besserung unter O_2-Gabe).
- Husten, evtl. Abhusten von blutig-schaumigem Sekret.
- Tachykardie, meist keine Schocksymptomatik bei isoliertem Pneumothorax.

V. a. Spannungspneumothorax:
- Thoraxschmerzen, zunehmende Dyspnoe.
- Oft Zeichen einer Rippenfraktur.
- Keine Besserung einer Zyanose unter O_2-Gabe.
- Zunehmend erschwerte Beatmung (ansteigender Beatmungsdruck=Alarmsignal).
- Blutdruckabfall und Kaltschweißigkeit.
- Einflussstauung: prallgefüllte Halsvenen (fehlen u. U. bei gleichzeitiger Schocksymptomatik) – DD Herzbeuteltamponade!

V. a. Hämatothorax:

- Thoraxschmerzen, Dyspnoe.
- Oft Zeichen einer Rippenfraktur.
- Evtl. Zyanose, evtl. Bluthusten.
- (Einseitig) aufgehobenes Atemgeräusch.
- Gedämpfter Klopfschall.
- Evtl. Zeichen eines hämorrhagischen Schocks.

Versorgungsstrategie bei schwerem Thoraxtrauma

Bei intrathorakaler Blutung ist eine Stabilisierung des Patienten u. U. nur operativ möglich. Der Pat. wird vor Ort mit venösen Zugängen versorgt und bei vorliegender Indikation intubiert. Spätestens bei fehlender Stabilisierung (RR_{syst} <80 mm Hg) nach Druckinfusion von 1000 ml VEL und 500 ml kolloidalem Volumenersatzmittel oder alternativ »small volume resuscitation« (▶ Kap. 8.5.2) ist ein schnellstmöglicher Transport in eine geeignete Klinik mit Voranmeldung indiziert.

Notfalltherapie

- Basischeck, Basismaßnahmen (z. B. O_2-Gabe).
- Thoraxwunden locker und steril abdecken (nicht luftdicht, sonst Gefahr eines Spannungspneumothorax, v. a. bei Beatmung), insbes. bei offenem (Pneumo-) Thorax (Pleurahöhle eröffnet): offenlassen – Intubation und Beatmung (100% O_2, Narkoseeinleitung ▶ Kap. 2.4.3).
- Fremdkörper in der Wunde belassen (Blutstillung durch Eigentamponade), fixieren, polstern.
- Oberkörperhochlagerung, dabei auf die verletzte Seite drehen (Schienung des Thorax bei Rippenserienfraktur, Analgesie; Patientenwunsch beachten); bei Bewusstlosigkeit Seitenlage.
- Ggf. Schocktherapie (▶ Kap. 8.5.2), bei schwerer, akuter (hämorrhagischer) Hypovolämie (z. B. geschätzter Blutverlust >30%, ATLS-Stadium III) ggf. »small volume resuscitation« (möglichst initial).
- Großzügige Indikation zu Intubation und Beatmung (100% O_2, Narkoseeinleitung ▶ Kap. 2.4.3).

---

❶ Cave – Solange bei Thoraxtrauma ein Spannungspneumothorax nicht ausgeschlossen oder entlastet ist, ist ein PEEP kontraindiziert! Beatmung kann auch zu einem Spannungspneumothorax führen.

> **Notfalltherapie (Forts.)**
> — Bei **Verdacht auf Spannungspneumothorax:** Sofortige Entlastung
>   durch Punktion mit großlumiger Venenverweilkanüle (🔲 Abb. 9.3, De-
>   tails ▶ u.). Der Spannungspneumothorax ist eine klinische Diagnose! DD
>   Obstruktion oder Schock anderer Ursache (Einflussstauung i. d. R. nicht
>   bei Volumenmangelschock), Perikardtamponade.
> — **Entlastungspunktion bei V. a. Spannungspneumothorax:** Bei
>   hochwahrscheinlichem perakuten Spannungspneumothorax ist auf-
>   grund der gebotenen Eile die sofortige Pleurapunktion mit einer großlu-
>   migen Kanüle zur primären Entlastung indiziert. Punktionsort unbedingt
>   nach Monaldi. Auf Desinfektionsmaßnahmen ggf. verzichten. Nur so tief
>   einführen, wie nötig und Stahlmandrin rechtzeitig entfernen! I. d. R. ist
>   der Luftaustritt deutlich wahrnehmbar.
> — **Bei Verdacht auf akuten Hämatothorax:** Thoraxdrainage erwägen
>   (🔲 Abb. 9.3, Details ▶ u.)
> — V. a. Herzbeuteltamponade (präklinisch schwer zu diagnostizieren!): ggf.
>   Perikardpunktion durch den in dieser Technik Geübten (▶ Kap. 8.6)
> — Medikamente:
>   – Analgetika, z. B. ein Opiat wie Piritramid (0,1–0,2 mg/kg KG i.v.) oder
>   S-Ketamin (0,125–0,25 mg/kg KG i.v.)

9.4.1   Thoraxdrainage

Indikationen

Dringender V. a. Spannungspneumothorax, beidseitiger Pneumothorax,
respiratorische oder kardiozirkulatorische Verschlechterung bei V. a.
Hämatothorax/Pneumothorax/Serothorax unter adäquater Volumengabe und Beatmung, prophylaktisch bei Risiko eines Spannungspneumothorax (z. B. bei beatmetem Pat. mit Thoraxtrauma, insbes. vor
RTH-Transport).

Gefahren/Komplikationen

Fehlplatzierung (Drainageöffnung außerhalb der Pleurahöhle → keine
wirksame Entlastung), Blutungen und Verletzungen von Interkostalner-
ven (insbes. bei falscher Punktionsstelle/-technik), Abknicken/Verstopfen
(dünner) Drainagen, Verletzungen der Pleura visceralis und des Lungen-
parenchyms bei nicht indizierter Punktion. Bei Zwerchfellhochstand/-
ruptur oder fehlerhafter Technik sind Läsionen von Zwerchfell, Leber,
Magen und Milz möglich.

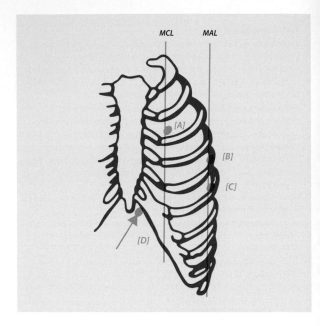

◘ **Abb. 9.3.** Lokalisation der Punktionsstellen (*MCL*=Medioklavikularlinie, *MAL*=mittlere Axillarlinie). *A* Nach Monaldi: Zur akuten Entlastungspunktion eines Spannungspneumothorax oder Drainage bei Pneumothorax; 2. (oder 3.) ICR in MCL, lateral des tastbaren Angulus sterni setzt die II. Rippe an; die I. Rippe ist i. d. R. nicht tastbar. Die Punktion bzw. Inzision erfolgt mind. 3 Querfinger lateral des Sternumrandes → Cave: Verletzung der A. thoracica interna! *B/C* Nach Bülau: Zur Drainage eines Hämatothorax (oder Pneumothorax); 4. oder 5. ICR in der MAL, auf jeden Fall supramamillär (Schwangere 3. ICR)! *D* Zur Perikardpunktion ► Kap. 8.6

Material, Vorbereitungen

– Skalpell, evtl. Präparierschere, Klemme, Thoraxdrainage (24–32 Ch; Pneumothorax: kleines Lumen; Hämatothorax: großes Lumen) oder improvisiert Endotrachealtubus (ID 6–8 mm) mit Blockerspritze (10 ml).
– Ggf. Hautdesinfektionsmittel, sterile Handschuhe, sterile Kompressen, Nahtmaterial, Pflaster, Lochtuch, Lokalanästhetikum.

Technik der digitalen Thorakozentese

1. Arm abduzieren und fixieren.
2. Punktionsstelle identifizieren.
3. Soweit es die Situation zulässt: Hautdesinfektion, Lochtuch, sterile Handschuhe.
4. Ggf. Lokalanästhesie (Haut und Periost, z. B. 5–10 ml Lidocain 1%).
5. 1/2–1 ICR kaudal der geplanten Einlagehöhe ausreichend lange Hautinzision (4–6 cm) parallel zur Rippe (Kulissentechnik); stumpf auf die Rippe zu und über den Oberrand hinweg präparieren (mit geschlossener Schere/Klemme eingehen; mit geöffneter herausziehen).
6. Durchbohren der Pleura parietalis mit dem Finger; digitales Austasten (z. B. Lösen von Pleuraadhäsionen, frakturierte Rippen? Ortsfremde Organe?).
7. Drainage einlegen (mit dem Finger führen; bei Pneumothorax nach ventral, bei Hämatothorax nach dorsal); bei korrekter Lage beschlägt die Drainageninnenwand (Pneumothorax), bzw. es tritt Blut aus (Hämatothorax). Tubus ggf. blocken (Sicherung gegen versehentliches Herausziehen).
8. Keine geschlossenen Auffangbeutel für austretendes Blut verwenden (unkontrollierte Druckerhöhung); bei massiver Blutung ggf. abklemmen.
9. Fixieren der Drainage (Kompressen, Naht, Pflaster).

Praxistipps

- Keine Verwendung eines Heimlich-Ventils, da dieses unbemerkt verlegt werden kann (z. B. durch Blutkoagel) → Spannungspneumothorax. Ebenso muss ein Abknicken von Drainagen sicher vermieden werden!
- Die Anlage eines Wasserschlosses oder Sogs an die angelegte Thoraxdrainage ist präklinisch nicht unbedingt notwendig. Bei einseitiger Punktion ist Spontanatmung auf der gesunden Seite möglich; ggf. reicht die kontrollierte Beatmung zur Entfaltung der kollabierten Lunge aus.
- Die Technik der digitalen Thorakozentese ist auch für die Punktion nach Monaldi geeignet.
- Das Einführen einer Thoraxdrainage mittels Trokar wird aufgrund des hohen Verletzungsrisikos von Leber, Milz, Zwerchfell, Herz und Lungengewebe und wegen häufiger Fehllagen nicht mehr empfohlen.

9.5   Abdomen

9.5.1   Abdominaltrauma

Definition und Ursachen

Intraperitoneale Verletzungen durch äußere Gewalteinwirkung (Organ-kontusion, Organperforation, Blutung, Peritonitis):

- Perforierendes (offenes) Bauchtrauma: z. B. Schuss-, Stich- und Pfäh-lungsverletzungen.
- Stumpfes (geschlossenes) Bauchtrauma: z. B. Schlag, Stoß, Auto-/Fahr-radunfall, dabei häufig Verletzungen von:
  - Milz (z. B. Thoraxtrauma links mit Rippenfraktur, Hieb in die Seite),
  - Leber (z. B. Lenkradaufprall, Sicherheitsgurtkompression).

Einzeitige Ruptur (Milz/Leber): Parenchym- und Kapselruptur gleich-zeitig.

Zweizeitige Ruptur (Milz/Leber): Nach Trauma nur Parenchymruptur mit subkapsulärem Hämatom. Dann symptomfreies Intervall. Nach Stun-den bis Wochen Kapselruptur mit lebensbedrohlicher Blutung möglich! Die Parenchymruptur ist i. d. R. mit Sonographie innerhalb der ersten 24 h nachzuweisen. Nach stumpfem Bauchtrauma immer Klinikauf-nahme und Überwachung.

Auch Milzrupturen ohne Trauma oder bei Bagatelltrauma möglich (selten), wenn eine Vorerkrankung mit Milzvergrößerung/-schwellung vorliegt (z. B. Pfeiffer'sches Drüsenfieber).

Versorgungsstrategie bei schwerem Abdominaltrauma

Bei intraabdomineller Blutung ist eine Stabilisierung des Patienten u. U. nur operativ möglich. Der Patient wird vor Ort mit venösen Zugängen versorgt und bei vorliegender Indikation intubiert. Spätestens bei fehlen-der Stabilisierung (RR_{syst} <80 mm Hg) nach Druckinfusion von 1000 ml VEL und 500 ml kolloidalem Volumenersatzmittel oder alternativ nach »small volume resuscitation« (▶ Kap. 8.5.2) ist ein schnellstmöglicher Transport in eine geeignete Klinik mit Voranmeldung indiziert.

Symptomatik

- Unfallmechanismus (Cave: kann bei zweizeitiger Ruptur mehrere Tage zurückliegen), Prellmarken.
- Bei offener Verletzung Abdominalwunde mit Blasenbildung bei Hus-ten als Zeichen einer Eröffnung des Peritoneums, evtl. Austreten von Darmschlingen.

- Schmerzen, Übelkeit.
- Evtl. Bild des akuten Abdomens mit Abwehrspannung und Zeichen des Volumenmangelschocks (▶ Kap. 8.5.2).
  - Leberruptur: Druckschmerz im rechten Oberbauch.
  - Milzruptur: Schmerzen im linken Oberbauch, Ausstrahlung in die linke Schulter (=Kehr-Zeichen).

Notfalltherapie

- Basischeck, Basismaßnahmen, ggf. Schocklage, Schonhaltung des Pat. ermöglichen (z. B. Beine anziehen/Knierolle), bei Bewusstlosigkeit: Seitenlage.
- Wundabdeckung, ggf. zusätzlich Ringpolster.
- Pfählende und sonstige Fremdkörper in der Wunde belassen (abpolstern; ggf. abschneiden/absägen lassen, z. B. durch Feuerwehr).
- Ausgetretene Darmschlingen belassen (kein Reponieren!); abpolstern mit feuchten sterilen Kompressen (sterile NaCl 0,9%).
- Schocktherapie (▶ Kap. 8.5.2), ggf. Kreuzblutabnahme.
- Ggf. Magensonde (zur Entlastung des Magens).
- Medikamente:
  - Anlagetika, z. B. ein Opioid wie Piritramid (0,1–0,2 mg/kg KG i.v.) oder S-Ketamin (0,125–0,25 mg/kg KG i.v.).
  - Benzodiazepine, z. B. Midazolam (0,05–0,1 mg/kg KG i.v.).
  - Ggf. Narkotika, z. B. S-Ketamin (0,5 – 1 mg/kg KG i.v.).

9.5.2   Akutes Abdomen

Definition

Plötzlich auftretende heftige Beschwerden, die durch potenziell lebensbedrohliche Verletzungen oder Erkrankungen von Bauchorganen hervorgerufen werden können.

Differenzialdiagnose

I. d. R. ist das akute Abdomen notfallmedizinisch einheitlich zu behandeln. Die diagnostischen Möglichkeiten sind im RD beschränkt. Trotzdem sollte der NA versuchen, seine Verdachtsdiagnose im Hinblick auf die Wahl eines Analgetikums, das Ausmaß einer möglichen Volumentherapie, aber v. a. die korrekte Wahl der Zielklinik zu optimieren (→ kann die Leidensdauer des Pat. verkürzen und die Prognose im Einzelfall deutlich verbessern).

Essenziell für die Verdachtsdiagnose im Rettungsdienst
- Schmerz (Ort, Art, Dauer, Ausstrahlung, Wirkung äußerer Einflüsse),
- Begleitsymptomatik (z. B. Fieber, Ikterus, Schock, Erbrechen) und
- Anamnese (z. B. Steinleiden, Unfall, Z. n. Appendektomie als Ausschluss).

Der Schmerzcharakter kann helfen, die möglichen Ursachen einzugrenzen:
- **»Somatischer Bauchschmerz«** (gut lokalisierbar, aber nicht immer über dem betroffenen Organ; lang anhaltend; i. d. R. dumpf stechend/schneidend; brettharter Bauch), tritt auf bei Organentzündungen, Abszess, Perforation, Peritonitis, Obstruktion (Darm/Gefäße), Blutung, Verätzung. Extraabdominell auch retroperitoneale Blutung, Aortenaneurysma, Wirbelfraktur, Hodentorsion, Harnverhaltung. Bedarf meist chirurgischer Therapie!
- **»Viszeraler Bauchschmerz«** (diffus; schmerzfreie oder -verminderte Intervalle; früh vegetative Symptomatik), tritt auf bei Hepatitis, Ulcus ventriculi/duodeni, Cholezystitis/Gallenkolik, Pankreatitis, Milzinfarkt, Enteritis, Kolitis, Pneumokokkenperitonitis, Intoxikationen. Extraabdominell auch Herz-, Lungen-, Gefäß-, Blut-, Nieren-, Stoffwechsel-, Nerven- und endokrine Erkrankungen. Bedarf meist konservativer Therapie.
- **Entzündungsschmerzen** nehmen meist kontinuierlich zu.
- **Kolikschmerzen** gehen häufig mit ausgeprägter vegetativer Symptomatik einher (Schweißausbrüche, Erbrechen, Übelkeit, Kreislaufkollaps).
- **Perforationsschmerzen** nehmen oft bis zum plötzlichen, stechenden Rupturschmerz zu (der Pat. kann häufig die exakte Uhrzeit angeben!), dann evtl. schmerzarmes Intervall bis zur Entwicklung der Peritonitis oder Schocksymptomatik.
- **Akuter Ischämieschmerz** bei Verschluss von Abdominalgefäßen, z. B. bei Mesenterialinfarkt (Besserung der Schmerzen für Stunden, mit Einsetzen der Peritonitiszeichen nimmt die Überlebensrate drastisch ab), evtl. Angina abdominalis oder Vorhofflimmern (Emboliequelle) bekannt.

Mögliche intraabdominelle Differenzialdiagnosen

Entzündungen (lokale oder generalisierte Peritonitis mgl.), z. B. Appendizitis, Pankreatitis, Cholezystitis, Divertikulitis, chronisch entzündliche Darmerkrankungen (M. Crohn, Colitis ulcerosa), Lymphadenitis mesenterica, Abszesse, z. B. Psoasabszess, infektiöse Gastroenteritis (z. B. Salmonellen, Norwalk-Virus).

Koliken, z. B. Cholezyto-/Choledocholithiasis, mechanischer Ileus.
Ileus:
- **Paralytisch** (metabolisch, pharmakologisch-toxisch, reflektorisch bei Peritonitis): Keine Darmgeräusche, sondern Plätschern/Schwappen auskultierbar, aufgetriebenes Abdomen, evtl. Stuhlerbrechen (Miserere).
- **Nicht paralytisch:** Kolikschmerzen, verstärkte Darmgeräusche (metallisch klingend, pressstrahlartig), evtl. Stuhlerbrechen.
  - **Mechanisch, mit Gefäßbeteiligung/-strangulation** (Inkarzeration, Invagination, Volvulus).
  - **Mechanisch, ohne Gefäßbeteiligung/Obturation intern oder extern** (Tumor, Fremdkörper, Briden, Adhäsionen, entzündliche Stenosen, Gallensteine).
  - **Spastisch** (selten), z. B. bei Bleivergiftung, Porphyrie, Tabes dorsalis, Wurmerkrankungen.

Hohlorganperforation (z. B. Magen- oder Duodenalulzera).
Gefäßverschluss (z. B. Mesenterialinfarkt, Niereninfarkt, Milzinfarkt).
Tumor (z. B. Magen, Kolon, Rektum, Pankreas), nachfolgend Ileus, Entzündungen, Infiltrationen, Perforationen.
Verletzungen, Rupturen, Blutungen (z. B. Leber- oder Milzruptur – Zweizeitigkeit möglich, Aortenaneurysmaruptur).
Hernien (z. B. Leiste, Nabel, Narbe, Zwerchfell).

Mögliche exraabdominelle Differenzialdiagnosen

Akutes Koronarsyndrom (an atypische Symptomatik denken, z. B. bei Frauen, Diabetes mellitus).
Pleuritis (atemabhängige Schmerzen).
Urologische Erkrankungen (▶ Kap. 14.5), z. B. akutes Skrotum (Hodentorsion, Hydatidentorsion, Orchitis, Epididymitis), akuter Harnverhalt, Nierenkolik (Urolithiasis), Pyelonephritis, Nierentrauma.
Gynäkologische Erkrankungen (▶ Kap. 10), z. B. Extrauteringravidität, Tubentorsion bzw. stielgedrehte Ovarialzyste (plötzlicher Schmerzbeginn, oft nach Drehbewegungen wie Sport oder Tanzen; v. a. bei bestehenden Zysten), rupturierte Ovarialzyste, ovarielle Überstimulation bei Fertilitätstherapie (OHSS), während der Schwangerschaft (z. B. HELLP-Syndrom, vorzeitige Plazentalösung), Entzündungen (z. B. Adnexitis) oder Tumorerkrankungen.
Malaria tropica (initiale Symptome: Bauchschmerzen, Diarrhö, Fieber, Schüttelfrost, Verwirrtheit und Sklerenikterus). Anamnese: Tropenaufenthalt! Mikroskopischer Nachweis in jeder Klinik möglich.

Wirbelsäule (z. B. degenerative Veränderungen, Tumoren, Trauma).
Herpes zoster (keine Peritonitis, Ausschlag kann initial noch
fehlen).
Metabolische Erkrankungen: insbes. diabetische Ketoazidose (Hy-
perglykämie, Pseudoperitonitis diabetica), seltener auch Urämie,
Porphyrien (Bauchschmerzen, Psychose, Tachykardie, dunkle Flecken
in der Unterhose).
Intoxikationen (▶ Kap. 12), z. B. Paracetamol.
Akutes Engwinkelglaukom (▶ Kap. 14.6.1).

Symptomatik
- Abdominelle Schmerzen, Druckschmerzhaftigkeit.
- Gekrümmte (Schon-) Haltung.
- Bretthafte Bauchdecke (Abwehrspannung, Peritonismus).
- Übelkeit und Erbrechen, vegetative Symptome.
- Evtl. Schocksymptomatik (▶ Kap. 8.5.2) – an abdominelle Blutung oder
  schwere Peritonitis denken.
- Flache, schnelle Atmung.
- Angst, verfallener Gesichtsausdruck.
- Ggf. auch Fieber.
- Symptome/Anamnese bei speziellen Erkrankungen, z. B.
  - evtl. Z. n. Abdominaloperation (an Brideileus denken),
  - evtl. kardiales Risikoprofil (an Myokardinfarkt denken, EKG!),
  - evtl. Trauma in den letzten Tagen (an zweizeitige Milz-/Leberruptur
    denken),
  - evtl. mögliche Frühschwangerschaft (an Extrauteringravidität
    denken).

Notfalltherapie
- Basischeck, Basismaßnahmen, z. B. O_2-Gabe, Lagerung: ggf. Schocklage
  (Vorsicht: nicht bei kardiogenem Schock) oder den Pat. Schonhaltung
  einnehmen lassen (z. B. Knierolle, Beine anziehen).
- Ess-, Trink- und Rauchverbot (→ evtl. Operation!).
- Ggf. Schocktherapie (▶ Kap. 8.5.2).
- Ggf. Magensonde; evtl. Blasenkatheter (nicht bei Beckenfraktur).
- Medikamente:
  - Ggf. Spasmolytika, z. B. Butylscopolaminiumbromid (20–40 mg
    langsam i.v.), evtl. Benzodiazepine, z. B. Midazolam (0,05–0,1 mg/
    kg KG i.v.).
  ▼

Analgesie sollte heutzutage keinem Pat. mit akutem Abdomen mehr
vorenthalten werden, z. B. Metamizol (10–30 mg/kg KG als Kurzinfusion
i.v.). Der NA sollte vorher jedoch gezielt die relevanten Untersuchungen
(insbes. Schmerzsymptomatik, Palpation des Abdomens, Loslassschmerz)
durchführen, die Ergebnisse dokumentieren und an den klinischen Kollegen weitergeben. Im Zweifel möglichst **kurzwirksame** Substanzen
verabreichen.

Vorsicht bei der Gabe von Opioiden; sie führen u. U. zum Spasmus der
glatten Muskulatur und können bei alleiniger Gabe dadurch die Symptomatik des akuten Abdomens verstärken (Koliken). Ggf. Pethidin möglich.

Praxistipps

- Extraabdominelle DD in Betracht ziehen (z. B. Myokardinfarkt, Pneumonie,
diabetisches Koma, Engwinkelglaukom → ggf. spezifische Behandlung).
- Zielklinik mit Bedacht auswählen, um Verlegungen und ggf. Zeitverlust zu
vermeiden (Fachabteilung).
- Wenn keine Vitalstabilisierung möglich → zügiger Transport (ggf. Sondersignal). Bei V. a. intraabdominelle Blutung ggf. direkt OP anfahren, Voranmeldung (ggf. Notlaparotomie)!
- Bei Nierenkolik ist Metamizol das Analgetikum der Wahl.

9.5.3   Akute gastrointestinale Blutung (GI-Blutung)

Einteilung
- **Obere GI-Blutung:** Alle Blutungen von der Speiseröhre bis zum
Ende des Zwölffingerdarms. 90% aller GI-Blutungen (davon 50%
Magen-Darm-Ulkus, 30% entzündliche Veränderungen der Schleim-
häute, 10% Ösophagusvarizen, 5% Karzinome, 5% Mallory-Weiss-
Syndrom=Längseinrisse der Ösophagusschleimhaut nach starkem
Erbrechen, vornehmlich bei Alkoholikern).
- **Untere GI-Blutung:** Alle Blutungen im Bereich des Dünndarms (au-
ßerhalb des Zwölffingerdarms) und des Dickdarms, des Sigmoid- und
des Enddarms, des Rektums. 10% aller GI-Blutungen (davon 80% Hä-
morrhoidalblutungen).

❶ Cave – Etwa 5% der akuten gastrointestinalen Blutungen verlaufen
tödlich, bei Ösophagusvarizenblutungen Letalität bis 30%.

Symptomatik
- Übelkeit, Schwächegefühl, Schwindel, evtl. Atemnot.
- Ggf. Schocksymptomatik.
- Gezielte Anamnese (evtl. bekannt: Ulkus, Tumor, Colitis ulcerosa, Varizen, Ikterus, Aszites, Hepatitis, Leberzirrhose, häufige NSAID/ASS-Einnahme, Kortisontherapie).
- Evtl. Bluthusten (Hustenreiz durch zurücklaufendes hochgewürgtes oder verschlucktes Blut; DD pulmonale Blutung!).
- **Bluterbrechen (Hämatemesis):**
  - frisches, hellrotes Blut, das der Pat. ausspuckt, stammt entweder aus:
    - Ösophagusvarizen → schwallartiges Bluterbrechen,
    - dem Mund- oder Nasen- (Rachen-) Raum (z. B. Gefäßruptur) oder
    - dem Atmungstrakt (Lunge, z. B. Tumorblutung/Bronchusabriss).
  - Kaffeesatzerbrechen: braunes bis schwarzes Blut (im Magen angedaut) stammt meist aus oberen GI-Blutungen, seltener aus geschlucktem Blut bei Nasenbluten.
- **Teerstuhl (Melaena):** Blut aus oberen bis mittleren Darmabschnitten, das den Verdauungskanal passiert und ausgeschieden wird, färbt den Stuhl dunkel bis schwarz. Kleine Blutmengen müssen, obwohl sie ebenfalls zu gefährlicher Anämie führen können (über Tage bis Wochen), nicht augenfällig sein. Dunkler Stuhl auch durch Nahrungsmittel (Spinat) oder **Medikamente (Eisen, Kohle).**
- Blutauflagerungen/frisches rotes Blut im Stuhl: Quelle i. d. R. im letzten Darmabschnitt (z. B. durch Hämorrhoiden) oder massive obere GI-Blutung (»das Blut läuft einfach durch«).

Notfalltherapie
- Untersuchung, Standardtherapie, Schocktherapie (▶ Kap. 8.5.2).
- Ggf. Magensonde (nicht bei V. a. auf Ösophagusvarizen!).
- Ggf. Ösophagustamponade bei lebensbedrohlicher Varizenblutung (Sengstaken-Blakemore-Sonde mit 2 Ballons, 3 Lumina):
  - Ggf. Intubation vor Sondenplatzierung (Bewusstseinstrübung, Aspirationsgefahr).
  - Einführen der mit Gleitgel benetzten Sonde über die Nase (sitzender Pat., evtl. Rachenanästhesie, zum Schlucken auffordern).
  - Lagekontrolle (Aspiration von Mageninhalt, schnelle Luftinsufflation (>10 ml) unter Auskultation).
  - Füllung des Magenballons mit ca. 100–150 ml Luft (60–100 mm Hg Druck). Abklemmen des Zuleitungsschlauchs. Zurückziehen der

▼

Sonde, bis ein federnder Widerstand auftritt. Aufblasen des Öso-
phaguskompressionsballons mit ca. 100–150 ml Luft (40–60 mm Hg
Druck). Abklemmen des Zuleitungsschlauchs. Fixieren der Sonde außerhalb des Körpers unter leichtem Zug (100 g), Markieren der Sonde
auf Höhe der Nasenöffnung.
- Mögliche Komplikationen: Larynxverlegung (Asphyxie, bes. beim
nicht intubierten Pat. durch Herausrutschen der Sonde – Schere zum
schnellen Durchtrennen bei Dislokation bereitlegen!), Ösophagus-
ruptur (versehentliches Aufblasen des Magenballons im Ösophagus),
Schleimhautnekrosen (zu hoher Ballondruck).
- Klinik mit endoskopischer und operativer Notfallbereitschaft anfahren.
- Medikamente:
  - Ggf. Benzodiazepine, z. B. Midazolam (0,05–0,1 mg/kg KG i.v.).
  - Bei V. a. Ösophagusvarizenblutung ggf. Terlipressin (1–2 mg i.v.).
  - Ggf. Blutdrucksenkung (bei Hypertonie durch Terlipressin z. B. Clonidin).

Praxistipps
- Der tatsächliche Blutverlust bei GI-Blutungen ist nur schwer abschätzbar →
Rechtzeitig Schocktherapie und ggf. Kreuzblutabnahme.
- Blut nicht schlucken lassen (→ stark emetisch, Aspirationsgefahr)!

9.6 Extremitäten

9.6.1 Frakturen, Luxationen, Weichteilschäden

Einteilung der Frakturen

Nach der Bruchform werden komplette und inkomplette Frakturen unterschieden. Zu den inkompletten Brüchen gehören Fissuren und Grün-
holzfrakturen (Kinder: trotz Biegung oder Bruch der Knochensubstanz
bleibt der Periostschlauch unversehrt → keine äußerlich erkennbare Dislokation oder Stufenbildung; ohne Behandlung Heilungsstörung mgl.)

Die Klassifikation offener und geschlossener Frakturen (◨ Tab. 9.5) erfolgt nach dem begleitenden Weichteilschaden, der u. a. Infektionsrisiko
(Kontamination, erhaltene Durchblutung) und Heilung bestimmt (z. B.
Knochenvitalität, Nervenschäden) und damit für die frühe Versorgung
von Relevanz ist (z. B. Antibiotikatherapie, Klinikauswahl, Operations-
dringlichkeit, -verfahren). Daher sollte sie bei der Dokumentation, Kli-
nikvoranmeldung und Übergabe durch den NA benutzt werden.

◘ Tab. 9.5. Frakturklassifikation (vereinfacht für präklinische Zwecke)

Klassifikation		Kennzeichen
Geschlossene Frakturen (sichere Frakturzeichen vorhanden) [1]		
G0	IC I	Kein erkennbarer Weichteilschaden, keine Verbindung des Knochens nach außen
G2	IC II	Oberflächliche Schürfungen oder Kontusion (Prellung)
G3	IC III	Tiefe, kontaminierte Schürfung; massive, umschriebene Quetschung von Haut und Muskulatur
G4	IC IV	Massive, ausgedehnte Quetschung von Haut und Muskulatur (Décollement); Ischämie
Offene Frakturen (sichere Frakturzeichen vorhanden) [2]		
O1	IO I	Durchspießung der Haut von innen nach außen (oft nur punktförmige Wunde, der Knochen ist nach dem Trauma evtl. wieder in die Tiefe retrahiert); nicht verschmutzte, unkomplizierte Wunde (Hautläsion <1 cm), kaum Muskelkontusion
O2	IO II	Ausgedehnter Weichteilschaden [IO II: Wunde <5 cm, Durchbrechung des Hautmantels von außen nach innen]; Quetschung, Lappenbildung oder Décollement; freiliegender Knochen
O3	IO III	Ausgedehnter Weichteilschaden [IO III: Wunde >5 cm] mit zusätzlichem Muskel-, Nerven- oder Gefäßschaden (Ischämie); starke Wundkontamination, starke Knochenzertrümmerung erkennbar; devitalisierte Wundränder
	IO IV	Extreme Desquamation mit Haut-Weichteil-Verlust, subtotale Amputation

[1] G1 bis G4 nach Tscherne, IC I bis IC IV nach AO (Arbeitsgemeinschaft für Osteosynthesefragen; IC=»integument closed«).
[2] O1 bis O3 nach Gustilo u. Anderson , IO I bis IO III nach AO (IO=»integument open«).

Luxationen
Häufig sind Luxationen von Schultergelenk, Ellbogen, Hand, Hüfte und Sprunggelenk.

Ursachen
- Traumatisch (Kapsel- und Bandruptur; evtl. Knochen-, Knorpel-, Gefäß- und Nervenschäden).
- Gelenkdysplasie (angeboren).

- Angeborene oder erworbene (posttraumatische) Gelenkinstabilität führt schon bei minimaler Beanspruchung zur Luxation (sog. habituelle Luxation).
- Bestimmte chronische Gelenkleiden (z. B. Gelenkentzündung, gelenknahe Muskellähmung) begünstigen das Auftreten (sog. pathologische Luxation).
- Luxationen von Endoprothesen (bes. Hüfte, z. B. bei Hinsetzen auf niedrige Sitzgelegenheit oder beim Bücken).

Präklinisches Reponieren von Frakturen und Luxationen

Durch eine unphysiologische Stellung (»Abknickung«) entsteht ein gefährlicher, anhaltender Zug an Weichteilen, Nerven und Blutgefäßen mit der Gefahr weiterer Sekundärschäden bis hin zum Verlust der Extremität. Die notfallmedizinische »Reposition« bei Frakturen erfolgt durch einfaches »Geradeziehen« der Extremität in Neutralstellung und dient der raschen Entlastung gedehnter und eingeklemmter Strukturen (auch Blutstillung, Analgesie). Das Ergebnis des groben Einrichtens muss unmittelbar anschließend mit Schienungsmaßnahmen gehalten werden. Bei Luxationen bedeutet Reposition ein Einrenken mit Wiederherstellung der ursprünglichen Gelenksituation möglichst unter »Umkehr des Luxationsmechanismus«.

Indikationen zur Reposition im Notfall

- Jegliche Frakturen und Luxationen, die mit Störungen der Durchblutung, Motorik oder Sensibilität einhergehen. Bedrohliches Leitsymptom ist die über einem Gelenk oder distal davon gespannte und weiße Haut.
- Extrem dislozierte Frakturen (Schienung zum sicheren Transport, Vermeidung sekundärer Schäden).
- Lange Transportwege.
- Je peripherer eine Luxation, umso dringlicher besteht die Indikation zur Reposition. Hüftluxationen (auch nach TEP) und Schulterluxationen (auch habituell, sofern kein DMS-Defizit besteht) sollten in der Klinik reponiert werden (ggf. Relaxierung notwendig, ggf. vorher Röntgenkontrolle zum Ausschluss knöcherner Verletzungen). Ebenfalls Vorsicht bei möglicher kombinierter Fraktur an Ellbogen und Knie.

9.6.2   Extremitätentrauma

Symptomatik

- Schmerzen, Bewegungs- und Gefühlsstörungen.
- Unfallmechanismus beachten.

- Schwellung, Prellmarken, Wunde, Blutung.
- Evtl. Fraktur- oder Luxationszeichen (◘ Tab. 9.6).
- Evtl. Störungen der Durchblutung oder Sensibilität unterhalb der Frakturstelle (Prüfen, da ggf. sofortige Repositionsindikation).
- Puls tachykard, evtl. Schocksymptomatik.
- Muskelfaserriss: nadel- oder messerstichartiger Schmerz bei Belastung (Anspannung), evtl. Hämatom; bei Muskelriss zusätzlich Bildung von Muskelwulst und Muskellücke bei Anspannung, teilweiser völliger Funktionsverlust des Muskels.
- Distorsion (Verstauchung), meist nach »Umknicken« im Sprunggelenk:
  - I. Grad: Schmerzen durch reversible Bandüberdehnung.
  - II. Grad: Überdehnung mit Mikrorupturen mit starken Schmerzen, evtl. Hämatombildung und leichter Gelenkinstabilität.
  - III. Grad: Komplette Bandruptur mit obligatem Hämatom und ausgeprägter Gelenkinstabilität.
- Achillessehnenruptur: Evtl. peitschenknallartiges Geräusch (bei starker Belastung oder Tritt in die Ferse), Zehenstand nicht mehr möglich, Delle in der Sehne.
- Proximale Femurfraktur (Schenkelhalsfraktur/pertrochantäre Fraktur):
  - meist ältere Menschen betroffen,
  - Druckschmerz in der Hüfte; Stauchungsschmerz,
  - Bein nach außen rotiert und verkürzt,
  - vorausgehend meist Sturz (pathologische Fraktur auch ohne Sturz möglich).

◘ Tab. 9.6. Frakturen und Luxationen: klinische Zeichen

	Sichere Zeichen	Unsichere Zeichen
Fraktur	– Typisch: abnorme Fehlstellung – Typisch: abnorme Beweglichkeit – Knochenreibegeräusche (Krepitation; Prüfung obsolet) – Sichtbare Knochenfragmente (offene Fraktur)	– Schmerz – Schonhaltung – Schwellung/Hämatom – Funktionsstörungen – Freiliegender Knochen
Luxation	– Federnde Fixation – Leere Gelenkpfanne tastbar oder sichtbar – Gelenkkopf außerhalb der Gelenkpfanne tastbar oder sichtbar	

Notfalltherapie

- **Basischeck, Basismaßnahmen** (ggf. Wundversorgung/Blutstillung ► Kap. 9.1, ggf. Schocktherapie ► Kap. 8.5.2).
- **Verletzte Extremität schonend entkleiden** (z. B. Kleidung aufschneiden), soweit möglich: Schmuck (Finger-/Zehenringe) entfernen und sicher verwahren (Dokumentation!).
- **DMS-Kontrolle** und **Dokumentation:** periphere Durchblutung, Sensibilität und Motorik (mind. bei Eintreffen am Pat., nach Reposition, vor Transport und bei Übergabe). Durchblutungskontrolle, z. B. durch Pulskontrolle sowie an verschiedenen Fingern/Zehen Nagelbettprobe (periphere Rekapillarisierung) oder Pulsoxymetrie.
- Erstversorgung bei leichteren Extremitätenverletzungen nach dem »PECH-Schema« (◘ Tab. 9.7).
- Frakturen: Instabile Abschnitte geradeziehen und schienen (auch beim Umlagern vermeidet kontinuierlicher achsengerechter Zug Knochenreiben mit Schmerzen und Schäden).
- Bei Gefahr für die Extremität: Sofortiges Reponieren von Fehlstellungen!
  - Für adäquate Analgesie sorgen.
  - Geradeziehen (dosierter achsengerechter Zug beidseits der Fraktur).
  - Bei Luxationen möglichst »Umkehr des Luxationsmechanismus«.
  - Interposition von Weichteilen im Frakturspalt vermeiden.
  - Immobilisation (Analgesie, Vermeidung von Sekundärschäden): Während der reponierende Helfer die Extremität noch unter Zug hält, legt ein 2. Helfer ggf. einen blutstillenden Verband und die Schienung an (ausreichende Polsterung nicht vergessen, z. B. Malleolen, Knie).
  - Kontrolle des Repositionserfolgs (DMS), ggf. Korrektur.
- Eine suffiziente Schienung instabiler Frakturen muss i. Allg. die angrenzenden Gelenke ruhigstellen (Ausnahme: Bei distaler Unterarmfraktur muss das Ellbogengelenk nicht komplett ruhiggestellt werden). Die Methodenauswahl ist abhängig von Situation, Zeitdruck/Transportzeit, Erfahrung des Anwenders, Kenntnis der Kontraindikationen und Probleme, Bestückung des RTW), z. B.
  - Armtragetuch (Dreiecktuch),
  - gepolstertes verformbares Aluminiumblech (z. B. SamSplint),
  - Vakuumschienen,
  - pneumatische Schienen (Luftkammerschienen).
  - Notfallextensionsschiene (Traktionsschiene, z. B. Sager-Streckschiene; zwar relativ aufwendig anzulegen, aber Aufrechterhaltung des Längs-

zugs) → ei isoliertem Extremitätentrauma mit Fraktur großer Röhren-
knochen.
- Umlagerung mit Schaufeltrage auf Vakuummatratze bei Oberschen-
kel- und Schenkelhalsfraktur und möglicher Becken- oder Wirbelsäu-
lenbeteiligung.
- Medikamente (ggf. auch prophylaktisch bei Umlagerung/Reposition):
  - Analgetika, z. B. ein Opioid wie Piritramid (0,1–0,2 mg/kg KG i.v.) oder
    S-Ketamin (0,125–0,25 mg/kg KG i.v.).
  - Ggf. Narkotika (z. B. bei Einklemmung oder Reposition, Narkoseeinlei-
    tung zur Befreiung), z. B. S-Ketamin (0,5–1,0 mg/kg KG i. v.).
  - Bei offener Fraktur ggf. Gabe eines Antibiotikums (wenn vorhanden;
    breites Wirkspektrum und hohe lokale Gewebespiegel in Knochen und
    Weichteilen erwünscht).

Praxistipps

- Blutverlust bei geschlossenen Frakturen nicht unterschätzen (▶ Kap. 9.1.2)!
- Offene und geschlossene Frakturen mit erheblichem Weichteilschaden
  stellen eine Indikation zur dringlichen Operation dar → Pat. muss nüchtern
  bleiben (Narkose).
- Auch bei offenen Frakturen Reposition, wenn indiziert (Durchblutungsstörungen und Drucknekrosen im dislozierten Zustand sind meist gefährlicher
  als eine potenzielle Inokulation von Keimen durch Knochenretraktion in die
  Wunde).

■ **Tab. 9.7.** PECH-Schema

P	Pause, Ruhigstellung
E	Eis im Wasserbeutel, Kühlung
C	Compressionsverband
H	Hochlagerung der betroffenen Extremität

Erste Hilfe bei geschlossenen muskulären und ligamentären Verletzungen (typische Sport-
verletzungen wie Distorsion und Prellungen). Ziel: Schwellung ↓ (auch präoperativ wichtig),
Kälteanalgesie. Ausschluss behandlungsbedürftiger Verletzungen (z. B. Bänder, Knochen) ist
vor Ort meist nicht möglich. Deswegen darf diese Sofortbehandlung nicht dazu führen, dass
der Pat. seine Betätigung fortsetzt (Gefahr weiterer Schäden). Aufklären und Transport zum
Facharzt oder in die Klinik.
Nach: Schmidt/Engelhardt/Ziesché/Gesenhues (Hrsg) »Praxisleitfaden Allgemeinmedizin«.
Gustav Fischer Verlag 1996.

9.6.3 Amputationsverletzung

Definitionen und Pathologie

Eine Amputation kann komplett (total) oder inkomplett (subtotal) sein, sodass die Durchblutung des Amputats bzw. Replantats ganz oder teilweise aufgehoben ist. Die Art der Amputation (Unfallmechanismus) kann prognostisch und forensisch relevant sein und sollte zur Kenntnis des Operateurs dokumentiert werden (z. B. glatt/Messer, zerfetzend/ Kreissäge, Ausriss/Motorradunfall, Quetschamputation). Auch kleine Weichteile und Haut (z. B. Nasenspitze, Ohrläppchen, Lippe, Zungen- spitze, Fingerkuppe und kleinste Augenlidteile) können replantiert wer- den (ohne Gefäßnaht).

Symptomatik
- Schmerzen.
- Wunde mit fehlendem oder fast abgetrenntem Körperteil.
- Evtl. vorliegendes Amputat.
- Evtl. (spritzende arterielle) Blutung; fehlende Durchblutung des Am- putats.
- Ggf. Schocksymptomatik.

Notfalltherapie
- Basischeck, Basismaßnahmen – Grundsatz: »life before limb«.
- Blutstillung (Kompression, steriler Druckverband, keine Reinigung, keine Gefäßklemmen, möglichst keine Abbindung), auch bei subtotaler Am- putation steriler Verband.
- Nur ausnahmsweise Komplettierung einer subtotalen Amputation (z. B. Crash-Rettung aus Gefahrenbereich).
- Ggf. Schocktherapie (▶ Kap. 8.5.2).
- Medikamente:
  - Analgetika, z. B. ein Opioid wie Piritramid (0,1–0,2 mg/kg KG i.v.) oder S-Ketamin (0,125–0,25 mg/kg KG i.v.); keine Lokalanästhesie!
  - Ggf. Benzodiazepine, z. B. Midazolam (0,05–0,1 mg/kg KG i.v.).
  - Ggf. Narkotika, z. B. S-Ketamin (0,5–1,0 mg/kg KG i.v.).

Sicherstellung und Versorgung des Replantats. Keinerlei Reinigung oder sonstige Behandlung des Replantats! Einwickeln in steriles Ver- bandmaterial. Dann Lagerung und Transport in doppelwandigem Re- plantatbeutel bei trockener Kälte (ca. 4°C). Das Replantat befindet sich auf diese Weise keimarm und trocken verpackt im inneren Beutel und hat keinen direkten Kontakt zur Kühlflüssigkeit im äußeren Beutel (Replantat darf nicht gefrieren). Die Kühlflüssigkeit wird meist aus Wasser oder Infusionslösung und einem speziellen Kühlpulver (»künstliches Eis«) hergestellt. Für RTW und Notfall-KTW sind geeignete Sets nach DIN EN 1789 vorgeschrieben. Bei adäquater Replantatversorgung sind Verlängerungen der Ischämietoleranz auf ≤8 h (bei Makroamputation proximal der Hand-/Sprunggelenke) bzw. bis zu 24 h (Mikroamputationen) möglich.

Praxistipps

- Primär geeignete Zielklinik anfahren, Voranmeldung (z. B. bei Fingeramputation Klinik mit Möglichkeit zur hand- und mikrochirurgischen Versorgung).
- Zur Replantation exartikulierter Zähne ▶ Kap. 9.2.4.
- Die Entscheidung für oder gegen Replantation wird erst in der aufnehmenden Klinik getroffen. Generell ist jedes abgetrennte Körperteil sicherzustellen (ggf. suchen lassen, z. B. Feuerwehr, Polizei), adäquat zu asservieren und in die Klinik mitzunehmen – unabhängig von Unfallmechanismus, Größe, Funktion am Körper, Zustand oder eventueller Verschmutzung!

9.7   Polytrauma

Definition
Gleichzeitig entstandene Verletzungen mehrerer Körperregionen (Organsysteme), von denen wenigstens eine oder ihre Gesamtheit lebensbedrohlich ist [nach Tscherne et al.].

Ursachen
Verkehrsunfälle (ca. 80%), Arbeitsunfälle (ca. 10%), häusliche Unfälle (4%), Suizid und Tötung (4%), Spiel und Sport (3%).

9.7.1   Notfallstrategie

Die Problematik für den RD liegt u. a. darin, dass das Polytrauma ein seltener, aber zugleich anspruchsvoller Einsatzgrund geworden ist (<2–5% der NA-Einsätze) und oft mit zusätzlichen Gefahren oder mehreren Verletzten an einer Unfallstelle einhergeht.

Der Einsatzerfolg ist nur als koordinierte Teamleistung zu erbringen. Medizinische, aber v. a. taktische und technische Einzelleistungen müssen Hand in Hand gehen. Der NA muss sich über die medizinische Aufgabe hinaus teilweise als Führungskraft, teilweise als geführte oder kooperierende Kraft in ein größeres Team einbinden (→ effektive Kommunikation!).

Die Mortalität bei polytraumatisierten Patienten ist mit 20–50% hoch, kann aber durch suffiziente Erstversorgung gesenkt werden (standardisierte Versorgungsstrategie vom Unfallort bis in die Klinik). Dazu gehört unbedingt die zügige und effektive Bekämpfung der sog. **»5 tödlichen Hypotheken«** [nach Dinkel]:

- Hypoxie (Sauerstoff, Intubation, Beatmung, ggf. Pleurapunktion).
- Hypovolämie (Schocktherapie).
- Hypoperfusion (Lagerung, Blutdruck, Medikamente).
- Hypothermie (Wärmeerhalt; Decke, Fahrzeug, warme Infusion).
- Hypotherapie (Analgesie, Narkose, chirurgische Intervention).

Die vermeidbaren Fehler sind: Unterbewertung, »zu wenig«, »zu spät«, »zu langsam«.

9.7.2 Polytraumamanagement: Algorithmus

Ein möglicher Behandlungsalgorithmus für die präklinische Polytraumaversorgung ist in Abb. 9.4 dargestellt.

> Der Behandlungsalgorithmus »Polytrauma« mit den dahinter stehenden Prioritäten und Prinzipien wird konsequent angewendet, wenn zu irgendeinem Zeitpunkt im Einsatz (möglichst früh) ein hinreichender Verdacht auftritt (z. B. Unfallmechanismus anhand Notfallanamnese/Lage an der Einsatzstelle; Vitalparameter oder Verletzungsmuster). Im Zweifel wie Polytrauma behandeln, bis das Gegenteil feststeht!

Der Algorithmus wird wieder verlassen, wenn der Verdacht durch Tatsachen widerlegt wurde oder wenn der Algorithmus nicht auf die konkrete Einsatzsituation anwendbar ist.

Einsatzstelle: Situation erfassen

- **Vorsichtige Annäherung** an die Einsatzstelle! **Überblick** verschaffen! **Übersicht** behalten!
- Eigenschutz in jeder Hinsicht beachten (z. B. Blutkontakt), persönliche Schutzausrüstung!

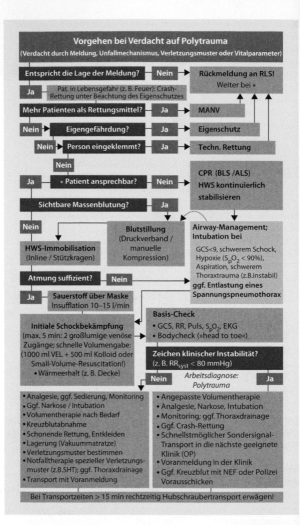

Vorgehen bei Verdacht auf Polytrauma
(Verdacht durch Meldung, Unfallmechanismus, Verletzungsmuster oder Vitalparameter)

Entspricht die Lage der Meldung? — **Nein** → **Rückmeldung an RLS!** Weiter bei *

Ja — Pat. in Lebensgefahr (z. B. Feuer): Crash-Rettung unter Beachtung des Eigenschutzes

Mehr Patienten als Rettungsmittel? — **Ja** → **MANV**

Nein → Eigengefährdung? — **Ja** → **Eigenschutz**

Nein → Person eingeklemmt? — **Ja** → **Techn. Rettung**

Nein

Ja → * Patient ansprechbar? — **Nein** → **CPR (BLS / ALS)** HWS kontinuierlich stabilisieren

Sichtbare Massenblutung? — **Ja**

Nein

HWS-Immobilisation (Inline / Stützkragen)

Blutstillung (Druckverband / manuelle Kompression)

Airway-Management; Intubation bei GCS<9, schwerem Schock, Hypoxie (S$_{p}$O$_{2}$ < 90%), Aspiration, schwerem Thoraxtrauma (z.B.instabil)

Atmung suffizient? — **Nein**

ggf. Entlastung eines Spannungspneumothorax

Ja — **Sauerstoff über Maske** Insufflation 10–15 l/min

Initiale Schockbekämpfung (max. 5 min: 2 großlumige venöse Zugänge; schnelle Volumengabe: (1000 ml VEL + 500 ml Kolloid oder Small-Volume-Resuscitation!) • Wärmeerhalt (z. B. Decke)

Basis-Check • GCS, RR, Puls, S$_{p}$O$_{2}$, EKG • Bodycheck (»head to toe«)

Zeichen klinischer Instabilität? (z. B. RR$_{syst}$ < 80 mmHg)

Nein — *Arbeitsdiagnose: Polytrauma* — **Ja**

• Analgesie, ggf. Sedierung, Monitoring
• Ggf. Narkose / Intubation
• Volumentherapie nach Bedarf
• Kreuzblutabnahme
• Schonende Rettung, Entkleiden
• Lagerung (Vakuummatratze)
• Verletzungsmuster bestimmen
• Notfalltherapie spezieller Verletzungsmuster (z.B.SHT); ggf. Thoraxdrainage
• Transport mit Voranmeldung

• Angepasste Volumentherapie
• Analgesie, Narkose, Intubation
• Monitoring; ggf. Thoraxdrainage
• Ggf. Crash-Rettung
• Schnellstmöglicher Sondersignal-Transport in die nächste geeignete Klinik (OP)
• Voranmeldung in der Klinik
• Ggf. Kreuzblut mit NEF oder Polizei Vorausschicken

Bei Transportzeiten > 15 min rechtzeitig Hubschraubertransport erwägen!

◘ Abb. 9.4. Vorgehen bei Verdacht auf Polytrauma

❗ **Cave – Sicherheit ist oberstes Gebot!** Das Auftreten von Polytraumata ist aufgrund der Unfallmechanismen häufig mit anhaltend gefährlichen Einsatzstellen vergesellschaftet. Daher zunächst Gefahren für RD-Personal und Pat. erkennen und soweit wie möglich beseitigen (lassen) – **keine Arbeit unter Lebensgefahr** (▶ Kap. 1.1.3)!

- **Schnelle Feststellung** und **Beurteilung** der Lage:
  - Schadenslage: Unfallmechanismus, Patientenzahl, problematische Arbeitsbedingungen.
  - Allgemeine Lage: z. B. Witterung, Tageszeit, Dunkelheit, Flugbedingungen für RTH.
  - Eigene Lage: anwesendes Personal und Ausrüstung.
  - Folgende Sonderfälle müssen frühestmöglich erkannt werden, da sie ein spezielles Vorgehen erfordern:
    - Nicht gewährleisteter Eigenschutz (▶ Kap. 1.1.3).
    - Pat. in akuter Lebensgefahr (z. B. Brand): Crash-Rettung unter Beachtung des Eigenschutzes (▶ Kap. 9.8).
    - Mehrere Verletzte/Massenanfall von Verletzten (▶ Kap. 1.3.2): Zunächst alle Patienten kurz (!) sichten, grob klassifizieren (Triage) und zählen; ggf. kurze Anweisungen an Ersthelfer (z. B. wenn mehrere Patienten vorhanden sind).
    - Eingeklemmter oder sonst nicht zugänglicher Pat. → Technische Rettung erforderlich (▶ Kap. 9.8).

Es muss frühestmöglich erkannt werden, wenn die eigenen **Ressourcen nicht ausreichen**, und eine erste Rückmeldung an die Rettungsleitstelle gegeben werden (über RS/RA). Nachforderung weiterer Einsatzkräfte nicht erst, wenn alles andere erledigt ist oder wenn es nicht mehr weiter geht. Beispiele: Feuerwehr zum Ausleuchten einer Einsatzstelle oder zum Patiententransport in unwegsamem Gelände (z. B. Kran, Schleifkorb). Auch bei Bedarf zu diesem Zeitpunkt bereits an RTH zum Transport in die Zielklinik denken! Nachrückende Kräfte müssen eingewiesen und koordiniert werden.

Arbeitsdiagnose Polytrauma – nach Unfallmechanismus (Bsp.)

- Sturz aus einer Höhe von >5 m.
- Explosionsverletzung.
- Einklemmung und Verschüttung.

Pkw-Unfälle:
- Insasse aus Fahrzeug geschleudert (auch bei weiteren Insassen: ↑ Risiko schwerer Verletzungen).
- Insasse getötet oder eingeklemmt (auch bei weiteren Insassen: ↑ Risiko schwerer Verletzungen).
- Unfall bei vermutlich hoher Geschwindigkeit.
- »Bullaugenwindschutzscheibe« (Eindrücken der Windschutzscheibe durch Anstoß mit dem Kopf), sichtbare Veränderungen des Radstandes (z. B. Rad zur Seite geknickt oder Achsenverschiebung >30 cm am Unfallfahrzeug), Fahrzeugdeformierung um >50 cm.
- Knieverletzungen bei Autounfall können Hinweise auf Oberschenkel- und Beckenfrakturen sowie Hüftgelenksluxationen sein.

Motorradunfall bei vermutlich hoher Geschwindigkeit.
  Fußgänger oder Fahrradfahrer von Kfz angefahren:
- Lebensbedrohliche Verletzungen ab Kollisionsgeschwindigkeiten >30 km/h (Verdacht bei Bremsspuren >10 –20 m bei trockener Fahrbahn). Auch bei Überrolltrauma von schweren Verletzungen ausgehen. Zur Orientierung bei Fußgängerkollision mit Pkw:
  - <50 km/h: Aufschlagen des Kopfs auf die Kühlerhaube.
  - 50–70 km/h: Aufschlagen des Kopfes auf die Windschutzscheibe.
  - >70 km/h: Fußgänger wird über das Dach geworfen.

→ Erstbeurteilung des Patienten, lebensrettende Sofortmaßnahmen.
  → Kurzer und gezielter Basischeck (ABCDE-Schema ◘ Tab. 9.8).

◘ Tab. 9.8. ABCDE-Schema (nach ATLS und ERC)

Vorgehen (Eckpunkte)	Mögliche Probleme (Bsp.)	Problemlösung (Bsp.) [Standardmaßnahmen bei Polytrauma fett]
A **Atemweg, HWS-Protektion** – Ansprechen des Pat. – Inspektion der oberen Atemwege – Zeichen der Atemwegsobstruktion ▼	Eupnoe + verbale Antwort des Pat.=freier Atemweg Sichtbarer Fremdkörper, Gesichtsfraktur, Larynxtrauma mit Emphysem, Stridor, Dyspnoe	– **HWS-Immobilisation (manuell, HWS-Stützkragen)** – Fremdkörperentfernung – Heimlich-Handgriff – Guedel-Tubus – Erweiterte Atemwegssicherung

◘ Tab. 9.8. *Fortsetzung*

Vorgehen (Eckpunkte)	Mögliche Probleme (Bsp.)	Problemlösung (Bsp.) [Standardmaßnahmen bei Polytrauma fett]
B **Beatmung/ Spontanatmung** – Inspektion – Auskultation – Perkussion – Palpation – Pulsoxymeter	Tachypnoe, Zyanose, paradoxe Atmung, gestaute Halsvenen, unilateral abgeschwächtes Atemgeräusch, hyposonorer Klopfschall, Hautemphysem, Kompressionsschmerz, $S_pO_2 \downarrow$	– O_2-Gabe **(10 l/min über Maske)** – Ggf. (assistierte) Beatmung (100% O_2) – Frühzeitige Entlastung eines Spannungspneumothorax (klinische Diagnose! DD: Obstruktion, Perikardtamponade, Schock) – Endotracheale Intubation (ggf. RSI), ggf. PEEP
C **Circulation/ Blutungskontrolle** – Erkennbare Blutung – Schockzeichen (► Kap. 8.5.2) – Hinweise auf Thorax-, Abdominal- oder Beckentrauma	Klinische Zeichen der Hypoperfusion (Verwirrtheit, Somnolenz, Tachykardie, verzögerte Rekapillarisierung/Zentralisation, Kaltschweißigkeit)	– **Blutstillung (► Kap. 9.1.2)** – **2 großlumige venöse Zugänge, VEL-Infusion** – Schocktherapie (► Kap. 8.5.2), ggf. CPR (► Kap. 5) – Endotracheale Intubation (ggf. RSI)
D **Disability (neurologisches Defizit)** – GCS – Pupillen – Orientierender neurologischer Status	DD z. B. SHT (► Kap. 9.2.1), Wirbelsäulentrauma (► Kap. 9.3.2), Intoxikation (► Kap. 12), Hypoglykämie (► Kap. 6.3.1)	– Endotracheale Intubation (ggf. RSI) – Behandlung der mutmaßlichen Ursache – Entsprechende Zielklinikauswahl (z. B. Neurochirurgie)
E **Exposure/ Environment** – Untersuchung des möglichst komplett entkleideten Patienten (rascher Bodycheck von Kopf bis Fuß), Inspektion/Palpation des Rückens bei Drehen des Pat. »en bloc« (4 Helfer) – Umgebung erfassen	– Weitere Verletzungen (z. B. vorher übersehene Wunden, Prellmarken, Frakturen) – Unfallmechanismus (z. B. Unfallfahrzeug inspizieren) – Hinweise auf äußere Einwirkungen oder Intoxikation	– **Trotz allem: strikte Vermeidung von Hypothermie!** (z. B. Heizwirkung der Scheinwerfer der Feuerwehr auch tagsüber nutzen, Raumheizung des RTW – trotz gefühlter Hitze für das Personal, Decken, gewärmte Infusionen verwenden)

Bei Polytrauma und anderen kritisch kranken Pat. wird empfohlen, stets systematisch von A nach E vorzugehen. Ein erkanntes Problem muss sofort auf dieser Ebene beseitigt werden. Nach Problembehebung wird kontrolliert und wieder von A nach E vorgegangen, bis alles abgearbeitet ist. Eine Reevaluation von A nach E sollte regelmäßig und bei Feststellung eines neuen Problems erfolgen.

Arbeitsdiagnose Polytrauma – nach Vitalparametern (Bsp.)

- Bewusstseinsstörung (GCS <14).
- Atemstörung (AF <10/min oder >29/min, S_pO_2 <90%, Zeichen einer Atemwegsverlegung).
- Klinische Schockzeichen (z. B. RR_{syst} <90 mm Hg, verlängerte Rekapillarisierung).

Arbeitsdiagnose Polytrauma – nach Verletzungsmuster (Bsp.)

- Instabiler oder offener Thorax.
- Instabiles Becken.
- 2 oder mehr Beinfrakturen.
- Arm- oder Beinamputation.

Weitere Risikofaktoren beachten: SHT, penetrierendes Trauma (Torso), Verbrennungen, schwere Vorerkrankungen (KHK, COPD, Blutungsneigung), Schwangerschaft, Hypothermie.

Sofortmaßnahmen

Lebensbedrohliche Zustände müssen frühestmöglich erkannt werden. Die wichtigsten lebensrettenden Sofortmaßnahmen (ggf. Delegation an RS/RA, parallel zur Erstbeurteilung) sind:

- Sicherung der **Atemwege** und der **Atmung** unter konsequenter **Stabilisierung der Halswirbelsäule.**
  - Initial manuelle achsengerechte HWS-Stabilisierung, dann HWS-Stützkragen.
  - Atemwege freimachen und freihalten.
  - O_2-Gabe 10 l/min über Maske.
  - Ggf. (assistierte) Beatmung.
- Kontrolle aller signifikanten **Blutungen** (insbes. sofortige Kompression sichtbarer arterieller Blutungen) ▶ Kap. 9.1.2.

Erste Einschätzung des Pat.:
- Akut lebensbedrohlicher Zustand, mehrere Organsysteme betroffen: Load-and-go-and-treat-Entscheidung (Pat. profitiert voraussichtlich am ehesten von einer schnellstmöglichen operativen Versorgung in der Klinik) → Sofort Transportvorbereitungen initiieren; ABCDE-Reevaluation und weitere Notfallmaßnahmen erfolgen quasi »nebenbei« während des Transportes (kein reines Scoop-and-run-Prinzip).

– Kein akut lebensbedrohlicher Zustand: Zeit, Bedingungen und Indikation für erweiterte Maßnahmen an Ort und Stelle gegeben (systematische körperliche Untersuchung, SAMPLE-Anamnese ► Kap. 3.1, Notfalltherapie nach Notwendigkeit, ABCDE-Reevaluation) oder Verlagerung in den RTW (evtl. bessere Bedingungen).

❶ **Cave – Bei der Traumaversorgung gilt grundsätzlich: Zeit im Auge behalten!**

Bei polytraumatisierten Patienten ohne erschwerte Rettung oder Gefahrenabwehr sollten die Stabilisierungsmaßnahmen bis zum Beginn des Transportes nicht mehr als 10 min (max. 20 min) in Anspruch nehmen (On-scene-time nach PHTLS/ACS)! Idealerweise sollte der Pat. möglichst <30 min nach Eintritt der Verletzung im Schockraum ankommen. Dies setzt trainierte Strategien voraus.

9.7.3 Weitere Schocktherapie

Ziele
Wesentliche Ziele der präklinischen Schocktherapie (► Kap. 8.5.2):
– Sicherstellung von Oxygenierung und Perfusion.
– Vermeidung von Hypothermie (auch zur Vermeidung einer Koagulopathie, bereits signifikant ab KKT <35°C!).

Vorgehen
– Reevaluation nach **ABCDE-Schema** (◘ Tab. 9.8).
– Soweit noch nicht durchgeführt (ggf. Delegation an RS/RA):
  – **venöser Zugang, Infundieren von warmer VEL (39°C)**, ggf. Druckinfusion.
  – Maßnahmen zum **Wärmeerhalt** (Decken, Fahrzeugheizung, Scheinwerfer der Feuerwehr).
  – Weitere **Schocktherapie** (► Kap. 8.5.2), z. B. Anlegen weiterer venöse Zugänge (möglichst 2 großlumige), ggf. Kreuzblutabnahme.
  – **Monitoring** (Vollständigkeit und Funktion, z. B. S_pO_2, $_{ET}CO_2$, NIBP alle 3–5 min, EKG, Beatmungsparameter), lückenlose Überwachung der Vitalfunktionen auch klinisch.
  – **Lagerung** entsprechend dem **Verletzungsmuster** und den **Herz-Kreislauf-Verhältnissen.** I. d. R. wird ein Wirbelsäulentrauma unterstellt, daher möglichst schonende Umlagerung in flacher Rückenlage (z. B. mit Schaufeltrage auf Vakuummatratze); in bestimmten Fällen kann eine andere Lagerung überbrückend indiziert sein, z. B. Seitenlage (bewusstlos, noch nicht intubiert), bei stumpfem Thoraxtrauma

auf der verletzten Seite (Schienungseffekt), Oberkörper erhöht (isoliert 15–45° oder Ganzkörperschräglage 15°; z. B. bei SHT bis 30°,
Dyspnoe, Adipositas, Schwangerschaft), Schonhaltung mit Knierolle
bei Abdominaltrauma, Schocklage (Beine erhöht 30–60° oder Ganzkörperschräglage 15°)

Wenn bei einem Erwachsenen (trotz adäquater externer Blutstillung) nach
schneller Infusion von 1000 ml VEL und 500 ml Kolloid oder alternativ
»small volume resuscitation« (▶ Kap. 8.5.2) keine Stabilisierung der Kreislaufsituation eintritt (z. B. RR$_{syst}$ weiterhin <80 mm Hg), muss eine präklinisch nicht stillbare Blutung in Betracht gezogen werden (Abdomen, Thorax, Becken). Eine Stabilisierung ist wahrscheinlich nur operativ möglich
→ Schnellstmöglicher Transport in eine geeignete Klinik mit Sondersignal
und Voranmeldung! Alle anderen Maßnahmen müssen so gut wie möglich
quasi »nebenbei« bewältigt werden. Ein Ziel-RR$_{syst}$ von 80–90 mm Hg
sollte erreicht werden, bei SHT und WS-Trauma mind. 90 mm Hg).

SAMPLE-Anamnese (vor Narkose, soweit möglich)

Gezielte Notfallanamnese, orientiert am SAMPLE-Schema (▶ Kap. 3.1).
Insbes. nach Allergien, Medikation, Vorerkrankungen und Ereignissen
vor dem Unfall fragen.

Analgesie, Narkoseeinleitung, Intubation, Beatmung

(Details ▶ Kap. 2.4.3)

- Analgosedierung vorzugsweise mit Ketamin und Midazolam; alternativ zur Analgesie auch Fentanyl möglich (wenn NA mit der Anwendung vertraut).
- Großzügige Indikationsstellung zur endotrachealen Intubation, sofern
nicht initial durchgeführt. Ggf. zur Intubation Narkoseeinleitung erforderlich (RSI)!
- Indikationen zur Intubation: GCS ≤8, Hypoxie, schwerer Schockzu-
stand, instabiler Thorax, paradoxe Atmung, offene Thoraxverletzung,
Aspiration.
- Narkoseinduktion und -aufrechterhaltung mit Ketamin (und Midazolam) oder mit Fentanyl und Midazolam empfohlen.
- Ggf. Magensonde legen (intubierter Pat.; nicht bei Gesichtsschädeltrauma oder SHT).

Spezifische Maßnahmen nach Verletzungsmuster

- **Thoraxtrauma** (▶ Kap. 9.4): Adäquate Lagerung, Intubation und Beatmung bei instabilem Thorax, Entlastungspunktion bei Spannungs-

pneumothorax; ggf. Thoraxdrainage (z. B. bei anstehendem RTH-Transport), ggf. Punktion einer Herzbeuteltamponade.

- **Abdominaltrauma** (▶ Kap. 9.5.1): Adäquate Lagerung, steril-feuchtes Abdecken bei offenem Trauma (kein Reponieren ausgetretener Bauchorgane!).
- **Schädel-Hirn-Trauma** (▶ Kap. 9.2.1): Auf ausreichenden Blutdruck achten! Adäquate Lagerung, kapnometrisch kontrollierte Normoventilation.
- **Wirbelsäulentrauma** (▶ Kap. 9.3.2): Adäquate Lagerung, korrekte WS-Immobilisation. Auf ausreichenden Blutdruck achten!
- **Extremitätentrauma** (▶ Kap. 9.6): Adäquate Lagerung, Blutstillung, achsengerechtes Geradeziehen von Fehlstellungen und Schienung (auch im Sinne der Blutstillung, keine zeitlich ausufernden Einzelschienungen!), ggf. Amputatversorgung.
- **Allgemein:** Sterile Wundabdeckung.

Vorbereiten des Transports

- **Auswahl der Zielklinik** (Verfügbarkeit laut Bettennachweis oder Abfrage der Rettungsleitstelle beachten): Nicht das nächstgelegene, sondern das nächstgelegene geeignete Krankenhaus anfahren. Primär Traumazentrum, wenn im Umkreis verfügbar, oder RTH-Transport (<30 min Transportzeit). Sonst oder bei instabilem Patient (V. a. unstillbare innere Blutung) nächstgelegene geeignete Klinik mit Möglichkeit zur Akutversorgung (OP). Bei Verbrennungen ▶ Kap. 13.1, bei SHT ▶ Kap. 9.2.1.
- **Anmeldung in der Zielklinik (Rettungsleitstelle):** Polytrauma, Alter, Geschlecht, Verletzungsmuster (grob), Patientenzustand (stabil/instabil, intubiert und beatmet?), ggf. benötigte Fachdisziplinen (z. B. Neurochirurgie, Auge, HNO, ZMK, Urologie, Gynäkologie).
- **Ggf. Hubschraubertransport** (bes. bei langem Transportweg >15 min, Wirbelsäulentrauma, Spezialklinik), sofern der RTH rechtzeitig alarmiert wurde und bei den aktuellen Witterungsbedingungen fliegen kann (▶ Kap. 1.1.3).

Transport und Übergabe

- Der Transport erfolgt unter engmaschigem Monitoring (ggf. Reevaluation nach ABCDE-Schema) sowie Fortführung von Narkose, Beatmung, Schockbehandlung und – soweit möglich – Dokumentation.
- Saubere Klinikübergabe (ohne Vernachlässigung der Patientenversorgung) unter Übergabe der Dokumentation (spätestens jetzt vervollständigen):

- Personalien des Patienten (sofern vorhanden).
- Unfallanamnese/Unfallmechanismus (soweit bekannt).
- Erster Untersuchungsbefund, bes. Untersuchungsdaten, die später evtl. nicht mehr erhoben werden können, z. B. Zustand vor Narkoseeinleitung: GCS, Beweglichkeit der Extremitäten (aktiv/passiv), Schmerzen, Sensibilitätsstörungen.
- Wenn möglich: Anamnese des Patienten (z. B. Vorerkrankungen, Allergien, Medikation).
- Ergriffene Maßnahmen, verabreiche Medikamente.
- Verlauf, Patientenstatus bei Übergabe.
- Standardisiertes Schockraummanagement der aufnehmenden Klinik.

Praxistipps

- Schock, Alkoholanamnese oder Alkoholgeruch gelten bis zum Beweis des Gegenteils nicht als alleinige Erklärung für Bewusstseinsstörungen!
- Vorrang vor der Versorgung einzelner Verletzungen hat in jedem Fall die Sicherung und Aufrechterhaltung der Vitalfunktionen!
- Insgesamt haben Thoraxverletzungen (Atemstörungen) und Abdominalverletzungen (nicht abschätzbarer Blutverlust) Therapiepriorität (z. B. vor SHT).
- Schmerzen und Hilflosigkeit des Patienten → Stress, Angst, Verstärkung der Schockkaskade → psychische Betreuung nicht vergessen (▶ Kap. 2.2.1).

9.8   Eingeklemmter Patient/technische Rettung

Die sichere und schonende technische Rettung braucht ihre Zeit und kann für alle Beteiligten belastend sein → kontinuierliche psychische Betreuung und Versorgung des Pat. (▶ Kap. 2.2.1), evtl. Crash-Rettung bei akuter Gefahr erwägen; ▶ u.). Zusätzliche Gefahren durch Rettungsarbeiten (z. B. Splitterflug) machen Maßnahmen zum Schutz von Pat. und Personal erforderlich. Eine erhebliche Lärmbelastung kann die akustische Kommunikation und Diagnostik einschränken bis unmöglich machen. In der Nähe des Pat. ist bis zur endgültigen Befreiung wenig Platz für Rettungspersonal und notfallmedizinische Ausrüstung.

Ablauf. Individuell angepasste Abweichung nach Absprache mit dem Einsatzleiter der Feuerwehr nach Dringlichkeit und Möglichkeiten!

- **Erstöffnung** (bestmöglicher Erstzugang zum Pat. aus medizinischer und technischer Sicht). Ziele: Körper-/Sichtkontakt eines Helfers zum Pat., orientierender Basischeck, lebensrettende Sofortmaßnahmen (z. B. Blutstillung, O_2-Gabe – Vorsicht: Brandgefahr!), psychische Be-

treuung; freies Gesicht für Airway-Management, Arm/Bein für Pulskontrolle und Venenzugang.
- **Versorgungsöffnung** (ggf. Etappen zwischen medizinischen und
technischen Maßnahmen). Ziele: Arbeitsraum am Patienten, der die
medizinische Notfallbehandlung ermöglicht (z. B. Schocktherapie,
Analgosedierung, ggf. Narkose und Intubation), ggf. mechanische Entlastung eines eingeklemmten Thorax.
- **Befreiungsöffnung**. Ziele: Endgültige Befreiung aller eingeklemmten
Körperpartien (z. B. Beinraumöffnung), Raum schaffen für Rettungs-
und Immobilisationsgeräte (z. B. Spineboard, Schaufeltrage, Rettungskorsett), Freimachen des Wegs zum Rettungsmittel (z. B. Leitplanken
trennen).

Crash-Rettung

Crash-Rettung (»rapid extrication«) bedeutet, einen Traumapatienten mit
einfachen Mitteln schnellstmöglich (und dabei möglichst protektiv) vom
Auffindeort an einen besser geeigneten Platz zur Weiterversorgung oder
direkt in das bereitgestellte Rettungsmittel zu verbringen. Dabei steht
die Schnelligkeit aufgrund einer vitalen Gefährdung gegenüber der sonst
angestrebten möglichst schonenden Rettung (Prophylaxe von Sekundärschäden) im Vordergrund.

Mögliche Gründe für eine Crash-Rettung:
- Akute, nicht abschirmbare Lebensgefahr für Pat. oder RD-Personal
(z. B. Fahrzeugbrand, Feuerwehr nicht vor Ort).
- Adäquate und absolut dringend erforderliche Notfallbehandlung unter
diesen Bedingungen nicht möglich (z. B. Beatmung bei Atemstillstand,
Kopf des Patienten nicht zugänglich, Regen und Dunkelheit, gestörte
Logistik in unwegsamem Gelände).
- Dringende operative Versorgung in der Klinik zur Lebensrettung not-
wendig (z. B. intraabdominelle Blutung).

Eine Crash-Rettung kann zu jedem Zeitpunkt der präklinischen Versorgung notwendig werden. Die Indikation stellt meist der NA, bei äußeren
Gefahren ggf. auch die Feuerwehr. Bei der Crash-Rettung sollen und
können oft trotz der gebotenen Eile wesentliche Vorsichtsmaßnahmen
für Pat. und RD-Personal beachtet werden!

Medizinische Besonderheiten bei technischer Rettung

Bei Einklemmungssituationen kann neben der Schocksituation auch
eine zunehmende Asphyxiegefahr bestehen (anhaltende Behinderung
der Atemmechanik, ggf. Verlegung der Atemwege und Abnahme der O_2-

Konzentration in der »Atemhöhle«; außerdem massiver Anstieg der Drücke im venösen System mit kritischem ICP-Anstieg möglich (klinisch: Stauungszyanose, Petechien). Abwägung von Schnelligkeit und Schonung bei der Befreiung.

Bei der Rettung Eingeklemmter oder Verschütteter können gerade im Augenblick der Befreiung (oder kurz danach) vitale Störungen auftreten, denen durch eine schonende und langsame Umlagerung, adäquate Schocktherapie und engmaschiges Monitoring begegnet werden muss.

– Die Hypothermiegefahr ist bei Einklemmung und Verschüttung extrem hoch → Verstärkung der Schockkaskade, Gerinnungsstörungen, Sauerstoffschuld, Gefahr des Bergungstodes.

– Durch Einklemmung können Quetschungen (Crush-Syndrom), Gefäßunterbrechungen (Tourniquet-Syndrom) und ischämische Drucknekrosen entstehen; je nach Art, Ausmaß und Dauer der Einklemmung drohen z. B. Reperfusionssyndrome (Azidose, Hyperkäliämie, Herzrhythmusstörungen).

– Perakute Schockgefahr durch Blutverteilungsstörung/Kreislaufdekompensation bei Wegnahme der Lasten (Beine oder Abdomen eingeklemmt) oder bei schnellem Lagerungswechsel (Erhöhung des Oberkörpers).

Gynäkologische Notfälle

Verweise. Akutes Abdomen (▶ Kap. 9.5.2) und erlaubte Medikamente während der Schwangerschaft und Stillzeit (▶ Kap. 16.4, ◻ Tab. 16.12–16.18).

10.1 Gynäkologische Notfallanamnese und -untersuchung

Im RD ist der Anteil an männlichen Mitarbeitern immer noch sehr hoch. Auch wenn es dem NA offen steht, Angehörige und Dritte während ärztlicher Tätigkeiten auszuschließen (z. B. um Missverständnisse mit ungerechtfertigten juristischen Vorwürfen zu verhindern), sollte hier in Betracht gezogen werden, dass die Anwesenheit einer Vertrauensperson sowohl zur eigenen forensischen Absicherung (z. B. behauptete Übergriffe) als auch zur psychischen Entlastung der Patientin beitragen kann, sodass i. Allg. mit Einverständnis von Arzt und Patientin zur Anwesenheit einer weiteren Frau, ggf. auch Laie, geraten wird (statthaft nach § 7 IV MBO-Ä, auch § 81 d StPO als Anhaltspunkt). Bereits das für Fachpersonal selbstverständliche Ableiten eines 12-Kanal-EKG kann je nach Patientin und Situation einen erheblichen Eingriff in die Intimsphäre bedeuten. Derartige Maßnahmen sind unbedingt unter Erläuterung der Notwendigkeit vorher anzukündigen und zu erklären.

Ist die Situation der Patientin peinlich, so offenbart sie u. U. wichtige, notfallrelevante Informationen nur in einem vertrauensvollen Gespräch allein mit dem NA, ggf. unter Verweis auf die Schweigepflicht. Besonders bei einer jugendlichen Patientin muss im Einzelfall beurteilt werden, ob z. B. die Anwesenheit der Mutter oder einer Bezugsperson die Anamnese erleichtert und zur Beruhigung der Patientin beiträgt oder eher zur Verheimlichung von Informationen und Anspannung der Situation führt (ggf. differenziertere Befragung erst im RTW allein mit der Patientin).

Eine äußere Inspektion von Vulva und Introitus vaginae (unter leichtem Spreizen der Labien) ist prinzipiell nur in 2 Situationen für notfallmedizinische Entscheidungen notwendig:

– Beginnende Geburt (Beurteilung des Geburtsfortschritts: kindliches Köpfchen sicht-/tastbar → i. d. R. Geburt vor Ort; Komplikationen wie Arm- oder Nabelschnurvorfall → schnellstmögliche Sectio caesarea in der nächsterreichbaren Klinik mit Geburtshilfe).
– Schweres Trauma im Vulvovaginalbereich (z. B. Ausschluss/Möglichkeit penetrierender Verletzungen von Beckengefäßen mit innerer Blutung → Ein-/Austrittswunde, Art des Fremdkörpers).

Innere vaginale Untersuchungen oder Tamponaden bei vaginalen Blutungen sind im RD grundsätzlich nicht indiziert.

10.2   Vaginale Blutung

10.2.1   Differenzialdiagnose

Blutung in der Frühschwangerschaft (1.–6. Monat)

– Akut einsetzende Unterbauchschmerzen bei ausgebliebener oder abgeschwächter Regelblutung (Schwangerschaft im 2.–3. Monat); aktuell vaginale Blutung, meist ohne Abgang von Gewebsteilen; evtl. Symptomatik des akuten Abdomens (▶ Kap. 9.5.2):
  – → V. a. Extrauteringravidität (EUG; ▶ Kap. 10.7) – Achtung: Verblutungsgefahr!
  – → Auch Abort möglich (▶ Kap. 10.6).

Praxistipps
Beachte, dass die Schwangerschaft der Patientin selbst zu diesem Zeitpunkt noch nicht bewusst sein muss! In einigen Fällen von EUG kann sogar eine annähernd normale Regelblutung auftreten! Daher neben der Frage nach gegenwärtiger Blutung auch – behutsam und nach Erklärung – nach letzter Regel und Möglichkeit einer Schwangerschaft fragen (Verhütungsmethoden, Geschlechtsverkehr). Immer auf Abdominalschmerz, Fieber und Schockzeichen untersuchen.

– Bestehende Schwangerschaft (bis ca. 5.–6. Monat), oft mit Gewebsteilabgang
  – → V. a. Abort (▶ Kap. 10.6).
  – → Auch EUG möglich (▶ Kap. 10.7) – Achtung: Verblutungsgefahr!

Blutung in der Spätschwangerschaft (6.–9. Monat)

– Keine Schmerzen, noch kein Fruchtwasserabgang, eher starke Blutung → V. a. Placenta praevia (▶ Kap. 10.5.5) – Achtung: Verblutungsgefahr!

- Deutliche Schmerzen, Dauerkontraktion des Uterus (vom Geübten durch Tasten als harte Masse feststellbar), keine Wehen, Schock-symptomatik trotz eher schwacher Blutung/Schmierblutung → V. a. vorzeitige Plazentalösung (▶ Kap. 10.5.4) – Achtung: Verblutungs-gefahr!
- Blasensprung, mäßige bis starke Blutung, Patientin nicht beeinträch-tigt, evtl. Wehentätigkeit → V. a. Insertio velamentosa (Nabelschnur inseriert entfernt vom Plazentarand, Einriss von größeren Gefäßen beim Blasensprung möglich, das Kind kann verbluten).
- Geburtsfortschritt unter liegender Cerclage → Tokolyse und zügiger Transport in die Klinik (ggf. dort Lösen der Cerclage, um weitere Ver-letzungen zu vermeiden).
- Eher harmlose Ursachen (z. B. Randsinusblutung, Muttermundpolyp, variköse Blutung).

Blutung während oder nach der Geburt

- Bei normaler Wehentätigkeit → physiologisch, solange keine starke Blutung (normal: ≤500 ml).
- Aufhören der Wehen; symptomarm bis Vernichtungsschmerz → V. a. Uterusruptur (▶ Kap. 10.5.7)
- Blutungen nach der Geburt (▶ Kap. 10.5.6):
  - Uterusatonie – Achtung: Verblutungsgefahr!
  - Plazentaausstoßung, Dammriss, Verletzung des Geburtskanals, Gerinnungsstörung.
  - 1. und 2. Periodenblutung postpartal oft verstärkt.

Blutung außerhalb von Schwangerschaft und Geburt

- Normale Monatsblutung (1. Periode durchschnittlich im 13. Lebens-jahr ±3 Jahre).
- Blutungsunregelmäßigkeiten (v. a. bei jungen Frauen und Mädchen).
- Tumoren und Endometriumveränderungen.
- Fehleinschätzung extragenitaler Blutungen (z. B. Makrohämaturie, Hämorrhoiden).
- Verletzungen – Beispiele:
  - Kohabitationsverletzungen: Defloration (auch spontan möglich). Trotz behutsamem Beischlaf Blutung in jedem Alter möglich!
  - Unfall, besondere sexuelle Praktiken.
  - Kriminelles Delikt (Vergewaltigung/illegale Abtreibung).
  - Fremdkörper im Vaginalbereich (z. B. bei Selbstbefriedigung).

❶ **Cave** – Aus jeder gynäkologischen Blutung kann sich ein Volumenmangelschock entwickeln! Die äußerlich sichtbare Blutung stellt u. U. nur
einen Bruchteil des tatsächlichen Blutverlustes dar.

Maßnahmen bei vaginaler Blutung/Verletzung

- Beruhigung und Gespräch, störende Personen wegschicken (Peinlich-
  keit! → auf Takt und Distanz achten; bei Sexualdelikt ▶ Kap. 10.3). Bei
  Betreuung und Untersuchung möglichst eine Frau einbeziehen (auch
  Laie); dabei auch immer an Zeugen für das eigene Handeln denken
  (▶ Kap. 10.1).
- Inspektion des äußeren Genitales nur, wenn die Umstände es zulassen
  und es notfallmedizinisch indiziert ist. Ansonsten: Körperbedeckung!
- Basischeck, Basismaßnahmen, Fritsch-Lagerung.
- Ggf. Schocktherapie (▶ Kap. 8.5.2).
- Ggf. Sedierung/Analgesie (▶ Kap. 2.4.3).
- Keine Entfernung von pfählenden Gegenständen/Fremdkörpern.
- Bei Vulvahämatom ggf. Kühlung.
- Bei Uterusprolaps: mit sterilen feuchten Kompressen (NaCl 0,9%) ab-
  decken.
- Evtl. ausgestoßene Teile mit in die Klinik bringen.
- Ggf. Auskultieren der kindlichen Herztöne.
- An Tetanusprophylaxe denken (Argument für Transport in die Klinik).

10.3   Sexualdelikte

Im Folgenden werden einige Hinweise für den Fall gegeben, dass ein
Mädchen oder eine Frau widerrechtlich in sexuelle Handlungen einbezo-
gen und/oder gegen ihrem Willen zu sexuellen Handlungen gezwungen
wurde. Sinngemäß können die meisten Hinweise auch für sexuelle Übergriffe auf Jungen und Männer gelten. (Sexueller Missbrauch nach den
§§ 174ff. StGB – Prävalenzschätzungen bei Mädchen 6–25%, bei Jungen
2–8%. Jurist. Definition der Vergewaltigung nach § 177 StGB = Eindringen mit Gegenständen oder Körperteilen in den Körper des Betroffenen,
auch ohne Ejakulation). Weiteres zu Kindesmisshandlung ▶ Kap. 11.10.

Maßnahmen bei V. a. Sexualdelikt

- Generell hat die Behandlung vitaler Bedrohungen Priorität!
- Behutsame psychische Betreuung (▶ Kap. 2.2.1). Abschirmen. Ruhe.
  Zeit.
- Körperkontakt nur bei Notwendigkeit und mit äußerster Vorsicht. Jede
  Maßnahme (v. a. Körperkontakt) vorher ankündigen!

- Die Patientin befindet sich in einer Ausnahmesituation (Demütigung; Gefühle von Ohnmacht, Beschmutzung, Hilflosigkeit, Angst, Wut). Ihr tatsächlicher psychischer Zustand mag z. B. angesichts der Fassungslosigkeit, primären Beherrschtheit oder scheinbaren Teilnahmslosigkeit nicht augenfällig sein. Patientin nicht allein lassen (u. a. mögliche Suizidgefahr)!
- Möglichst Betreuung durch eine Frau (NA, RA). Wenn vorhanden, Fachdienst (Psychologin) hinzuziehen (Schweigepflicht beachten/Einverständnis der Patientin).
- Zur sofortigen Anzeige raten (frühzeitige Täterfahndung, Einleitung der Spurensicherung). Die eigenständige Anforderung der Polizei gegen den Willen der Patientin ist nicht zulässig (Schweigepflicht!). Ausnahmen: fehlende Geschäftsfähigkeit, konkrete Gefährdung weiterer Personen.
- Kurze sachliche Anamneseerhebung. Keine vaginale Untersuchung, sofern nicht wegen Vitalbedrohung erforderlich.
- Patientin stets über Maßnahmen, Folgeschritte und deren Sinn informieren.
- Ggf. Analgesie (z. B. Piritramid, 0,1–0,2 mg/kg KG i.v.); Sedierung nur, wenn zwingend erforderlich und von der Patientin gewünscht, sonst eher β-Blocker (▶ Kap. 15.2, ◼ Tab. 15.3).
- Sorgfältige Dokumentation aller Einzelheiten (Befunde, Anamnese, Schilderungen, Örtlichkeit, rettungsdienstliche Maßnahmen usw.).
- Die Patientin sollte sich – so schwer es fallen kann – wenn möglich nicht duschen/waschen (Zerstörung von Spuren, z. B. Körpermaterial des Täters).
- Ggf. Asservierung von Beweisen (z. B. Bettwäsche) → Polizei.
- Der Patientin den Transport in eine gynäkologische Praxis/Klinik nahebringen. (Wenn machbar: Praxis ihres Vertrauens – Achtung: Evtl. erster gynäkologischer Besuch überhaupt!). Dort erfolgen möglichst ohne Wartezeit (Voranmeldung!) und ohne Behandlungszeitdruck, möglichst auch nach Absprache mit der Spurensicherung und/oder einem rechtsmedizinischen Institut die weiteren Schritte:
  - Behutsame und vollständige Befund- und Beweiserhebung sowie sorgfältige Dokumentation! Dies erspart der Patientin u. U. später erneute peinliche Befragungen, z. B. vor Gericht.
  - Absprache des weiteren Vorgehens, z. B. medizinische Behandlung, Infektionsserologie (STD), evtl. antivirale Postexpositionsprophylaxe (HIV), psychische Betreuung, regionale Selbsthilfegruppen, geschützter Aufenthaltsort (z. B. Frauenhaus), Bezugspersonen usw.

Praxistipps

- Im RD die Gefahr einer sekundären Traumatisierung durch falsche Vorgehensweise bedenken!
- Grundsätzlich alle Verletzungen dokumentieren, da der Täter später oft vor Gericht nicht die Handlung (z. B. Koitus) bestreitet, sondern eine Freiwilligkeit des Opfers behauptet! Cave: Belastung einer anderen Person mit selbstbeigebrachten Verletzungen (häufig charakteristische Form und Lokalisation) → Sorgfältige und wertungsfreie Dokumentation → Später Beurteilung durch Spezialisten!
- Trotz Vergewaltigung müssen nicht zwingend Verletzungen wie Hämatome oder Kratzspuren auftreten, da das Opfer u. U. zu Gegenwehr gar nicht in der Lage ist (z. B. aufgrund massiver Gewaltandrohung/psychische Gewalt).
- Diskrete Einsatzabwicklung, z. B. bei nicht einsatztaktisch relevanten Informationen Telefon statt Funk benutzen (aber: Dokumentation!).
- Für Aussagen gegenüber der Polizei oder Staatsanwaltschaft muss ein behandelnder Arzt vorher durch die Patientin von seiner Schweigepflicht entbunden werden!

10.4   Schwangerschaft und Komplikationen

10.4.1   Normale Schwangerschaft

- **Dauer:**
  - Gerechnet vom 1. Tag der letzten Regelblutung (= post menstruationem; p.m.): im Mittel 281 Tage (ca. 40 Wochen=9 Monate=10 Mondmonate).
  - Gerechnet vom Zeitpunkt der Befruchtung (post conceptionem; p.c.): im Mittel 267 Tage (ca. 38 Wochen).

Praxistipps

Errechneter mittlerer Geburtstermin (ET/EGT) nach der **Naegele-Regel**:
- EGT=1. Tag der letzten Regelblutung+7 Tage– Monate+1 Jahr±X
(X=individuell abweichende Tage von 28-Tage-Zyklus)
Am EGT kommen etwa 4% aller Kinder zur Welt. Innerhalb von ±10 Tagen um den EGT werden 2/3 aller Kinder geboren, 80% innerhalb von ±14 Tagen um den EGT.
Angabe der Schwangerschaftsdauer in der geburtshilflichen Dokumentation (z. B. Einsatzprotokoll):
- Angabe grundsätzlich p.m. (▶ o.).
- Anzahl der abgeschlossenen Schwangerschaftswochen (SSW)+Anzahl der Tage der angefangenen Woche, z. B. »36+4 SSW« = Schwangerschaft am

4. Tag der begonnenen 37. Woche p.m. (eine Geburt zu diesem Zeitpunkt wäre eine Frühgeburt; ▶ Kap. 10.6).

– Entwicklungsstufen:
- – Zygote: befruchtete Eizelle (nach ca. 60 h 32-Zell-Stadium = Morula).
- – Blastozyste/Embryoblast: 4.–11. Tag (Nidation/Implantation).
- – Embryo: ≤8. SSW p.c. (uteroplazentarer Kreislauf, Organanlage, Genitale bis 10. SSW p.c.).
- – Fetus: 9. SSW p.c. (11. SSW p.m.) bis zum Ende der Schwangerschaft.

Häufige Schwangerschaftsbeschwerden
(Morgendliche) Übelkeit, Erbrechen, Sodbrennen, Verstopfung, erhöhter Venendruck in den unteren Extremitäten (Kompression der V. cava inf. → Varizen auch im Vulva- und Analbereich/Hämorrhoiden), Kurzatmigkeit, Schlaflosigkeit, seelische Verstimmung, Schwindel- und Ohnmachtsanfälle.

10.4.2   Mutterpass

Der Mutterpass enthält zahlreiche Informationen, die auch in Notfallsituationen relevant sein können, insbes. wenn die Kommunikation mit der Schwangeren erschwert ist (z. B. Erst- oder Mehrgebärende, voraussichtlicher Geburtstermin, Schwangerschaftsverlauf, betreuender Arzt und Klinik, Risiken, zu erwartende Komplikationen – z. B. Placenta praevia bekannt).

Praxistipps
Bei Notfällen während der Schwangerschaft immer den Mutterpass einsehen und mit in die Klinik nehmen. Orientierend sollten immer die Seiten 5ff. und ggf. 21ff. im Mutterpass geprüft werden (Anamnese und allgemeine Befunde, Terminbestimmung).
Achtung: Der Mutterpass bietet Raum für die Dokumentation von 2 Schwangerschaften → Prüfen, ob der erhaltene Mutterpass und die gefundenen Angaben zur aktuellen Schwangerschaft gehören!

Wichtige Abkürzungen im Mutterpass und in der Geburtshilfe. EGT/ ET: errechneter Geburtstermin (▶ Kap. 10.4.1), EUG/EU: Extrauteringravidität (ektope Schwangerschaft), CTG: Kardiotokographie, MM: Muttermund, PROM/VBS: »premature rupture of membranes«/vorzeitiger Blasensprung, SSL: Scheitel-Steiß-Länge (Rückschluss auf Gestationsalter), SSW: Schwangerschaftswoche, ZT: Zyklustag.

Positionsmöglichkeiten des Kindes in der Gebärmutter

Lage (Längsachse des Kindes bezogen auf Längsachse des Uterus)
- Längslage
- Schräglage
- Querlage

Stellung (Kindsrücken bezogen auf Uteruswand)

- I	Rücken links seitlich	Ia	Rücken links vorn
		Ib	Rücken links hinten
- II	Rücken rechts seitlich	IIa	Rücken rechts vorn
		IIb	Rücken rechts hinten

Einstellung (Beziehung des vorangehenden Kindsteils zum Geburtskanal)
- Schädellagen (SL, 94–96%, davon ca. 2% regelwidrig):
  - VHHL: vordere Hinterhauptslage: kleine Fontanelle (regelrecht)
  - HHL: hintere Hinterhauptslage: kleine Fontanelle (regelwidrig)
  - VHL: Vorderhauptslage: große Fontanelle; ungünstig; häufig Episiotomie nötig
  - Stirnlage: sehr ungünstig; primäre Sectio! Spontane Entbindung nur selten bei kleinem Kind mgl.!
  - Gesichtslage: Gesicht in der Scheide sichtbar/tastbar; primäre Sectio.
  - Einstellungsanomalien: hoher Gradstand, tiefer Querstand, dorsoposteriore Einstellung, hintere Scheitelbeineinstellung (selten)
- Beckenendlage (BEL, 3–5%): erhöhtes Mortalitäts- und Morbiditätsrisiko, Notfälle, schlechte Dehnung, Geburtstraumata
- Querlage (QL, 0,5–1%): nach Blasensprung: verschleppte QL möglich (z. B. Armvorfall) – dann Wendung kontraindiziert; im RD Tokolyse und Sectio-Voranmeldung!

Haltung (Beziehung der Kindsteile zueinander)
- Regelgerecht: Kopf gebeugt, Kinn auf der Brust
- Regelwidrig: z. B. Streckung/Deflexion

10.4.3 Allgemeine Hinweise zu Notfällen in der Schwangerschaft

Beurteilung der Vitalparameter bei Schwangeren
Die Vitalparameter verändern sich während der Schwangerschaft erheblich (◼ Tab. 10.1).

◻ Tab. 10.1. Vitalparameter in der Spätschwangerschaft (im Vergleich zur Nichtschwangeren)

Atmung	Veränderung	Kreislauf	Veränderung
AMV	50% ↑	HZV	50% ↑
AZV	40% ↑	Herzschlagvolumen	30% ↑
AF	15% ↑	HF	+15/min
O₂-Verbrauch	20% ↑	Blutvolumen	20–40% ↑
Residualvolumen	20% ↓	RR	geringe Abweichung*
Exspiratorisches Reservevolumen	20% ↓	Peripherer Gefäßwiderstand**	15% ↓

* **Blutdruck:** ↓ in der Frühschwangerschaft (systolisch 4 mmHg ↓/diastolisch 5–15 mmHg ↓); im Verlauf der Schwangerschaft wieder Ausgangswerte. Bei ca. 8% der Schwangeren besteht Hypotonie (RR mehrmals <100/60 mmHg) → u. U. Minderdurchblutung der Plazenta; ≥13. SSW subjektive Beschwerden (Schwindel, Ohrensausen, Therapie z. B. mit Ergotaminpräparaten mgl.). Gestationshypertonie (RR >140/90 mmHg) ist behandlungsbedürftig ► Kap. 10.4.5.
** U. a. Empfindlichkeit der Arterien für Angiotensin II ↓.

Nach Unfällen oder bei akuten Erkrankungen in der Schwangerschaft
– Vorrangig geburtshilfliche Abklärung, wenn keine vitale Bedrohung der Mutter besteht. Transport in eine gynäkologisch-geburtshilfliche Abteilung, um eine etwaige Schädigung des Kindes und Komplikationen (z. B. vorzeitige Plazentalösung) auszuschließen (ggf. Einleitung einer vorzeitigen Entbindung).
– Mutterpass einsehen und mit in die Klinik nehmen!

Notfallnarkose, endotracheale Intubation und Beatmung
– Erhöhte Aspirationsgefahr! (Mageneingang durch erhöhten intraabdominellen Druck schlechter verschlossen).
– Oft schwierigere Intubation wegen Weichteilödem (→ Führungsstab, evtl. kleinerer Tubus).
– Auch bei exzellenter Präoxygenierung O₂-Reserven ↓ bei O₂-Bedarf ↑ (schneller Sättigungsabfall bei Apnoe nach Narkoseeinleitung).
– Ggf. Beatmungsdrücke ↑ (Gefahr: z. B. Pneumothorax; ggf. Handbeatmung gegenüber Beatmungsgerät bevorzugen).
– Erhöhter Stress bei Anwesenden (Notfallteam, Angehörige der Patientin) kann die Situation zusätzlich komplizieren.

❶ **Cave – Die Notfallnarkose/Intubation bei einer Schwangeren erfordert immer einen erfahrenen Intubateur, eine gute Vorbereitung (Monitoring, Material, Medikamente, Lagerung), klare Absprachen und ein
geradliniges Vorgehen mit erhöhter Wachsamkeit.**

10.4.4   Herz-Kreislauf-Stillstand bei einer Schwangeren

Ursachen
- Schwangerschaftsbedingte Lungenembolien und Herzrhythmusstörun-
  gen (z. B. durch Tokolyse).
- SIH/Eklampsie.
- Schwere Blutungen (ektobe Schwangerschaft, Placenta praevia), Sepsis.
- Suizid (z. B. im Rahmen depressiver Erkrankungen), Unfall, Intoxika-
  tion.
- Spezielle Problem bei Hochschwangeren:
  - Aspirationsgefahr ↑ (Krikoiddruck, frühe Intubation).
  - Atemwegsdrücke ↑.
  - Erschwerte Intubation (Schleimhautödem; ggf. 0,5–1,0 mm kleine-
    ren Tubus als üblich verwenden).

Reanimation. Das Vorgehen entspricht demjenigen Nichtschwangerer
(BLS/ALS ▶ Kap. 5); bei fortgeschrittener Schwangerschaft (≥20. SSW)
den Uterus unter CPR nach links verlagern oder Reanimation in 15°
Linksseitenlage (venöser Rückstrom!).

Bei Schwangerschaftsdauer >20. Wochen ist sofort nach Einsetzen der
CPR eine Notfallhysterektomie bzw. eine perimortale Sectio zu erwägen
(Durchführung jeweils nur in der Klinik). Bei schneller Durchführung
steigt die Überlebenschance der Mutter, insbes. ≥24. SSW und bei Nachweis kindlicher Lebenszeichen steigen auch die Chancen des Kindes (dann eher
Sectio). Transport unter CPR jedoch nur bei kurzen Transportzeiten
und wenn dabei die kontinuierliche Fortführung einer effektiven CPR
möglich ist.

10.4.5   Präeklampsie/Eklampsie

Schwangerschaftsinduzierte Hypertonie (SIH)
Multiorganerkrankung, die nur während (ca. ≥20. SSW) oder kurz
nach der Schwangerschaft auftritt. Wahrscheinlich führt eine Minderperfusion (des Trophoblasten) über Toxine in verschiedenen Organen zu einer Funktionsstörung des Gefäßendothels (↑ Blutdruck
>140/90 mmHg).

SIH wurde früher auch als Spätgestose oder nach den mutmaßlichen Kardinalsymptomen als EPH-Gestose bezeichnet [»edema«= Ödeme; Proteinurie (Eiweißausscheidung im Urin: Schäumen, evtl. Flockenbildung); Hypertonie]. Da Ödeme häufig während der Schwangerschaft auftreten und keinen Einfluss auf den Krankheitsverlauf einer SIH haben, wird der Begriff EPH-Gestose nicht mehr benutzt.

Akute Bedrohung

— Ab RR >180/110 mmHg Gefahr gefäßbedingter Komplikationen ↑.

— Tonisch-klonische Krampfanfälle mgl. (= Eklampsie; Vitalbedrohung für Mutter und Kind! Tod des Kindes in etwa 10–30% der Fälle, Tod der Mutter in 5%, bei >5 Anfällen >40%!).

— Bei SIH mit Proteinurie ist das Risiko für einen eklamptischen Anfall stark erhöht (= Präeklampsie). Prophylaxe: Reizabschirmung!

— Als besonders schwere Form der SIH entwickelt sich bei etwa jeder 300. Schwangerschaft im letzten SSD – z. T. innerhalb von Stunden – ein sog. HELLP-Syndrom (»hemolysis, elevated liver enzymes, low platelets«): Hämolyse, Transaminasen ↑, Thrombozytopenie.

   – Symptomatik: Gastrointestinale Beschwerden (Schmerzen im rechten Oberbauch, Leberschwellung, Übelkeit, Erbrechen).

   – Oft letale Komplikationen: Hirnblutung, subkapsuläre Leberblutung, Leberruptur, schwere Gerinnungsstörungen.

— Bei Eklampsie und HELLP-Syndrom ist die umgehende Entbindung die einzige wirksame Maßnahme zur Rettung von Mutter und Kind.

— Notärztliche Transportbegleitung zum Kreißsaal/zur Intensivstation.

Risiko für SIH

— Besonders SIH-gefährdete Patientinnen
   – junge Erstgebärende <18 Jahre oder Alter >35 Jahre
   – Hypertonie oder Diabetes mellitus bekannt
   – Mehrlingsschwangerschaft
   – SIH in vorangegangener Schwangerschaft
— Häufigkeit
   – SIH: ca. 10% aller Schwangeren
   – Präeklampsie: ca. 5%
   – Eklampsie: bis 0,1%

Akutkomplikationen der SIH. Intrauteriner Fruchttod, vorzeitige Plazentalösung, Eklampsie (▶ u.), akutes Nierenversagen, Lungenödem, Schock.

Präeklampsie/Eklampsie

Symptomatik

- Evtl. Zeichen/Anamnese der SIH: Hypertonie, Proteinurie (schaumig/flockig).
- RR-Werte >170 mmHg syst. oder >110 mmHg diast. gelten bei Schwangeren als Notfall → stationäre Aufnahme zur antihypertensiven Therapie.
- Präeklampsie: Folgende Symptome können als Vorboten eines eklamptischen Anfalls gewertet werden: Kopfschmerzen (50%), Schwindelgefühl, Ohrensausen, Sehstörungen (Augenflimmern, Gesichtsfeldausfälle → Fingerperimetrie), Bewusstseinstrübung, Unruhe, Tachykardie, Reflexüberempfindlichkeit (Patientin ist licht- und lärmempfindlich), evtl. Übelkeit/Erbrechen (Hirnödem!), evtl. Bauchschmerzen (v. a. im rechten Oberbauch → DD: HELLP-Syndrom!).
- Eklampsie: generalisierter klonisch-tonischer Krampfanfall (ca. 1–2 min, Auslösung durch Licht/Lärm möglich); Symptomatik ► Kap. 6.4.
- Eklamptische Anfälle auch peri- und postpartal mgl.!

Notfalltherapie

- Basischeck (BZ), Basismaßnahmen (RR-Monitoring), Linksseitenlagerung.
- Schutz vor Verletzungen, Versorgen eventueller Verletzungen.
- Ruhige Atmosphäre schaffen (Abschirmen von Reizen: Lärm, helles Licht, Schmerzen).
- Schonender Transport ohne Sondersignal.
- Auch an andere Ursachen für Krampfanfälle denken (z. B. Epilepsie – Reduktion/Absetzen einer Antikonvulsivatherapie während der Schwangerschaft).
- Medikamente:
  - Magnesiumsulfat (im Anfall 1–2 g über 2 min langsam i.v.; ggf. wdh.; anschließend 1–2 g/h als 10%-ige Lösung i.v.). Die AF sollte weiterhin >14–16/min liegen und der PSR sollte noch auslösbar bleiben (zeigt Mg-Konzentration i. d. R. noch <5 mmol/l an – auf Atemdepression achten! Kein Mg bei Anurie!).
  - Wenn Magnesiumtherapie nicht ausreichend wirksam: Antikonvulsiva/Benzodiazepine, z. B. Diazepam (10 mg i.v.; ggf. wdh.) oder Phenytoin.
  - Antihypertonika nur bei exzessiv hohen Werten (>200/100 mmHg) unter ständiger Puls- und RR-Kontrolle, z. B. Urapidil (10–50 mg i.v. – sehr langsam in 5- bis 10-mg-Schritten bis zum ausreichenden Wirkungseintritt titrieren, Wirkung tritt mit wenigen Minuten Verzögerung ein!) oder Dihydralazin (6,25–12,5 mg langsam über ca. 2 min i.v.).

❶ **Cave** – Der Blutdruck darf nur äußerst langsam gesenkt werden und keinesfalls unter den individuellen Normalblutdruck bzw. <150/100 mm Hg absinken (Gefahr plazentarer Minderdurchblutung mit Schädigung des Fetus → vorher/begleitend VEL-/Volumengabe wegen verminderten Plasmavolumens durch Proteinurie).
Andere Antihypertonika nur unter strengster Beachtung der Zulassung und Kontraindikationen! Kalziumantagonisten wegen potenziell gefährlicher Interaktion mit Magnesium eher vermeiden!

10.4.6   V.-cava-Kompressionssyndrom

Definition

Synkope einer Schwangeren im 3. Trimenon (selten im 2.) durch relativen Volumenmangel wegen Verminderung des venösen Blutrückstroms zum Herzen (der schwangere Uterus drückt die V. cava inferior ab).

❶ **Cave** – Zur Prophylaxe eines V.-cava-Kompressionssyndroms sollten Schwangere im 3. Trimenon bei Liegendtransporten immer in Linksseitenlage transportiert werden.

Symptomatik

– Schwindel, Schwächegefühl, Übelkeit.
– Bewusstseinsstörungen bis Bewusstlosigkeit (Synkope).
– Blässe, Zyanose, kalter Schweiß, kühle Extremitäten.
– Keine Halsvenenstauung.
– Puls tachykard und kaum tastbar, RR↓.
– Nagelbettprobe verzögert.

Notfalltherapie

– Basischeck, Basismaßnahmen (Sauerstoffgabe!).
– Lagerung auf der linken Seite (z. B. Unterschieben von Kissen unter rechtes Gesäß, Becken).
– Schonender Transport.

I. d. R. ist Volumenersatz wegen des relativen Volumenmangels nicht indiziert. Tritt jedoch keine Besserung ein, muss differenzialdiagnostisch an eine Blutung gedacht werden.

Praxistipps

– V. a. V.-cava-Kompressionssyndrom bei jeder Spätschwangeren mit Schock-symptomatik. Dennoch dürfen andere Ursachen (z. B. innere Blutung) nicht vorzeitig ausgeschlossen werden. Bei jeder Frau (in der Frühschwanger-schaft) mit obiger Symptomatik muss an eine Extrauteringravidität gedacht werden (▶ Kap. 10.7).
– Auch bei Besserung nach manifestem V.-cava-Kompressionssyndrom sollte unbedingt eine geburtshilfliche Abklärung erfolgen (Schädigung des Fetus durch Sauerstoffmangel).

10.5   Geburt und Geburtskomplikationen

10.5.1   Normale Geburt

Zeichen der bevorstehenden Geburt

– Fortgeschrittene Schwangerschaft (≥6. Monat).
– Abgang eines blutig gefärbten Schleimpfropfes.
– Blasensprung (Fruchtwasserabgang).
  Jeder vaginale Flüssigkeitsabgang bei einer Schwangeren ist primär als Blasensprung zu werten (z. T. Verwechslung mit unwillkürlicher Blasenentleerung). Selten bleibt die Fruchtblase noch während der Geburt intakt, sodass sie dann manuell eröffnet werden muss. Blasensprung ohne Wehentätigkeit = vorzeitiger Blasensprung (folgt die Geburt nicht in kürzerer Zeit, droht z. B. eine aufsteigende Infektion).
– Einsetzen regelmäßiger Wehen alle 5–10 min, Abstände werden kürzer, die Wehen selbst evtl. stärker. Eröffnung des Muttermundes (nur durch Hebamme oder gynäkologisch versierten Arzt festzustellen). Blasensprung oft erst gegen Ende der Eröffnungsphase.

Praxistipps

Unregelmäßige, i. d. R. nicht stark schmerzhafte Uteruskontraktionen in den letzten 3–4 Wochen vor Geburt (sog. Vorwehen) bzw. in den letzten Tagen vor Geburt (sog. Senkwehen) zeigen noch nicht die beginnende Geburt an. Eröff-nungswehen treten regelmäßig mind. alle 10 min auf (3×/30 min).

– Dauer der Eröffnungsphase ca. 7–12 h (5–24 h) bei Erstgebärenden, 4 h (2–8 h) bei Mehrgebärenden.
– Bei vollständiger Eröffnung des Muttermundes (auf ca. 10 cm) Übergang in die Austreibungsphase: Verstärkung der Wehen,

Abstand 4–5 min. Schließlich Pressdrang und Presswehen (alle 2–3 min Wehen, Dauer ca. 1 min), evtl. kindl. Kopf/Steiß in der Scheide sichtbar.
– Dauer der Austreibungsphase ca. 0,5–3 h bei Erstgebärenden, 20–60 min bei Mehrgebärenden (Pressphase bei beiden <15–30 min).

Beginnende vs. fortgeschrittene Geburt
- Beginnende Geburt (Eröffnungsphase)
    - Blasensprung und/oder
    - Eröffnungswehen (Abstand 5–10 min)
- Fortgeschrittene Geburt (Austreibungsphase)
    - Kindlicher Kopf (Behaarung) als vorangehender Kindsteil während der Wehe in der Vulva sichtbar
    - Austreibungswehen (Abstand 5–5 min bzw. Presswehen (Abstand <3 min)
    - Spontaner Pressdrang der Kreißenden

Vorgehen bei bevorstehender Geburt
- Basischeck, Basismaßnahmen.
- Patientin darf nicht umherlaufen (Gefahr von Geburtskomplikationen wie z. B. Nabelschnurvorfall), es sei denn, eine Hebamme oder ein Gynäkologe hat das Festsitzen des kindlichen Köpfchens bereits zweifelsfrei festgestellt.
- Linksseitenlagerung (Prophylaxe eines V.-cava-Kompressionssyndroms).
- Gezielte Notfallanamnese und Kurzuntersuchung (◘ Tab. 10.2).
- Kurze vorsichtige Inspektion des äußeren Genitales (weibl. Zeugen!): Kindskopf sichtbar?
- Wichtigste Entscheidungen im RD: Geburt vor Ort oder Transport in die Klinik (◘ Tab. 10.3)?

Transport zur Geburt im Kreißsaal (Klinik)
- Voranmeldung in der Zielklinik.
- Vor Transportbeginn sollten Notgeburtenbesteck sowie die für die Neugeborenenreanimation benötigten Hilfsmittel griffbereit sein.
- Möglichst schonender Transport.
- Tokolyse in bestimmten Fällen (nicht bei fortgeschrittener Geburt in der Austreibungsphase bei Durchschneiden des Köpfchens).

◼ **Tab. 10.2.** Essenzielle geburtshilfliche Notfallanamnese/Kurzuntersuchung (→ Abschätzung möglicher Komplikationen, Voranmeldung und Übergabe in der Klinik)

Allgemeines	– Name und Alter der Schwangeren
Schwangerschaft	– Schwangerschaftsdauer, errechneter Geburtstermin (ggf. Mutterpass) – Mutterpass: Risiken? Letzte Kindslage? Frühere Sectio? – Wievielt-Gebärende*, wieviele Feten?
Bisheriger Geburtsverlauf	– Blasensprung: Zeitpunkt, Farbe/Geruch des Fruchtwassers – Wehenverlauf: Beginn, Dauer der letzten Wehe, letzter Wehenabstand (möglichst bei nächster Gelegenheit Zeit stoppen), aktuell Pressdrang?
Wünsche der Schwangeren	– Geburtsort/Klinik, Geburtsstellung, Geburtshilfe/Anästhesie – Anwesenheit des Vaters oder anderer Angehöriger

Untersuchung	– Basischeck, möglichst inkl. Körpertemperatur
	– Zeichen für unmittelbar bevorstehende Geburt:
	  – Wehenabstand <3 min, Blasensprung
	  – Kindskopf in Vulva sichtbar (ein Blick, nicht vaginal untersuchen)
	  – Vorwölbung des Anus/des Dammes oder Stuhlabgang bei Wehe
	– **Zeichen für Komplikationen**
	  – **Nabelschnur tritt vor dem führenden Kindsteil aus**
	  – **Arm- oder Beinvorfall**
	  – **anhaltende Blutung/Schockzeichen**
	  – **kindliches Gesicht tief in der Scheide sichtbar**
	  – **schmerzempfindliches Abdomen, Todesangst der Mutter**
	– Nur für den versierten NA:
	  – Beurteilung der kindlichen Herztöne
	  – Muttermundweite, Stellung des Kindes (z. B. Leopold-Handgriffe)

Fragen kurz und klar auf das Wesentliche beschränken. Möglichst nur in den Wehenpausen befragen; kein Verhörstil! Informationen möglichst durch Fragen nach Symptomen bzw. durch Nachschlagen im Mutterpass ermitteln, um keine zusätzliche Angst durch Nennen furchterzeugender Diagnosen zu provozieren!

* Gravida (G): Angabe der Zahl aller bisherigen Schwangerschaften (inkl. Aborte und Interruptiones).
Para (P): Angabe der Zahl aller bisher ausgetragenen Schwangerschaften (inkl. Lebend- und Totgeburten).
Bsp. 1: 1. Schwangerschaft und noch nicht entbunden = IG/0P (Erstgravida/Nullipara).
Bsp. 2: 1 Schwangerschaft mit Fehlgeburt + 1 Schwangerschaft mit Geburt von Zwillingen + jetzt erneut schwanger = IIIG/IP (Drittgravida).
Manchmal wird die unmittelbar bevorstehende Geburt unter Para schon mitgezählt (eine Erstgebärende bekommt in Kürze ihr erstes Kind, eine Zweitgebärende ihr zweites usw.).

◻ Tab. 10.3. Bevorstehende Geburt – Transportentscheidung im Rettungsdienst

Geburtsrisiko	Transportentscheidung
Keine Komplikationen erkennbar	→ **Entbindung vor Ort** (z. B. zu Hause oder im RTW), ggf. Nachforderung (z. B. Hebamme, zweites RTW-Team, Baby-NAW, Inkubator)
Primäre Sectio caesarea indiziert Geburtshindernis bis -unmöglichkeit und/oder hohes Komplikationsrisiko – Beispiele: Beckenverengung/-anomalie, Querlage, BEL mit weiterer Komplikation, Fußlage, Armvorfall, Hyperextension des Kopfes, hohes Geburtsgewicht (>3500 g), grünes Fruchtwasser, kindliche Herztonunregelmäßigkeiten, Placenta praevia (früh), Nabelschnurvorfall (früh), >2 Feten, Frühgeburtlichkeit (<35. SSW)]	→ **Notfalltransport zum Kreißsaal,** ggf. Nottokolyse, Voranmeldung in der Zielklinik
Erhöhtes Risiko (ca. 1–3% aller Schwangerschaften) – Bestimmte Erkrankungen der Mutter (z. B. Alkohol-/Drogenabhängigkeit, SIH, HELLP, HIV, Hyperthyreose, insulinabhängiger Diabetes mellitus), höhergradige Mehrlingsschwangerschaft, Wehen <33.–35. SSW, intrauterine Infektion, Blutungen >28. SSW, M. haemolyticus neonatorum – Fetale Komplikationen (z. B. Arrhythmien, Mangelentwicklung <5. Perzentile, schwere Fehlbildungen)	→ **Transport möglichst in ein Perinatalzentrum** (unabhängig von geplanter Wunschklinik) zur adäquaten Erstversorgung (ggf. auch neonatologische Intensivtherapie und Chirurgie), auch damit eine sekundäre Verlegung vermieden wird (Trennung und Transportrisiko), Voranmeldung!

Gerichte neigen zunehmend dazu, den Geburtshelfer für Schäden des Kindes bei Komplikationen unter vaginalen Geburten in der Klinik verantwortlich zu machen (z. B. ungünstige Kindslage, protrahierter Verlauf). Daher ist bei beginnender Geburt grundsätzlich ein Transport in die nächste geeignete Klinik mit Voranmeldung anzustreben, um eine versierte Geburtshilfe zu ermöglichen und die Möglichkeit einer raschen Sectio caesarea offen zu lassen. Dennoch sollte der Transport einer Kreißenden mit Sondersignal die Ausnahme darstellen! Bei fortgeschrittener Geburt in der Austreibungsphase dürfte es i. Allg. sicherer sein, die Geburt an Ort und Stelle mit bereitgelegten Hilfsmitteln zu Ende zu führen, als weitere Risiken zu provozieren (Hektik, Sondersignal im Straßenverkehr, eventuelle Geburt unter ungünstigen Umständen unterwegs, nicht indizierte Tokolyse).

Tokolyse (Wehenhemmung)

Mit bestimmten Medikamenten ist es möglich, die Wehentätigkeit vorübergehend zu unterdrücken, um eine Geburt hinauszuzögern. Damit kann z. B. ein Zeitgewinn bis zur Entbindung unter optimalen Bedingungen in der Klinik erzielt werden (ggf. Sectio caesarea); gelegentlich wird auch in der Klinik eine Tokolyse fortgeführt, um dem Kind eine Weiterentwicklung im Mutterleib zu ermöglichen (z. B. Lungenreifung). Die Tokolyse wird manchmal auch als »intrauterine Reanimation« bezeichnet, um das Ziel der Rettung des Fetus zu betonen.

Generell sollte eine Wehenhemmung – von wenigen Indikationen abgesehen – nur in der Klinik durchgeführt werden (wenn mgl. durch erfahrenen Gynäkologen).

❶ **Cave – Die Notfalltokolyse ist kein Routinemittel, um eine komplikationslose Spontangeburt in der Austreibungsphase noch in die Klinik zu bringen!**

- Indikationen für eine Notfalltokolyse im RD:
  - Drohende Frühgeburt (»der Uterus ist der beste Transportinkubator«).
  - Unmöglichkeit oder erhebliches Risiko einer Geburt auf natürlichem Weg (z. B. Querlage, drohende Uterusruptur, ggf. Nabelschnurvorfall, ggf. Placenta praevia), Überbrückung der Zeit bis Notsectio. Die sichere Diagnose dieser Fälle ist im RD allerdings nicht immer einfach. In bestimmten Phasen dieser Notfälle ist eine Tokolyse z. T. kontraindiziert.
- Medikamente:
  - Fenoterol i.v. (Partusisten® intrapartal, 0,8–4 µg/min i.v. über Spritzenpumpe unter EKG-Monitoring) ► Kap. 16.1.24.
  - Alternativ oder zur Not ergänzend zu Fenoterol: hochdosiertes Magnesiumsulfat (2–4 g über 20 min i.v.; dann 2–4 g/h i.v.) ► Kap. 16.1.42.

Warnhinweis. Immer wieder wird zur Tokolyse die inhalative Anwendung des Fenoterolpräparates Berotec® (Dosier-Aerosol) propagiert für den Fall, dass kein i.v.-Präparat verfügbar wäre. Diese Aussage ist jedoch nicht einwandfrei, da dieses Präparat hierfür nicht zugelassen ist. Laut Fachinformation des Herstellers ist in therapeutischer Dosis des Sprays eine tokolytische Wirkung sogar unwahrscheinlich! Um notfallmedizinisch zeitnah uteruswirksame Blutspiegel zu erreichen, müssten Vielfache davon inhaliert bzw. oral/enteral resorbiert werden. Mit zeitlicher Verzögerung käme es dann aber zu deutlich überhöhten Blutkonzentrationen mit möglicherweise schweren kardiotoxischen Nebenwirkungen (z. B. Angina pectoris, Herzrhythmusstörungen, Blutdruckabfall). Eine Dosisanpassung nach Wirkung wäre bei Spraygabe kaum möglich. Das Risiko wäre auch wegen individuell nicht vorhersehbarer Resorptionsrate, WE und HWZ nicht kalkulierbar.

Vorgehen bei Spontangeburt vor Ort/im RTW
Grundsätze und Vorbereitungen (sofern noch möglich)
- Kollegiale Teamarbeit! Der Versuch, eine Hebamme nachzufordern, sollte allein aus forensischen Gründen immer unternommen werden (ggf. auch weitere Hilfe, wenn vorhanden, z. B. in Form eines Baby-NAW in manchen Großstädten verfügbar, ggf. zweites Team).
- Beruhigung aller Anwesenden, für Patientin angenehme Atmosphäre schaffen (Wünsche und ggf. Vorbereitungen für Hausgeburt beachten).
- Basischeck, Basismaßnahmen.
- Rechtzeitig Blase leeren lassen (volle Blase bewirkt reflektorische Wehenschwäche – Cave: protrahierter Verlauf), evtl. Darm leeren lassen (sonst Stuhlabgang während der Geburt – Cave: keine Toilette, sondern Steckbecken benutzen lassen).
- Sinnvolle Lagerung:
    - Im (stehenden) RTW/NAW oder bei Komplikationen Rückenlage: Beine in Fahrtrichtung, Oberkörper durch Kissen leicht erhöht, Beine angewinkelt an den Körper herangezogen (für Helfer insbesondere bei Notfallmaßnahmen am besten geeignet; geringere Verletzungsgefahr für Mutter und Neugeborenes).
    - Zu Hause (vorausgesetzt: Platz, keine Rutsch-/Sturzgefahr) nach Wunsch der Kreißenden evtl. Alternativposition: Vierfüßlerstellung oder Hockstellung (Vorteile: Ausnutzung der Schwerkraft, geringerer Druck auf V. cava und Aorta, bessere Atemtechnik – Cave: u. U. schwierig für Helfer, das Kind muss sicher vor dem Herunterfallen bewahrt werden!).
- Notgeburtenbesteck bereitlegen, jeweils steril: Handschuhe, Unterlage, Kompressen, Schere für Episiotomie und Abnabelung, Nabelklemmen, dünne Einmalsauger mit entspr. Sauggerät; Handtücher, Wärmeschutzfolie, Babybeatmungsbeutel.
- Wenn möglich Raum/RTW heizen (Helfer dürfen schwitzen, das Neugeborene darf nicht auskühlen).
- Hände desinfizieren, sterile Handschuhe anziehen.
- Wenn noch Zeit: Reinigung des äußeren Genitales (zum Anus hin).

Geburtshilfe
Schädellage
- Warten, bis der Muttermund vollständig eröffnet ist und der Kopf in der Wehenpause nicht mehr zurückweicht. Die Mutter darf – auch wenn der Pressdrang schon da ist – nicht pressen! → Wehe verhecheln lassen.
- Pressen lassen, wenn der Kopf auf dem Beckenboden steht (Anus klafft) und die Pfeilnaht gerade steht. Zur Unterstützung mütterl. Kopf

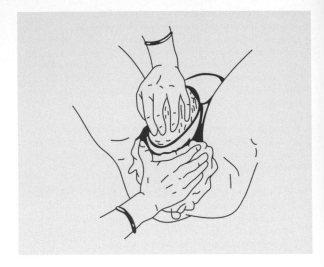

□ Abb. 10.1. Dammschutz

anheben und Kinn auf die Brust, Beine auseinander. In der Wehenpause Entspannung unterstützen: durchatmen lassen, Kopf zurückle-
gen usw.
— Dammschutz (Ziel: Kopfbremse): Köpfchen langsam durchschneiden
lassen (sanfter Gegendruck mit einer Handfläche; □ Abb. 10.1).
— Erst obere (vordere) und dann untere (hintere) Schulter entwickeln
(□ Abb. 10.2). Nie am Kopf ziehen!
— Bei geborenem Kopf muss die Geburt unmittelbar zu Ende geführt
werden, sonst Gefahr der Nabelschnurkompression im Geburtskanal
mit O_2-Unterversorgung des Kindes.
— Bei sichtbarem Kopf ohne bisherigen Blasensprung: Fruchtblase eröff-
nen (am besten mit den Fingern einreißen; Instrumente könnten das
Kind verletzen – trotzdem auf Schutz des Kindes vor Verletzungen
und zu schnellem Durchtritt achten). Fruchtblasenhaut vom Gesicht
des Kindes vollständig abstreifen.
— Wenn der Kopf geboren ist, aber die Geburt nicht voranschreitet
(»Kopf wirkt wie auf die Vulva aufgepfropft«): V. a. Schulterdystokie

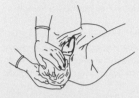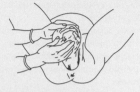

a Die vordere Schulter unter Senkung des Kopfes entwickeln, bis die Oberarmmitte sichtbar ist

b Kopf ohne Zug anheben und hintere Schulter entwickeln (auf den Damm achten!)

☐ **Abb. 10.2.** Geburt der Schulter. Entwicklung **a** der vorderen, **b** der hinteren Schulter

(»Hängenbleiben« der kindl. Schulter an der Symphyse der Mutter). McRoberts-Manöver (mehrfaches maximales Strecken und Beugen der mütterl. Beine im Hüftgelenk), ggf. Bolustokolyse, dosierter unmittelbar suprasymphysärer Druck (kein Kristeller-Handgriff), nicht am Kopf ziehen.

Beckenendlage (BEL)

- Erhöhte CPR-Bereitschaft (Kind).
- Bis zur Geburt des Steißes: Geduld!
- Bei Steißgeburten ist regelmäßig Absetzen von Mekonium zu beobachten.
- Nach Geburt des Steißes muss die Geburt des Kopfes schnell folgen (mgl. <60 s, sonst Hypoxie durch Nabelschnurkompression)! → Wehen fördern, großzügige Indikation zur Episiotomie und evtl. Analgesie, Zurückhalten des Steißes, bis das Kind in einer Wehe entwickelt werden kann (ohne Ziehen/Drücken).
- Erst wenn die Schulterblätter sichtbar sind: den Steiß gürtelförmig fassen und um die Symphyse der Mutter in Richtung Unterbauch führen (Manualhilfe nach Bracht). Nie ziehen!
- Ein zweiter versierter Helfer erleichtert ggf. durch gezielten kaudalwärts gerichteten Druck auf den Bauch der Mutter den Durchtritt des Kopfes (suprasymphysärer Druck; Handgriff nach Kristeller nur, wenn bekannt!).
- Ggf. Armlösung, ggf. Veit-Smellie-Handgriff (wenn bekannt)

❶ **Cave** – Wegen des grundsätzlich höheren Risikos nicht im RD beherrschbarer Komplikationen bei BEL: Kliniktransport unter Voranmeldung anstreben.
Venöser Zugang ist Pflicht. Bereitschaft für folgende Maßnahmen (je nach Situation): Episiotomie, Wehenförderung oder Tokolyse, Blasenkatheter, Analgesie und Intubationsnarkose (sekundäre Sectio ggf. auch in der Austreibungsphase). Klinik rechtzeitig informieren, auch prophylaktisch.

Episiotomie (Dammschnitt) (◻ Abb. 10.3)
— Indikationen: schnelle Geburtsbeendigung, z. B. bei Asphyxie des Kindes/verzögertem Kopfdurchtritt, drohender Dammriss (Blasswerden des Dammes), Schonung des Kindes bei Frühgeburt.
— Möglichst vorher Lokalanästhesie.
— Immer auf dem Höhepunkt einer Wehe schneiden (Instrument: chirurg. Schere).
— Gefahr: weiteres Einreißen möglich.

Komplikationen
— Arm-/Beinvorfall: maximale O_2-Gabe (Mutter), Beckenhochlagerung, evtl. Beine anziehen lassen, nicht ziehen, nicht reponieren.
— Verlängerte Pressphase: dauert die Pressphase (auch bei Erstgebärenden) >15– 30 min (V. a. Geburtsstillstand), ist nach Ausschluss einer Wehenschwäche (ggf. Gabe eines Wehenmittels) der dringliche Transport in die Klinik zu erwägen, da fetale Hypoxie droht und evtl. auf-

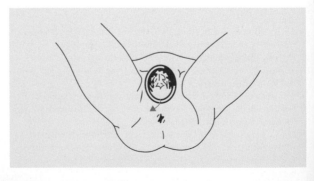

◻ **Abb. 10.3.** Episiotomie, mediolateral

grund eines Missverhältnisses zwischen Kindsgröße und Geburtskanal oder Fehllage Sectio oder bes. geburtshilfliche Technik notwendig ist (ggf. an Tokolyse denken!). Bei langer Pressphase grundsätzlich großzügige O_2-Gabe an die Mutter!

Wenn möglich: kindliche Herztöne überwachen (Bradykardie → Hypoxie).

– Bei unüberwindlichem Geburtshindernis (z. B. verschleppte QL): erhöhte Gefahr der Uterusruptur.

Besonderheiten bei Zwillingsgeburt

– Liegen beide Kinder in SL (in etwa 45% der Fälle), ist die Geburt i. d. R. unproblematisch. Auch wenn eines der beiden in BEL liegt (35%), aber nicht zu groß ist, ist eine vaginale Entbindung möglich.

– Beide Kinder in BEL (ca. 10%) → massive Probleme. Kombinationen von SL+QL, BEL+QL, QL+QL haben fast keine Chance, normal geboren zu werden.

– Insbesondere bei V. a. Vorfälle (kindlicher Extremitäten) sollte zügig die Sectio angestrebt werden!

– Nach Geburt des 1. Zwillings sollte die des 2. innerhalb von <15 min erfolgen (Gefahr: z. B. vorzeitige Plazentalösung.)!

10.5.2   Erstversorgung des Neugeborenen

Das Neugeborene sollte direkt in warme und saubere Handtücher aufgenommen werden. Nicht mit bloßen Händen halten (Rutschgefahr, das Neugeborene könnte leicht fallen gelassen werden). Abtrocknen oder evtl. je nach Ausrüstung/Ausbildung sofortiges Einhüllen in geeignete Kunststofffolie.

Taktile Stimulation (Abtrocknen, Fußsohle reiben), keine rohen Methoden! Den (Be-) Handlungsalgorithmus zur Erstversorgung bzw. Reanimation eines Neugeborenen zeigt ◘ Abb. 10.4.

Wärmeerhalt!

Neugeborene verlieren auch bei Temperaturen, die Erwachsene als warm empfinden, schnell Wärme (pathophysiologisch ungünstig). Daher in warmen Tüchern aufnehmen, Abtrocknen (sog. Käseschmiere belassen) und – sofern in gutem Zustand – der Mutter auf den Bauch/an die Brust legen (möglichst Hautkontakt und beide warm einpacken, Gesicht frei lassen; Bauchlage und Kopf zur Seite). Bei Hausgeburt auch warmes Bad möglich (nur unter Anleitung einer Hebamme). Auch im Fall einer Reanimation Wärmeerhalt beachten!

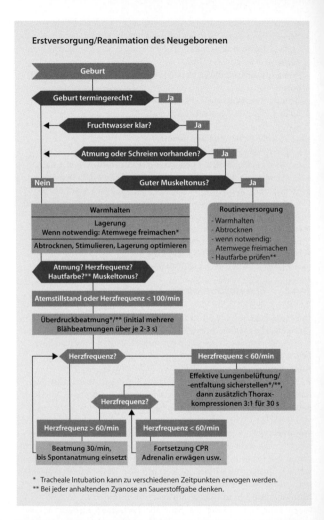

Abb. 10.4. Erstversorgung/Reanimation des Neugeborenen. [Nach ERC 2005; © Naseweis Verlag Mainz (2006) – Wiedergabe mit freundlicher Genehmigung]

Abnabeln

- **Sofort:** bei Rhesusinkompatibilität (nicht ausstreichen!) oder wenn Mutter und Kind zwingend (z. B. CPR) sehr schnell getrennt werden müssen.
- **Früh** (nach Abtrocknen, 1–2 min): bei gesundem Kind (reif, lebensfrisch).
- **Spät** (sobald die Nabelschnur aufgehört hat zu pulsieren, spätestens nach ca. 5 min bzw. nach gründlichem Ausstreichen der Nabelschnur in Richtung Kind): bei anämischem Kind (anäm. Mutter), Frühgeborenen, Zwillingen.

Durchführung. 2 sterile Klemmen etwa 10–20 cm vom Nabel des Kindes entfernt ansetzen (damit noch Stumpf für Nabelvenenkatheter im Notfall oder für die Klinik bleibt; aber auch nicht zu nah am Scheideneingang → Retraktion in den Geburtskanal → fehlende Leitstruktur für manuelle Plazentalösung), zwischen den beiden Klemmen mit steriler Schere oder Skalpell durchschneiden (letzteres kann z. B. der Vater übernehmen), die Enden steril abdecken (Klemmen belassen).

Evtl. je eine Blutabnahme aus Nabelvene und -arterie für die Klinik zur BGA (Spritzen als arteriell/venös kennzeichnen; vorher heparinisieren und direkt nach Abnahme entlüften und luftdicht verschließen).

Eine verspätete Abnabelung schadet i. d. R. nicht → keine Hektik! Hochlagerung des Kindes über das Niveau der Plazenta (z. B. auf dem Bauch der Mutter) kann aber bei fehlender Abnabelung in Einzelfällen (Ausbleiben des physiologischen Gefäßverschlusses) zu Blutverlusten des Kindes in Richtung Plazenta führen!

Absaugen

Nicht routinemäßig, da schädlich! Sollte das Neugeborene – i. d. R. hypoxie-/stressbedingt – intrauterin dickflüssiges Mekonium ausgeschieden und durch erste Atemversuche pränatal aspiriert haben, besteht – ausnahmsweise – eine Indikation zum Absaugen (möglichst unter Sicht, Pharynx mit Zungenspatel darstellen, später evtl. Nase). Nicht mit vollem Sog absaugen bzw. Baby-Schleimabsauger verwenden (Cave: Schleimhautläsionen; reflektorische Bradykardien und Apnoe mgl.) Orosauger (Absaugen mit Unterdruck über den Mund des Helfers und Sekretfalle) sollen aufgrund der Infektionsgefahr nicht mehr verwendet werden.

Vitalparameter des Neugeborenen

- Spontanatmung spätestens 1 min nach der Geburt (Schreien, aber auch nicht laut schreiende, still atmende Kinder können gesund sein).
- AF 30–40/min, AZV 15–20 ml, HF 130–140/min.

Die Beurteilung nach dem APGAR-Schema (▶ Kap. 17.3.2) ist weit verbreitet und möglicherweise forensisch sinnvoll, aber zur Ableitung von konkreten Reanimationsmaßnahmen nur bedingt geeignet (war hierfür auch nie gedacht). Er hat sich zudem als recht subjektiv herausgestellt.

Zyanose, Bradykardie (<100/min), schlaffer Tonus und jegliche Atemstörung zwingen zum Handeln (◼ Abb. 10.4).

Reanimation

Priorität Nr. 1: Atmung! Unregelmäßigkeiten oder Fehlen der Atmung sind prinzipiell mit qualitativ guter Maskenbeatmung zu behandeln (Kopf in Schnüffelstellung/Neutralposition, z. B. 2 cm dickes Handtuch unter die Schultern legen), ggf. Guedel-Tubus einlegen. Bei Erreichen ausreichenden pO_2 normalisieren sich HF, Muskeltonus, Hautfarbe und die Atmung schnell von selbst (<30 s).

Die ersten Atemzüge = Blähbeatmungen. In den Lungen befinden sich zunächst noch Flüssigkeitsmengen, die die Diffusion der Atemgase behindern, aber normalerweise zügig durch die ersten Schreie (höherer Druck in der Lunge unter Exspiration als bei normaler Atmung) zur Resorption gebracht werden. Um dies auch bei Atemstillstand zu gewährleisten, sollen die ersten Beatmungen als sog. Blähbeatmungen (Entfaltungsbeatmungen) ausgeführt werden: initialen Beatmungsdruck für 2–3 s aufrecht erhalten. Der erforderliche Druck ist variabel und sollte den Brustkorb sichtbar wie bei normaler Atmung heben und senken (20 cm H_2O können effektiv sein, u. U. Drücke von 30–40 cm H_2O erforderlich).

Weitere Maßnahmen. Eine Intubation ist nicht zwingend erforderlich. Sie bedeutet Unterbrechung der lebenswichtigen Beatmung! Sie kann z. B. in folgenden Situationen erwogen werden: V. a. Verlegung der Trachea mit Mekonium, ineffektive Beatmung trotz optimierter Technik, Thoraxkompressionen, Zwerchfellhernie, Geburtsgewicht <1000 g; jeweils abhängig von Übung und Erfahrung des Durchführenden. Ggf. Beatmung über einen nasopharyngeal (!) platzierten Trachealtubus mgl. (anderes Nasenloch und Mund vorsichtig zuhalten).

Medikamente nur sehr selten indiziert (vorzugsweise über Nabelvenenkatheter). Indikation: unzureichende Herzfunktion trotz adäquater Basisreanimation (schlechte Prognose). In Frage kommen Adrenalin (0,01–0,03 mg/kg KG i.v.), Natriumhydrogenkarbonat (1-2 mmol/kg KG i.v.); Flüssigkeitssubstitution (10–20 ml/kg KG i.v.).

Im Gegensatz zur CPR bei Erwachsenen dienen **Thoraxkompressionen** bei Neugeborenen nicht der überbrückenden Perfusion vitaler Organe. Vielmehr soll oxygeniertes Blut aus der Lunge lediglich in die Koronararterien gelangen (kurzer Weg; oft schnelles Ansprechen des

Herzens auf wenige Kompressionen; daher kurzes Intervall bis zur nächsten Kontrolle: 30 s). Thoraxkompressionen können daher bei Neugeborenen ein Defizit in der Beatmung nicht ausgleichen!

Beendigung von Reanimationsbemühungen. Möglichst im Dialog mit den Eltern. Nach 10 min kontinuierlicher und adäquat durchgeführter Reanimationsmaßnahmen ohne Lebenszeichen kann ein Abbruch erwogen werden. Wenn die Umstände fast sicher mit einem frühen Tod des Kindes und hoher Morbidität unter den wenigen Überlebenden führen würden, sind Reanimationsversuche nicht indiziert, z. B. gesicherte Schwangerschaftsdauer <23+0 Wochen (ILCOR) [deutsch-österreichische Empfehlung <22+1, Schweiz <24+0], Geburtsgewicht <400 g, Anenzephalie, nachgewiesene Trisomie 13 oder 18. Ab einer Schwangerschaftsdauer von 25 Wochen (ohne relevante Zusatzerkrankungen) werden Reanimationen oft mit akzeptabler Morbidität überlebt. Bei unklarer Prognose sollte der Wunsch der Eltern nach Reanimationsbemühungen unterstützt werden.

Erstversorgung der Mutter

— Zuspruch, Anwesenheit. Frühestmöglichen Kontakt zum Kind ermöglichen.
— Über Untersuchungsergebnisse und Maßnahmen informieren.
— Den Eltern gratulieren und Zeit für die Begrüßung ihres Kindes lassen!
— Engmaschige Kreislaufüberwachung der Mutter während der Nachgeburtsphase.
— Nachgeburt steril einpacken und mit in die Klinik nehmen. Wenn möglich: schon vor Ort durch Hebamme prüfen lassen (Augenschein).
— Nachgeburt nicht abwarten (Kliniktransport). Bei Dauer der Nachgeburt >20 min: Hebamme/Arzt in der Klinik zwecks schnellstmöglicher manueller Lösung informieren (Gefahr der Uterusatonie/Plazentaretention).
— Evtl. prophylaktische Oxytocingabe (3 IE i.v.) – Cave: nicht, wenn noch ein 2. Kind geboren werden muss!
— Bei verlängerter Nachgeburtsphase oder erhöhtem Blutverlust (vor Nachgeburt >300 ml, insgesamt >500 ml) oder Verschlechterung der Kreislaufsituation: ggf. Schocktherapie/Kliniktransport; ggf. manuelle Plazentalösung (möglichst Hebamme/Gynäkologe); ggf. Bekämpfung atonischer Nachblutungen (▶ Kap. 10.5.7).
— Anlegen des Kindes an die Brust ist möglich (je nach Verfassung von Mutter und Kind ca. 10–30 min nach Geburt), fördert die Uteruskontraktion (physiologische Oxytocinausschüttung).

- Fritsch-Lagerung.
- Geburtszeitpunkt und -ort festhalten! In seltenen Fällen von forensischer Bedeutung.
- Versorgung von Geburtstraumata/Episiotomiewunde (steriles Abdecken).

10.5.3   Nabelschnurvorfall

Sehr selten (ungefähr 3% aller Geburtskomplikationen, 0,1% der Geburten). Prädisponierende Faktoren: Mehrlingsschwangerschaft, QL, BEL, Mehrgebärende, viel Fruchtwasser.

Definition
Nach Blasensprung (Abgang von Fruchtwasser) Vorfall der Nabelschnur, die zwischen tiefer tretendem Kopf und Beckenring eingeklemmt und abgedrückt werden kann (◘ Abb. 10.5) → akute Unterversorgung des Kindes; schlimmstenfalls Umschlingung des kindlichen Halses mit der Nabelschnur → Das Kind wird beim Tiefertreten stranguliert. Nicht jede Nabelschnur um den kindlichen Hals bedeutet jedoch eine Strangulation.

Symptomatik
- Beginnende Geburt, Z. n. Blasensprung.
- Evtl. tritt die Nabelschnur vor dem Kopf des Kindes aus dem Muttermund.
- Evtl. um den Hals des Kindes liegende Nabelschnur (Umschlingung).
- **Alarmzeichen:** fehlende Pulsation der Nabelschnur.

Notfalltherapie (Notarzt/Hebamme)
- Basischeck, Basismaßnahmen (O_2-Gabe!).
- Flachlagerung mit Beckenhochlagerung.
- Weit vorgefallene Nabelschnur locker, feucht (NaCl 0,9%) und sauber bedecken.
- Zügiger Transport und Voranmeldung in der aufnehmenden Klinik (Vorbereitung Sectio).
- Evtl. vorsichtige vaginale Untersuchung (pulsierende Nabelschnur tastbar?).
- Vorsichtiges vaginales Zurückdrücken des Kindskopfes, um die Nabelschnur möglichst wenig zu komprimieren (auch während des Transportes; ggf. Versuch der manuellen Lösung der Nabelschnur – kein Repositionsversuch).

▼

- Ggf. Abnabelung direkt nach Durchtritt des Kopfes und zügige Entbindung.
- Medikamente:
  ggf. Tokolytika, z. B. Fenoterol (0,8–4 µg/min i.v. über Spritzenpumpe).

Praxistipps

Die Gefahr des Nabelschnurvorfalls besteht besonders bei herumlaufenden Patientinnen nach erfolgtem Blasensprung; daher Schwangere stets liegend (und in Linksseitenlagerung zur Prophylaxe eines V.-cava-Kompressionssyndroms) transportieren, sofern noch nicht das Festsitzen des Köpfchens ohne Vorfall zweifelsfrei festgestellt ist (danach kann Laufen während der Wehen entlastend und sinnvoll sein).

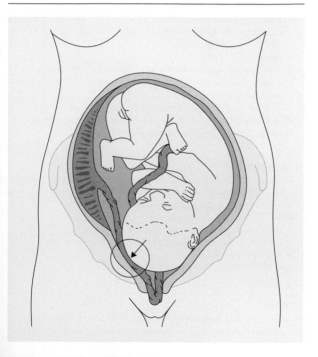

◘ **Abb. 10.5.** Nabelschnurvorfall

10.5.4   Vorzeitige Plazentalösung

Häufigkeit: 0,5–1% aller Schwangerschaften. Mortalität der Feten: 20–35% (bei Schock der Mutter fast 100%), davon sterben etwa 50% noch im Uterus.

Definition
Vorzeitige (unvollständige oder vollständige) Ablösung der Plazenta >28. SSW → arterielle Blutung (retroplazentares/retrochoriales Hämatom) → Unterbrechung des Stoffwechsels zwischen mütterlichem und kindlichem Kreislauf → Gefahr der Schädigung des Kindes durch Unterversorgung. Durch stärkere Blutung mit anschließendem Schock wird auch die Mutter akut bedroht, wobei bei höheren Schweregraden auch Gerinnungsstörungen bedeutsam werden. Ursachen: Extreme Blutdruckschwankungen, Fruchtwasserpunktion, Geburt des 1. Zwillings, mechanische Gewalteinwirkung (Stoß, Sturz, Trauma), SIH.

Symptomatik
- Plötzlich auftretende Bauchschmerzen, schmerzhafte Dauerkontraktion des bretthartem und druckempfindlichen Uterus (»Holzuterus«).
- Schockzeichen.
- In 80% der Fälle vaginale Blutung (nicht immer!): meist nur leichte, eher dunkle (Schmier-) Blutung (selbst dann nur minimale Menge im Vergleich zur tatsächlichen Blutmenge im Uterus).

Notfalltherapie
- Basischeck, Basismaßnahmen, Schocklage (auf der linken Seite) – Beachte: Atembehinderung durch Druck des Kindes!
- Voranmeldung in der aufnehmenden Klinik (i. d. R. Notsectio).
- Zügiger Transport mit Sondersignal.
- Evtl. Auskultieren der kindlichen Herztöne.
- Vaginale Untersuchung ist kontraindiziert (DD: Placenta praevia)!
- Schocktherapie (▶ Kap. 8.5.2).
- Achtung: Tokolyse ist kontraindiziert!

Praxistipps
Bei Schocksymptomatik besteht akute Lebensgefahr für Mutter und Kind. Das erste Ziel aller therapeutischen Maßnahmen ist die Entbindung auf schnellstem und sicherstem Wege → Sondersignaltransport in die Klinik (→ i. d. R. Sectio caesarea bei lebensfähigem Kind) unter Schocktherapie.

10.5.5   Placenta praevia

Häufigkeit: 0,5% aller Schwangerschaften, bei Z. n. Sectio bis 4%.

Definition
Tiefer Sitz der Plazenta vor dem inneren Muttermund (◨ Abb. 10.6); bei
Dehnung des unteren Uterinsegmentes im letzten SSD kommt es zu einem
Abscheren der Plazenta von der Uteruswand und starken Blutungen (25%
der Blutungen vor und während der Geburt). Prädisponierende Faktoren:
Mehrlingsschwangerschaften, Mehrgebärende, höheres Alter der Schwan-
geren (>39 Jahre 3-fach Risiko ↑), frühere gynäkologische Operationen.

Symptomatik
- Aus völligem Wohlbefinden heraus: schmerzlose (!), hellrote, starke
  vaginale Blutung im letzten SSD (rezidivierend oder anhaltend, vor
  Blasensprung); in 20% der Fälle keine Blutung nach außen!
- Schockzeichen.
- Weiches Abdomen, weicher Uterus.

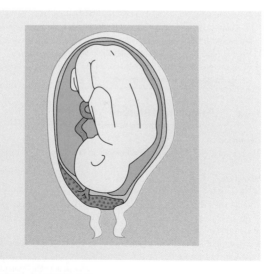

◨ **Abb. 10.6.** Placenta praevia totalis

Notfalltherapie

- Basischeck, Basismaßnahmen, Schocklage (auf der linken Seite/Ganz-körperschräglage – Cave: Atembehinderung durch Druck des Kindes).
- Schonender und zügiger Transport (ggf. Sondersignal).
- Voranmeldung in der Zielklinik.
- Schocktherapie (▶ Kap. 8.5.2).
- <36. SSW Tokolyse mit Fenoterol (0,8–4 µg/min i.v. über Spritzenpumpe) zur Hinauszögerung der Geburt möglich.
- Schnellstmögliche Sectio bei lebensbedrohlicher Blutung (unabhängig von der Schwangerschaftsdauer) sowie bei fortgeschrittener Schwangerschaft (auch bei leichterer Blutung, da sonst Blutung/Dauer einer möglichen Unterversorgung des Kindes verlängert ist).

Praxistipps

- Placenta praevia meist im Mutterpass vermerkt! (Aufgrund der anatomischen Anlage i. d. R. bei einer der ersten Ultraschalluntersuchungen entdeckt, weit bevor es in der Spätschwangerschaft zu Komplikationen kommt.)
- Es muss in Betracht gezogen werden, dass im Uterus größere Blutmengen vorhanden sein können, die äußerlich sichtbare Blutung also nur einen Bruchteil des tatsächlichen Blutverlustes darstellt. Die Blutung nährt sich meist nur aus dem mütterlichen Kreislauf → Verblutungsgefahr!
- Unter keinen Umständen vaginale oder rektale Tastuntersuchung! (Auslösung massiver Blutungen möglich!)

10.5.6   Postpartale Blutung

Definition
Nachgeburtliche Blutungen (pathologisch: Blutverlust >500 ml).

Ursachen
- Uterusatonie: »schlaffe« Uterusmuskulatur; nach Ausstoßung der Plazenta wird die Blutung nicht durch Kontraktion des Uterus gestillt → starke Blutung nach außen und innen (»Hochsteigen des Uterus«).
- Dammriss/Zervixriss (Geburtstrauma).
- Fehlende Plazentalösung (>30 min nach Geburt des Kindes): keine komplette Lösung des Zusammenhalts zwischen Plazenta und Uterus oder Retention der gelösten Plazenta durch zervikalen Spasmus (Blutungen in unterschiedlicher Intensität).

Symptomatik
− Vaginale Blutung nach Geburt.
− Evtl. Schocksymptomatik.

Notfalltherapie (Notarzt/Hebamme)
− Basischeck, Basismaßnahmen, Schocktherapie (▶ Kap. 8.5.2).
− Bei Zervix- und Vaginaleinrissen (Geburtstraumata) keine unkontrollierte Tamponade!
− Bei fehlender Plazentalösung Credé-Handgriff: Uterusfundus durch die Bauchwand mit einer Hand fassen und mit gleichmäßiger Kraft über mehrere Minuten in Richtung Scheidenausgang ausdrücken (ggf. Kurznarkose), ggf. auch Uterus massieren (»Wehe anreiben«).
− Bei schwerer Uterusatonie Zweifel-/Hamilton-Handgriff (◻ Abb. 10.7): Bimanuelle Uteruskompression → Abdrücken der A. uterina; auch während des Transportes beibehalten.
− Bei Misslingen des Credé-Handgriffs oder starkem vaginalem Blutabgang manuelle Plazentalösung. Ultima Ratio: Kompression der Aorta abdominalis.
− Medikamente:
Bei Uterusatonie (ggf.) Wehenmittel, z. B. Oxytocin 3 IE i.v. (ggf. wdh.) oder Infusion mit 10–50 IE auf 500 ml Vollelektrolytlösung. Keine Tokolytika!

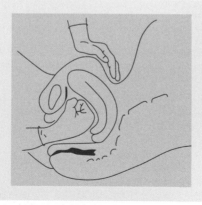

◻ **Abb. 10.7.** Handgriff nach Zweifel/Hamilton

10.5.7   Uterusruptur

Definition

Zerreißung durch Missverhältnis zwischen Belastbarkeit der Uteruswand und Belastung (Größe des Fetus, äußere Einwirkung, z. B. bei Verkehrsunfall, Oxytocinüberdosierung, Geburtshindernis, Vorschädigungen durch Operationen/Gebärmutternarben). 90% der Uterusrupturen treten nach Sectio caesarea bei der vorangegangenen Entbindung auf (daher oft elektive Resectio bei erneuter Schwangerschaft). Narbenrupturen verlaufen meist still mit geringer Schmerzsymptomatik und eher geringem Blutverlust. Überdehnungsrupturen und traumatische Rupturen verlaufen i. d. R. dramatisch.

Symptomatik

- Drohende Ruptur:
  - Einsetzen verstärkter Wehentätigkeit (Wehensturm), ungewöhnlich schmerzhafte Wehen, Geburtsstillstand.
  - Druckschmerzhaftigkeit des unteren Uterusbereichs.
  - Aufsteigen der Bandl-Furche (Bandl-Kontraktionsring; oft durch die Bauchdecke erkennbarer Wulst an der Grenze zum unteren Uterussegment).
  - Unruhe und Todesangst der Kreißenden durch zunehmende Wehenfrequenz, unerträglichen Wehenschmerz und beginnenden Schock (Cave: Verschleierung der Symptome durch Anästhesie!).
- Eingetretene Ruptur:
  - Akuter abdominaler, auch in die Schulter ausstrahlender Schmerz, evtl. aber sogar spontanes, kurzzeitiges Erleichterungsgefühl.
  - Schwerer Schock, zunehmende Atemnot.
  - Evtl. kindliche Körperteile durch die Bauchdecke tastbar, abdominelle Abwehrspannung, Aufhören kindlicher Bewegungen und Herztöne.
  - Evtl. vaginale Blutung (25% der Fälle).

Notfalltherapie

- Basischeck, Basismaßnahmen.
- Voranmeldung in der Klinik (Notsectio).
- Zügiger Transport mit Sondersignal.
- Schocktherapie (▶ Kap. 8.5.2).
- Evtl. Auskultieren der kindlichen Herztöne.
- Bei drohender Ruptur: Tokolytika, z. B. Fenoterol (0,8–4 µg/min über eine Spritzenpumpe).

10.5.8   Fruchtwasserembolie

Sehr selten (1/20.000-80.000 Geburten), aber in 60-80% der Fälle tödlich (bei Überlebenden oft bleibende Schäden). 25% der betroffenen Frauen sterben innerhalb der 1. Stunde nach dem Ereignis.

Definition

Pulmonalarterielle Konstriktion und Obstruktion, ausgelöst durch thromboplastisch aktives Fruchtwasser (d. h. das Fruchtwasser selbst verlegt nicht die Gefäße, sondern führt zu Thrombenbildung und Gefäßverengung). Hierzu muss eine größere Menge Fruchtwassers in den mütterlichen venösen Kreislauf eindringen (z. B. bei Scheideneinriss, Uterusruptur, vorzeitiger Plazentalösung, Schnittentbindung). Unmittelbare Folgen sind Rechtsherzbelastung und Hypoxie (Phase I). Nachfolgend – sofern Phase I überlebt wird – häufig Verbrauchskoagulopathie und anaphylaktoide Prozesse.

Symptomatik

- Meist Zustand während oder nach einer Geburt.
- Phase I (Vasospastik):
  - Akute Dyspnoe, Zyanose, Schockzeichen (plötzlicher Blutdruckabfall).
  - Angst, Unruhe, Übelkeit, Erbrechen, Bewusstlosigkeit.
  - Halsvenenstauung, evtl. Krampfanfall, Herz-Kreislauf-Stillstand.
- Phase II (Hämorrhagie): uterine Blutungen durch Atonie, andere Blutungen.
- Evtl. Urtikaria, Quincke-Ödem.

Notfalltherapie

- Basischeck, Basismaßnahmen (Sauerstoff!), ggf. CPR.
- Symptomatische Therapie.
- Endotracheale Intubation, Beatmung mit 100% Sauerstoff.
- Medikamente:
  - Analgetika, z. B. Morphin (2–5 mg i.v.).
  - Ggf. Benzodiazepine, z. B. Diazepam (5–10 mg i.v.).
  - Ggf. Katecholamintherapie (▶ Kap. 8.8), Reanimation (▶ Kap. 10.4.4, ▶ Kap. 5).

❶ Cave –
  — **Jede akut einsetzende Atemnot oder plötzliches Kreislaufversagen bei oder nach der Geburt ist verdächtig auf eine Fruchtwasserembolie!**
  — **Differenzialdiagnostisch auch an »echte« Lungenembolie, Spontanpneumothorax, SAB und akutes Herzversagen anderer Genese denken.**
  — **Zur Lungenembolie ▶ Kap. 8.8.**

10.6   Frühgeburt und Fehlgeburt

Frühgeburt. Beendigung einer Schwangerschaft vor Vollendung der 37. SSW (p.m.; WHO) bzw. Tragzeit <259 Tage (p.m.). Feststellung ggf. auch durch Nachweis von Unreifezeichen/Geburtsgewicht <2500 g. 5–10% aller Geburten sind Frühgeburten (davon ca. 30% spontan, erhöhtes Risiko bei Teenagern oder niedrigem sozioökonomischem Status; weitere 30% bei Mehrlingsschwangerschaften).
Per Definition fällt unter Frühgeburt:
— Die frühgeborene Lebendgeburt (auch <500 g Geburtsgewicht). Lebendgeburt heißt, dass nach Scheidung vom Mutterleib entweder Herzschlag, Nabelschnurpulsation oder natürliche Lungenatmung vorgelegen haben (PStGAV), auch wenn das Kind später stirbt. Lebensfähigkeit ist kein Kriterium.
— Die Totgeburt (totgeborenes Kind, ≥500 g Geburtsgewicht), ca. jede 280. Geburt, ca. 2400/Jahr in Deutschland.

Frühgeburten (inkl. Totgeburten) müssen beim Standesamt gemeldet werden (im Todesfall auf Wunsch der Eltern namentliche Beurkundung), daher ist eine unverzügliche Leichenschau erforderlich. Die Bestattung erfolgt im Todesfall wie bei Erwachsenen (je nach Bundesland teilweise erst ≥1000 g Geburtsgewicht vorgeschrieben). Der Mutter steht Mutterschutz in voller Länge zu (normale Geburt oder Totgeburt ≥8 Wochen; Frühgeburt ≥12 Wochen).
Fehlgeburt (Abort). Totgeborenes Kind <500 g Geburtsgewicht. Fehlgeburten haben den Status von »Erkrankungen«, die nicht an das Standesamt gemeldet werden dürfen. → Keine Behandlung der Leibesfrucht als Todesfall; Krankschreibung der Mutter für 8–14 Tage. Bestattungsrecht je nach Bundesland unterschiedlich geregelt (meist auf Antrag der Eltern möglich; sonst i. d. R. »schickliche und hygienisch einwandfreie Beseitigung«). Die juristischen Bestimmungen werden von Eltern oft als unwürdig gegenüber ihrem sehr früh verstorbenen Kind als Individuum

empfunden. Im Verhalten sollten RD-Mitarbeiter dies berücksichtigen, z. B. nach einem Namen des Kindes fragen und diesen verwenden, den Eltern Zeit und Raum zum Abschied geben (vgl. ähnliche Situation bei SID ▶ Kap. 11.9.1).

Oftmals bieten geburtshilfliche Kliniken Hilfestellung an. Informationen und psychosoziale Hilfsangebote z. B. auch über die Bundesvereinigung Verwaiste Eltern in Deutschland e. V., 04229 Leipzig, Tel. 0341 9468884, www.veid.de.

Symptomatik
- Mäßige bis starke vaginale Blutung.
- Unruhe, ggf. Schmerzen, ggf. Schockzeichen.
- Evtl. ausgestoßene Frucht bzw. Fruchtteile (z. B. in der Toilette).

Notfalltherapie
- Basischeck, Basismaßnahmen, psychische Betreuung!
- Fritsch-Lagerung, ggf. Schocktherapie (▶ Kap. 8.5.2).
- Mutter und ggf. geborenes Kind/Gewebe mit in die Klinik nehmen.
- Medikamente:
  - Bei drohender Frühgeburt (vorzeitiger Blasensprung/vorzeitige Wehen) und 20.–35. SSW: liegender Transport, ggf. Nottokolyse (▶ Kap. 10.5.1).
  - Ggf. Benzodiazepine, z. B. Diazepam (5–10 mg i.v.).
  - Ggf. Analgesie (bei noch nicht geborenem Kind dessen Lebensfähigkeit bedenken), z. B. Pethidin (0,5–1 mg/kg KG i.v.) und/oder Butylscopolamin (10–20 mg i.v.).
  - Ggf. bei lebensbedrohlicher Blutung/sichtbarem Abortgewebe Kontraktionsmittel erwägen (wenn noch nicht geschehen → Verlust des Kindes!), z. B. Oxytocin 3 IE i.v. (ggf. wdh.) oder Infusion mit 10–50 IE auf 500 ml Vollelektrolytlösung.

Praxistipps
Abort mit Fieber >38,5°C oder Schüttelfrost bei der Patientin weist auf septischen Schock hin.

- Manipulationen am Uterus vermeiden (Gefahr des Eindringens von thromboplastischem Material der Plazenta in den venösen Blutkreislauf der Mutter).
- Komplikationen/Gefahren bei der Abtreibung durch Laien: mechanische Verletzung mit Blutung, septischer Schock, Luftembolie, Intoxikation.

– Es ist stets zu prüfen, ob das Kind noch lebensfähig sein könnte (ab ca. 23.–24. SSW bei KG >400–500 g) → ggf. Reanimation des Neugeborenen einleiten (▶ Kap. 10.5.2)! Umgekehrt sollte nicht lebensfähigen Kindern – trotz evtl. initialer Lebenszeichen – die Möglichkeit eines würdigen Sterbens eingeräumt werden (Einbeziehung und ehrliche Information der Familie). Diese Entscheidung setzt eine hohe neonatale Kompetenz des Notarztes voraus und wird durch den notfallmedizinischen Zeitdruck sowie schwere Objektivierbarkeit erschwert (Schwangerschaftsdauer, Geburtsgewicht). Im Zweifel sei daher – auch aus juristischen Gründen – ein Rettungsversuch angeraten.

10.7   Extrauteringravidität (EUG)

Definition
Einnistung einer befruchteten Eizelle außerhalb des Uterus (ca. 1 EUG/150 Schwangerschaften). In >90% Tubargravidität (Gefahr der Tubarruptur), sehr selten echte Bauchhöhlenschwangerschaft. EUG ist auch nach Anwendung der »Pille danach« möglich.

🚫 **Cave – Ein akutes Abdomen (Schmerz und Schock, in kurzer Zeit aus völligem Wohlbefinden heraus) bei einer jungen Frau ist immer verdächtig auf eine EUG mit (drohender) Tubarruptur! Bei Tubarruptur können in kurzer Zeit 1–2 l Blut in die Bauchhöhle verloren gehen!**

Der Verdacht erhärtet sich durch eine entspr. Anamnese (mögliche Schwangerschaft, Anomalien der Regelblutung). Der betroffenen Frau muss die Schwangerschaft zu diesem Zeitpunkt weder bewusst noch erkennbar sein!

Differenzialdiagnose
– Tubentorsion.
– Adnexitis.
– Andere Ursachen für akutes Abdomen (▶ Kap. 9.5.2).

Symptomatik
– Symptomarmes Stadium: weitgehende Beschwerdefreiheit; evtl. allgemeine Schwangerschaftssymptome (Übelkeit, Spannung in der Brust); Ausbleiben der Regel >5–9 Wochen (27%), Schmierblutungen (50%) oder regelstarke Blutung (20%) zum letzten erwarteten Zeitpunkt.
– Symptomreiches Stadium (Notfall!) – drohende oder eingetretene Tubarruptur:

- Zunehmender (einseitiger) Unterbauchschmerz, ziehender Charakter.
- Ausstrahlung in Oberbauch oder Rücken.
- Plötzlicher vernichtender Rupturschmerz auf der gleichen Seite.
- Nach eingetretener Ruptur schmerzfreies Intervall möglich.
- Druckempfindlichkeit des Unterbauchs, Zwerchfell- und Schulterschmerz.
- Akutes Abdomen, Angst, Kollaps, Schock.
- Tubarabort (Fruchtabgang in die Bauchhöhle → Resorption/Mumifizierung): kaum symptomatisch; evtl. wehen- oder krampfartige Bauchschmerzen.

Notfalltherapie

- Basischeck, Basismaßnahmen
- Bei V. a. (drohende) Tubenruptur:
  - Voranmelden in der Zielklinik (Vorbereiten einer Notoperation).
  - Zügiger Transport mit Sondersignal (bei V. a. Tubarruptur).
  - Schocktherapie (▶ Kap. 8.5.2), ggf. Analgesie.

Pädiatrische Notfälle

11.1   Allgemeine Hinweise

11.1.1   Notfallursachen bei Kindern

Lebensbedrohliche Notfälle bei Kindern resultieren v. a. aus Störungen der Atemfunktion (z. B. Atemwegsinfektionen, Fremdkörperaspiration, Asthma bronchiale, Ertrinken; sekundär z. B. bei Vergiftungen oder Trauma). Daher haben Maßnahmen zur Wiederherstellung und Aufrechterhaltung der Atemfunktion bei Kindern eine große Bedeutung im Notarztdienst. Anatomische und physiologische Besonderheiten der Atmung bei Kindern müssen dem NA vertraut sein (▶ Kap. 11.1.2, 11.1.3, 17.1).

Praxistipps
Grundsätzlich bei Kindern mit Atemnot oder Störungen der Atmung
- O_2-Gabe,
- ärztliche Transportbegleitung,
- im Regelfall keine Sedierung.

DD Atemstörungen/Atemnot bei Kindern
- Allergische Reaktion/Anaphylaxie (▶ Kap. 8.5.3).
- Asthma bronchiale (▶ Kap. 7.5).
- Verschluckter/aspirierter Fremdkörper (▶ Kap. 11.3).
- Pseudokrupp, Epiglottitis, Laryngitis (▶ Kap. 11.4.1), Bronchitis.
- Thoraxtrauma (▶ Kap. 9.4), Intoxikation (▶ Kap. 12), Ertrinken (▶ Kap. 14.2), Strangulation (▶ Kap. 14.1).
- Insbesondere bei wiederkehrender Atemnot/Zyanose auch an das Vorliegen eines Herzfehlers denken (hypoxämischer Anfall ▶ Kap. 11.11)!

11.1.2 Atmung – anatomische Besonderheiten bei Kindern

- Die Zunge ist vergleichsweise groß (bei Intubation beachten) und fällt leichter zurück als beim Erwachsenen.
- Der Rippenstand ist gegenüber dem Erwachsenen eher horizontal; daher sind Säuglinge obligate Bauchatmer (kaum Kompensationsmöglichkeit bei Behinderung der Zwerchfellatmung, z. B. bei erhöhtem intraabdominellem Druck).
- Der Kehlkopf liegt bei C3/C4 (ca. 2 Wirbelkörper höher als beim Erwachsenen) und ist nach ventral verkippt → kein Überstrecken des Kopfes, sondern: Unterkiefer anheben, Esmarch-Handgriff! – Schnüffelstellung).
- Der subglottische Raum ist die engste Stelle (beim Erwachsenen: Stimmritze) → Tubengröße beachten (▶ Kap. 17.1, ❑ Tab. 17.2) und Tuben bei Kindern <8 Jahren (bis ca. 5,5 mm ID) präklinisch i. d. R. nicht blocken (Abdichtung subglottisch).
- Die Trachea ist vergleichsweise kurz (einseitige Fehlintubation häufig; Verrutschen der Tubuslage trotz Fixation bei Säuglingen bei Kopfbewegungen möglich! – Regelmäßige Lagekontrolle/Auskultation, auf jeden Fall nach jeder Lageänderung des Kopfes).

Praxistipps

Beatmung bei Kindern

Bei Kindernotfällen mit Beatmungspflichtigkeit gelingt häufig eine suffiziente Maskenbeatmung. Angesichts mangelnder Übung in der Kinderintubation bei vielen Notärzten und der möglichen Komplikationen (z. B. häufig Fehllagen, unbemerkte Dislokation, Traumatisierung, Hypoxie) ist auch unter Reanimations- oder Transportbedingungen eine fortgesetzte gut funktionierende Maskenbeatmung als Alternative zur endotrachealen Intubation zu erwägen!

11.1.3 Atmung – physiologische Besonderheiten bei Kindern

- Säuglinge sind »obligate Nasenatmer« (Gefährdung z. B. durch Zuschwellen, auf NAW/NEF sollten abschwellende Nasentropfen für Säuglinge verfügbar sein). Die Schleimhaut (Nase, Epiglottis, Trachea) neigt viel stärker zur Ödembildung → Obstruktion durch Zuschwellen, Hindernisse bei Intubation.

- Aspirationsrisiko ↑ durch
  - höher liegenden Kehlkopf (▶ o.),
  - mangelnde Kaufähigkeit, unzureichende Entwicklung des Schluckaktes,
  - Atemwegsinfekte (Kleinkinder: bis 12×/Jahr), Nasenatmung erschwert, Mundatmung verstärkt, Fremdkörper/Nahrung im Mund werden leichter angeatmet,
  - Motivation und Gelegenheit zur oralen Erkundung der Umgebung (Kleinteile),
  - gute motorische Fähigkeiten bei mangelndem Verständnis für Gefährdungen.
- Säuglinge lassen Atemnot nicht so deutlich erkennen wie Erwachsene:
  - Dyspnoezeichen: Nasenflügeln, Stöhnen, Einziehungen des Thorax beim Atmen.
  - Weitere Zeichen für Atemwegsverlegung/Hypoxie bei Säuglingen/ Kleinkindern: Blässe, evtl. Zyanose; Tachykardie oder Bradykardie (terminal), einseitige oder fehlende Atembewegung; kein Atemgeräusch im betroffenen Lungenabschnitt auskultierbar; evtl. Stridor, evtl. inverse Atmung, Verweigerung fester Nahrung, Trinkunlust, intensiver Speichelfluss.
- Lunge: Compliance ↓ und Resistance ↑ als beim Erwachsenen.
- Physiologischer Totraum Früh-/Neugeborener: ca. 40% des AZV (Erwachsener nur ca. 30% des AZV und besser kompensierbar).
- O_2-Bedarf (und daher AMV) relativ zum KG etwa 3× höher als beim Erwachsenen, dies wird durch eine höhere AF bewirkt; das AZV liegt mit 7–9 ml/kg KG im gleichen Bereich wie beim Erwachsenen.
- Vorsicht bei Racheninspektion (Laryngoskopie): Reflektorischer Herzstillstand möglich!

11.1.4   Maßnahmen bei Kindernotfällen

Absaugen. Sog vorher kontrollieren (<0,2 bar, sonst Gefahr der Schleimhautverletzung/bei endotrachealem Absaugen Atelektasenbildung! → Immer kurz nachbeuteln).

Herzfrequenzüberwachung. Durch Abhören der Herztöne (ggf. Stethoskopmembran mit spez. Pflaster neben linker Brustwarze aufkleben), kombiniert mit Pulsoxymetrie (geeignete Sensoren!) und EKG.

Blutdruckmessung. RR-Messung nach Riva-Rocci erst ca. ≥3. Lebensjahr unter Notfallbedingungen sinnvoll (mäßig zuverlässig, technisch schwierig, belastend für das Kind, keine zusätzliche Information/Konsequenz, zeitraubend). Ein RR-Abfall als Schockzeichen tritt bei Kindern erst kurz vor dem Kreislaufversagen auf. Frühe Warnzeichen: Tachykardie (später Bradykardie), Atem-/Bewusstseinsstörungen. Einfach, schnell und aussagekräftig ist die Nagelbettprobe (Rekapillarisierungszeit, optimal bei Raumtemperatur): leichtes Drücken auf den Fingernagel → Weißfärbung, die bei Nachlassen des Drucks verschwindet.

- Dauer bis zum Rosigwerden >1 s → erhöhte Achtsamkeit, beginnende Zentralisation.
- >2 s → V. a. Zentralisation/Schock!

Wärmeerhalt. Besondere Bedeutung bei Säuglingen, da hohe Unterkühlungsgefahr. Schon bei Neugeborenen sind die physiologischen Mechanismen (Wärmebildung, Gefäßmotorik, Schweißsekretion) funktionsfähig, aber die Wärmebildung durch unwillkürliches Muskelzittern ist noch nicht ausreichend steigerbar. Dafür ist eine zitterfreie Wärmebildung möglich (braunes Fettgewebe → Frieren bleibt unerkannt). Geringes Körpervolumen (Wärmespeicher) bei relativ großer Oberfläche (unbedeckter Kopf!) und dünner Isolierung (Fettschicht) erleichtert eine schnellere Auskühlung. Ein Neugeborenes muss bereits unter 30–32°C Außentemperatur (Umgebungsluft; ohne Kleidung) Energie für die Aufrechterhaltung der Körpertemperatur aufwenden (thermische Neutralzone: 32–34°C – zum Vergleich: Erwachsene 27–29°C). <23°C versagt die Regulation → Unterkühlung (körperlich aktive Erwachsene: <0–5°C). Daher auch bei Reanimation die passive Wärmeerhaltung nicht vernachlässigen, ggf. rechtzeitig an Inkubator denken. Bei Inkubatortransporten kontinuierliche Temperaturkontrolle: 35–37°C (Innenraumthermometer).

Trauma, Blutverlust, Schock. Bei Kindern muss auch ein kleiner Blutverlust ernstgenommen werden. (kleines absolutes Blutvolumen, z. B. 300 ml beim Neugeborenen; die typischen Schockzeichen treten wegen ausgeprägter Fähigkeit zur Zentralisation später als bei Erwachsenen auf; RR-Abfall erst bei irreversibler Dekompensation, ▶ o.). Wichtige Symptome: kapilläre Füllungszeit ↑ (>2 s), schlecht tastbare periphere Pulse. Frühzeitige O_2- und Volumentherapie, um die Aktivierung der Schockkaskade zu verhindern: 10–20 ml/kg KG initial, dann bis zu 20 ml/kg KG während des Transportes je nach Volumenbedarf. Ernstzunehmende Blutverluste bei Säuglingen durch Kopfschwartenhämatome und intrazerebrale Blutungen mgl. Innere Blutungen werden häufig unterschätzt. Zur präklinischen Volumentherapie ist grundsätzlich VEL einzusetzen (bei fehlender Besserung ggf. auch kolloidales Volumenersatzmittel). Pädiatrische Infusionslösungen oder verdünnte Glukoselösungen eignen sich nicht.

Medikamente, Sedierung, Analgesie

— Um bei mangelnder Übung unter Notfallbedingungen Medikamente bei Kindern sicher anwenden zu können, empfiehlt sich die Bereithaltung einer Tabelle für Verdünnungen und Notfalldosierungen bei Kindern (▶ Kap. 16.2, ggf. als Spickzettel kopieren und laminieren!). Bevorratung und Hilfsmittel im eigenen NEF/NAW (Kindernotfallkoffer/-rucksack) beachten! Auch ein Notfallmaßband (z. B. nach Broselow) kann helfen, über die Größe des Kindes zielsicher auf (Ideal-) Gewicht, Dosierungen von Medikamenten, Normwerte und Richtwerte zu schließen.

— Bei Säuglingen und Kleinkindern wegen der notwendigen Genauigkeit und kleinen Volumina Infusion geregelt über Spritzenpumpe geben (Bolusgaben manuell mit großer Spritze, ggf. Dreiwegehahnsystem zum Nachfüllen der Spritze anschließen). Tropfinfusionen sind unzuverlässig und bergen ggf. das Risiko einer Überinfusion. Volumengaben exakt protokollieren!

— Wenn geeignet auch den rektalen Zugangsweg in Betracht ziehen, v. a. bei Diazepam, Chloralhydrat und Kortikoiden (Schonung des Kindes).

— Zur Sedierung kann sich die intranasale Gabe von Midazolam als günstig erweisen (beachte aber: Dosierung anpassen, Wirkungseintritt u. U. verzögert; der Anwender sollte Erfahrung mit diesem Verfahren besitzen; die intranasale Gabe kann sehr schmerzhaft sein und das Riechvermögen dauerhaft schädigen). Dosierung, z. B. mit Tuberkulinspritze (ohne Nadel!): 0,2–0,4 mg/kg KG Midazolam intranasal, wenn der Anwender das Verfahren kennt.

— Auch für andere Medikamente kommt, insbes. unter Verwendung eines entsprechenden Zerstäubers (MAD; »mucosal atomization device«) die nasale topische Applikation in Betracht (z. B. zur Analgesie Morphin 0,1 mg/kg KG oder Fentanyl 0,5–2 μg/kg KG nasal).

Venöser/intraossärer Zugang. Wenn ein dringend benötigter venöser Zugang nicht geschaffen werden kann, bestehen alternativ die Möglichkeiten der Medikamenten- und Volumengabe bei Neugeborenen in die Nabelvene und bei Säuglingen und Kleinkindern ins Knochenmark (i.o.-Zugang; ▶ Kap. 2.4.2).

Altersspezifische Normwerte und Richtwerte

— Für Verbrennungen gelten gegenüber Erwachsenen andere Regeln zur Ermittlung verbrannter Oberflächen (▶ Kap. 13.1).

— Zur Beurteilung einer Bewusstseinsstörung beim kindlichen Patienten ist die Glasgow Coma Scale modifiziert anzuwenden (▶ Kap. 17.1, ◘ Tab. 17.2).

— Entsprechendes Gerät (z. B. Babybeutel, Blutdruckmessgerät, Tuben) verwenden (▶ Kap. 17.3.3).

Praxistipps

Die wichtigsten Utensilien für Kindernotfälle sind Beatmungsbeutel, O_2 und Absaugeinheit!

Schmerzhafte Manipulationen. Auf schmerzhafte Maßnahmen (z. B. Venenpunktion) auch bei kommunikationsfähigen Kindern vorher ehrlich hinweisen; diese ggf. begründen. Jedoch steigern Begriffe und Beschreibungen, die mit Schmerz assoziiert sind, Schmerzerwartung und Schmerzerleben messbar. Beherztes, geplantes und zügiges Vorgehen möglichst nach guter Vorbereitung. Evtl. »Glukose-Analgesie« (▶ u. »Blutzucker«).

Bei sehr schmerzhaften/unangenehmen Eingriffen: Eltern ggf. aus dem Raum bitten (bes. wenn das Kind deren Angst spürt; psychol. Hintergrund: sie »retten« später das Kind und werden vom Kind nicht für die Schmerzen verantwortlich gemacht – allerdings lassen sie es zunächst allein). Keine zwingende Vorschrift, sondern Einzelfallentscheidung!

Blutzucker. Auch bei Kindern und Säuglingen kommen Hypoglykämien vor (niedrige Glykogenreserven; Werte ◘ Tab. 11.1); Entnahme des Bluttropfens bei Neugeborenen/Säuglingen ist an der Ferse (Außenseite) mgl. Unbedingt Automatiklanzetten verwenden. Auf hygienisches Vorgehen besonders achten, da Weichteil- und Knochenmarkinfektionen möglich sind. Für den Geübten kommt auf jeden Fall auch die Punktion einer peripheren Vene mit dünner Kanüle in Betracht (nachgewiesenermaßen weniger schmerzhaft).

◘ Tab. 11.1. Definitionen von Hypoglykämie bei Neugeborenen und Säuglingen

Alter/Gewicht	Hypoglykämie
Früh-/Neugeborene <2500 g	<25 mg/dl
Neugeborene >2500 g unmittelbar post partum	<30 mg/dl
Neugeborene, 1. Lebenstag	<35 mg/dl
Neugeborene, 2. Lebenstag	<40 mg/dl
Neugeborene, ≥3. Lebenstag	<45 mg/dl
Säugling	<50 mg/dl

Praxistipps

Schmerzen

Das Schmerzerleben bei antizipierbaren Ereignissen bei Neugeborenen und Säuglingen (bes. in den ersten Monaten) kann z. B. durch Hautkontakt zur Mutter und vorheriges (2–4 min zuvor, nicht später als »Belohnung«), tropfenweises Anbieten von Zuckerlösung (z. B. sterile Glukoselösung 40%, insgesamt ca. 0,5–2 ml; keinen Honig) möglichst unter Saugen (zur Not z. B. Wattestäbchen) nachweisbar gelindert werden.

11.1.5   Umgang mit Eltern und Kindern

- Die enge Einbeziehung der Eltern ist bei der Betreuung und medizinischen Versorgung des Kindes anzustreben.
- Die Eltern fühlen sich gebraucht und sind beschäftigt. Oft ist es – auch und gerade im Notfall – sinnvoll, das Kind zu untersuchen und zu behandeln, während es sich auf dem Arm bzw. Schoß der Mutter/des Vaters befindet.
- Das Kind verhält sich in der Regel ruhiger, wenn die Eltern anwesend sind. Zur Beruhigung von Kindern empfiehlt es sich auch, auf Rettungsmitteln ein Stofftier (»Teddy«) mitzuführen (aber: Hygiene beachten).
- Angst und Stress bei den Eltern übertragen sich auf das Kind; deren Beruhigung und Respekt vor der elterlichen Verantwortlichkeit sind ebenso wichtig wie die einfühlsame Betreuung des Kindes (Aufklärung über Erkrankung/Verletzung sowie ergriffene Maßnahmen).
- Umgang mit dem Kind: kindgerechte Sprache, ab entsprechendem Alter auch dem Kind alles erläutern und es Verantwortung übernehmen lassen (therapeutisches Bündnis). Je nach Situation Spiele zulassen bzw. medizinische Maßnahmen spielerisch einleiten (z. B. mit medizinischen Untersuchungsgeräten). Kinder bedürfen einer Vertrauensperson: wenn Eltern nicht anwesend sind, z. B. auch Begleitung durch Freund, Lehrer o. Ä. (jedoch Schweigepflicht beachten!).

11.1.6   Rechtliche und sicherheitstechnische Aspekte

- Auch bei Kindern und Jugendlichen müssen therapeutische Maßnahmen durch ausdrückliche, stillschweigende oder mutmaßliche Einwilligung abgesichert sein.

– Bis zum 14. Lebensjahr wird eine Einwilligungsfähigkeit in der Regel nicht angenommen (stellvertretende Einwilligung der Eltern bzw. Sorgeberechtigten).

– Bei gegebener Einsichts- und Urteilsfähigkeit (Beurteilung im Einzelfall ▶ Kap. 1.3.3) können verständige Jugendliche in eine notwendige Therapie selbst einwilligen; bei schwerwiegenden Eingriffen ist die Einwilligung der Eltern/Sorgeberechtigten erforderlich.

– Medizinisch gebotene, nicht aufschiebbare Maßnahmen sind sofort und ggf. auch ohne Einwilligung von Patient/Sorgeberechtigtem zu ergreifen. Ansonsten ist ggf. die Einwilligung des Vormundschaftsgerichtes einzuholen (§ 1666 I BGB).

– Grundsätzlich sind Selbsttötungsversuche von Kindern und Jugendlichen uneingeschränkt zu verhindern! Nichtverhinderung gilt bei bestehender Garantenstellung juristisch als Totschlag durch Unterlassen.

– Bestimmte Geräte, wie z. B. Gurte auf Fahrtragen, sind primär auf Erwachsene ausgelegt und müssen zum sicheren Einsatz bei Kindern ggf. modifiziert werden. So existieren z. B. verstellbare Rückhaltesysteme für Kinder.

11.2   Reanimation bei Kindern

Zur CPR allgemein ▶ Kap. 5, bei Neugeborenen ▶ Kap. 10.5.2. Wesentliche Unterschiede der Basisreanimation bei Kindern verschiedener Altersstufen ◘ Tab. 11.2.

Der Herz-Kreislauf-Stillstand bei Säuglingen/Kindern ist i. d. R. sekundär (Asystolie/Bradykardie infolge von Hypoxie und Hyperkapnie; Lähmung des Atemzentrums ab pCO_2 >70 mmHg). Entscheidend ist die Reoxygenierung durch Wiederherstellung bzw. das Ingangsetzen einer ausreichenden Atmung!

Die BLS- und ALS-Algorithmen zur Kinderreanimation ◘ Abb. 11.1, 11.2.

◨ Tab. 11.2. CPR-Technik bei Kindern

	Neugeborene	Säuglinge (<1 Jahr)	Kinder (1 Jahr bis Pubertät)	Jugendliche und Erwachsene (ab Pubertät)
Indikation zur CPR	HF <60/min trotz suffizienter Beatmung (30 s)	Fehlende Kreislaufzeichen oder sicher fehlender Puls oder HF <60/min mit schlechter Perfusion (z. B. Bewusstlosigkeit)		Fehlende Kreislaufzeichen
Erstbeatmung	Mehrere Blähbeatmungen	5× (Inspiration je 1–1,5 s)		Keine
Pulskontrolle	Herzauskultation, A. umbilicalis	A. brachialis, Herzauskultation	A. carotis, Herzauskultation	A. carotis
TK: Druckpunkt	Unteres Sternumdrittel: Rippenbogen bis zur Mitte entlangfahren (Proc. xiphoideus), 1 Querfinger Richtung Kopf anlegen, daneben nach kranial befindet sich der Druckpunkt			Mitte des Thorax (Mitte der unteren Sternumhälfte)
TK: Drucktechnik	1 Helfer: 2 Finger 2 Helfer: Thorax umgreifen und mit beiden Daumen komprimieren		1 Handballen, ggf. beide Hände übereinander	beide Hände übereinander (Finger verschränken)
TK: Drucktiefe	2 cm	2–3 cm	3–4 cm	4–5 cm
TK: Arbeitsfrequenz	Nicht angegeben; Ziel: 120 Ereignisse/min, d. h. 30 Beatmungen +90 Kompressionen	100/min		
Verhältnis TK : Beatmung	3:1	15:2 (Ersthelfer allein und Laien: 30:2)		30:2
Beatmungsfrequenz	30(–60)/min	12–20/min		10/min

TK = Thoraxkompressionen; in allen Altersstufen soll der Thorax jeweils um 1/3 eingedrückt werden.
Fehlende Kreislaufzeichen = Bewusstlosigkeit, Apnoe oder Schnappatmung, kein Husten, keine Bewegungen.
Die Pulskontrolle bei Säuglingen, Kindern und Jugendlichen ist für professionelle Helfer parallel zur Atemkontrolle möglich.
Die Beatmungsfrequenz ist für die Fälle von ROSC oder CPR nach Atemwegssicherung angegeben.
Beachte: Hyperventilation ist gefährlich.

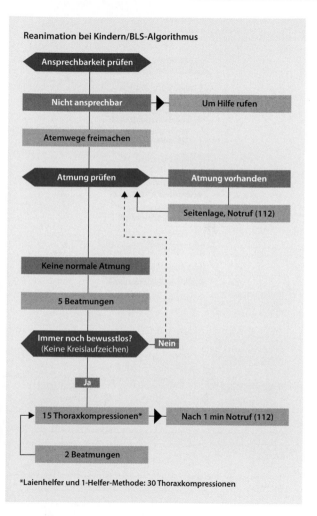

Abb. 11.1. BLS-Algorithmus zur Kinderreanimation. [Nach ERC (2005), © Naseweis Verlag Mainz (2006) – Wiedergabe mit freundlicher Genehmigung]

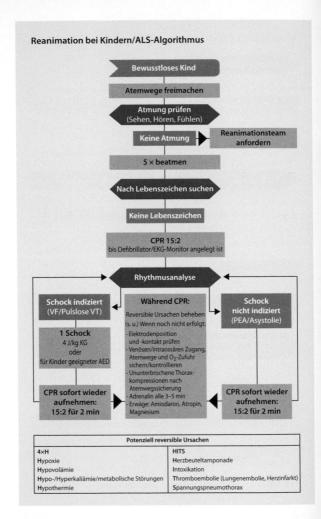

Reanimation bei Kindern/ALS-Algorithmus

Bewusstloses Kind

Atemwege freimachen

Atmung prüfen
(Sehen, Hören, Fühlen)

Keine Atmung ▶ Reanimationsteam anfordern

5 × beatmen

Nach Lebenszeichen suchen

Keine Lebenszeichen

CPR 15:2
bis Defibrillator/EKG-Monitor angelegt ist

Rhythmusanalyse

Schock indiziert
(VF/Pulslose VT)

1 Schock
4 J/kg KG
oder
für Kinder geeigneter AED

CPR sofort wieder aufnehmen:
15:2 für 2 min

Während CPR:
Reversible Ursachen beheben
(s. u.) Wenn noch nicht erfolgt:
- Elektrodenposition
  und -kontakt prüfen
- Venösen/intraossären Zugang,
  Atemwege und O$_2$-Zufuhr
  sichern/kontrollieren
- Ununterbrochene Thorax-
  kompressionen nach
  Atemwegssicherung
- Adrenalin alle 3–5 min
- Erwäge: Amiodaron, Atropin,
  Magnesium

Schock nicht indiziert
(PEA/Asystolie)

CPR sofort wieder aufnehmen:
15:2 für 2 min

Potenziell reversible Ursachen	
4×H	HITS
Hypoxie	Herzbeuteltamponade
Hypovolämie	Intoxikation
Hypo-/Hyperkaliämie/metabolische Störungen	Thromboembolie (Lungenembolie, Herzinfarkt)
Hypothermie	Spannungspneumothorax

◻ Abb. 11.2. ALS-Algorithmus zur Kinderreanimation. [Nach ERC (2005), © Naseweis Verlag Mainz (2006) – Wiedergabe mit freundlicher Genehmigung]

11.3   Aspiration/Bolusgeschehen

Zur Pathophysiologie ► Kap. 7.3.

Ursachen

- Unter der Geburt: Mekoniumaspiration, v. a. bei übertragenen Neugeborenen.
- Postnatale Phase: Aspiration von Nahrungsmitteln (z. B. Milch; häufig bei Erbrechen in Rückenlage), Puder (gefährlich, weil dieser tief in die Atemwege eindringt).
- Säuglinge/Kleinkinder: Aspiration fester Nahrungsbestandteile (z. B. Erdnüsse) und anderer kleiner fester Gegenstände verschiedenen Materials (z. B. Spielzeug).

Ventilmechanismus möglich

Bei aspirierten Fremdkörpern u. U. Ventilmechanismus: Inspirationsluft kann einströmen, Exspirationsluft jedoch nicht entweichen → Überblähung der betroffenen Lungenabschnitte, evtl. mit Verlagerung des Herzens und Zwerchfelltiefstand.

Therapeutisches Vorgehen

- **Präklinisch:** Behandlungsalgorithmus: Atemwegsverlegung durch Fremdkörper (◘ Abb. 11.3).
- **In der Klinik:** Versuch der endoskopischen Entfernung des Fremdkörpers.

Praxistipps

- Jeder Verdacht auf eine Fremdkörperaspiration ist umgehend einer endoskopischen Untersuchung (vorher röntgen) zuzuführen, auch wenn sonstige klinische oder radiologische Hinweise fehlen.
- Vorsicht bei Racheninspektion: reflektorischer Herzstillstand möglich!
- Es muss nicht immer ein akutes Ereignis zugrunde liegen; z. B. kann eine zurückliegende Aspiration mit Ventilmechanismus (Lungenüberblähung) oder Lungenentzündung (Pneumonie) zu einer ähnlichen Symptomatik führen.
- DD: (Pseudo-) Krupp, Epiglottitis, Laryngitis, Bronchitis, Asthma.
- Wenn nach anamnestisch mitgeteilter Fremdkörperaspiration keine Atemnot/Hypoxiezeichen vorliegen: Keine präklinischen Maßnahmen der Fremdkörperentfernung (z. B. Laryngoskopie, Heimlich-Manöver), da der Fremdkörper durch Lageveränderung eine bedrohlichere Situation verursachen kann (z. B. Hängenbleiben im subglottischen Raum)!

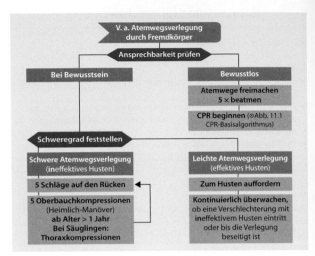

Abb. 11.3. Behandlungsalgorithmus: Atemwegsverlegung durch Fremdkörper. [Nach ERC (2005), © Naseweis Verlag Mainz (2006) – Wiedergabe mit freundlicher Genehmigung]

11.4   Epiglottitis/Pseudokrupp

Pseudokrupp
- Synonyme: Infektkrupp, akute obstruktive subglottische Laryngitis, stenosierende Laryngotracheitis.
- Virusinfektion; Schwellung und Borkenbildung im Bereich unterhalb des Kehldeckels (unterer Kehlkopfausgang und obere Trachea); Begünstigung z. B. durch Tabakrauch.
- Meist leichter Verlauf, der durch medikamentöse Therapie, v. a. frühzeitige Kortisongabe, i. Allg. gut beherrschbar ist. Jedoch kann sich bei nicht ausreichender oder ausbleibender Therapie ein schweres Krankheitsbild bis hin zum Tod entwickeln. Bei Zyanose besteht Lebensgefahr.

Akute Epiglottitis
- Synonym: akute obstruktive supraglottische Laryngitis.
- Bakterielle Entzündung. Der Kehldeckel kann auf ein Vielfaches seiner normalen Größe anschwellen und zu einer lebensbedrohlichen Verlegung

der Atemwege führen. Cave: Jegliche Manipulation im Mund-Rachen-Bereich kann den Prozess des Anschwellens drastisch beschleunigen!
- Hochakutes Krankheitsbild, das zur stationären (Intensiv-) Therapie häufig die endotracheale Intubation (meist ohne Beatmung) erforderlich macht; bei ausreichender Behandlung meist Extubation nach wenigen Tagen. Bei unzureichender oder zu spät einsetzender Therapie hohe Letalität.
- Sehr viel seltener als Pseudokrupp.

Symptomatik/Differenzialdiagnosen
▣ Tab. 11.3.

▣ Tab. 11.3. Pseudokrupp und Epiglottitis: Symptomatik

	Pseudokrupp	Epiglottitis
Ursache	Viren (meist Parainfluenza 3)	Bakterien (meist HiB)
Alter	6 Monate bis 3 Jahre (selten älter)	1–6 Jahre (selten <3 Jahre, bis 15 Jahre)
Tageszeit	Bevorzugt abends, nachts	Ganztags
Beginn, Verlauf	Allmählich	Rasch fortschreitend
Allgemeinzustand	Befriedigend	Schwer krank
Körperhaltung	Jede Position, oft liegend; bei schwerer Symptomatik sitzend	Sitzend, nach vorne gebeugt
Mund	Geschlossen, Nasenflügeln (normaler Speichelfluss)	Offen, Speichelfluss verstärkt
Stimme	Heiser bis aphonisch	Kloßig, nicht heiser
Atemgeräusch	Inspiratorischer Stridor mit Einziehen	Inspiratorischer Stridor mit Einziehen
Husten	Trocken, bellend	Keiner
Schluckbeschwerden	Keine (zumindest werden Getränke noch akzeptiert)	Stark (außerdem starke Halsschmerzen und Nahrungsverweigerung)
Atemnot	Mäßig bis stark	Zunehmend, stark
Fieber	Unterschiedlich (meist mäßig)	Hoch (39–40°C), schneller Anstieg
Zyanose	Eventuell	Eventuell
Lokalbefund	Entzündliche Schwellung der Schleimhaut unterhalb des Kehlkopfes	Schwellung des Kehldeckels (wie eine Kirsche aufgetrieben), evtl. des ganzen Halses

DD. Gleiche oder ähnliche Symptome auch durch eine Kehlkopfdiphterie (echter Krupp; sehr selten, insbes. wenn geimpft) mgl. Der Beginn ist jedoch etwas langsamer, und im Rachenraum finden sich typische grau-weiße Membran-/Schleimhautbeläge. Diphterie ist auch wegen einer toxinbedingten Herz- und Nierenschädigung gefährlich und akut behandlungsbedürftig (Antitoxin und Antibiotikum; Meldepflicht bereits bei Verdacht).

Schmerzhafte Schluckbeschwerden mit Fieber, Lymphknotenschwellung und Eiterstippchen auf den Mandeln weisen auf eine Tonsillitis (Angina lacunaris) durch Streptokokken hin, die wegen möglicher Folgekrankheiten antibiotisch behandelt wird. Teilweise extreme Hustenanfälle treten auch bei Keuchhusten (Pertussis) auf. Ggf. an Fremdkörperaspiration denken, die schon Stunden, Tage oder Wochen zurückliegen kann!

Notfalltherapie

- Beruhigung von Kind und Eltern, lückenlose und sichere Überwachung.
- Basischeck, Basismaßnahmen (ggf. O_2-Gabe, ggf. Maskenbeatmung).
- Impfanamnese (Impfpass einsehen!): Bei standardmäßiger Impfung (HiB) ist eine Epiglottitis extrem unwahrscheinlich, ebenso Diphterie oder Keuchhusten nach entspr. Impfung.

🛈 **Cave – Aufregung, Schmerzen (Venenpunktion) und Schreien können das Kind akut gefährden (O_2-Bedarf, Zuschwellen, Vagusreiz). Insgesamt möglichst wenige Manipulationen am Kind! Bis zum Ausschluss einer Epiglottitis sind Laryngoskopie und andere Formen der Racheninspektion absolut kontraindiziert! Wenn das Laryngoskop in die Hand genommen wird, dann nur zur sicheren Intubation (möglichst der Klinik unter optimierten Bedingungen überlassen). Bei Epiglottitis Lungenödem nach Intubation möglich!**

- Bequeme Sitzposition (bei Epiglottitis zwingend: etwas nach vorn gebeugt; der Kehldeckel kann von einer flachen Form in eine prall-elastische Kugel »verwandelt« sein; in Rückenlage Verschluss ähnlich wie ein Kugelventil bes. bei Einatmung: tödlicher Erstickungsanfall mgl.!)
- Endotracheale Intubation bei Ermüdung des Kindes/Zyanose/Bewusstseinsstörung, stark reduzierter Lungenbelüftung oder ausgeprägtem Stridor.
  - Vor Intubation ggf. Gabe von Sedativa, z. B. Diazepam rektal (Kind <15 kg KG: 5 mg Rectiole; Kind >15 kg KG: 10 mg Rectiole) und oder Atropin (0,01 mg/kg KG i. v.; ggf. auch s.c. mgl.).

- Die Anlage eines venösen Zugangs vor einer notwendigen Intubation ist abzuwägen: Zeitverlust, Erhöhung des O_2-Bedarfs und Verstärkung des Zuschwellens (Aufregung, Schreien) bedenken.
- **V. a. Pseudokrupp:**
  - Anfeuchten der Atemluft (z. B. im Badezimmer warme Dusche laufen lassen).
  - Ausreichende Flüssigkeitszufuhr.
  - Intubation selten erforderlich (<1% der Fälle)!
  - Kortikoide (z. B. Prednisolon 100 mg rektal).
  - Antipyretika (z. B. Paracetamol, Säuglinge: 125 mg rektal/Kleinkinder: 250 mg rektal; evtl. Vormedikation durch Eltern bedenken!).
  - Ggf. inhalative Anwendung eines Adrenalin-Sprays (▶ Kap. 16.1.3).
- **V. a. Epiglottitis:**
  - Immer Klinikeinweisung mit Notarztbegleitung.
  - Bei Ateminsuffizienz kann eine (assistierte) Masken-Beutel-Beatmung im RD erfolgreich und überbrückend völlig ausreichend sein (sitzende Position). In der Klinik i. d. R. Intubation unter optimierten Bedingungen und Tracheotomiebereitschaft.
  - Sollte die endotracheale Intubation dennoch notfallmedizinisch erforderlich werden, dann ist diese in einem Versuch durch den Erfahrenen durchzuführen (sofortiges Zuschwellen der Atemwege durch Manipulationen!). Intubation am sitzenden Kind)! Danach ist ein 2. Intubationsversuch oft nicht mehr möglich! Ultima Ratio: Trachealkanülierung.

11.5 Invagination

Definition, Pathologie, Verlauf

Einstülpung des Dünndarms (meist im Ileozökalbereich). Durch die Darmperistaltik wird diese Einstülpung dann weiter vorangeschoben. **Ursächlich können** Entzündungen, Organadhäsionen und Polypen sein. Mesenterium mit den versorgenden Blutgefäßen wird mit eingestülpt → Minderdurchblutung (Ischämie; arterielle Gefäße abgedrückt) und Schleimhautblutungen im betroffenen Darmabschnitt bzw. Blutaustritt in das Darmlumen (venöse Stauung). Ohne Therapie kommt es zum Bild des akuten Abdomens mit Ileus und Peritonitis bis hin zum Tod. **In der Klinik** wird eine Devagination oft mittels Kontrastmitteleinlauf erreicht. Ggf. Operation notwendig.

Alter meist zwischen 3. und 36. Monat (80% <1 Jahr), meist Buben.

Symptomatik
- Beginn aus voller Gesundheit heraus oder bei Durchfallerkrankungen.
- Plötzliches Auftreten der Symptomatik des akuten Abdomens mit schwersten krampfartigen Bauchschmerzen, die anfallsweise auftreten.
- Aufschreien und Zusammenkrümmen, Angst, Kaltschweißigkeit, Erbrechen.
- Zwischen den Schmerzattacken evtl. beschwerdefrei.
- Blutiger Stuhl, Blut und Schleim am rektal untersuchenden Finger.
- Evtl. walzenförmige Masse im Bauch tastbar.

Notfalltherapie
- Vorgehen wie bei akutem Abdomen (▶ Kap. 9.5.2), Einweisung in eine Kinderklinik.
- Orale Nahrungs- und Flüssigkeitsaufnahme sind wegen evtl. bevorstehender Operation kontraindiziert.

11.6   Vergiftungen bei Kindern

- Kinder nehmen »alles« in den Mund (z. B. Haushaltschemikalien, Pflanzenteile) → Mit allem rechnen und genau nachforschen!
- Das prinzipielle Vergiftungsmanagement entspricht dem bei Erwachsenen (Dosierungen anpassen, z. B. bei Kohle und Antidota).
- Nur sehr wenige der zahlreichen akzidentellen Substanzaufnahmen durch Kleinkinder sind lebensbedrohlich. Demgegenüber stehen recht hohe Gefährdungspotenziale durch fehlerhafte Erste Hilfe (z. B. Kochsalzgabe durch Laien; unbedingt nachfragen, was vor Eintreffen des RD unternommen wurde!). Daher ist auch vor invasiven Maßnahmen durch den RD eine sorgfältige Indikationsstellung und die Absprache mit einer Giftinformationszentrale unbedingt anzuraten (▶ Kap. 12.3, ◻Tab. 12.2)!
- Bei Kindern ist das Auslösen von Erbrechen mit Salzwasser (Gefahr der Hypernatriämie) kontraindiziert (auch bei Erwachsenen höchst umstritten)! Wenn nötig, Ipecacuanha-Sirup benutzen.
- Zur Magenspülung gewärmte physiologische Kochsalzlösung verwenden (ca. 4–10 ml/kg KG pro Spülphase)!
- Für Kinder haben Antihistaminika eine hohe Toxizität!

Nikotinvergiftung. Gelegentlich werden z. B. Zigarettenstummel gelutscht oder gegessen. Bei höheren Dosen ist eine schwere Vergiftung durch Blockade vegetativer Ganglien möglich (Übelkeit, Erbrechen, Bauchschmerzen, Schwindel, Tachykardie, Speichelfluss, Zittern, Krämpfe, Schock, Bewusstseinsverlust, Atemlähmung, Herzstillstand). Letale Dosis (oral): Erwachsene: 40–50 mg (4 Zigaretten; 1/2 Zigarre), Kinder u. U. 1 (»starke«) Zigarette. Bei Kleinkindern ab ca. 1/4–1/3 Zigarette Notfalltherapie nach Rücksprache mit Giftinformationszentrale (z. B. bei klarem Bewusstsein erbrechen lassen; bei Krämpfen Benzodiazepine, Biperiden als Antidot).

11.7 Krampfanfall

Differenzialdiagnose des kindlichen Krampfanfalls

- Zerebraler Krampfanfall bei chronische Disposition (Epilepsie
  ► Kap. 6.4) oder als Gelegenheitskrampf, z. B. bei
  - Fieber, Infektion und/oder Dehydratation (meist Alter zwischen 6 Monaten und 5 Jahren; ab einer Krampfdauer >10 min spricht man auch von einem komplizierten Fieberkrampf).
  - Hitzschlag (z. B. Kind im heißen Auto gelassen), Sonnenstich (► Kap. 13.5).
  - Intoxikation (daran denken! → Ursache behandeln).
  - Schädel-Hirn-Trauma (► Kap. 9.2.1).
- Anfälle ohne primär zerebrales Krampfgeschehen
  - Affektkrampf: Angst, Wut, Schmerz, Tadel, Schreck, Sturz können bei Säuglingen und Kleinkindern oft als Trotzreaktion (meist Alter 6–18 Monate) Schreikrämpfe auslösen; ca. 4% aller Kinder <5 Jahren betroffen. Mechanismus ähnlich einer Hyperventilationstetanie (Hypokapnie → Engstellung der Hirngefäße → Synkope, Atemstillstand bis hin zu Zyanose und Krampfanfall). Ein Affektkrampf dauert in der Regel ≤1 min, ist aber notfallmäßig von einer anderen Anfallsform schwer abgrenzbar. Abklärung in der Klinik wie bei jedem anderen Krampfanfall.
  - Synkope und Bewusstseinsstörungen anderer Ursache (► Kap. 6.1, 6.2).
  - Hypoxämischer Anfall bei Vitium (► Kap. 11.11).

Praxistipps

DD Krampfanfall: Alter <3 Jahre meist Fieberkrampf, Alter >3 Jahre meist Epilepsie.

Symptomatik

- Zunächst tonische, später klonische Krämpfe (Sekunden bis 1 h).
- Bewusstseinsstörungen bis Bewusstlosigkeit (evtl. bereits Nachschlaf).
- Evtl. Atemstillstand, Blässe, evtl. Zyanose, evtl. Pressatmung.
- Evtl. Seitensymptomatik oder nur eine Extremität betroffen (fokaler Anfall).

- Amnesie, Urin-/Stuhlabgang.
- Weite lichtstarre Pupillen.
- Puls tachykard, evtl. Herzgeräusche (→ hypoxämischer Anfall).
- Evtl. Hautturgor ↓/stehende Hautfalten (→ Exsikkose).
- Evtl. Fieber, Schwitzen (→ Infektion).
- Evtl. Hypoglykämie.
- Evtl. Erbrechen, andere unklare, plötzlich aufgetretene Symptome (→ Vergiftung, Infektion, Exsikkose, Hitzschlag).
- Evtl. Geschehnisse, die vor dem Anfall vorgefallen sind (→ Unfall).

Notfalltherapie

- Basischeck, Basismaßnahmen.
- Schutz vor Verletzung: Platz schaffen, Kleidung lockern, evtl. Beißschutz (nicht erzwingen!).
- Blutzuckertest, venöser Zugang.
- Bei Fieberkrampf: kalte Umschläge, Wadenwickel.
- Bei Krampfanfall immer Klinikeinweisung!
  Medikamente:
  – Benzodiazepine, z. B. Diazepam rektal (<15 kg KG: 5 mg rektal; >15 kg KG: 10 mg rektal)/Diazepam i.v. (0,3–0,5 mg/kg KG i.v.).
  – Bei Status epilepticus als Ultima Ratio: Barbituratnarkose (Intubation, Beatmung!), z. B. Thiopental-Natrium (3–5 mg/kg KG i.v.).
  – Bei Hypoglykämie: Glukosegabe nach Bedarf (10–20%ige Lösung).
  – Bei Fieber >38,5°C zusätzlich zur Benzodiazepintherapie: Antipyretika, z. B. Paracetamol-Supp. (Säuglinge: 125 mg rektal/Kleinkinder: 250 mg rektal; evtl. Vormedikation durch Eltern bedenken!).
  – Bei Exsikkose: Volumensubstitution (VEL: 10–20 ml/kg KG i.v.).

11.8   Dehydratation

Ursachen

- Wasser- und Elektrolytverluste durch v. a. Darminfektionen/-erkrankungen, Erbrechen (in den ersten 2–6 Lebenswochen auch an Pylorusstenose denken). Grundsätzlich kann jede Infektionserkrankung (viral/bakteriell) durch mangelnde Flüssigkeitsaufnahme, starke Flüssigkeitsausscheidung und Störungen im Wasser-Elektrolyt-Haushalt zu einer Dehydratation führen, z. B. auch Pneumonie, Meningitis.
- Blutverluste, Verbrennung.

- Diabetes mellitus (Ketoazidose; ▶ Kap. 6.3.2), Diabetes insipidus (selten), adrenogenitales Syndrom (selten).
- Unzureichende Flüssigkeitsaufnahme (Nahrung).

Täglicher Wasserbedarf: Säugling beträgt (abhängig auch von der Umgebungstemperatur) 100–140 ml/kg KG, Erwachsener 50–70 ml/kg KG.

Einteilung der Schweregrade der Dehydratation nach klinischen Zeichen ◘ Tab. 11.4.

Besonders zu beachten: Meningokokkensepsis (sog. Waterhouse-Friedrichsen-Syndrom; selten): Akute Entstehung eines Endotoxinschocks mit massiven Gerinnungsstörungen im Rahmen einer Meningokokken-Meningitis (▶ Kap. 6.6).

Symptomatik
- Erbrechen, Durchfall, Oligurie.
- Allgemeine Schwäche, Lethargie, Trinkunlust/Durst, Unruhe, Erregung, evtl. Krämpfe.
- Vorerkrankungen (evtl. Infektion bekannt), Fieber.
- Risikoalter: v. a. 1. und 2. Lebensjahr.
- Bewusstseinstrübung bis Bewusstlosigkeit.
- Schnelle, flache Atmung.
- Schneller, flacher Puls, evtl. Blutdruckabfall, Blässe, evtl. Zyanose.
- Tiefliegende/eingesunkene/weit offene/halonierte Augen.
- Eingesunkene Fontanelle (Säugling).

◘ **Tab. 11.4.** Schweregrade der Dehydratation (bei isotoner und hypertoner Dehydratation)

Schweregrad	I	II	III
Körpergewichtsverlust	1–5%	5–10%	>10%
Schleimhäute	trocken	trocken bis spröde	trocken, spröde, rissig
Hautturgor	normal	vermindert	stehende Hautfalten
Puls	normal	schnell, flach	schnell, flach, evtl. nicht tastbar
Blutdruck	normal	normal	erniedrigt
Flüssigkeitskorrektur [ml VEL/kg KG/24 h]	25–50	50–75	75–120

- Hautturgor ↓, stehende Hautfalten, trockene Schleimhäute.
- Zentralisation: kalte Extremitäten (grau-blass)/bei Sepsis bzw. septischem Schock evtl. auch warme/heiße Haut (gerötet).
- Bei Fieber mit petechialen Blutungen, Meningismus und/oder Bewusstseinsstörungen auch an Meningitis denken.

Notfalltherapie

- Basischeck (auch Blutzuckertest und Fiebermessung), Basismaßnahmen.
- Wärmeerhalt, bei Fieber physikalische Kühlung: z. B. kalte Wadenwickel (nicht wirksam bei Zentralisation).
- Evtl. bei leichter Form: Versuch der oralen Rehydratation durch teelöffelweise Gabe einer Glukose-Elektrolyt-Lösung; Voraussetzungen: Alter >6 Monate und kein Erbrechen; keine Bewusstseinstrübung.
- Klinikeinweisung oder Vorstellen beim Kinderarzt (leichte Form).
- Venöser Zugang; Infundieren von VEL (10–20 ml/kg KG/h).
- Medikamente: bei Fieber: Antipyretika, z. B. Paracetamol (Säuglinge: 125 mg rektal/Kleinkinder: 250 mg rektal; evtl. Vormedikation durch Eltern bedenken!).

---

❶ **Cave – Wegen Gefahr der Auslösung/Verstärkung eines Hirnödems keine elektrolytfreien Infusionslösungen (wie Glukose 5%) verwenden! Bei Gewichts- (= Flüssigkeits-) verlust >10% (Säugling) bzw. 6% (älteres Kind) des ursprünglichen KG: akute Schockgefahr!**

11.9   Plötzlicher Säuglingstod (SID)

Definition

Als »plötzlicher Säuglingstod« wird der plötzliche und unerwartete Tod eines zuvor normal und gesund erscheinenden Säuglings bezeichnet. **Synonyme:** SID = »sudden infant death«, »plötzlicher Kindstod«, »Krippentod«. Die Diagnose SID ist nur durch eine Obduktion möglich.

Basisinformationen zu SID

- Todeseintritt fast ausschließlich im Schlaf.
- Oft begleitet von banalen Atemwegsinfekten.
- Inzidenz: 1/1500–2000 Lebendgeborenen (in Deutschland ca. 400–600/ Jahr). Nach Bekanntgabe der teilweise bekannten und teilweise beein-

flussbaren Risikofaktoren (◻ Tab. 11.5) ist die Zahl der SID-Fälle in vielen Bundesländern innerhalb der letzten 10 Jahre um >40% gesunken. Immer noch ist SID die häufigste Todesursache in den ersten 6 Lebensmonaten. Häufigkeitsmaximum: 2.–4. Lebensmonat.

- Der SID tritt weltweit auf und kommt in allen sozialen Schichten vor.
- Ätiologie und Pathogenese sind nicht hinreichend geklärt. Es handelt sich um ein multifaktorielles Geschehen. Diskutiert wird eine Unreife des Atemzentrums mit verstärkter Hypoxietoleranz, sodass eine Hyperkapnie zu einer CO_2-Narkose führen kann. Bisher sind lediglich Risikofaktoren bekannt (◻ Tab. 11.5), deshalb ist der SID für das einzelne Kind nicht vorhersagbar.

Notfalltherapie

- Basischeck (auch Blutzuckertest und Fiebermessung), Basismaßnahmen.
- CPR, sofern keine sicheren Todeszeichen vorliegen (Starre, Totenflecken) – kann bei einem Zustand im Sinne von ALTE (◻ Tab. 11.5) erfolgreich sein.
- Keine Reanimation und insbes. kein Kliniktransport unter CPR bei offensichtlichem Vorliegen sicherer Todeszeichen. Die Durchführung einer Reanimation mag zwar naheliegend sein und den Notarzt gefühlsmäßig entlasten, schadet aber den Eltern!
- Evtl. (wenn es der zeitliche und situative Kontext zulässt!), sollte ein Arzt (NA) der Mutter – wenn sie bisher gestillt hat – raten, umgehend Kontakt zum Frauenarzt aufzunehmen (abstillen, ggf. medikamentös).
- Ggf. Hausarzt der Familie oder Kinderarzt einbeziehen.
- Ältere Geschwister sind nicht gefährdet, Zwillingskinder mit Infektzeichen sollten ggf. stationär überwacht werden.

Praxistipps

- Genaue Dokumentation der Auffindesituation (z. B. Lage des Kindes, Angaben der Eltern, geschwitzter Körper des Kindes).
- Obduktion anstreben (Ausschluss anderer Todesursachen/Entlastung der Familie v. a. vom Vorwurf Kindstötung und anderen Schuldvorwürfen bzw. Selbstzweifeln/Gewinnung von Erkenntnissen über SID).
- Da der Herz-Kreislauf-Stillstand häufig lautlos und unbemerkt während des Schlafs eintritt, ist bei Auffinden des Kindes der Tod fast immer irreversibel eingetreten.
- Evtl. eigene Dienstadresse für Rückfragen hinterlassen.

◻ **Tab. 11.5.** Risikofaktoren für SID

Hochrisikofaktoren (max. 20% aller SID-Fälle)	Weitere Risikofaktoren (beeinflussbar)
– Frühgeborene (bes. <33. SSW) – Kinder mit Geburtsgewicht <2000 g – Kinder drogenabhängiger Mütter – Nachfolgende Geschwisterkinder eines SID-Opfers – Zustand nach ALTE[1]	– Schlafen in Bauchlage (v. a. auf zu weicher Unterlage; Risiko ↑ 5–10x! Auch Seitenlage, wenn das Kind sich auf den Bauch drehen kann. Kein erhöhtes Aspirationsrisiko in Rückenlage!). Info: bis etwa zum 6. Monat können Säuglinge ihre Schlafposition noch nicht selbst bestimmen. – Rauchen (Mutter während Schwangerschaft/in der Umgebung des Kindes) – Überwärmung des Kindes (Kleidung, Raumtemperatur) – Möglichkeit des Kindes, mit dem Kopf unter Bettwäsche/Kopfkissen zu geraten – Nichtstillen oder frühes Abstillen

[1] ALTE = »apparently life-threatening event« (= ALE = anscheinend lebensbedrohliches Ereignis, früher Near-SID) = »gerade noch überlebter plötzlicher Kindstod« – Kind »wie tot« aufgefunden (plötzliche Apnoe, schlaffer Muskeltonus, Zyanose/Blässe, Bradykardie), aber überlebt.

11.9.1   Verhalten des Notarztes bei SID

Die Aufgabe des RD-Personals, insbesondere des NA, bei SID ist v. a. ethisch und psychologisch heikel, sowohl aus der Perspektive des Personals als auch aus Sicht der Eltern. Daher wurden einige Verhaltensregeln entwickelt, die sich für das Vorgehen bei SID bewährt haben (nach Helmerichs):

Eltern nie ausgrenzen. Ist Reanimation indiziert, müssen die Eltern die Möglichkeit erhalten, sich aktiv zu beteiligen (z. B. Infusion halten) oder inaktiv im Raum zu bleiben oder indirekt (z. B. durch eine angelehnte Tür) die Maßnahmen zu verfolgen. Den Abbruch der Reanimation sollten Sie möglichst ankündigen (»Wir versuchen alles, aber es sieht nicht so aus, als ob wir Ihrem Kind helfen können«).

Fragen Sie die Eltern, ob sie bei der Todesfeststellung (äußere Untersuchung des entkleideten Kindes) dabei sein möchten. Erklären Sie ihnen dabei die Todeszeichen, v. a. (wenn sichtbar) die Totenflecken.

Eindeutige Worte bei der Todesmitteilung wählen. Teilen Sie den Eltern, auch wenn sie bei der Todesfeststellung dabei sind, den Tod ihres Kindes in klaren und eindeutigen Worten mit (»Ihr Baby ist tot« oder »Ihr Sohn/Ihre Tochter lebt nicht mehr«, aber nicht: »Ihr Kind hat auf die Reanimation nicht angeschlagen«).

Erste Informationen zum plötzlichen Säuglingstod geben. Geben Sie den Eltern mit einigen kurzen Sätzen Basisinformationen zu SID (▶ o.). Achten Sie darauf, ihnen zu sagen, dass dieser Tod weder für Eltern noch für Experten vorhersehbar ist. Besonders günstig ist es, wenn Sie in der Akutsituation schriftliches Material, z. B. Erstinfoblatt der GEPS (▶ u.) überreichen können (evtl. auf NEF/NAW bereithalten).

Über die entlastende Seite einer Obduktion sprechen. Versuchen Sie, den Eltern deutlich zu machen, dass eine Obduktion – trotz starker gefühlsmäßiger Belastung – für sie langfristig gesehen sehr hilfreich sein kann. Sie kann sie von Schuldvorwürfen entlasten und wesentliche Fragen zum Tod ihres Kindes (Todesursache, genetische Disposition) beantworten.

Todesart »ungeklärt« und Polizeieinsatz erklären. Wird als Diagnose SID angenommen, ist in der Todesbescheinigung als Todesart »nicht aufgeklärt« und als Todesursache »vermutlich SID« anzugeben. Erläutern Sie den Eltern diese Angaben. Betonen Sie, dass damit weder ihnen noch ihren behandelnden Ärzten gegenüber Misstrauen ausgedrückt wird. Erklären Sie, dass in den meisten Bundesländern bei jedem Tod aus nicht geklärter Ursache die Polizei benachrichtigt werden muss. Bereiten Sie die Eltern auf das Eintreffen der Polizei vor. Versuchen Sie, nicht nur bis zu deren Eintreffen, sondern auch während der polizeilichen Ermittlungen bei der Familie zu bleiben. (Weitere Informationen zum formalen Ablauf bei SID: rechtsmedizinische Institute/Gesundheitsämter).

Abschiednehmen anbieten. Die meisten Eltern haben in der Akutsituation das starke Bedürfnis, ihr Kind zu sehen oder es wieder in den Arm zu nehmen. Gleichzeitig fürchten sich viele vor dem Anblick ihres toten Kindes, leiden aber später sehr darunter, keinen Abschied genommen zu haben. Deshalb sollten Sie zum Abschiednehmen ermutigen. Denken Sie daran, dass die Eltern auch die hinterbliebenen Geschwister (jedes Alter) einbeziehen. Achten Sie darauf, dass die Spuren der Reanimation beseitigt worden sind. Überreichen Sie, wenn möglich, den Eltern ihr Kind (in den Arm legen). Fragen Sie sie, ob sie mit ihrem Kind allein im Raum sein möchten (ggf. Absprache mit Polizei, Veränderungsverbot beachten, ▶ Kap. 1.3.1. Lassen Sie der Familie Zeit.

Auf beruhigende Medikamente möglichst verzichten. In Zweifelsfällen lassen Sie die Betroffenen selbst entscheiden. Achten Sie aber darauf, dass sie sich bei ihrer Entscheidung nicht von anderen Anwesenden (Partner, Familienangehörige) beeinflussen lassen. Evtl. β-Blocker verordnen (▶ Kap. 15.2, ◨ Tab. 15.3).

Auf Geschwister achten. Grenzen Sie sie nicht aus. Versichern Sie den Eltern, dass ältere Kinder nicht SID-gefährdet sind. Beim Tod eines Zwillingskindes sollte das überlebende Kind auf jeden Fall sorgfältig klinisch untersucht werden. Stationäre Aufnahme ist nicht generell, sondern nur bei Vorliegen klinischer Symptome (v. a. Infektzeichen) angezeigt.

Kontaktkette bilden. Bieten Sie den Eltern an, Freunde oder auch Nachbarn anzurufen, evtl. Kontaktvermittlung zu professioneller Hilfe (▶ Kap. 2.2.1). Weisen Sie auf die bundesweit organisierte Elternselbsthilfe hin, geben Sie eine Kontaktadresse weiter:

GEPS – Gemeinsame Elterninitiative Plötzlicher Säuglingstod Deutschland e. V., Fallingbosteler Straße 20, 30625 Hannover, Tel.+Fax: 0511/838 6202 [www.geps.de]; (dort ggf. regionalen Ansprechpartner erfragen/nachsehen).

Unpassende und passende Worte. Vermeiden Sie alle Sätze, die den Tod bzw. den Verlust relativieren/bagatellisieren (»vielleicht war es doch für irgendetwas gut«, »es war doch noch ganz klein, besser jetzt als später«) oder die Gefühle der Trauer beurteilen (»ich weiß, wie es Ihnen jetzt geht«). Auf gängige Formulierungen wie »Sie sind noch jung, Sie können doch noch weiter Kinder bekommen« oder »Gott sei Dank haben Sie ja noch weitere Kinder, die Sie jetzt brauchen« sollten Sie unbedingt verzichten. Ihre eigene Betroffenheit angesichts eines Kindstodes müssen Sie nicht verbergen, sondern können Sie ansprechen (»Ich weiß gar nicht, was ich jetzt sagen soll«). Oft entsteht gerade dadurch eine gefühlsmäßige »Brücke« zu den Trauernden.

Diese Regeln umzusetzen, kann auch angesichts heftiger emotionaler Reaktionen bei allen Beteiligten schwerfallen und erfordert z. T. eine gefestigte Persönlichkeit. Wir möchten Mut machen, sie anzuwenden. Psychische Erste Hilfe allgemein ▶ Kap. 2.2.1.

11.10   Kindesmisshandlung

Die Komplexität des Themengebietes »Kindesmisshandlung« erlaubt an dieser Stelle keinen Anspruch auf umfassende Beleuchtung aller Aspekte. Die folgenden Ausführungen verstehen sich als Gedankenanstoß und Anregung, sich als Notarzt mit dieser Thematik eingehender auseinanderzusetzen.

Unter Kindesmisshandlung fasst man längst nicht mehr nur körperliche Übergriffe auf Kinder. Auch seelisch kränkende Behandlung, Vernachlässigung und Unterlassung körperlicher wie seelischer Pflege zählen dazu.

Mit der Verdachtsdiagnose Kindesmisshandlung ist äußerst vorsichtig umzugehen. Für das rettungsdienstliche Vorgehen ist es primär nicht von Belang, ob eine Kindesmisshandlung tatsächlich vorliegt oder nicht, da der Beweis in der Regel nicht in der knappen Zeit vor Ort anzutreten ist. Wichtig ist es zwar, Dinge, die auf eine Kindesmisshandlung hinweisen können, unbedingt ernstzunehmen und nicht zu übersehen, doch sollte man sich davor hüten, vorschnell einen Verdacht zu äußern, um unschuldige Eltern und die Kinder nicht durch ein Ermittlungsverfahren schwer und dauerhaft zu belasten. Idealerweise erweiterte Diagnostik, Entscheidungen und Konsequenzen erfahrenen Pädiatern in einer Kinderklinik überlassen.

Indizien wie die folgenden sind in jedem Falle im Kontext vor Ort auf Plausibilität zu prüfen, da viele von ihnen auch im Rahmen einer ungestörten, normalen Kindesentwicklung vorkommen oder Folgen einer Erkrankung bzw. Verletzung ohne Misshandlung sein können.

Auf Vernachlässigung hinweisende Symptome. Mangelnde Körperhygiene, verwahrloste Kleidung, fehlende Aufsicht, Gedeihstörungen, schlechtes Wachstum.

Auf sexuelle Misshandlung hinweisende Symptome. Zerrissene/blutige Unterwäsche, Juckreiz und Schmerzen im Genitalbereich, Weichteilverletzungen oder Blutungen im Genitoanalbereich, Schmerzen beim Sitzen oder Laufen (DD: Hodentorsion, akutes Abdomen usw.).

Auf seelische Misshandlung hinweisende Symptome. Essstörungen, Schlafstörungen, Sprachstörungen, Verhaltensstörungen, fehlendes Selbstvertrauen, aggressives bzw. überangepasstes Verhalten, ängstlicher, wachsamer Blick des Kindes, Angst vor den Eltern, häufiges Schreien und Schreckhaftigkeit des Kindes, Entwicklungsrückstände.

Auf körperliche Misshandlung hinweisende Symptome. Multiple Hämatome in verschiedenen Abheilungsphasen (DD Gerinnungsstörung); (Doppel-) Striemen; Bisswunden, ausgerissene Haare, zerrissenes Frenulum der Oberlippe; Verbrennungen und Verbrühungen an untypischen Stellen (z. B. durch Zigaretten, heißes Wasser, Herdplatte – bes. am Gesäß), Schütteltrauma bei Säuglingen → Hirnblutung, auch »normale« oder »unfallartige« Todesursachen können einer Kindesmisshandlung folgen (Vertuschen), z. B. Vergiftungen, Ertrinkungsunfall.

Allgemeine Verdachtsmomente für Kindesmisshandlung. Hinausgeschobenes Rufen von RD/NA, häufiger Arztwechsel, inadäquate oder fehlende Erklärungen für Verletzungen, Verletzungen verschiedenen Alters und frühere Verletzungen, Differenzen bei der Schilderung des Unfallherganges (Vater – Mutter – Kind).

Notfallmaßnahmen-/therapie
- Basischeck, Basismaßnahmen.
- Ggf. Behandlung vitaler Bedrohungen und der vorliegenden Verletzungen/Erkrankungen.
- Beruhigung des Kindes; Ruhe, Sicherheit und Schutz ausstrahlen.
- Immer stationäre Einweisung anstreben (Ziele: Diagnose und Behandlung der körperlichen Folgen der Misshandlung; Schutz vor weiteren Misshandlungen; korrektes Verfahren).
- Verständnisvolles Abwickeln des Notfallereignisses und vertrauensvolle Abklärung als Voraussetzung für eine wirksame Langzeithilfe (z. B. Ernstnehmen der Eltern).
- Bei Verweigerung der Hilfe/Mitfahrt und gleichzeitig bestehender Gefahr für das Kind (z. B. behandlungsbedürftige Verletzungen) ggf. Jugendamt, Vertrauensperson und zur Not Polizei einschalten (Rechtsgüterabwägung Schädigung des Kindes – Schweigepflicht). Eine rechtlich unbedenkliche Weitergabe der Informationen ist nur an einen Arzt möglich, der mit der Weiterbehandlung des Kindes befasst ist, z. B. Äußerung der Verdachtsmomente gegenüber hinzugezogenem Arzt/aufnehmendem Klinikarzt →dieser leitet ggf. weitere Schritte ein).
- Keine vorschnellen Schlüsse und emotionalen Überreaktionen!
- Zu Sexualdelikten ▶ Kap. 10.3.

11.11   Hypoxämischer Anfall

Definition
Akute Zyanose und Hypoxämie bei vorliegenden, meist angeborenen Herzfehlern mit Möglichkeit zu Rechts-links-Shunt. Häufigster entsprechender Herzfehler: Fallot-Tetralogie (Ventrikelseptumdefekt, Hypertrophie des rechten Ventrikels, Pulmonalstenose, reitende Aorta). Meist bei Säuglingen und Kleinkindern im Alter zwischen 3 und 18 Monaten mit angeborenem Herzfehler im Sinne eines großen Ventrikelseptumdefektes mit zusätzlicher Pulmonalstenose. Davon können auch Kinder betroffen sein, die ohne Anfall nicht zyanotisch sind!

Pathophysiologie
Bei einem Rechts-links-Shunt fließt venöses Blut unter Umgehung der Lungenstrombahn durch ein Loch in der Herzscheidewand direkt in den großen Kreislauf (Körperkreislauf) →O_2-resistente Zyanose. Auslösung

des Rechts-links-Shunts durch Aufregung, plötzliche Angst oder akute Anstrengungen.

Symptomatik
- Zunächst kurzzeitige Blässe, Unruhe, Schwitzen.
- Hyperpnoe, akute Zyanose, Tachykardie.
- Muskelerschlaffung, Bewusstseinsverlust, Krampfanfall.

Notfalltherapie
- Basischeck, Basismaßnahmen (insbes. O_2-Gabe mit hohem Flow!).
- Passive Einnahme einer Knie-Brust-Haltung des Kindes (gelegentlich bereits spontan eingenommene Hockstellung): systemischer Widerstand ↑ → Druck ↑ im linken Ventrikel, Rechts-links-Shunt ↓.
- Ggf. Intubation und Beatmung (Cave: Beatmung → Druck ↑ im Lungenkreislauf, Rechts-links-Shunt ↑!).
- Medikamente:
  - Ggf. Morphin zur Sedierung (0,05–0,1 mg/kg KG).
  - Achtung: kein Digitalispräparat verabreichen! Medikamente mit Senkung des peripheren Widerstands (z. B. β-Mimetika) vermeiden (Gefahr: Rechts-links-Shunt ↑).
  - Ggf. β-Blocker (z. B. Esmolol) zur Erweiterung des Infundibulums, Vormedikation beachten!
- Einweisung in eine Kinderklinik (Kinderkardiologie).

Intoxikationen

12.1   Allgemeines Vorgehen bei Vergiftungen

Die Anzahl möglicher Vergiftungen ist unüberschaubar. Hunderttausende toxische Substanzen sind – auch in Deutschland – anzutreffen, z. B. in Form von Haushalts-, Gebrauchs- und Industriechemikalien (jeweils rein oder in fertigen Produkten), Medikamenten sowie tierischen, pflanzlichen und mikrobiellen Giftstoffen. Alltäglich verwendete, scheinbar kaum bedrohliche Substanzen (z. B. Kochsalz, Muskatnuss, Tabak/Nikotin) können in größeren Mengen akut lebensbedrohliche Vergiftungen auslösen. Zudem können auch die vielfältigen denkbaren Szenarien, die zu unbeabsichtigten oder bewusst herbeigeführten Vergiftungen führen können und für Entdeckung und Ausgang der Vergiftung entscheidend sind, nicht erschöpfend dargestellt werden. Daher gilt für den Notarzt:

– **Rechtzeitig an die Möglichkeit einer Vergiftung denken**, besonders bei unklaren, rasch zunehmenden Krankheitserscheinungen oder Bewusstseinsstörungen. Gelegentlich ist dem Pat. die Vergiftung nicht bewusst, oder er kann sich nicht mitteilen (Kleinkinder), ggf. Fremdanamnese, Umgebung inspizieren.
– **Jeden Hinweis auf Vergiftung medizinisch und juristisch ernst nehmen!** Im Zweifel immer sofortige Einweisung in eine geeignete Klinik, i. d. R. kein Akzeptieren einer Behandlungs- oder Mitfahrverweigerung (▶ Kap. 1.3.3, Latenzzeit möglich, Einschränkung der Einsichts- und Willensfähigkeit durch bestimmte Substanzen). Genaue Dokumentation. Ggf. D-Arzt-Verfahren bei beruflicher Intoxikation. Schweigepflicht beachten – ggf. auch gegenüber der Polizei.

Nach § 16e II des Chemikaliengesetzes i. V. m. § 3 ChemGiftInfoV besteht für den hinzugezogenen Arzt (ggf. auch später den Klinikarzt) – sofern nicht ohnehin eine Meldung an den gesetzlichen Unfallversicherungsträger er-

▼

folgen muss – bereits bei Verdacht auf Erkrankungen durch Einwirkungen gefährlicher Stoffe eine **Meldepflicht** an das Bundesinstitut für Risikobewertung (nichtnamentlich: Alter und Geschlecht des Pat., Stoff/Zubereitung, Expositionsweg, aufgenommene Menge, festgestellte Symptome). Bei biologischen Giften ggf. auch an Meldepflicht nach Infektionsschutzgesetz denken (▶ Kap. 17.4.4).

— Da der **NA nicht jede** denkbare **Vergiftung kennen kann,** muss er allgemeine Sofortmaßnahmen bei Vergiftungen sicher beherrschen (▶ Kap. 12.2). Für spezielle Fragen sind offizielle Giftinformationszentralen verfügbar, die gleichzeitig als Schnittstelle zur Klinik fungieren können (▶ Kap. 12.3). Für bestimmte Vergiftungen stehen bereits präklinisch Maßnahmen der Giftelimination (▶ Kap. 12.4) oder spezielle Gegenmittel zur Verfügung (Antidotarium ▶ Kap. 12.5).

Einige ausgewählte Vergiftungen, die aufgrund ihrer derzeitigen Häufigkeit (z. B. Rauschmittel) oder anderer Charakteristika (z. B. Gefährdung des Rettungspersonals, schnelle präklinische Therapie erforderlich und verfügbar) eine besondere Rolle spielen, werden genauer dargestellt (▶ Kap. 12.6 ff.).

12.2   Sofortmaßnahmen bei Vergiftungen

Sicherheit, lebensrettende Maßnahmen, Informationen
— **Eigenschutz** in jeder Hinsicht beachten! **Cave:** Unbeabsichtigte Kontamination mit Gift (teilweise Aufnahme über Haut oder Atemwege möglich), Aggressivität des Pat.
— So rasch wie möglich **Vergiftungsanamnese** erheben! Ggf. während der weiteren Maßnahmen weiter vervollständigen (◘ Tab. 12.1).
— Ggf. **weitere Einsatzkräfte** anfordern, z. B. Feuerwehr (Giftstoff identifizieren, Rettung aus Gefahrenbereichen, Giftaustritt beenden oder Giftstoff auffangen, binden, beseitigen), Polizei (Gewalttätigkeit, Gefahr für öffentliche Sicherheit, Straßensperrung, kriminelles Delikt), LNA/SEG (Ausbreitung/Anzahl der Betroffenen).
— Ggf. **Rettung** des Pat. aus dem **Gefahrenbereich** (weiterhin unter Beachtung des Eigenschutzes).
— **Unterbrechen der Giftaufnahme** bzw. des Kontaktes zum Gift, z. B. einfache Dekontamination durch Entkleiden, Augenspülung oder Hautreinigung (ggf. durch Spezialkräfte).

– **Basischeck, Basismaßnahmen** (immer Blutzuckertest!), symptomatische **lebensrettende Maßnahmen** unabhängig von der konkreten Vergiftung (z. B. Sauerstoffgabe, Schocktherapie, endotracheale Intubation und Beatmung bei komatösen und ateminsuffizienten Pat., CPR).

⬛ Tab. 12.1. Notfallanamnese bei Vergiftungen

Fragen	Details, Maßnahmen
Wer?	– Betroffener, Alter, Geschlecht, Gewicht – Schwangerschaft – Vorerkrankungen, Allergien, besondere Risiken
Was?	– Wenn möglich, Substanz und Menge eingrenzen (minimal, maximal) – Mischintoxikation in Betracht ziehen (Kontamination, Trägersubstanz) – Ggf. zur Identifikation des Giftes Experten zu Rate ziehen, z. B. Bestimmung von Giftpflanzen, Gifttieren, Tabletten, Gefahrgut), z. B. Apotheker, Tierarzt, Biologen u. a. (ggf. über Giftinformationszentrum verfügbar, durch Polizei oder Feuerwehr parallel zur Versorgung des Pat. veranlassen) – Substanzproben, Ausscheidungen/Blutprobe des Pat. und weitere Asservate (z. B. Packungen) sicherstellen und mit in die Klinik nehmen
Wann?	– Zeitpunkt der Giftaufnahme (möglichst genau, ggf. mutmaßlich)? – Akute oder chronische/sequenzielle Vergiftung?
Wie?	– Aufnahmeweg (z. B. peroral, Inhalation, Injektion, Haut, Schleimhaut)?
Wo?	– Umfeld, Rahmenbedingungen – Auffindeort muss nicht der Vergiftungsort sein – Evtl. weiter bestehende Gefahrenquelle
Warum?	– Selbsttötungsversuch – Substanzabhängigkeit/Substanzmissbrauch – Nahrungsmittelvergiftung (Mitvergiftete?!) – Allergie/Anaphylaxie – Verwechslung/Versehen/Verwirrtheitszustand/spielende Kinder/Ausprobieren/Mutprobe – Unfall/Gefahrstoffaustritt/Brandgase – Medikamentenüberdosierung – Kriminelles Delikt – Iatrogen
Welche Hilfe?	– Welche Maßnahmen wurden bisher ergriffen, z. B. durch Laien/Ersthelfer (z. B. Salzwasser, Milch, Erbrechen bei Lampenöl)? → Manche solcher Maßnahmen können gefährlicher sein als die eigentliche Vergiftung

Bei der Vergiftungsanamnese sollten moralisierende, belehrende und kriminalistische Untertöne vermieden werden, um möglichst schnell und umfassend sachliche Informationen zu erhalten. Die korrekte und vollständige Anamnese ist Grundlage für das Gespräch mit dem Giftinformationszentrum (ohne klare und strukturierte Informationen keine Hilfestellung möglich), für die weitere Diagnostik und Therapie (Bedrohlichkeit der Vergiftung) sowie die akuten Fragen nach Gefährdung des RD-Personals und möglicher Vergiftung weiterer Personen.

Praxistipps

Bei vielen Vergiftungen kann durch ein länger dauerndes ungünstiges Liegen (z. B. Schlafmittel- oder Opiatintoxikation), ggf. mit Einklemmung (z. B. Rauchgasinhalation) eine Kompartment- oder Crush-Problematik mit Hyperkaliämie auftreten, sodass die Gabe von Succinylcholin im Rahmen einer Notfallintubation kontraindiziert sein kann (→ z. B. auf Druckstellen achten).

12.3   Giftinformation

Sofern der konkrete Vergiftungsfall keine Routine für den Notarzt darstellt, sind möglichst frühzeitig genauere Informationen zur vorliegenden Intoxikation und einer evtl. möglichen und notwendigen speziellen Notfalltherapie einzuholen.

❶ Cave – Erst informieren, dann handeln → Übereiltes oder falsches Handeln bei Vergiftungen kann gefährlicher sein als die Vergiftung selbst!

Als wesentliche Informationsquelle stehen insbes. die regional eingerichteten **Informations- und Behandlungszentren für Vergiftungen (Giftinformationszentralen, GIZ)** zur Verfügung, die sich auf große Datenbanken und besondere toxikologische Expertise stützen und flexibel auf Fragen des NA eingehen können:

- Giftwirkung? Gefährlichkeit? Erforderlicher Eigenschutz?
- Spezifische Erste Hilfe, Dekontamination, Indikationen und Möglichkeit einer Giftbindung oder -elimination? Dringlichkeit? (Vor Ort oder in der Klinik?)
- Spezifische Antidottherapie möglich und sinnvoll? Verfügbarkeit des Antidots? Dringlichkeit? (Vor Ort oder in der Klinik?)
- Kontraindikationen für bestimmte therapeutische Interventionen?
- Spezielle Anforderungen an die Zielklinik (z. B. Intensivstation, Hämodialyse)?
- Andere sinnvolle Maßnahmen (z. B. zur Identifikation des Giftes)?

Praxistipps

Damit konkrete Auskünfte möglich sind, sollte vor dem Anruf in einer GIZ möglichst eine vollständige und genaue Vergiftungsanamnese vorliegen (▶ Kap. 12.2)!

Es empfiehlt sich stets, im Bedarfsfall die regional zuständige GIZ anzurufen (◻ Tab. 12.2), da diese auch über regionale Informationen verfügt (z. B. Experten zur Giftidentifikation bei Pflanzen, Leistungsspektren von

◨ Tab. 12.2. Giftinformationszentralen (GIZ)

Ort	Zuständigkeit		Telefon	
Deutschland				
Berlin	Berlin, Brandenburg		030	19240
Bonn	Nordrhein-Westfalen		0228	19240
Erfurt	Mecklenburg-Vorpommern, Sachsen, Sachsen-Anhalt, Thüringen		0361	730 730
Freiburg	Baden-Württemberg		0761	19240
Göttingen	Bremen, Hamburg, Niedersachsen, Schleswig-Holstein		0551	19240
Homburg/Saar	Saarland		06841	19240
Mainz	Hessen, Rheinland-Pfalz		06131	19240
München	Bayern		089	19240
Österreich	Wien	(+43)	01	406 43 43
Schweiz				
	Zürich	(+41)	044	251 51 51
	Inlandsnotfallnummer			145

Stand: Mai 2010.

Kliniken, Antidotdepots, Laboratorien) und mit lokalen Einrichtungen besser vernetzt und vertraut ist.

Bei toxikologischen Fragestellungen im Zusammenhang mit Gefahrgut (▶ hinterer Bucheinband) oder definierten Chemikalien in Haushalt und Gewerbe kann z. T. auch auf Informationssysteme der anwesenden Feuerwehr (z. B. Datenbanken für Gefahrgutunfälle) zurückgegriffen werden oder das mehrstufige Transport-Unfall-Informations- und Hilfeleistungssystem des Verbandes der chemischen Industrie (TUIS) in Anspruch genommen werden. Kontakt zu TUIS über die örtliche Feuerwehr.

12.4   Unspezifische Hemmung der Giftwirkung

Je nach Art der Vergiftung können unspezifische Verfahren (z. B. Hemmung der Giftresorption) eingesetzt werden. Ob ein bestimmtes Verfahren hinsichtlich Nutzen, Risiken und präklinischen Zeitverlustes indiziert ist, hängt – je nach Substanz – entscheidend von der zu erwartenden Vergiftungsschwere und vom Aufnahmezeitpunkt ab (Vergiftungsanamnese ▶ Kap. 12.2). Im Zweifel sollte die Indikation auf Grundlage der Informationen durch eine GIZ erfolgen (▶ Kap. 12.3).

12.4.1 Primäre Giftelimination

Bei peroralen Vergiftungen mit (voraussichtlich) erheblicher toxischer Wirkung kommen primäre Gifteliminationsverfahren innerhalb etwa 1 h nach Giftaufnahme in Frage: medizinische Kohle, induziertes Erbrechen und in Ausnahmefällen Magenspülung.

Eine länger zurückliegende Vergiftung (>60 min) spricht jedoch nicht immer gegen eine primäre Giftelimination, z. B. ist bei Giften mit enterohepatischem Kreislauf oder Rückdiffusion ins Darmlumen eine spätere Giftbindung durch Kohle im Darm möglich (Carbamazepin, Theophyllin). Auch eine verzögerte Resorption bei anticholinerger Wirkung (trizyklische Antidepressiva), Neigung zur Verklumpung (Carbamazepin) oder bei Retardpräparaten kann eine spätere Giftelimination möglich machen.

Medizinische Kohle (Carbo medicinalis)

Aktivierte medizinische Kohle ist bei leichten bis mittelschweren peroralen Vergiftungen in vielen Fällen als alleinige Therapie ausreichend (sofortige Giftbindung, Resorptionshemmung, Elimination über die Fäzes). Wichtig ist eine ausreichend hohe Dosierung (initial 1 g/kg KG p.o. anstreben, ggf. im Verlauf wiederholen). Anwendung ▶ Medikamentensteckbrief (▶ Kap. 16.1.39).

- Oftmals entscheidend ist die kommunikative Fähigkeit des NA, den Pat. zur Mitwirkung zu bewegen (bes. Kinder und suizidale Patienten, die aber unter Aufzeigen der Alternative vielfach überzeugt werden können).
- Gefahr von Erbrechen und Aspiration bei zu schneller Verabreichung großer Mengen, bei Gegenwehr oder Bewusstseinsstörungen (Kontraindikationen)! Ggf. Gabe über Magensonde, über die außerdem ggf. Gift abgesaugt werden kann.
- Kontraindiziert wegen fehlender Wirkung oder zusätzlicher Gefahren bei Methanol, Ethanol, Glykol, den meisten Schwermetallen, Lithium, Ätzstoffen.
- Bei gegebener Indikation soll die Kohlegabe nicht durch Maßnahmen zur Induktion von Erbrechen oder eine geplante Magenspülung verzögert werden.

Induktion von Erbrechen

- Indikation: wenn Aktivkohlegabe bei leichter/mittelschwerer Vergiftung durch den Pat. verweigert wird oder eine schwere bis lebensbedrohliche Vergiftung zu erwarten ist.
- Durchführung:
  - Medikamentös: Ipecacuanha-Sirup (bes. bei Kindern (▶ Kap. 16.1.37), wegen geringer Evidenz vom ERC ausdrücklich nicht empfohlen.
  - Mechanisch: »Pat. soll sich den eigenen Finger in den Hals stecken«.
  - Andere Verfahren gelten mittlerweile als obsolet.
- Kontraindikationen: Säuglinge, [Kleinkinder], vorhandene oder durch die Vergiftung bald zu erwartende Bewusstseinsstörung (Latenzzeit bei Ipecacuanha-Sirup bedenken), Verätzung (z. B. Säuren/Laugen → Gefahr der erneuten Ösophagusverätzung), Lampenöl, organische Lösungsmittel (z. B. Benzin) und schäumende Substanzen (z. B. Spülmittel) → jeweils Aspirationsgefahr, krampfauslösende Stoffe.
- Erbrochenes (entferntes Gift) aufbewahren! → z. B. Probe für Diagnostik, Beweismittel.

Magenspülung (nur in Ausnahmefällen)

- Indikation: Zu erwartende schwere bis lebensbedrohliche Vergiftung oder wenn Erbrechen kontraindiziert oder nach Ipecacuanha-Sirup ausgeblieben ist, z. B. Organophosphate, Paraquat, Zyanide, Arsen, Schwermetallsalze, außerdem bei trizyklischen Antidepressiva erwägen. Besonders bei längeren Anfahrtswegen bis zur Klinik (sonst in der Klinik bevorzugen).
- Kontraindikationen: Ätzstoffe, flüssige Kohlenwasserstoffe.
- Bei bewusstseinsgetrübten Pat. und (Klein-) Kindern nur unter Aspirationsschutz durch endotracheale Intubation (RSI; ▶ Kap. 2.4.3)! Pat. kann während des Verfahrens unkooperativ werden, eintrüben oder vagal reagieren. Indikation zur Notfallnarkose unter Beachtung der eigenen Kompetenzen und der Situation sehr sorgfältig prüfen.
- Vorgehen: Einlegen eines großlumigen Magenschlauchs, Spülung mit Einzelportionen von max. 100–200 ml (Erwachsene: lauwarmes Wasser) bzw. 5 ml/kg KG (Kinder: warme NaCl 0,9%), erste Spülung asservieren!
- Die Beendigung der Spülung darf sich nicht unbedingt an der Klarheit der zurückfließenden Lösung orientieren (oft nach wenigen Litern beim Erwachsenen), da auch in klaren Lösungen noch relevante Giftmengen enthalten sein können. Beim Erwachsenen durchaus Spülungen mit >20–40 l in Betracht ziehen. Daher, und

weil spätestens die Spülung selbst auch einen erheblichen Teil des Mageninhalts darmwärts verlagert, der nicht herausgespült werden kann, ist gegen eine Kohlegabe auch vor und nach Magenspülung nichts einzuwenden!

12.4.2 Weitere Verfahren zur Hemmung der Giftwirkung

Verdünnung des Giftstoffes. Beispielsweise kohlensäurefreies Wasser trinken lassen – kontraindiziert z. B. bei Tensiden oder Lampenöl.

Schlangenbiss
- Extremität bandagieren und immobilisieren, Liegendtransport.
- Analgosedierung.
- **Cave:** Nicht stark stauen, aussaugen, inzidieren!
- Ggf. Schlange einfangen (Feuerwehr), Schlangenart feststellen (lassen).
- GIZ kontaktieren (▶ Kap. 12.3); bei europäischen Schlangen i. d. R. kein Antivenin erforderlich (nur bei schwerster Reaktion; Cave: sehr hohe Allergenität); unter bestimmten Umständen müssen Besitzer exotischer Giftschlangen ein Antiserum bevorraten (z. B. Schlangenfarmen, § 18 I 1b ChemG) bzw. Informationen über ein Gegengiftdepot bereithalten.

Beschleunigung der Giftausscheidung. Beispielsweise durch Steigerung der körpereigenen Giftentfernung (z. B. forcierte Ventilation, forcierte Diurese).
In der Klinik. Hämodialyse (z. B. bei Methanol, Ethylenglykol, Salizylaten, Lithium), Hämoperfusion (z. B. Carbamazepin, Knollenblätterpilz, Paracetamol, Phenytoin, Theophyllin).

12.5 Antidotarium

Zur Behandlung einzelner Vergiftungen stehen wirksame Gegenmittel zur Verfügung, die mehr oder weniger spezifisch wirken (◘ Tab. 12.3). Die Bevorratung in verschiedenen Einrichtungen (z. B. RD, Kliniken, regionale und überregionale Antidotdepots, Katastrophenschutz) hängt von vielen Faktoren ab, z. B. Häufigkeit und Bedrohlichkeit verschiedener Vergiftungen, Notwendigkeit einer schnellen Verabreichung eines Antidots im Vergiftungsfall, Preis und Haltbarkeit eines Antidots.

Die Ausstattung des Antidotkoffers kann sich je nach Einsatzbereich des Rettungsdienstes unterscheiden (z. B. örtliche Gefährdungspotenziale). Manchmal werden spezielle Antidota auch in Bereichen mit erhöhter Gefährdung vor Ort bereitgehalten (z. B. Laboratorien, werksärztliche Dienste, zoologische Einrichtungen, Giftschlangenfarmen nach § 18 I 1 b ChemG).

◨ **Tab. 12.3.** Antidotarium [die mit (*) **gekennzeichneten Antidota** (oder eine Alternative) sollten regelhaft im Rettungsdienst verfügbar sein]

Antidot	Gift	Dosierung
Acetylcystein (ACC) [Fluimucil Antidot 20%, Acetylcystein Zambon Antidot 5 g/25 ml]	Paracetamol (▶ Kap. 12.6.2, 16.1.55), Acrylnitril (auch dermal oder inhalativ), Methacrylnitril, Methylbromid	150 mg/kg KG über 15 min i.v.; bei Vergiftungen mit Methacrylnitril und bei oralen Vergiftungen mit Acrylnitril vorher: Gabe von 4-DMAP gefolgt von Natriumthiosulfat
Aktivkohle*: ▶ Kohle, medizinische (▶ Kap. 12.4.1)		
Atropin* [Atropinsulfat Braun/Köhler] ▶ Kap. 16.1.8	Organophosphate ▶ Kap. 12.8.1, Carbamate, andere Parasympathomimetika/Cholinesterasehemmer (z. B. Physostigmin, Pilzvergiftungen mit Muskarinsyndrom)	Organophosphate und Carbamate: initial 2–15 mg in 15 min i.v., danach gerade so viel, dass die Bronchien nicht verschleimen und die HF im physiologischen Bereich ist (ca. 0,5–2 mg/h i.v.)
Biperiden* [Akineton, Biperiden-neuraxpharm] ▶ Kap. 16.1.9	Medikamente, die extrapyramidale Symptome hervorrufen (z. B. Neuroleptika, Metoclopramid), Nikotin (z. B. Zigaretten), org. Phosphorverbindungen	– Erwachsene: 2,5–5 mg – Kinder (6–10 J.): 3 mg – Kinder (1–6 J.): 2 mg; Säuglinge: 1 mg jeweils langsam i.v.
Beclomethason* [AeroBec, Junik, Ventolair] ▶ Kap. 16.1.40	Rauchgase/Reizstoffinhalation (Prophylaxe eines toxischen Lungenödems – umstritten!) ▶ Kap. 13	Initial 4 Hübe zu je 0,1 mg, Wdh. nach Klinikaufnahme und 2 h später
Botulismus-Antitoxin (Pferd) ▼	Hochgradiger Verdacht auf Botulismus	Zuerst Verträglichkeitstest (0,1 ml des 1:10 verdünnten Antitoxins intrakutan), dann 250 ml langsam i.v.

◘ Tab. 12.3. *Fortsetzung*

Antidot	Gift	Dosierung
Calciumgluconat 10% [Calcium Braun]	Kalziumantagonisten	fraktionierte Gabe von 10–40 ml einer 10%igen Lsg.
	Flusssäureverätzung	Betroffenes Gebiet waschen, ggf. intraarterielle Injektion (10 ml)/kontinuierliche Infusion, bis der Schmerz nachlässt, sonst lokale Infiltration
Carbo medicinalis*: ► Kohle, medizinische		
Dantrolen [Dantrolen i.v.]	Maligne Hyperthermie (z. B. nach Succinylcholin), u. U. auch bei intoxikationsbedingter Hyperthermie (z. B. Amphetamine)	1,0–2,5 mg/kg KG über 5 min i.v., Wdh. alle 6 h
Diazepam* [Valium], ► Kap. 16.1.15	Chloroquin	Initial 1 (–2) mg/kg KG in 15–30 min i.v., dann 0,1 mg/kg KG/h i.v. für 24 h
Digitalis-Antitoxin Fab	Digitalis (gesicherte, bedrohliche Intoxikation mit Pflanzen und Medikamenten)	160–240 mg i.v., dann 30 mg/h (Anpassung nach Digitalisspiegel, Cave: Anaphylaxie mgl.)
Dimercaptopropansulfonsäure [DMPS-Heyl®]	Schwermetallsalze (z. B. Blei, Quecksilber, Arsen, Plutonium)	Nur, wenn orale Gabe nicht mgl.: zunächst 250 mg alle 3 h i.v.
4-Dimethylaminophenol* [4-DMAP Inj.-Lsg. Köhler]	Blausäure/Zyanide (Vorsicht bei begleitender CO-Intoxikation!) ► Kap. 12.8.4, Schwefelwasserstoff, Nitrile	3–4 mg/kg KG langsam i.v. (mit reichlich in die Spritze aspiriertem Blut); anschließend Natriumthiosulfat (außer bei Schwefelwasserstoff); Cave: sekundäre Intoxikation!
Ethanol [Alkohol-Konzentrat 95% Braun: 20 ml enth. 15 g bzw. 19 ml Ethanol] ▼	Methanol (wenn Inkorporation >100 mg/kg KG), andere toxische Alkohole; ► Kap. 12.7.2	Initial 600 mg/kg KG als 5%ige Lsg. langsam i.v. (0,8 ml 95%ige Lösung/kg KG in 1000 ml VEL), anschließend 100 mg/kg KG/h i.v. über ein exaktes Dosiersystem

■ **Tab. 12.3.** *Fortsetzung*

Antidot	Gift	Dosierung
Flumazenil* [Anexate 0,5/1,0] ▶ Kap. 16.1.27	Benzodiazepine (diagnostisches Antidot, keine Routineanwendung; häufig Mischintoxikation mit nicht antagonisierbaren Substanzen, Weckwirkung auch bei Ethanol mgl.)	Initial 0,2 mg i.v.; nach jeweils 1 min je nach Bewusstseinsgrad 0,1 mg i.v., weitere Gaben bis zu einer Gesamtdosis von 1 mg mgl. (Cave: kurze Wirkdauer!)
Fomepizol (4-Methylpyrazol) [Antizol]	Diethylenglykol, Ethylenglykol, [Methanol – »off label use«]; ▶ Kap. 12.7.2	15 mg/kg KG initial (in 250 ml 0,9%iger NaCl über 45 min i.v.)
Glukagon [GlucaGen] ▶ Kap. 16.1.30	Betablocker	0,2 mg/kg KG als Kurzinfusion i.v., dann 0,5 mg/kg KG über 12 h (+ ggf. Therapie von Bradykardie und Azidose)
Hydroxocobalamin (Vitamin B_{12a}, hochdosiert) [Cyanokit]	Zyanide/Blausäure ▶ Kap. 12.8.7, Nitroprussid-Natrium	70 mg/kg KG i.v. (Erwachsene 2,5–5 g als Kurzinfusion in 100 ml; ca. 50 mg Antidot/1 mg Zyanid); anaphylaktische Reaktionen mgl.; reversible Färbung von Haut, Schleimhäuten (hellrot bis rosa) und Urin (dunkelrot).
Ipecacuanha-Sirup [Sirupus Ipecacuanhae SR 90] ▶ Kap. 16.1.37	Verschiedene perorale Vergiftungen (Emetikum)	– Kleinkinder (1–3 J.): 10–20 ml p.o. – Kinder >3 J.: 15–30 ml p.o. – Erwachsene: 30 (–60) ml p.o. Anschließend mind. 100–200 ml Wasser p.o. – Latenz von bis zu 20 min beachten!
Kohle, medizinische* [Kohle-Compretten, Kohle-Pulvis, Ultracarbon] ▶ Kap. 16.1.39	Verschiedene perorale Vergiftungen (Giftbindung)	Anzustreben: (0,5–) 1 g/kg KG p.o. (in Wasser oder Tee anrühren/aufschütteln; aus Praktikabilitätsgründen Ultracarbon* empfohlen)
Lipidemulsion zur Infusion 20% [Intralipid, Lipofundin, Soyacal, evtl. ClinOleic] ▼	Lokalanästhetika (schwere systemische Toxizität), evtl. andere lipidlösliche Substanzen	Initial 1,5 ml/kg KG als Kurzinfusion i.v.

■ **Tab. 12.3.** *Fortsetzung*

Antidot	Gift	Dosierung
Methylenblau [Methylenblau Vitis]	Met-Hb-Bildner (außer Chlorat)	1%ige Lsg. (10 mg/ml): 1–2 mg/kg KG streng i.v., entspr. 0,1–0,2 mg/kg KG
Naloxon* [Narcanti] ► Kap. 16.1.49	Opiate/Opioide (► Kap. 12.7.8)	Initial 0,1 mg i.v. (verdünnen und je nach nach Wirkung in 0,1-mg-Schritten titrieren – Cave: kurze Wirkdauer! Patientenflucht/Entzug mgl.)
Natriumhydrogencarbonat 8,4%*=1molar (Natriumbicarbonat) ► Kap. 16.1.50	Trizyklische Antidepressiva (mit Hypotonie, Krämpfen oder Arrhythmien); zur Urinalkalisierung bei Salizylaten, Barbituraten u. a.	Initial bis zu 1 mmol/kg KG i.v. (1 ml/kg KG i.v. bei 8,4%iger Lsg), möglichst BGA-Kontrolle
Natriumthiosulfat 10%*	Blausäure/Zyanid (► Kap. 12.8.7), Alkylanzien (S-Lost, N-Lost, Zytostatika), Chlor, Brom, Iod, Stickoxide, Nitrile, aromatische Amine (Anilin, Toluidin)	– Blausäure/Zyanid oder Nitrile: 50–100 mg/kg KG i.v. (nach 4-DMAP-Gabe) – Bromat oder Iod: Magenspülung mit 1%iger Lösung; ggf. 100 mg/ kg KG i.v. – Alkylierende Substanzen: sofort 100–500 mg/ kg KG i.v. Cave: allerg. Reaktionen
Obidoximchlorid [Toxogonin]	Phosphorsäureester (► Kap. 12.8.1), Thiophosphorsäureester	Erst Atropin, dann – Erwachsene: 250 mg i.v. – Kinder: 4–8 mg/kg KG i.v. Cave: sekundäre Intoxikation!
Orciprenalin [Alupent]	β-Blocker	(Cave: lange Halbwertzeit von 6 h und Vasodilatation)
Paraffinöl	Orale Vergiftungen mit bestimmten fettlöslichen, hochtoxischen Substanzen (nach Rücksprache mit GIZ; erhebliche Ölaspirationsgefahr; ggf. über Magensonde instillieren und wieder absaugen)	
Physostigmin [Anticholium] ▼	Atropin und andere Anticholinergika (Belladonna, Pantherina), Antihistaminika, tri-, tetrazyklische Antidepressiva, Phenothiazine (z. B. Neurocil®, Psyquil®)	– Erwachsene: 2 mg über 2–3 min i.v. – Kinder: 0,5–1 mg langsam i.v. Cave: Wirkdauer oft kürzer als die des Giftes, kleine therapeutische Breite!

□ Tab. 12.3. *Fortsetzung*

Antidot	Gift	Dosierung
Polyethylenglykol (PEG 400, hochmolekular) [Roticlean, Lutrol, Makrogol]	Kein Arzneimittel, sondern hygroskopisches Lösungsmittel mit hydro- und lipophilen Eigenschaften zur Hautreinigung (Entzug von Wasser und Gift aus den oberen Hautschichten, Anlösung der Epidermis), Eigenschutz beachten! Haut anschließend mit Wasser und Seife abwaschen. Beispiele: bei Phenolen, Dioxinen, Furanen.	
Protamin [Protamin ICN 1000/5000]	Heparin	1 ml Protamin 1000 neutralisiert 1000 IE Heparin (sofortige Wirkung), langsam verabreichen, RR-Abfall und allerg. Reaktionen mgl.
Pyridostigmin [Kalymin, Mestinon]	Nicht depolarisierende Muskelrelaxanzien	Erst Atropin, dann 0,05–0,15 mg/kg KG i.v. (vorsichtig titrieren), maximal 10 mg
Sauerstoff, hyperbar	Kohlenmonoxid (schwere Intoxikation, Schwangere, Kinder; ► Kap. 12.8.5)	HBO-Therapie in Druckkammerzentren
Schlangengift-Immunserum, polyvalent, Europa	I. d. R. nicht erforderlich, Ausnahmen mit GIZ besprechen	
Silibinin [Legalon SIL]	Amanitine (z. B. Knollenblätterpilz)	5 mg/kg KG i.v. über 1 h
Simethicon* (Dimethicon, Dimethylpolysiloxan) [Lefax liquid, sab simplex]	Orale Vergiftungen mit schaumbildenden Substanzen (Tenside); zur Unterdrückung der Schaumbildung (→ Verminderung der Aspirationsgefahr;) Tenside sind meist nicht toxisch	Mind. 1 Teelöffel sab simplex p.o. (1 ml=25 Trpf. enthalten 69,19 mg) bzw. 2–4 Pumpstöße Lefax Pump-liquid p.o. (1 ml=2 Pumpstöße enthalten 41,2 mg)
Sirupus ipecacuanhae: ► Ipecacuanha-Sirup		
Toloniumchlorid [Toluidinblau]	Met-Hb-Bildner (Nitrate, Nitrite, aromatische Amine, 4-DMAP, Prilocain)	2–4 mg/kg KG i.v., ggf. Wiederholungsgabe nach 30 min
Vitamin B12a: ► Hydroxocobalamin		
Vitamin K1 (Phytomenadion) [Konakion]	Vitamin-K$_1$-Antagonisten (Cumarine, Rodentizide=Rattengift)	5–10 mg p.o. nach Kohlegabe oder 0,3 mg/kg KG langsam i.v. (Cave: verzögerter Wirkungseintritt; bei i.v.-Gabe Schockgefahr!)

Apotheken sind nach Anlage 3 zu § 15 l Apothekenbetriebsordnung verpflichtet, medizinische Kohle, Emetika, hochdosierte i.v.-Kortikoide sowie Antidota für bestimmte Vergiftungen vorzuhalten: Opiate (z. B. Naloxon), Cholinesterasehemmer (z. B. Atropin), Methämoglobinbildner (z. B. Toloniumchlorid), Rauchgasvergiftung (z. B. Beclomethason-Dosieraerosol), Tenside (z. B. Simethicon), Zyanid (z. B. DMAP, Natriumthiosulfat, evtl. Hydroxocobalamin).

12.6　Intoxikationen mit ausgewählte Medikamenten

12.6.1　Psychopharmaka/Schlafmittel

Intoxikationen mit Benzodiazepinen, aber auch mit Antidepressiva, Neuroleptika und anderen zentralwirksamen Substanzen (z. B. Psychopharmaka, Antihistaminika) sind relativ häufig. Die Vergiftungen erfolgen meist in der Absicht einer verstärkten Wirkung (»Abschalten«) oder in suizidaler Intention, oft bei entspr. Dauermedikation. Mischintoxikationen (v. a. mit Alkohol) sind häufig (Wirkungsverstärkung).

Die Hauptgefahr liegt in der Störung der Atemfunktion (Erlöschen der Schutzreflexe mit Aspiration bei Bewusstlosigkeit, Verlegung der Atemwege, zentrale Atemdepression bis Apnoe und Hypoxie). Je nach Medikament können zusätzlich arrhythmogene und kreislaufdepressive Effekte bis zum Schock auftreten.

Bei prolongierter Intoxikation ohne rechtzeitiges Auffinden des Pat. sind außerdem schwere Hypothermien möglich. Die stark eingeschränkten Vitalfunktionen (Vita reducta/Vita minima) dürfen nicht dazu verleiten, vorschnell den Tod festzustellen, gestützt auf klinisch unsichere Todeszeichen (kaum nachweisbare Atmung, nicht tastbarer Puls, fehlende Pupillenreaktion, EKG-Aktivität; Auskühlung). Minimalventilation und -perfusion können genügen, um den Mindeststrukturumsatz im Nervensystem aufrechtzuerhalten (»Scheintod«).

Symptomatik
- **Bewusstseinsstörungen** bis Koma.
- **Atemstörung** bis Apnoe.
- Verlangsamte/fehlende Reflexe.
- Hypotonie, Bradykardie, Arrhythmien, Schock.
- Evtl. Hypothermie, Krampfanfall.
- Zentral-anticholinerges Syndrom (ZAS), bes. bei tri- und tetrazyklischen Antidepressiva, milden Neuroleptika, H_1-Antihistaminika (hohe Toxizität für Kinder!), Atropin, Scopolamin, Anti-Parkinson-Mitteln:
  - Peripher anticholinerge Symptome: Tachykardie, Mydriasis, Sehstörungen, Mundtrockenheit; heiße, trockene und gerötete Haut, trockene Schleimhäute.
  - Zentralnervöse Symptome: Unruhe, Angst, Erregungszustände, Halluzinationen, Verwirrtheit, Delir, gesteigerte Reflexe, Muskelzu-

ckungen, Rigidität (v. a. bei Kindern), Athetosen, klonisch-tonische Krämpfe, Erbrechen, Hyperthermie, Sedierung bis tiefes Koma, Atem- und Kreislaufdepression.

- **Tri- und Tetrazyklika:** Auch schwere Herzrhythmusstörungen bis zum Kammerflimmern.
- **Neuroleptika (auch Metoclopramid):** Bradykardie, Herzrhythmusstörungen, Hypotonie, zerebrale Krampfanfälle, Regulationsstörungen der Körpertemperatur, hyperkinetisch-dystones Syndrom (Schlund- und Blickkrämpfe, Spasmen der Kopf-Hals-Muskulatur), Atemdepression, Bewusstseinsstörungen.
- **Lithium:** Magen-Darm-Beschwerden, starker Tremor (geringgradig bei Lithiumtherapie normal), Krämpfe, neurolog. Ausfälle.

Notfalltherapie

- Basischeck, Basismaßnahmen (Atemwegssicherung und ggf. Beatmung! Ggf. Schocktherapie, ggf. Vasokonstriktoren).
- In der Frühphase: primäre Giftelimination/-bindung (Maßnahmen je nach Bewusstseinslage).
- Grundsätzlich stationäre Einweisung, keine Mitfahrverweigerung akzeptieren! (Verzögerten Wirkungseintritt, evtl. weitere Resorption und Suizidgefahr bedenken.)
- Medikamente:
  - Bei V. a. Benzodiazepinintoxikation: ggf. Flumazenil zur DD (initial 0,2 mg; weitere Gaben entsprechend Bewusstseinslage bis 1 mg; beachte die kurze Wirkdauer von Flumazenil).
  - Bei Intoxikation mit trizyklischen Antidepressiva und kardialen Arrhythmien: Natriumbicarbonat (0,5–1,0 mmol/kg KG langsam i.v. oder 0,5–1,0 ml/kg KG als 8,4%ige Lsg. langsam i.v.).
  - Bei hyperkinetisch-dystonem Syndrom: Biperiden (Cave: Nebenwirkung anticholinerge Symptome), Erwachsene initial 2,5–5 mg langsam i.v.; nicht bei komatösen Pat. – Koma verstärkend.
  - Bei ausgeprägter anticholinerger Symptomatik (nicht bei schwerer Tri-/Tetrazyklikavergiftung mit Arrhythmien oder Rechtsschenkelblock): Physostigmin (nach positivem Physostigmin-Test: initial 2 mg sehr langsam i.v., Injektion bei Bradykardie oder starker Salivation abbrechen, ebenfalls bei Erwachen des Pat.).
  - Behandlung von Herzrhythmusstörungen (▶ Kap. 4.6) und Hypothermie (▶ Kap. 13.6).

12.6.2   **Paracetamol (PCM)**

Vergiftungen kommen relativ häufig in suizidaler Absicht vor, außerdem bei massiver Überdosierung wegen therapieresistenten Schmerzen oder Fieber sowie selten bei »neugierigen« Kindern. Letale Einzeldosis: 15–25 g (Erwachsene). Die toxische Wirkung (ab 100–140 mg/kg KG, bei Unterernährung oder Alkoholabusus auch schon ab 50 mg/kg KG) beruht v. a. auf der Bildung eines leberzelltoxischen Metaboliten bei gleichzeitiger Überlastung körpereigener Entgiftungsmechanismen (z. B. Erschöpfung des Glutathionvorrats). Folge: Leberschaden bis zum fulminanten Leberzerfallkoma. Ernste Vergiftungssymptome treten oft erst verzögert auf (6–14 h), dann vorübergehende Besserung für 24–48 h. Die Antidotgabe ist jedoch nur bis zu 10–24 h nach PCM-Aufnahme erfolgversprechend – je schneller, desto wirksamer.

Symptomatik
- 1. Tag: Übelkeit, Erbrechen, Schwitzen, Bewusstseinsstörungen.
- 2. Tag: Besserung des subjektiven Befindens, Abdominalschmerzen, Lebervergrößerung.
- 3. Tag: Ikterus, Hypoglykämie, Blutungen, Leberzerfallkoma.

Notfalltherapie
- Basischeck, Basismaßnahmen, ggf. Rücksprache mit GIZ (Antidotverfügbarkeit, Zielklinik).
- Medizinische Kohle: 0,5–1g/kg KG p.o. (evtl. auch >60 min nach PCM-Aufnahme).
- Evtl. induziertes Erbrechen in der Frühphase (Rücksprache mit GIZ).
- Antidot: Acetylcystein (unabhängig von der Kohlegabe), Initialdosis: 150 mg/kg KG langsam i.v.:
  - Jeweils 1 Flasche ACC-Antidotkonzentrat (=25 ml mit 5 g ACC) wird mit 100 ml VEL und 15 ml Glukose 40% verdünnt (ergibt 140 ml Fertigmischung, reicht für ca. 30–35 kg KG). Von dieser Fertigmischung werden 4,2 ml/kg KG benötigt und gleichmäßig über 15 min verabreicht.
- Mögl. Nebenwirkungen: Hypotonie, allerg. Reaktionen (Bronchospasmus bis Anaphylaxie), sehr selten gravierende Hautreaktionen. Bei allerg. Reaktion zunächst Abbruch der ACC-Infusion, ggf. später Fortsetzung unter wirksamer antiallerg. Therapie.

12.7   Intoxikationen mit Rauschmitteln

12.7.1   Ethanol (»Alkohol«)

Ethanolintoxikationen treten üblicherweise nach Konsum alkoholischer Getränke auf, gelegentlich auch durch Trinken von Kosmetika (Kölnisch Wasser, Rasier-, Haarwasser), Franzbranntwein (70%) und Lösungsmittelgemischen (ggf. auch an andere toxische Begleitstoffe denken).

Nach 15 min ist ungefähr die Hälfte der aufgenommenen Menge ins Blut resorbiert worden (◘ Tab. 12.4), Wirkmaximum nach 40 min (Angaben für leeren Magen, schneller bei hochprozentigem Ethanol). Nach 60 min ist (wenn keine erneute Einnahme erfolgt) die Resorption abgeschlossen.

Symptomatik

- **0,3–1‰: Euphorie;** Enthemmung, zunehmend verlangsamte Reaktionszeit, nachlassende Konzentrationsfähigkeit und Muskelkoordination.
- **1–2‰: Stadium I (Exzitation);** schwere Störungen der Muskelkoordination, des Raum- und Gleichgewichtssinns (schwankendes Stehen, torkelndes Gehen), lallende/verwaschene Sprache (DD neurolog. Erkrankung), Sehstörungen (Doppelbilder), starke Enthemmung, Affektlabilität, Überheblichkeit, Kritikschwäche, Aggression.
- **2–2,5‰: Stadium II (Hypnose);** Rausch, Apathie, Somnolenz, Amnesie, Tachykardie, vermindertes Schmerzempfinden, Erbrechen, Inkontinenz.
- **2,5–4‰: Stadium III (Narkose);** Sopor bis Koma, fehlende Schutzreflexe, Blutdruckabfall, »Maschinenatmung«.
- **>4‰: Stadium IV (Asphyxie);** tiefes Koma, Areflexie, Atemlähmung, Zyanose, Schock.

◘ **Tab. 12.4.** Orientierende Berechnung der Ethanolkonzentration im Blut nach Widmark

$$‰ = \frac{(\text{Menge des reinen Ethanols in Gramm*}) \times 0{,}9**}{(\text{Körpergewicht in kg}) \times (\text{Reduktionsfaktor***})} - \text{Abbau****}$$

* Menge des reinen Ethanols in Gramm = [aufgenommene Getränkemenge in ml]×[Ethanolgehalt in Vol.-%]×0,8 (Dichte des Ethanols).

** Etwa 10% des Ethanols kommen nicht zum Ansatz (Resorptionsdefizit).

*** Werte für den Reduktionsfaktor (berücksichtigt Körperfett): Adipositas 0,6; Frauen 0,6–0,7; Männer 0,7–0,8; Sportler bis 0,85.

**** Abbau: (durchschnittlich: 0,1 g Ethanol/kg KG/h bzw. 0,15‰/h bei Erw.); hauptsächlich enzymatisch (Alkoholdehydrogenase, Aldehyddehydrogenase).

- Promillewerte nur zur groben Orientierung. Die toxische Grenze ist u. a. abhängig von der Ethanolgewöhnung. Für Ungewöhnte können schon 1,5–2‰ lebensgefährlich sein, gewöhnte Pat. sind manchmal bei >3‰ noch ansprechbar.
- Neigung zu Hypoglykämie und Hypothermie (periphere Vasodilatation).
- Tachykardie, evtl. Arrhythmie, RR ↓
- evtl. Übelkeit, Erbrechen, Krampfanfälle.

Notfalltherapie

- Basischeck, Basismaßnahmen (Blutzuckertest! Bei Hypoglykämie Glukose nach Bedarf).
- Ausnahmsweise bei voll erhaltenem Bewusstsein ggf. erbrechen lassen (evtl. frühe Phase, z. B. bei Kindern mit entdecktem »Komasaufen«).
- Abschätzen der Blutethanolkonzentration und der Lebensbedrohung.
- Ggf. Atemwegssicherung und symptomatische Kreislauftherapie.

Praxistipps

- Jegliche Bewusstseinsstörung oder neuropsychiatrische Symptomatik darf erst dann als alkoholbedingt gelten, wenn alle anderen möglichen Ursachen (z. B. Hypoglykämie, subdurales Hämatom) sicher ausgeschlossen sind. An evtl. zusätzliche Schädigungen (z. B. Unterkühlung, Sturz, SHT) denken!
- Besonders Kinder sind schon durch kleine Ethanolmengen gefährdet: z. B. können bei 6-Jährigen schon 30 g tödlich wirken!
- Stark alkoholisierte Personen (z. B. jegliche Bewusstseinsstörungen, unsicherer Gang) sollten, besonders, wenn sie nicht unter ständiger Aufsicht nüchterner Personen sind, in eine Klinik gebracht werden, um sie vor weiteren Schäden zu bewahren (Garantenpflicht des RD).
- Einer Selbst- oder Fremdgefährdung ohne Einsicht des Pat. muss u. U. mit Eingreifen der Polizei begegnet werden (ggf. Schutzgewahrsam nach ärztlicher Feststellung der Haftfähigkeit oder Zwangseinweisung; ▶ Kap. 1.3.3).
- Vergiftungen mit Propylalkohol (Propanol), Isopropylalkohol (Butylalkohol, Butanol) und Amylalkohol (Pentanol) werden wie Ethanolvergiftungen behandelt. Die Wirkung ist ähnlich, die Toxizität deutlich höher.

12.7.2   **Methanol**

Vorkommen und Eigenschaften

Vergällungsmittel für Ethanol (nicht Getränke), Lösungsmittel, Abbeizmittel, Brennstoff, Rohstoff für chemische Prozesse. Nebenprodukt bei unsachgemäßer Destillation (»Schwarzbrennerei«). Geschmacklich kann Methanol nicht von Ethanol unterschieden werden. Inhalative Aufnahme bei Chemieunfällen möglich. Letale Dosis: 5–200 ml.

Symptomatik
Auftreten bis zu 24 h nach Aufnahme: Schwindel, Schwächegefühl, Zittern, Kopfschmerzen, evtl. Rauschzustände, Übelkeit, Bauchschmerzen, Sehstörungen (Nebelsehen, evtl. Störungen des Farbensehens) bis zur Erblindung (bereits nach 4–15 ml), Hirn- und Lungenödem. Schließlich Mydriasis, Krämpfe, Kreislaufstörungen, Atemlähmung.

Notfalltherapie
- Basistherapie wie bei Ethanolintoxikation.
- Wenn die Aufnahme nur kurz zurückliegt: Je nach Bewusstseinslage Magenspülung (sinnvollerweise vor oraler Ethanolgabe) oder erbrechen lassen.
- Fomepizol (Antizol® – auch wirksam bei Diethylenglykol, Ethylenglykol): 15 mg/kg KG initial i.v. (in 250 ml 0,9%iger NaCl über 45 min).
- Ggf. Ethanol (statt Fomepizol), wenn mutmaßlich >100 mg/kg KG Methanol aufgenommen worden sind (Ziel: therapeutische Blutethanolkonzentration von 1‰, um den Anfall toxischer Stoffwechselprodukte zu verringern; Abbau/Ausscheidung des Methanols langsam, z. B. über mehrere Tage):
  - Bei Erwachsenen (70 kg KG) mit ungetrübtem Bewusstsein: orale Gabe von ca. 100 ml hochprozentigem Trinkethanol (Whisky, Wodka, Schnaps) mit ungefähr 50 Vol.-% Ethanolgehalt.
  - Sonst initial: 600 mg/kg KG Ethanol verdünnt i.v. (Ethanol-Konzentrat 95% Braun); bei Lösungen von >5% Ethanol besteht Nekrosegefahr. Anschließend: 100 mg/kg KG/h i.v. über ein exaktes Dosiersystem.

12.7.3   Nikotin

▶ Kap. 11.6.

12.7.4   Illegale Rauschdrogen allgemein

Gründe für die NA-Alarmierung im Zusammenhang mit illegalen Rauschdrogen sind:
- Ungewohnte Wirkung eines Rauschmittels aus Sicht des Konsumenten oder Dritter, z. B. erste Probiererfahrung, ungewöhnliche Reaktion auf die Droge oder eine Beimengung, fehlerhafte Dosierung/Anwendung.

- Veränderte Zusammensetzung der Droge (Reinheit, Konzentration).
- Überdosierung in suizidaler Absicht.
- Drogentransportunfall:
  - Zu Schmuggelzwecken werden kondomgeschützte Drogenpäckchen (geschluckte oder eingeführte »bubbles«) im Verdauungstrakt von Drogenkurieren transportiert. Bei intrakorporaler Beschädigung eines Päckchens können große Wirkstoffmengen freigesetzt werden und zu schwersten Vergiftungen führen (Bodypacker-Syndrom).
  - Ebenso massive Intoxikation mgl., wenn zum Handel vorgesehene Drogenpäckchen auf der Flucht vor der Polizei geschluckt werden (Bodystuffer-Syndrom).

12.7.5 Cannabis

Zermahlene Blüten und Deckblätter (mexikanisch: Marihuana) der weiblichen Pflanze des indischen Hanfs (Cannabis sativa) enthalten den Wirkstoff THC (Tetrahydrocannabinol) in einer Konzentration von ca. 1–3% und werden i. Allg. mit Tabak geraucht (»joint«), aber auch gegessen oder als Aufguss (Tee) getrunken.

Das reine getrocknete und gepresste Harz (arabisch: Haschisch) enthält ca. 5× mehr THC. Diese erdfarbenen Klumpen oder Tafeln werden unter leichtem Erhitzen zerkleinert (gebröselt) und mit Tabak vermischt und geraucht: meist kegelförmige Haschischzigarette=»joint«, »Tüte« oder in besonderen (Wasser-)Pfeifen (süßlicher Geruch des Rauchs). Haschisch kann auch in Gebäck und anderen Speisen untergemischt werden.

Cannabiskonzentrate (Haschischöl) sind in Deutschland selten anzutreffen (30–50% THC).

Nach dem Jahresbericht der EU-Drogenbeobachtungsstelle konsumieren etwa 2,5% der jungen Europäer täglich Cannabis. In der 2009 verbotenen – als »Räuchermischung« zur Raumbeduftung angebotenen – Modedroge »Spice« wurde als wahrscheinlicher Hauptwirkstoff ein halluzinogenes THC-ähnliches Cannabinoid identifiziert, dessen Wirkungs-, Nebenwirkungs- und Abhängigkeitspotenzial wesentlich über dem von THC liegen soll. Es wird nicht mit gängigen Drogentests nachgewiesen. Mittlerweile wurden weitere Cannabinoide in »Kräutermischungen« in Umlauf gebracht.

Szenebezeichnungen

- Marihuana: Gras, Mary Jane, Heu, Kif, weed, pot.
- Haschisch: shit, Hasch, dope, piece(s), Schokolade, hemp; die verschiedenen Farben der Haschischbrocken (grün, rot bis braun, schwarz) so-

wie deren Herkunft geben weitere Namen, z. B.: Brauner Marokkaner,
Grüner Türke, Roter Libanese, Schwarzer Afghane.

Wirkungsweise

Beruhigung, (inhaltslose) Glückszustände und Halluzinationen durch
Einfluss auf den Serotonin-Noradrenalin-Stoffwechsel über spezifische
Rezeptoren (CBR 1 und 2), Erregung des limbischen Systems und Ver-
langsamung zentralnervöser Vorgänge, Verstärkung der bestehenden
Stimmungslage, Einengung der Wahrnehmungsfähigkeit. Wirkungs-
eintritt nach wenigen Minuten, Wirkdauer 30–180 min (Rauchen), 1–4
(–6) h (Aufnahme mit Speisen). Noch bis zu 3 Monate nach Einnahme in
Stuhl und Urin nachweisbar.

Eine mäßige bis deutliche psychische Abhängigkeit kommt vor, die
Entwicklung einer körperlichen Abhängigkeit ist umstritten. Nach Entzug keine akut behandlungsbedürftigen Symptome.

Symptomatik

- Verhalten/Stimmung: i. d. R. stark beruhigt und beglückt oder heiter
  (Lachsalven) bis euphorisch, gegenüber anderen Personen friedfertig
  (nur sehr selten Fremdaggression), Gefühl des Schwebens, herabge-
  setzte Hemmschwelle.
- Abrutschen der Stimmung in Depression und Angstzustände möglich
  (Autoaggression, Selbsttötungsneigung, Tränenausbrüche), Realitäts-
  verkennung, Entfremdung und Verwirrtheit.
- Gelegentlich Fehlhandlungen durch Sinnestäuschungen, Selbstüberschätzung und veränderte Wahrnehmung (gestörtes Raum- und Zeit-
  gefühl; Wahrnehmung nur noch auf ein Detail beschränkt).
- Körperliche Symptome: gerötete Augen, evtl. Mydriasis, Tränenfluss,
  vermehrtes Hunger- und Durstgefühl, Mundtrockenheit, Übelkeit,
  Tachykardie, Hypertonie, evtl. Muskelzuckungen, motorische Koordi-
  nationsstörungen, Zittern, Reizhusten.
- Sehr selten Atemdepression und Schocksymptomatik.
- Bei chronischem Gebrauch: Bronchitis, Halsentzündung, Koliken, Mi-
  gräne, Herzrhythmusstörungen, Sensibilitätsstörungen.

Notfalltherapie

- Basischeck, Basismaßnahmen.
- Symptomatische Behandlung, psychische Betreuung (»Talk-down«).
- Ein venöser Zugang ist nur selten notwendig (strenge Indikationsstellung).

Praxistipps

Der reine Cannabiskonsument wird selten zum Notfallpatient (geringe Toxizität), höchstens dann, wenn aus psychischen Gründen Selbst- und/oder Fremdgefährdung vorliegen, bei Mischintoxikationen, nach i.v.-Injektion (äußerst ungewöhnlich) oder evtl. massivem Konsum.

12.7.6   Kokain

Die Aufbereitung von Blättern des Kokastrauchs (Erythroxylum coca) liefert ein weißes, flockiges, kristallines und geruchloses Pulver bzw. feste Klumpen (**Szenebezeichnungen: Schnee, Koks, Puder, Coke, Rocks**). Kokain wird i. d. R. gestreckt an den Endverbraucher abgegeben (meist Reinanteil <40%); unter den Streckmitteln finden sich z. B. Amphetamine (penetranter, ekelerregender, »künstlicher« Geruch), Strychnin (als Bitterstoff), Coffein, Lokalanästhetika → »Zahnarztkoks« und verschiedene Zucker. Regelhafte Mischungen (»Cocktails«) sind Kombinationen mit Heroin (»speed ball«) sowie mit Heroin und LSD (»Frisco speed ball«).

Anwendung

Meist nasale Applikation (Schnupfen; »sniefen« von »lines«). Seltener über orale und genitale Schleimhaut, i.v.-Injektion (bes. riskant).

Kokain in basischer Form (»Crack«) wird meist geraucht bzw. inhaliert; besonders große Gefährlichkeit [häufiger Komplikationen, maximales Abhängigkeitspotenzial bereits nach einmaliger Anwendung mgl., einfaches Handling bei starker Wirkung, (trügerisch), günstiger Preis einer Einzeldosis].

Wirkungsweise

Noradrenalinfreisetzung und Reuptake-Hemmung von Katecholaminen an adrenergen Nervenendigungen. Muskelaktivität ↑, Sympathikotonus ↑ (z. B. periphere Vasokonstriktion), Stimulation des Temperaturzentrums. Arrhythmogene und proarrhythmische Eigenschaften eines Klasse-I-Antiarrhythmikums, negative Inotropie, Lokalanästhesie. Schneller Wirkungseintritt (bei »Crack« und i.v.-Injektion <30 s). Wirkdauer: 20–60 min (psychomimetische Wirkung), mehrere Stunden (somatische Symptome).

Regelmäßiger Konsum führt zur Entwicklung einer äußerst starken psychischen (geringer körperlichen) Abhängigkeit mit Tendenz zur Dosissteigerung.

Symptomatik

- Verhalten/Stimmung: Anhebung der Leistungsfähigkeit, Euphorie und Erregung, gesteigerte Libido, gesteigerter Taten-, Rede- und Bewegungsdrang, Selbstüberschätzung, Überheblichkeit, evtl. Aggressivität.
- Optische Halluzinationen (»Tierchen«).
- Insbes. bei Abklingen der Wirkung: Verlangen nach mehr Droge, depressive Verstimmung und Angstzustände, Schuldgefühle, evtl. suizidale Tendenzen.
- Vermindert sind Hunger, Durst, Schlafbedürfnis und Schmerzempfinden (!).
- Körperliche Symptome (v. a. bei Überdosierung):
  - Tachykardie, maligne tachykarde Herzrhythmusstörungen,
  - Hypertonie bis zur hypertensiven Krise (oft Leitsymptom),
  - Hyperthermie, Schwitzen,
  - Blässe, Unruhe, Hyperreflexie, Zittern,
  - Tachypnoe, Mydriasis,
  - Parästhesien (Kokain-Bugs),
  - später: Hyporeflexie, Lähmungserscheinungen, Krämpfe, evtl. Koma, Kreislauf- und Atemdepression, Schock.
- Evtl. Anaphylaxie, evtl. Krampfanfall.
- Schwere Komplikationen (auch bei jungen, sonst gesunden Pat.): Koronarspasmen mit Myokardischämien (Myokardinfarkt/Angina pectoris), intrakranielle Blutungen durch Hypertonie, u. U. auch bis zu Wochen nach Konsum.
- Bei regelmäßigen Kokainkonsumenten finden sich Myokarditis, Kardiomyopathie, akute Herzinsuffizienz und plötzlicher Herztod, bedingt durch die herzmuskeltoxische Wirkung des Kokains.

Notfalltherapie

- Basischeck, Basismaßnahmen (z. B. Sauerstoffgabe).
- Ggf. externe Kühlung, ggf. VEL i.v.
- Großzügige Indikation zu Intubation und kontrollierter Beatmung (bei toxischem Lungenödem: PEEP und evtl. Kortikoid).
- Medikamente:
  - Medikation 1. Wahl: ggf. Benzodiazepine, z. B. Diazepam (5–10 mg i.v., ggf. wdh., auch bei Krampfanfällen).
  - Insbesondere bei Hypertonie/pektanginösen Beschwerden zur Antagonisierung der kokaininduzierten Vasokonstriktion und zur Nachlastsenkung: Nitrate, z. B. Glyceroltrinitrat-Spray, 1–2 Hübe zu je 0,4 mg s.l.,

bei Nichtansprechen innerhalb von 2–3 min noch 1×1 Hub; Aufrechterhaltung: 0,03–0,18 mg/kg KG/h i.v. (in Abhängigkeit vom Blutdruck),
grundsätzlich über ein exaktes Dosiersystem, z. B. Spritzenpumpe.
- In der Literatur wurde oft die Gabe von β-Blockern empfohlen; neuere
  Erkenntnisse sprechen zumindest für einige Substanzen (z. B. Prop-
  ranolol) dagegen (Verstärkung des Koronarspasmus mit Verschlechterung der O_2-Versorgung des Herzmuskels, Kardiodepression →
  therapierefraktärer Herzstillstand mgl.).
- Ggf. Behandlung von Arrhythmien (▶ Kap. 4.6) – Cave: Lidocain (senkt
  die Krampfschwelle) oft als Beimischung zu Kokain!
- Bei Kokainschock (oft Anaphylaxie): ggf. Katecholamine, bei der Dosierung die sympathomimetische Wirkung des Kokains bedenken.

12.7.7 LSD (Lysergsäurediethylamid, Lysergid)

Ursprünglich wurde LSD als Alkaloid aus dem Mutterkorn gewonnen,
heutzutage ist die synthetische Herstellung üblich. Wegen äußerst potenter Wirkung (ab 30 μg) wird es meist als Lösung auf Träger (z. B. Zu-
ckerstücke, bedrucktes Löschpapier, Filz) aufgebracht. Seltener in Form
von Tabletten oder in kleinen Bröckchen (»Microtrips«). LSD wird fast
ausschließlich oral eingenommen.
Szenebezeichnungen. »Acid«, »Trips«, »Ticket« (»für die Reise«), Fahr-
karte, sowie Benennung nach den Löschpapieraufdrucken: z. B. »blue
cops«, »pink wedge«, »mikes«, »yellow sunshine«, Erdbeeren, Pinguine,
Drachen.

Wirkungsweise
LSD ist ein α-Rezeptorenblocker (z. B. uteruskontrahierende Wirkung).
LSD führt vermutlich über Veränderungen im Serotoninstoffwechsel zu
starken (Pseudo-) Halluzinationen, Wahrnehmungsverschiebungen (Syn-
ästhesien), Orientierungsveränderungen und Gefühlsintensivierung.
   Ungefähr 20–60 min nach oraler Aufnahme tritt die halluzinogene
Wirkung ein, z. B.: Dinge werden belebt, bewegen oder verformen sich
und beginnen zu sprechen; »Bewusstseinserweiterung«: »Fühlen« von
Tönen, »Schmecken« von Farben; Positive wie negative Gefühle werden
verstärkt erlebt. Dabei fühlt sich der Konsument »klar im Kopf«. Ver-
wunderung, Faszination.
   Der Verlauf wird maßgeblich aktiv durch den Gemütszustand, Erwar-
tungen, Persönlichkeit und Intelligenz des Konsumenten beeinflusst. Ein

reaktionsloses positives Wahrnehmen der Erlebnisse mit bewusst fehlender oder spielerischer Umsetzung in eigenes Handeln ist genauso möglich wie eine Wahrnehmung der irrealen Erlebnisse als (angstmachende) Realitäten (»Horror-Trip« mit panischen Überreaktionen, die von außen z. B. als »unmotiviertes Ausrasten« gesehen werden). Auch Phantasien können umgesetzt werden: z. B. fliegen wollen → fliegen können → Fenstersprung. Ein »Trip« (auch »Horror-Trip«) kann über 6–12 h anhalten bzw. für diese Zeit Schlaflosigkeit bewirken (starke Unruhe).

Oft entwickelt sich eine sehr starke psychische Abhängigkeit mit Persönlichkeitsveränderungen. Realitätsferne, Wahnvorstellungen und Selbsttötungsneigung.

Bis zu Monate nach LSD-Konsum kann es unvermittelt zu einem wiederkehrenden Rauschzustand kommen (»Flash-back«).

Verwandte Substanzen. Tryptamine (z. B. DMT, DET), Mescalin (Rauschdauer: 2–8 h; Ursprung: mexikanischer Peyote-Kaktus), Psilocybe mexicana (»magic mushrooms«=Zauberpilze). Auch Stechapfelextrakt dient als LSD-Ersatz (sog. KO-Tropfen; enth. Alkaloide und Atropin).

Symptomatik
- Aktivität; realitätsfremde, phantasievolle Aussagen des Pat., Fehlhandlungen; Zeichen von Entfremdung (Depersonalisation) und Befremdung (Derealisation).
- Psychotische und paranoide Symptome.
- Angst- oder Glückszustand (Dysphorie/Euphorie).
- Unruhe, Zittern, Schlaflosigkeit.
- Mydriasis, Tachykardie, Hypertonie, Hyperthermie, Schweißausbrüche, Tränenfluss. Bei Überdosierung: Atemlähmung, Bradykardie, Hypotonie, Koma; bleibende psychische Störungen.
- Evtl. »Horror-Trip«: Panik, Aggression, evtl. suizidales Verhalten.

Notfalltherapie
- Basischeck (vorsichtige Annäherung an den Pat./Eigenschutz!), ruhiges Vorgehen, (behutsame Diagnostik und Therapie), Basismaßnahmen.
- »Talk down« (bes. bei »Horror-Trip«, Angstlösung, Wahnvorstellungen entkräften, Aggressionen abbauen: Verständnis, Zuspruch, Geduld. Abschirmen von Lärm und Hektik; wenn möglich (vorerst) auf Anwesenheit der Polizei verzichten.
- Der Konsument ist meist in der Lage, sich bewusst zu machen, dass ▼ seine realitätsfremden Vorstellungen und Wahrnehmungen der Droge

zuzuschreiben sind. Er muss beständig und nachdrücklich (aber vorsichtig!) daran erinnert werden, was real ist (z. B. er selbst!) und was nicht. Zu diesem Zweck kann man ihm seinen Namen nennen, die Umgebung beschreiben usw.
- Medikamente: Benzodiazepine zur Sedierung (z. B. Diazepam 10–30 mg i.v.), ggf. auch Neuroleptika, z. B. Haloperidol (5–10 mg i.v.).

Durch das Verhalten gegenüber dem Pat. kann das Rauscherlebnis stark beeinflusst werden. Verbales oder körperliches Bedrängen sowie medizinische Maßnahmen können zur Auslösung eines »Horror-Trips« führen. Aus panischer Angst heraus kann der Pat. gewalttätig und widerstrebend werden und extreme Kräfte mobilisieren! → Eigenschutz, vorsichtiger und geduldiger Zuspruch, Verständnis bekunden. Ein »Talk-down« ist zwar i. d. R. zeitaufwendiger, aber weniger invasiv und meist effektiver als eine Zwangseinweisung. Todesfälle durch Anwendung körperlichen Zwangs sind beschrieben.

12.7.8   Opiate und Opioide

Herkunft und Verwendung. Gewinnung von Rohopium aus dem Schlafmohn (Papaver somniferum). Natürliche Bestandteile des Opiums (Opiumalkaloide, Opiate, z. B. Morphin) sowie halb- und vollsynthetisch hergestellte Derivate (Opioide) und Analoga werden als Rauschmittel missbraucht und therapeutisch genutzt.
Missbräuchliche Anwendung. Meist i.v. (v. a. Heroin, Morphin), seltener Rauchen (Opium=Chandu, Heroin) oder Inhalieren von verdampfter Substanz (»Drachen jagen«, Heroin), Schnupfen (Heroin), Schlucken, s.c.- und i.m.-Injektion. Opiatkonsum führt schnell zu starker körperlicher und psychischer Abhängigkeit mit rascher Tendenz zur Dosissteigerung (Toleranz).

Spezielle Substanzen
Heroin (Diamorphin, 3,5-Diacetylmorphin): Höchstes Abhängigkeitspotenzial aller Opioide. Heroin ist lipophiler als Morphin (schnellere Überwindung der Blut-Hirn-Schranke, starkes Rauscherleben=»Kick«). Im Körper überwiegend Metabolismus zu Morphin. Heroin kommt in den verschiedenen Herstellungsstufen auf den illegalen Markt: Heroin I (Rohmorphinbase, kaffeebraunes Pulver), Heroin II (Diacetylmorphinbase, beige-braune Farbe, wasserunlöslich, muss vor dem Gebrauch mit einer Säure (z. B. Vitamin C) vermischt und erhitzt werden, derzeit in Deutsch-

land am gebräuchlichsten), Heroin III (»H3«, Diacetylmorphinhydrochlorid, Reinheit ab Labor 30–60%, graubräunliches, granulatartiges und wasserlösliches Salz), Heroin IV (»H4«, aufgereinigtes »H3«, Reinheit ab Labor bis zu 90%, weißes, sehr gut wasserlösliches Pulver).

Codein: wirksamer Bestandteil von Hustensäften, Verwendung als minderwertige Ersatzdroge.

Methadon, Levomethadon [L-Polamidon®], Buprenorphin [Subutex®, Temgesic®]: Verwendung als therapeutische Ersatzdrogen (Substitutionstherapie). Sehr langsames Anfluten, lange HWZ, i. d. R. 1× tgl. orale Anwendung. Durch verminderte Rauschwirkung bei gleichzeitigem Verhindern einer Entzugssymptomatik ist es möglich, dem Abhängigen zu einem geregelten Leben zurückzuverhelfen. Einer Hortung von Methadon durch Pat. (Vorrat, ggf. i.v.-Injektion) wird z. B. durch besondere Zubereitung sowie Einnahme zu vereinbarten Zeitpunkten unter Aufsicht begegnet. Dennoch gab es bereits schwere Methadonvergiftungen. Buprenorphin (partieller Agonist) besitzt die höchste Rezeptoraffinität und daher die längste Wirkdauer aller Opioidanalgetika; es ist kaum durch Opioidagonisten oder -antagonisten (Naloxon) in herkömmlicher Dosierung vom Rezeptor zu verdrängen.

Szenebezeichnungen für Heroinvarianten. »H« (englisch ausgesprochen), (»Hongkong) rocks«, Honig/»honey«, »brown sugar«, Braunes, Weißes, »boy«, »junk«, »jack« (i. d. R. Tabletten), »black heroin« (Kombination mit Coffein).

❶ **Cave** – Fast immer ist das konsumierte Heroin aus Profitgründen gestreckt (z. B. Zucker, aber auch z. T. Giftstoffe). Andere Zusatzstoffe sollen das Rauscherlebnis steigern oder durch anregende Wirkung verbessern (der Konsument soll nicht einschlafen): z. B. Strychnin, Coffein, Kokain.
Bei Opiatkonsum sind lebensbedrohliche Notfälle und Todesfälle besonders häufig, weil die Einschätzung der Reinheit für den Konsumenten praktisch unmöglich ist, die Toleranz bei längerer Abstinenz abnimmt und die therapeutische Breite sehr gering ist (Atemdepression und Verlust der Schutzreflexe bereits im Bereich der erwünschten Wirkungen möglich). Intoxikation ist auch mit therapeutisch eingesetzten Opioiden möglich (iatrogen, suizidal, akzidentell, kriminell), z. B. im Bereich der chronischen Schmerztherapie (z. B. inkorrekter Umgang mit Fentanylpflastern oder -lutschtabletten).

Symptomatik
Klassische Trias der schweren Opiatvergiftung:
- **Bewusstseinstrübung bis Koma** → Erlöschen der Schutzreflexe, Aspirationsgefahr!

- **Atemdepression/Bradypnoe bis Apnoe** durch zentrale Hemmung des Atemzentrums → Hypoxie mit Zyanose!
- **Miosis** – Stecknadelkopfgroße Pupillen müssen immer auch an eine Opiatvergiftung denken lassen (Übergang in Mydriasis im Finalstadium bei Anoxie möglich; bei Pethidin oder Mischintoxikationen ist ebenfalls Mydriasis mgl.).
- Hinweise auf Opiatkonsum: Injektionsmaterial (oft behelfsmäßig), berußte Löffel, Vitamin-C-Pulver, multiple Injektionsstellen.
- Euphorie, Glückszustände, Anxiolyse (seltener Angststörungen), Analgesie.
- Apathie, Sedierung, Enthemmung, psychomotorische Verlangsamung, verwaschene Sprache, Aufmerksamkeitsstörung, Einschränkung der Urteilsfähigkeit, Stimmung meist friedfertig.
- Hypotonie, Bradykardie, evtl. Herzrhythmusstörungen (QT-Verlängerung und Torsade de pointes bei Methadon ab 200 mg/Tag beschrieben), Schock.
- Begleitende Hypothermie möglich.
- Evtl. Übelkeit, Erbrechen, Juckreiz.
- Evtl. Ödeme, Lungenödem (sofort oder bis zu 24 h danach; auch nach Naloxon möglich – DD: Aspiration), Krampfanfälle, Hypoglykämie, Darmatonie.
- Evtl. Liegetraumata (Dekubitus, Rhabdomyolyse, Nierenversagen, Kompartmentsysndrom, Nervenschäden).

Notfalltherapie

- **Basischeck** (z. B. Blutzuckertest), **Basismaßnahmen** (Atmung!): Oft können äußere Reize die Eigenatmung stimulieren (z. B. Atembefehle, Schmerzreiz), Atemwege freimachen, Sauerstoffgabe, ggf. (Masken-) Beatmung, ggf. Atemwegssicherung durch endotracheale Intubation.
- **Therapieansatz 1: Antagonisierung der opiatbedingten Atemdepression**
  - **Naloxongabe** parallel zu den Basismaßnahmen (z. B. assistierte Maskenbeatmung): Initial 0,4 mg auf 10 ml NaCl 0,9% verdünnt; in Schritten von 1–4 ml/min vorsichtig bis zu einer Dosis titrieren, bei der sich gerade eine suffiziente Spontanatmung (AF >10/min) und Schutzreflexe einstellen. Anschließend engmaschige Überwachung! Erneute Naloxongaben nach Wirkung (ca. 1/3 der Initialdosis alle 20–30 min), bis der Pat. wach wird und die Klinik wieder selbstständig verlassen kann. Alternativ kommen für hierin erfahrene Notärzte auch i.m.- und

▼

s.c.-Injektionen sowie die intratracheale und intranasale Anwendung in Betracht.

- Besonders in vielen Großstädten geübte und sichere Praxis, dort oft Therapie der 1. Wahl, insbes. wenn noch Eigenatmung vorhanden ist. Eine Intubation (inkl. ihrer Folgen und Komplikationen) kann so vermieden werden. Erfahrung des NA mit Opioiden und deren Antagonisierung ist jedoch hierfür unabdingbare Voraussetzung.
- Bei massiver Opiatintoxikation können Gesamtdosen von 6–10 mg Naloxon erforderlich werden. Bereits wenn 0,8 mg Naloxon ohne Wirkung bleiben, muss an eine hohe Opiatmenge, eine eingetretene Hypoxie oder eine weitere Ursache der Symptomatik gedacht werden (z. B. andere Intoxikation, SHT, intrakranielle Blutung).
- Probleme der Antagonisierung liegen z. B. in der Aspirationsgefahr bei prolongierter Maskenbeatmung oder der Verlängerung einer Hypoxie durch schwierige Venenverhältnisse oder Titration bei zu hohen Dosen (protektive Intubation evtl. schneller mgl.).
- **Therapiestrategie 2: Protektive Intubation und Beatmung** (sofortige Sicherung freier Atemwege, geringe Aspirationsgefahr, Oxygenierung), intensivmedizinische Betreuung und Beatmung bis zum spontanen Abklingen der Opiatwirkung. Geeigneter Ansatz für RD-Bereiche, in denen der Drogennotfall ein seltener Einsatzgrund ist (geringe Erfahrung in RD und Klinik). Hoher Ressourcenverbrauch (z. B. Beatmungsbettenkapazität). Beachte auch die fehlende diagnostische Komponente der Antagonisierung (Ursache der Bewusstlosigkeit?). Die sofortige protektive Intubation ist grundsätzlich indiziert bei V. a. fortgeschrittene Hypoxie, bereits eingetretener Aspiration, in schwierigen Einsatzsituationen oder wenn die Naloxongabe nicht umgehend möglich ist oder nicht rasch zum Erfolg führt.
- **Medikamente:**
  - Bei Krampfanfall: Benzodiazepine, z. B. Diazepam (10–20 mg i.v.).
  - Ggf. Antihypotensiva (Vasopressoren), z. B. Theodrenalin/Cafedrin [Akrinor®].
  - Ggf. Hypoglykämieausgleich (Glukose p.o./i.v.).
  - Ggf. Therapie eines Lungenödems.

Ziel der Antagonisierung ist nicht völlige Wachheit, da eine (versehentliche) vollständige Antagonisierung mit Aufhebung der Bewusstlosigkeit das (teuer erkaufte) Rauscherlebnis zunichte macht (mangelnde Einsicht, Aggressivität, evtl. schwere Entzugssymptomatik mit Komplikationen). Die Wirkdauer von Naloxon ist mit 45–70 min kürzer ist als diejenige gängiger Opiate (Atemdepression bei Heroin bis zu 4–5 h). Daher droht bei wachem Pat., der sich entfernt, eine Rückkehr der Vergiftungssymptomatik, manchmal schon nach 20–30 min (Atemstillstand, Koma) ohne rechtzeitige Hilfe. Fehlende Kooperation des Pat. erfordert daher regelmäßig eine Zwangseinweisung mit allen Konsequenzen (▶ Kap. 1.3.3). Eine längerwirksame, zusätzliche i.m.-Dosis ohne weitere Überwachung ist wegen unvorhersehbarer Kinetik auch keine sinnvolle Strategie.

> ❗ **Cave – Achtung: Wegen des Tauschens von Spritzenbestecken und mangelnder Hygiene ist die Durchseuchung mit chronischen viralen Erkrankungen bei i.v.-Drogenabhängigen besonders hoch (Hepatitis B >50%, Hepatitis C bis 50%). Besonders auf Eigenschutz achten!**

12.7.9 Amphetaminderivate (z. B. MDMA, MDA, MDE)

Szenebezeichnungen (MDMA). Ecstasy, XTC, E, X, Linsen, Techno-Schnitzel, Eva's, Adam.

Wirkung

Indirekte Sympathomimetika (gesteigerte Freisetzung von Katecholaminen an zentralen und peripheren Nervenendigungen bei verlangsamtem Reuptake), Wachheit ohne Rausch (vermindertes Schlafbedürfnis=»run«): bis zu 48 h können ohne weiteres »durchgemacht« werden, stundenlanges Tanzen ohne adäquate Wasser- und Elektrolytaufnahme möglich (»Partydroge«, »Gute-Laune-Droge«). Euphorische Stimmungslage bis Selbstüberschätzung, Hyperaktivität. Nach Abklingen der Wirkung ist der Konsument i. d. R. »knatschig«, »genervt«, »nervös«, missgelaunt oder aggressiv. Mögliche letale Dosis ≥2 Ecstasy-Tabletten à 100 mg Wirkstoff (Durchschnitt). Kombinationen mit anderen Rauschmitteln (»Cocktails«) sind häufig.

Symptomatik

– Rede- und Bewegungsdrang, lustbetontes Erleben, gesteigerter Sexualtrieb.
– Unruhe, Zittern, Kopfschmerzen, Mydriasis, Augenzittern (Nystagmus).
– Tachykardie, evtl. Tachyarrhythmie, Hypertonie bis zum hypertensiven Notfall (in Extremfällen Angina pectoris, Myokardinfarkt, zerebrale Ischämie oder Blutung mgl.).

- Schwere Dehydratation, Schock, extreme Hyperpyrexie (>40°C) mit Rhabdomyolyse mgl.
- Akuter Erregungszustand, paranoide Psychose mit Halluzinationen, Panikattacken.
- Zerebrale Krampfanfälle, zentrale Ateminsuffizienz, Koma.

Notfalltherapie

- Basischeck, Basismaßnahmen, »Talk-down«, ggf. Sedierung (Benzodiazepine).
- Flüssigkeitsersatz (VEL), Kühlung bei Hyperthermie (in Extremfällen Dantrolen i.v. – Antidotdepot der Klinik).
- Behandlung supraventrikulärer und ventrikulärer Arrhythmien (▶ Kap. 4.6).

12.7.10   γ-Hydroxybuttersäure (GHB)

Szenebezeichnungen (MDMA). »Liquid Ecstasy« (jedoch keine Verwandtschaft mit Exstasy!), »Fantasy«.

Wirkung
Wahrscheinlich Metabolisierung zu GABA (γ-Aminobuttersäure), einem natürlich vorkommenden Neurotransmitter. Geringe Toxizität, dennoch Todesfälle aufgrund von Komplikationen im Koma beschrieben. Korrekte Dosierung und Wirkdauer für den Anwender schwer vorherzusehen. Meist werden 1–2 g p.o. eingenommen.

Symptomatik
- Euphorie und Sedierung nach etwa 15 min für etwa 3 h.
- Bei Überdosierung auch schlagartiges Koma möglich (→ Gefahren: Aspiration, Ateminsuffizienz, Hypoxie).

Notfalltherapie

- Basischeck, Basismaßnahmen.
- Symptomatische Therapie (Kreislaufstabilisierung, Atemwegssicherung, Beatmung).
- Evtl. Beschleunigung der Aufwachphase durch Physostigmin mgl.

12.7.11   PCP (Phenylcyclohexylpiperidin)

Szenebezeichnungen. »Angel dust«, Elefantenkiller.

Wirkung und Anwendung
Chemische Verwandtschaft mit Ketamin. PCP wird vorwiegend geraucht, aber auch geschnupft, geschluckt, inhaliert oder gespritzt.

Symptomatik
- ≥10 mg p.o.: Halluzinationen, Anästhesie, Sedierung, Euphorie, Rausch; aber auch Angst, Wahnvorstellungen und Verwirrtheit möglich.
- Bei hohen Dosen (ca. ≥100 mg p.o.): Aggressivität, Fehleinschätzung realer Gegebenheiten (→ Eigen- und Fremdgefährdung), Koma, Krampfanfälle, Hyperthermie, Atemstillstand, Herz-Kreislauf-Stillstand.
- Hypertonie, Tachykardie, Tränen- und Speichelfluss, starrer Blick, weit aufgerissene Augen, Muskelversteifung.

Therapie
- Basischeck, Basismaßnahmen, symptomatische Therapie.
- Abschirmung von Umweltreizen! Der Versuch eines »Talk-down« kann zur Steigerung von Unruhe und Aggressivität führen.

---

❶ **Cave** – Mit PCP kontaminierte Gegenstände nicht berühren (Aufnahme über die Haut).
Bei Zuständen mit Selbst- oder Fremdgefährdung, die z. B. eine Gewaltanwendung oder Fixierung durch die Polizei erfordern, besteht wegen fehlender Schmerzwahrnehmung und gleichzeitig heftiger Muskelaktivität ein hohes Risiko schwerer bis tödlicher Verletzungen.

12.7.12   Inhalation von Lösungsmitteln (Schnüffeln)

Vorwiegend unter Kindern und Jugendlichen niedrigen sozialen Milieus werden leicht verfügbare organische Lösungsmittel mit dem Ziel eines Rauscherlebnisses inhaliert, z. B. Azeton, Benzin, Butylacetat, Dichlormethan, Fluorchlorkohlenwasserstoffe, Isopropylalkohol, Kampfer, Perchlorethylen, Tetrachlorkohlenstoff, Trichlorethylen, Toluol, Xylol, Anilinderivate, Nitrobenzol.

Zur Anwendung werden beispielsweise innen beträufelte Plastiktüten über Mund und Nase gezogen oder getränkte Lappen über Mund und Nase gehalten.

Wirkungsweise/Symptomatik
- Reversibles hirnorganisches Psychosyndrom; Euphorie, Erregung, Erbrechen, Durchfall, akustische/optische Halluzinationen, Reizung der Atemwege, Gleichgewichts- und Muskelkoordinationsstörungen, Rausch.
- Bei fortgesetztem, hochdosiertem Inhalieren (je nach Substanz): Sedierung und Narkose, Atemdepression, Aspiration, Hypoxie, Erstickungstod, Herzrhythmusstörungen, toxisches Lungenödem.
- Bei chronischem Abusus: Leberkoma, Anämie, Hämaturie.

Therapie
- Basischeck, Basismaßnahmen (Sicherung der Atmung – Sauerstoffgabe, ggf. Beatmung, Abatmen des Lösungsmittels!).
- Symptomatische Therapie, Vorsicht mit Katecholaminen (sensibilisiertes Herz!).

12.8   Intoxikationen mit ausgewählten exogenen Noxen

12.8.1   Organophosphate

Organophosphate (Alkylphosphate, Phosphorsäureester, organische Phosphorverbindungen) wurden v. a. als Kampfstoffe und als insektizide Pflanzenschutzmittel eingesetzt. Sie sind irreversible Acetylcholinesterasehemmer (Acetylcholinüberschuss an vegetativen Synapsen und neuromuskulären Endplatten). Der landwirtschaftliche Einsatz hochtoxischer Organophosphate ist seit einigen Jahren verboten, jedoch dürften noch relevante Altbestände im Umlauf sein. Beispiele: Parathion [E 605® forte, Ecombi®, Folidol®-Öl], Phosalon [Rubitox® Flüssig/Spritzpulver], Phosphamidon [Dimecron® 20], Oxydemeton-methyl [Dipterex®, Ecombi®, Metasystox® R/R spezial], Methidathion [Ultracid® 40].

Symptomatik
- Muskarinartige Wirkungen:
  - Bradykardie und Hypotonie (bei hoher endogener Katecholaminkonzentration auch Tachykardie und Hypertonie mgl.).

- – Miosis, Sehstörungen.
- – Tränen- und Speichelfluss ↑ (evtl. blauer Schaum vor dem Mund durch Farbstoff des Giftes), Schwitzen.
- – Bronchialsekretion ↑ (Pseudolungenödem, Bronchorrhö).
- – Spasmen der glatten Muskulatur (Bronchospasmus mit Dyspnoe, gastrointestinale Spasmen), Übelkeit, Erbrechen (evtl. blau gefärbt), Diarrhö.
- ▬ Nikotinartige Wirkungen:
  - – Anfangs erhöhter Muskeltonus, Fibrillationen, Faszikulationen, Myoklonien (v. a. im Wadenbereich, Augenzwinkern).
  - – Später Muskelschwäche/-lähmung (Depolarisationsblock) bis zum Atemstillstand, Zyanose.
- ▬ Zentralnervöse Wirkungen:
  - – Kopfschmerzen, Angst, Unruhe, Reizbarkeit.
  - – Ataxie, zentrale Atemlähmung.
  - – Bewusstseinsstörungen bis zum Koma, zerebrale Krampfanfälle.

Notfalltherapie

- ▬ Eigenschutz: Kein direkter Hautkontakt! Ggf. Nachforderung der Feuerwehr (Rettung, Giftbeseitigung).
- ▬ Basischeck, Basismaßnahmen, kontaminierte Kleidung des Pat. entfernen; kontaminierte Haut abwaschen (weitere Resorption verhindern).
- ▬ Großzügige Indikation zu Intubation, Beatmung und Magenspülung vor Ort (>100 l H_2O)! Danach (erneute) Kohlegabe (0,5–1 g/kg KG p.o. bzw. über Magensonde).
- ▬ Medikamente:
  - – Atropin (bei schwersten Vergiftungen initial 2–15 mg über 15 min i.v. (nach Wirkung titrieren); danach so wenig wie möglich, aber gerade soviel, dass die Bronchien nicht verschleimen und die Herzfrequenz im physiologischen Bereich bleibt. Atropin kann nur die muskarinerge Giftwirkung antagonisieren und z. B. nicht die Eigenatmung wiederherstellen (Beatmung ggf. weiter notwendig).
  - – Zusätzlich evtl. Obidoximchlorid (Rücksprache mit GIZ): Sofort nach der 1. Atropingabe 250 mg i.v. (Kinder: 4–8 mg/kg KG i.v.) Achtung: kein Obidoximchlorid bei Carbamaten (reversible Acetylcholinesterasehemmer)! Bsp.: Pirimicarb [Pirimor®-Granulat].
  - – Bei Krampfanfall: Benzodiazepine, z. B. Diazepam (10–20 mg i.v.).

Praxistipps

Atropin ist das entscheidende Antidot bei Organophosphatintoxikation. Atropin kann aber nur die muskarinergen Vergiftungserscheinungen antagonisieren (guter Parameter: Herzfrequenz). Insbes. die Eigenatmung kann nicht wiederhergestellt werden! Beatmung bis zur Giftelimination und Resynthese ausreichender Mengen der Acetylcholinesterase.

12.8.2   Paraquat

Dieses Herbizid ist in geringer Dosis toxisch (letale Dosis: 30 mg). [Handelsnamen (Bsp.): Frankol-prompt®, Diuron®, Gramixel B®, Gramoxone®, Terraklene®, Simazin®].

Symptomatik

- Die Symptomatik unmittelbar nach Giftaufnahme ist oft unspektakulär und unspezifisch (z. B. Reizung von Haut, Mund- und Rachenschleimhaut, Bauchschmerzen, Erbrechen, allgemeines Unbehagen, Schwäche).
- Der Tod kündigt sich oft erst nach 1–2 Wochen Latenz (!) durch Dyspnoe und Lungenödem an und tritt dann unausweichlich durch massive Lungenfibrosierung mit Ateminsuffizienz ein.
- Bei hohen Dosen können Magen-Darm-Perforationen, Leber- und Nierenschäden sowie Krämpfe auftreten.

Notfalltherapie

- Basischeck, Basismaßnahmen.
- Frühzeitig bei entspr. Verdacht: vorsichtige Magenspülung (bei hohen Dosen Perforationsgefahr), Giftbindung (Medizinalkohle).
- Möglichst keine Sauerstoffgabe, solange S_pO_2 z. B. >85% (O_2 erhöht die toxische Wirkung im Lungengewebe)!
- Nach Rücksprache mit GIZ geeignete Klinik zur Intensivtherapie anfahren, auch wenn der Pat. nur geringe Beschwerden angibt.

12.8.3   Verätzung (Korrosion)

Viele chemisch reaktive Substanzen können menschliches Gewebe angreifen und zerstören. Abhängig von Art, Konzentration, Menge, Ort der Einwirkung und Einwirkdauer (Unterbrechung durch suffiziente Erste Hilfe) resultieren Gewebsnekrosen und teilweise auch toxische Wirkungen.

Bei **Säuren** ist eine Koagulationsnekrose typisch (der entstehende Ätzschorf bildet eine relativ säurebeständige Schicht, die eine tiefere Einwirkung der Säure etwas vermindert). Besonders gefährlich ist Flusssäure (Fluorwasserstoff; Verwendung z. B. in der Glasätzung), da sie unter fortschreitender Zerstörung tief ins Gewebe eindringt.

Laugen (Alkalien, Basen) führen zu einer Kolliquationsnekrose (schnell fortschreitende Gewebszerstörung durch »Verflüssigung« des Gewebes). Starke Laugen sind z. B. enthalten in Spülmaschinenpulver, Fotoentwickler; Rohr- und Ofenreiniger. Tödliche Dosis bei Lithium-, Natrium- und Kaliumhydroxid bei ca. 10 ml 15%iger Lsg. oral!

Symptomatik

– Schmerzen.
– Hautveränderungen (weißer, gelbbrauner oder schwarzer Ätzschorf, Schwellung, Rötung).
– Bei Verätzung des oberen Verdauungstraktes: Speichelfluss, Heiserkeit, Übelkeit, Magenkrämpfe, blutiges Erbrechen, blutige Durchfälle, akutes Abdomen.
– Bei peroraler Verätzung sind Ätzspuren im Mund nicht obligatorisch feststellbar.
– Evtl. Schock, Krämpfe, Ateminsuffizienz.

Notfalltherapie

– Eigenschutz beachten (Umgebung absichern; Vorsicht bei Hautkontakt).
– Basischeck, Basismaßnahmen, kontaminierte Kleidung entfernen.
– Haut/Schleimhaut: Gröbere Ätzpartikel rasch trocken entfernen (abtupfen), kontaminierte Stellen schnellstmöglich ausgiebig (mind. 30 min) mit Wasser spülen.
– Bei oraler Ätzstoffaufnahme kein Erbrechen induzieren. Gefahr der erneuten Verätzung des Ösophagus bzw. Perforation. Weder Versuche der »Neutralisation« noch Gabe von »Hausmitteln« wie z. B. Milch (Erweichung der Zwischenzellverbindungen, fördert das Eindringen ätzender Substanz ins Gewebe!). Eiliger Kliniktransport mit Voranmeldung (Endoskopie/OP)! Trinken von reichlich Leitungswasser kann indiziert sein (Verdünnung); evtl. substanz- und mengenabhängig (z. B. Gefahr von Erbrechen und Perforation; ggf. Rücksprache mit GIZ).
– ggf. Schocktherapie (▶ Kap. 8.5.2).
– Medikamente:
  – Analgetika, z. B. Morphin (2,5–5 mg i.v.).
▼

- Ggf. Benzodiazepine zur Sedierung, z. B. Diazepam (5–10 mg i.v.).
- Bei inhalativer Verätzung: Kortikoidinhalation erwägen, z. B. Beclometason-Dosieraerosol [z. B. Junik®] (inital 4 Hübe zu je 100 μg, wdh. nach Klinikaufnahme mgl.).
- Bei (per-)oraler Verätzung: evtl. i.v.-Kortikoide, z. B. Prednisolon (250–1000 mg i.v.).
- Bei Flusssäureverätzung: Kalziumglukonat 10%: in betroffenes Gebiet infiltrieren (um-/unterspritzen) und/oder ca. 10 ml in die zuführende Arterie injizieren und kontinuierlich langsam infundieren (mind. bis der Schmerz nachlässt), ggf. Kalziumglukonat-Umschläge und/oder orale Gabe von Kalzium.

Praxistipps

- Bei oraler Vergiftung immer an die Möglichkeit einer Aspiration oder eines Glottis-/Larynxödemes denken!
- Fehlende Ätzspuren im Mundraum sprechen nicht zwingend gegen eine Verätzung von Speiseröhre oder Magen (Anamnese?).

12.8.4   Rauchgase/Reizgase

Rauchgase

Brand- oder Rauchgase enthalten je nach Brennmaterial und Art des Brandes gasförmige Substanzen, die die Sauerstoffaufnahme oder -verwertung beeinträchtigen, insbes. Kohlenmonoxid (CO), Kohlendioxid (CO_2), Zyanwasserstoff (HCN, Blausäure; ▶ Kap. 12.8.7).

Reizgase

Gase, die eine direkte schädigende Wirkung auf die Atemwegsepithelien haben, werden als Reizgase bezeichnet; sie können z. T. bei Bränden entstehen, kommen aber auch als Bestandteile von Gebrauchsmitteln oder als Reaktionsprodukte anderer chemischer Reaktionen vor, z. B. Ammoniak, saure Gase (z. B. Schwefeldioxid, Chlorwasserstoff), Nitrosegase (Stickoxide), Halogene (Fluor, Chlor, Brom, Iod), Phosphorwasserstoff, Ozon, Schwefelwasserstoff, Phosgen, Pfefferspray/Tränengas.

Die Wirkung von Reizgasen ist u. a. abhängig von ihrer Hydrophilie:
- »Oberes Syndrom«; verursacht durch wasserlösliche Gase wie Chlorwasserstoff, Schwefeldioxid oder Ammoniak; auch Tränengase. Sofort starke lokale Reizung der Augen und oberen Atemwege bis hin zu

Verätzungen (Lösung der Substanzen im Flüssigkeitsfilm der Schleimhäute). I. d. R. sind trotz dramatischer und behandlungsbedürftiger Symptomatik die unteren Atemwege nicht betroffen; außer der Pat. hatte z. B. aufgrund von Einklemmung oder Bewusstlosigkeit die Gase tief inhalieren müssen.

— »Unteres Syndrom«; verursacht durch wasserunlösliche Gase wie Zinkrauch oder Nitrosegase; diese gelangen bis in die Alveolen und schädigen das umgebende Gewebe. Typischerweise kann sich nach einer Latenzzeit ein vitalbedrohliches interstitielles und alveoläres toxisches Lungenödem entwickeln. Während der Latenzzeit Beschwerdefreiheit oder nur leichte Initialsymptome wie Kopfschmerzen oder Hustenreiz mgl. Wegen des verzögerten Auftretens müssen diese Pat. schon bei Verdacht in eine Klinik aufgenommen und überwacht werden!

Symptomatik der Reizgasinhalation
— Atemnot, Husten- und Würgereiz, evtl. rußiger Schleim, evtl. (reflektorischer) Atemstillstand.
— »Oberes Syndrom« (sofort nach Einwirkung): Reizung der Augen (Brennen, starker Tränenfluss, Rötung der Bindehaut), heftiger Reizhusten, Atemnot, evtl. Schwellung der Mund-Rachen-Schleimhaut.
— »Mittleres Syndrom« (meist nach Minuten bis Stunden): Bronchospastik, Dyspnoe, evtl. thorakale Beschwerden.
— »Unteres Syndrom« (meist nach einer symptomarmen oder -freien Latenzzeit von einigen Stunden): Hustenreiz, Brodel- und Rasselgeräusche (toxisches Lungenödem), Thoraxschmerz, evtl. Zyanose.
— Tachykardie, Arrhythmie, evtl. RR↑ oder ↓.
— Schwächegefühl, Schwindel.

> ❶ Cave – Insbes. bei Bewusstseinsstörungen und neuropsychiatrischen Symptomen nach möglicher Rauchgasinhalation muss trotz SHT oder Foetor alcoholicus differenzialdiagnostisch unbedingt auch an toxische Gase wie CO und HCN gedacht werden (▶ u.)!

Notfalltherapie der Reizgasinhalation
— Eigenschutz beachten; ggf. Rettung durch Fachpersonal (Feuerwehr), evtl. Bestimmung von Art und Konzentration der Stoffe mit Spürröhrchen.
— Basischeck, Basismaßnahmen (frische Luft! Sauerstoffgabe! Zu ruhigem und tiefem Durchatmen anhalten).
▼

- Bei »oberem Syndrom« ggf. Spülung von Augen, Mund und Rachen (bei Bewusstsein), ggf. Hautreinigung.
- Ggf. Intubation und Beatmung mit PEEP (toxisches Lungenödem)!
- Evtl. Bronchiallavage (umstritten, evtl. substanzabhängig).
- Medikamente:
  - Analgetika, z. B. Morphin (2,5–5 mg i.v.).
  - Ggf. Bronchospasmolytika, z. B. Reproterol (0,09 mg mindestens über 1 min i.v. – so langsam spritzen, dass die Herzfrequenz nicht ansteigt; hierzu am besten auf 10 ml verdünnen).
  - Der NA kann zur Prophylaxe eines toxischen Lungenödems die Gabe von Kortikoiden erwägen. Für diese Indikation sind Beclometason-Dosieraerosole zugelassen [z. B. AeroBec®, Junik®, Ventolair®], sofern ein thermisches Inhalationstrauma ausgeschlossen ist (nicht bei Brandverletzten). Dosierung: initial 4 Hübe zu je 0,1 mg (Wiederholung in der Klinik nach Aufnahme und bei anhaltenden Symptomen alle weitere 1–2 h). Die Routineanwendung und auch die alternative i.v.-Gabe werden von einigen Experten mangels aussagekräftiger Studien abgelehnt → ärztliche Abwägung im Einzelfall.
- Nach Inhalation von Schwefeldioxid (SO_2), Chlor, Nitrosegas, Phosgen und Ozon ist wegen verzögerter Wirkung eine Langzeitbeobachtung (2–3 Tage) notwendig.

12.8.5   Kohlenmonoxid (CO)

Ursachen

CO entsteht bei unvollständiger Verbrennung oder als Motorabgas (→ Suizid) und wird inhalativ aufgenommen. CO ist farb- und geruchlos und leichter als Luft (Ansammlung in geschlossenen Räumen mgl.). Diffusion durch Wände mgl. CO-Intoxikation ist die häufigste tödliche Vergiftung (ca. 1500–2000/Jahr in Deutschland, inkl. etwa 200 Suizide mit Autoabgasen).

Wirkung

CO blockiert die Sauerstoffbindungsstellen des Hämoglobins (>200-fach stärkere Affinität als Sauerstoff). Daher bereits bei sehr geringen Konzentrationen in der Umgebungsluft (0,07%) schwere Vergiftungen möglich (50% CO-Hb nach Einstellung des Gleichgewichts).

Symptomatik

- 10–20% CO-Hb: Kopfschmerzen, Übelkeit, Schwindel, Abgeschlagenheit.
- 20–40% CO-Hb: Schwindel, Palpitationen, Mattigkeit, Willenlosigkeit, Fehleinschätzungen.
- 40–50% CO-Hb: Rausch, Unruhe, Tobsuchtsanfälle, Bewusstlosigkeit, Apnoe.
- >50% CO-Hb: schwerste Vergiftung (ähnlich wie Apoplexie), häufig tödlicher Ausgang (entweder sofort oder erst nach Wochen durch Organhypoxie).
- Weitere Symptome.
  - Bewusstseinsstörung bis Bewusstlosigkeit, neurolog. Ausfälle.
  - Atemnot, Atemstörungen bis Apnoe.
  - Tachykardie, evtl. Arrhythmie, Blutdruckabfall, AP-Symptomatik.
  - Keine typische Zyanose (eher rosige Hautfarbe, oft auch blass).
  - Herzklopfen, Ohrensausen, Augenflimmern, Krämpfe.

Notfalltherapie

- Rettung unter Beachtung des Eigenschutzes! **Cave:** Atemschutzmasken/-filter sind unwirksam! Umluftunabhängiges Atemschutzgerät notwendig (→ Feuerwehr!). Räume vor Betreten durchlüften!
- Basischeck, Basismaßnahmen, maximale Sauerstoffgabe!
- Mittlerweile ist die präklinische CO-Hb-Bestimmung mit speziellen Mehrwellen-CO-Oxymetern möglich (auch MetHb), aber nicht flächendeckend verfügbar! Herkömmliche Pulsoxymeter zeigen normale bzw. falsch zu hohe S_pO_2-Werte an, da CO-Hb als O_2-Hb verkannt wird!
- Ggf. Intubation und Beatmung mit PEEP, 100% O_2!
- Ggf. direkt Klinik mit sofortiger Möglichkeit zur hyperbaren Sauerstofftherapie (HBO) anfahren (Voranmeldung)!

Praxistipps

- **Cave:** In geschlossenen Räumen besteht Explosionsgefahr!
- Indikation für HBO (Druckkammer mit Beatmungsmöglichkeit): >20–40% CO-Hb, Hypoxiezeichen wie z. B. Bewusstseinsverlust, schwere neurolog./kardiale Symptome, Kinder, Schwangere. Elimination des CO bei Beatmung (trotz F_iO_2=100%) unter Atmosphärendruck in ca. 1–2 h (Luftatmung ca. 5–7 h); unter HBO-Therapie in ca. 20–30 min möglich; außerdem sofortige Oxygenierung (O_2-Transport durch physikalische Lösung).

12.8.6   Kohlendioxid (CO_2)

Ursache

CO_2 entsteht bei Gärungs- und Verbrennungsprozessen. Hohe Konzentrationen in Silos, Weinkellern und Jauchegruben. Bes. gefährlich: Feuer oder Motoren in geschlossenen Räumen (ggf. auch CO-Entwicklung). Da CO_2 schwerer ist als Luft, kann es sich in Höhlen, Schächten oder Kellern ansammeln und Luft/Sauerstoff verdrängen; Hypoxie durch fehlenden Sauerstoff. Die Erhöhung des arteriellen CO_2-Partialdrucks mit »CO_2-Narkose« (ab ca. $pCO_2 > 70$ mm Hg) und respiratorischer Azidose stehen hier nicht im Vordergrund.

Symptomatik

- Kopfschmerzen, Übelkeit, Schwindel, Atemnot.
- Bewusstseinsstörung/Bewusstlosigkeit, Mydriasis, evtl. Krämpfe.
- Atemstörungen bis Atemstillstand.
- Tachykardie, evtl. Arrhythmie.
- Bei fehlendem Sauerstoff auch Zyanose.
- Blutdruckanstieg, später Blutdruckabfall.
- Bei hoher Konzentration: toxisches Lungenödem mgl.

Notfalltherapie

- Rettung unter Beachtung des Eigenschutzes! Nie in CO_2-verseuchte Keller o. Ä. nachsteigen! Oft mehrere Pat. infolge unsachgemäßer Rettungsversuche. Feuerwehr mit umluftunabhängigem Atemschutzgerät!
- Basischeck, Basismaßnahmen, maximale Sauerstoffgabe!
- Ggf. Intubation und Beatmung (erhöhtes Atemminutenvolumen, möglichst kapnometrische Kontrolle), PEEP, 100% O_2.
- Im Gegensatz zur CO-Intoxikation ist bei der CO_2-Erstickung – sofern Hypoxie bestand – die Reoxygenierung bereits nach wenigen Atemzügen/Beatmungen mit normaler Luft wieder gewährleistet (sicherheitshalber trotzdem 100% O_2 geben).

12.8.7   Blausäure/Zyanid

Vorkommen

Blausäure (HCN=Zyanwasserstoff) und ihre Salze (Zyanide) werden industriell und gewerblich eingesetzt bzw. entstehen als unerwünschte Nebenprodukte bei chemischen Prozessen und Bränden (bes. Schwelbrände von Kunststoffen und Naturmaterialien wie Wolle, Baumwolle, Seide). Vergiftungen treten v. a. inhalativ auf (Chemieunfälle, Rauchgas), seltener suizidal (oral) oder perkutan.

Bittermandeln enthalten Zyanverbindungen, aus denen HCN freigesetzt werden kann; für Erwachsene sind ca. 60–80, für Kinder 5–10 Stück tödlich (ungekocht).

Wirkung

Angriffspunkt des toxischen Zyanidions (CN^-) ist der sog. Zytochromoxidase-Komplex: Das dreiwertige Eisen der Mitochondrien wird blockiert, sodass kein Sauerstoff mehr aufgenommen werden kann (»inneres Ersticken«). Während HCN bei der Inhalation sehr schnell verfügbar ist, werden die Salze der Blausäure (z. B. Zyankali=Kaliumcyanid=HCN) im sauren Milieu des Magens (HCl) erst zu Zyanwasserstoff umgewandelt (letale Dosis: 1 mg/kg KG; Tod nach ca. 20 min).

Antidotbehandlung

Die bisherige Standardtherapie besteht in der sequenziellen Gabe von DMAP (4-Dimethylaminophenol, 4-DMAP-Injektionslösung Köhler) und Natriumthiosulfat. DMAP bewirkt eine Umwandlung von Hämoglobin zu Methämoglobin, das die Zyanidionen binden kann. Die Zyanidionen werden dann mit Hilfe der körpereigenen Rhodanase in eine ungiftige Verbindung (Rhodanid) umgewandelt, wobei Natriumthiosulfat als Schwefeldonor dient.

Beachte, dass die Regeldosierung von DMAP die Sauerstofftransportkapazität um ca. 30% vermindert (Therapieziel!)! Überdosierung (sauerstoffresistente Zyanose!) und/oder begleitende CO-Vergiftung (i. d. R. keine Zyanose!) können die O_2-Transportkapazität bedrohlich herabsetzen! Bei Anämie oder hämorrhagischem Schock kann DMAP ebenfalls gefährlich sein. Therapie der 4-DMAP-Überdosierung: Toloniumchlorid i.v. und ggf. Bluttransfusion.

Einzelfallbeobachtungen zeigen, dass Pat., die bei Rettung noch leben (keine weitere Exposition), unter adäquater Basistherapie (Sauerstoffgabe, ggf. Beatmung und Intubation) ohne weitere Schäden die Klinik erreichen. Es sollte überlegt werden, diese Antidotgabe der Klinik (anhand der Laborwerte und unter Berücksichtigung der Gasmessdaten der Feuerwehr vor Ort) zu überlassen. Alternativ steht mittlerweile ein relativ gefahrloses Antidot zur Verfügung: hochdosiertes Hydroxocobalamin (Vitamin B_{12a}, Cyanokit, europäische Zulassung seit 2007). Der sicheren Anwendung mit großer therapeutischer Breite stehen leider hohe Kosten dieses Präparates gegenüber.

Symptome

- Leichte Intoxikation: Schwindel, Übelkeit, Angina pectoris, Kopfschmerzen; bei Inhalation zusätzlich Reizerscheinungen an Augen (Konjunktivitis) und oberen Atemwegen.
- Mittelschwere Intoxikation: Atemnot, Erbrechen, starke Angstgefühle.
- Schwere Intoxikation: zunehmend zentrale Symptomatik – zerebrale Krampfanfälle, Bewusstlosigkeit, Atem- und Herz-Kreislauf-Stillstand.
- Meist rosige Hautfarbe (keine Zyanose!).

❗ **Cave – Achtung: Der typische Bittermandelgeruch kann genetisch bedingt nur von ca. 50% der Menschen wahrgenommen werden!**

Notfalltherapie

- Eigenschutz! Kein direkter Hautkontakt! Freies HCN? Ggf. Feuerwehrnachforderung (Messung und Gefahrenabwehr)!
- Basischeck, Basismaßnahmen (maximale Sauerstoffgabe).
- Blutentnahme zur späteren Diagnosesicherung, Kohlegabe bei oraler Giftaufnahme und erhaltenem Bewusstsein (sonst i. d. R. wegen schneller Resorption des Zyanids nicht sehr aussichtsreich).
- Großzügige Indikation zur Intubation und Beatmung (100% O_2).
- Antidottherapie:
  - 1×4-Dimethylaminophenol-HCl (DMAP, 3–4 mg/kg KG i.v.) und direkt im Anschluss Natriumthiosulfat (50–100 mg/kg KG i.v. – allergische Reaktionen mgl.). Vorsicht mit DMAP bei Rauchgasinhalation, Anämie und hämorrhagischem Schock! Evtl. nur Natriumthiosulfat allein erwägen.
  - Alternativ: Hydroxocobalamin (2,5–5 g über 10–30 min i.v.)

Thermische Notfälle

13.1 Verbrennung/Verbrühung (Combustio)

Eine direkte Hitzeeinwirkung auf Gewebe (Haut) führt in Abhängigkeit von Temperatur, Einwirkdauer und Art der Wärme bzw. Wärmekapazität des heißen Mediums zu Schädigungen.

Ursachen
- Hitzequelle:
  - 80% Verbrennung (>100°C): meist Flamme (55%), Explosion (15%), Kontakt (5%, z. B. mit heißen Metallen), Strom (5%), Strahlung (Sonnenbrand), Reibung.
  - 20% Verbrühung (<100°C): heiße Flüssigkeiten oder Dämpfe.
- Rahmenbedingungen:
  - Freizeit- und Haushaltsunfälle (65–80%).
  - Arbeitsunfälle (15–25%).
  - Suizidhandlungen (5–10%).

Häufigkeit ernster Brandverletzungen (stationäre Aufnahmen)
- 10.000–15.000/Jahr in Deutschland, davon 10% lebensbedrohlich (ca. 1–2 schwerverbrannte Pat./100.000 Einwohner/Jahr).
- <1% aller NA-Einsätze, <1‰ für Schwerbrandverletzte ($\rightarrow$ geringe Erfahrung der Notärzte).

Lokale Effekte bei Verbrennungen und Verbrühungen
- ≥45°C: Proteindenaturierung (z. T. reversibel), Reizung der Schmerzrezeptoren.
- ≥55°C: Blasenbildung.
- ≥65°C: irreversibler Zelltod (Hitzekoagulation), bei Verbrühungen innerhalb weniger Sekunden möglich.

– Höhere Temperaturen: Verdampfung des Gewebewassers (Austrock-
nung), chemische Zersetzung und Verbrennung der organischen Zell-
substanzen, Verkohlung.

! **Cave – Immobile Pat. (z. B. Säuglinge <6 Monate) können sich bei
Einwirkung über längere Zeit auch bei niedrigen Temperaturen erhebli-
che Verbrennungen/Verbrühungen zuziehen (z. B. untergelegte, zu heiße
Wärmflasche, >45°C über 1 h).**

Beurteilung von Verbrennungswunden
Verbrennungen werden eingeteilt nach ihrer Ausdehnung:
– In der **Tiefe:** Schweregrad (◘ Tab. 13.1).
– In der **Fläche** (Prozent verbrannter Körperoberfläche =% vKOF,
  ◘ Abb. 13.1): Die Neuner-Regel ist zwar zahlenmäßig nicht exakt,
  aber zur Notfalleinschätzung geeignet. Mit zunehmendem Alter
  verringert sich der Oberflächenanteil des Kopfes, wobei v. a. der der
  Beine zunimmt.

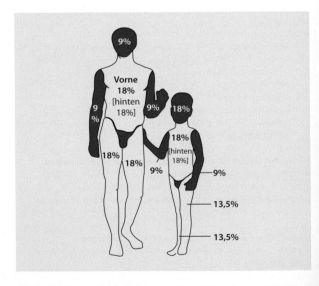

◘ **Abb. 13.1.** Abschätzen der Flächenausdehnung einer Verbrennung (Neuner-
Regel nach Wallace)

◻ Tab. 13.1. Einteilung von Verbrennungen nach Verbrennungstiefe

Definition	Grad	Symptomatik	Prognose
Epidermale Schädigung	I	**Wegdrückbare Rötung**, Schmerz, Schwellung (z. B. typischer Sonnenbrand)	– Regeneration ist vollständig möglich (i. d. R. Spontanheilung)
Dermale Schädigung	II	Rötung, Schwellung, **Schmerz, Blasenbildung**	– Regeneration mgl. (längere Heilung, je nach Tiefe Narbenbildung)
	IIa	**Oberflächlich dermal: stark schmerzhaft, roter Untergrund** (Rötung wegdrückbar → Rekapillarisierung*, Nadelstich blutet), Blasengrund feucht	– I. d. R. konservative Behandlung, Heilung ohne Narbenbildung mgl.
	IIb	**Tief dermal: wenig schmerzhaft, roter oder weißer Untergrund** (Rötungen nicht wegdrückbar → keine Rekapillarisierung*), kaum Blasenbildung (Abhebung der Epidermis), Blasengrund/Verbrennung trocken, epitheliale Reststrukturen noch intakt (Haarfollikel, Drüsenanhänge)	– Körpereigene Reepithelialisierung kaum möglich. Heilung i. d. R. mit Narbenbildung. – I. d. R. operative Versorgung (z. B. Nekrektomie, Spalthautdeckung)
Transdermale Schädigung bis in die Subkutis	III	Hautfarbe normal, grauweiß oder tiefrot verfärbt, Konsistenz i. d. R. trocken und lederartig verhärtet, auch ausgebrannte oder verkohlte Haut mgl., koagulierte subkutane Gefäße sichtbar und nicht wegdrückbar, charakteristisch: **fehlendes Schmerzempfinden****	– Körpereigene Reepithelialisierung unmöglich. – Operative Versorgung (z. B. Nekrektomie, Spalthautdeckung), Heilung mit Narbenbildung – IV°-Verbrennungen werden in der Notfallmedizin häufig auch einfach unter III°-Verbrennungen mit erfasst.
Subfasziale Schädigung	IV	Zusätzlich Schädigung/ Zerstörung tieferliegender Strukturen (z. B. Muskeln, Bänder), bes. bei elektr. Verbrennungen (Hochspannung)	

* Glasspateltest (i. d. R. nicht im Rettungsdienst), ** Nadelstichtest.

Praxistipps

Faustregel

In allen Altersstufen wird die Handfläche des Pat. (Kinder: ohne Finger) sowie die Genitalregion mit 1% der Körperoberfläche angesetzt

---

Diese Einteilung hat erheblichen Einfluss auf Therapieentscheidungen (z. B. Kalkulation der Volumentherapie, sekundäre Verlegung in ein Verbrennungszentrum, chirurgische Versorgung), Auswahl und Vorabinformation der Zielklinik im Rettungsdienst sowie Abschätzung der Prognose. Das Alter des Pat. ist ebenfalls ein wichtiger Prognosefaktor (◖ Tab. 13.2).

Systemische Folgen: Verbrennungskrankheit (ab ca. 15–25% vKOF)

— Direkte Schädigung von Kapillaren im Verbrennungsgebiet → Permeabilität ↑, starker Protein- und Flüssigkeitsverlust, Ödeme.
— Freiwerden von Verbrennungstoxinen und vasoaktiven Mediatoren (insbes. aus nicht rechtzeitig in der Klinik exzidierten Nekrosen) → weitere Kapillarschäden (auch verbrennungsfern), Aktivierung von Leukozyten, Thrombozyten und Komplement, Hämolyse von Erythrozyten, SIRS.
— Hämokonzentration, Mikrozirkulationsstörung, Hypovolämie/Verbrennungsschock, Vasokonstriktion, Hypoperfusion/Hypoxie, metabolische Azidose, Organversagen (z. B. akutes Nierenversagen, ARDS).

◖**Tab. 13.2.** Prognose bei schweren Verbrennungen (Verbrennungsindex nach Baux)

Alter (Jahre) +% vKOF (II°–IV°)	Einschätzung (Faustregel)
<80	Geringe Lebensgefahr
80–120	Akute Lebensgefahr (bei einem Verbrennungsindex von 100 liegt die Überlebenswahrscheinlichkeit ohne adäquate Behandlung bei ca. 10%, bei optimaler Versorgung um 50%)
>120	Überleben unwahrscheinlich

Dieser sehr einfache, aber leicht anzuwendende Verbrennungsindex liefert nur eine grobe Orientierung (ungenau v. a. bei Kleinkindern und sehr alten Menschen). Die Prognose ist im Einzelfall von einigen weiteren Faktoren abhängig. So können z. B. folgende Faktoren die Prognose verschlechtern: Inhalationstrauma und Begleitverletzungen, Grunderkrankungen, Adipositas, Nikotin- und Alkoholabusus, männliches Geschlecht.

- After-burn: schlechtere Perfusion und/oder zusätzliche Schädigung grenzwertig perfundierter, aber noch vitaler Areale → sekundäre Nekrosen (»Abtiefung der initialen Verbrennung«).
- Infektionen (superinfizierte Wunden, Sepsis).

Wirkungen und Grenzen der frühzeitigen Kaltwasserbehandlung
- Sofortige Temperatursenkung im Gewebe → kein Fortschreiten/Abtiefen der Verbrennung (Nachbrand/After-burn).
- Geringere biochemische Schädigung (Mediatorfreisetzung, Entzündung).
- Bessere Hämodynamik, weniger Ödembildung.
- Analgesie.

Eine Kaltwasserbehandlung mit 15–20°C kühlem Wasser (nicht kälter!) ist nur in den ersten 10–20 min nach dem Ereignis sinnvoll. Die kritische Gewebetemperatur ist bereits nach wenigen Minuten Kühlung unterschritten (bei Eintreffen des NA i. d. R. bereits erreicht). Das Hautödem kann spätestens 20 min nach dem Ereignis nicht mehr durch Kühlung günstig beeinflusst werden (Tierversuche).

Bei fortgesetzter Kühlung ist zwar noch ein analgetischer Effekt möglich, jedoch überwiegen spätestens nach 15–20 min Kühlung negative Folgen, insbes. bei höhergradigen und ausgedehnten Verbrennungen:
- Vasokonstriktion (in der Grenzzone zwischen nekrotischem und intaktem Gewebe kann die anhaltende Kühlung, bes. mit zu kühlem Wasser <10–15°C, zu Hypoperfusion und Ausweitung der Verbrennungsnekrose führen, bes. bei schwereren Verbrennungen ≥IIb).
- Systemische Unterkühlung: in der Praxis werden – auch heute noch – zu viele Brandverletzte mit manifester (iatrogener) Hypothermie in die Kliniken eingeliefert. Dadurch verschlechtert sich die Prognose nachweisbar! Mögliche Komplikationen durch Erhöhung des O_2-Bedarfs (z. B. Muskelzittern), Koagulopathie, Herzrhythmusstörungen, Immunsuppression, Wundheilungsstörungen, Sepsis.

Symptomatik
- Unfallmechanismus, Schmerzen.
- Sichtbare Hautschädigung (Rötung/Blasenbildung/Nekrose/Verkohlung).
- Ggf. Schocksymptomatik (Plasmaverlust).
- Evtl. Hinweise auf thermisches Inhalationstrauma:
  - Husten, Heiserkeit, Stridor, Spastik, Dyspnoe.
  - Verbrennungen oder Ruß um Mund und Nase, versengte Bart- oder Nasenhaare.
  - Abhusten/Ausschneuzen von rußigem Schleim.

– Brandunfall in geschlossenen Räumen.
– Beweisend: Ruß/Schleimhautveränderungen distal der Glottis sichtbar (gute Laryngoskopiebedingungen bei Intubation oder Bronchoskopie in der Klinik).

Praxistipps

Der typische Schwerbrandverletzte ist im Anschluss an das Ereignis zunächst bewusstseinsklar und kreislaufstabil. Eine Abweichung von dieser Regel muss dazu Anlass geben, an Begleitverletzungen und andere Ursachen zu denken (z. B. SHT, Verletzungen durch Fluchtsprung aus dem Fenster, Inhalationstrauma, CO- oder Zyanidvergiftung, Starkstromunfall, Explosion, Vergiftung in suizidaler Absicht).

Notfalltherapie
Gefahrenquellen für Patient und Anwesende beachten!

– Ggf. Eigenschutz, Feuerlöschen, Rettung durch Feuerwehr.
– Wenn Augenzeuge bei Kleiderbrand: betroffene Person möglichst unter Überwerfen einer Wolldecke (keine Synthetikstoffe) auf den Oberkörper sofort zu Boden legen (damit Flammen nicht nach oben in Richtung Kopf schlagen), über den Boden rollen, bis Flammen erstickt sind, ggf. ablöschen (möglichst vom Gesicht weg).
– Heiße Kleidung (bes. nach Verbrühungen) sofort ausziehen/aufschneiden (wenn rasch möglich, ohne weitere Körperteile zu schädigen) oder einfach direkt mit kaltem Wasser übergießen/duschen (wenn saugfähiges Material), um weitere Hitzeeinwirkung schnellstmöglich zu stoppen.

Initiale Kühlung der Verbrennungswunden

– Kühlung nur in den ersten 10 (–20) min unmittelbar nach dem Ereignis (sinnvolle sofortige erste Hilfe durch Augenzeugen): am besten frühestmöglich reichliche Anwendung von fließendem (Leitungs-) Wasser (15–20°C), sodass der Schmerz gestillt ist, ohne unangenehm zu werden. Kühlungsdauer max. 10 min.
Die analgetische Wirkung der Kaltwasserbehandlung sollte im RD frühestmöglich durch eine adäquate medikamentöse Analgesie ersetzt werden. Notärztliche Maßnahmen dürfen nicht durch eine anhaltende Kaltwasserbehandlung verzögert werden.
– Ausgiebige Kaltwasserbehandlung kontraindiziert bei ausgedehnten Verbrennungen (>30% vKOF), bes. bei Kindern, Polytrauma, Schock, Kältezittern. Jeweils nur bei beobachtetem Ereignis max. für ca. 3 min kühlen (möglichst auf Verbrennungsareal beschränkt).

▼

– Bei kleinen (<5–10%) und geringgradigen Verbrennungen (I+IIa) ausnahmsweise eine fortgesetzte lokale Kühlung (z. B. mit feuchter Kom-
presse oder speziellem Verbandmaterial).

Basischeck – Vitalfunktionen, Begleitverletzungen?

– Bei Verbrennungen werden Begleitverletzungen/Komplikationen häufig
wegen der augenfälligen Verbrennungsproblematik (Wunden, Geruch,
Brandszenario an der Einsatzstelle) unterschätzt oder nicht erkannt (ggf.
aber Prognose entscheidend, lebensbedrohlich, akut behandlungsbedürftig), z. B. Ateminsuffizienz, Polytraumatisierung, CO-/CN-Intoxikation,
Inhalationstrauma – immer kompletten Bodycheck durchführen!

Basismaßnahmen

– HWS-Immobilisation, Sauerstoffgabe, ggf. Schocklage etc.

Wundbeurteilung und Wundversorgung

– Pat. komplett entkleiden (verklebte oder verschmolzene Fremdkörper
in der Wunde belassen), Lagerung auf Verbrennungstüchern (metallbe-
dampft).
– Orientierende Beurteilung von Lokalisation, Anteil verbrannter Körperoberfläche (% vKOF) und Schweregrad der Verbrennungen. In
der Praxis wird das Verbrennungsausmaß (% vKOF) oft zu hoch, die
Verbrennungstiefe (Schweregrad) aber eher zu niedrig eingeschätzt
(Brandblasen bei II°-Verbrennungen initial oft noch nicht entwickelt,
III°-Verbrennungen teilweise nicht auf den ersten Blick als solche zu
erkennen).
– Sterile Wundabdeckung mit speziellen Verbandstoffen (trocken,
nichthaftend); kein direkter Kontakt verbrannter Haut mit Flüssigkeit
(»feuchte Tücher«). Geeignet sind z. B. Metalline® und Aluderm®.
– Zehen/Finger mit nicht haftenden Verbandstoffen separieren.
– Schmuck (z. B. Fingerringe!) so früh wie möglich entfernen (Schwellung/
Kompression mit Minderdurchblutung und später erschwerter Entfer-
nung).

Wärmeerhalt

– RTW frühzeitig maximal aufheizen, Türen/Fenster schließen, gewärmte
Infusionen verwenden, zudecken (z. B. Rettungsdecke, evtl. Tunnel im-
provisieren, um direkten Wundkontakt zu vermeiden)! Ggf. Temperatur-
monitoring (längerer Transport, Hypothermie).
▼

Medikamentöse Therapie

- Die Anlage venöser Zugänge in betroffenen Hautarealen ist möglich, aber nicht anzustreben. Fixierung ggf. durch Naht. Ggf. i.o.-Zugang erwägen.
  - **Analgetika** (Weckbarkeit und Spontanatmung sollen zunächst erhalten bleiben), z. B.
    - ein Opioid wie Piritramid (0,1–0,2 mg/kg KG i.v.) oder
    - Ketamin (0,25–0,5 mg/kg KG i.v.; zur Not: 0,5–1 mg/kg KG i.m.) oder
    - S-Ketamin (0,125–0,25 mg/kg KG i.v.; zur Not: 0,25–0,5 mg/kg KG i.m.).
    - Wdh. der halben Initialdosis nach ca. 15–20 min.
  - **Ggf. Sedativa** (Vorsicht bei Kombination mit Opioid), z. B.
    - Benzodiazepine, z. B. Midazolam (0,05–0,1 mg/kg KG i.v., titrierende Gabe bei Erwachsenen in Schritten von 1–2 mg).
  - Unbedingt **vermeiden:** Kortikoide in jeder Form, Diuretika, Katecholamine.

Flüssigkeitstherapie

- Primär VEL (kein kolloidales Volumenersatzmittel).
- Eine kontinuierliche Flüssigkeitssubstitution ist ab etwa (10–) **15% vKOF II° bei Erwachsenen** bzw. (5–) **10% vKOF II° bei Kindern** erforderlich. Zur Flüssigkeitstherapie in der 1. Stunde nach Verbrennung (Versorgung im RD) ist auch bei großflächigen Verbrennungen meist eine Infusion kristalloider Infusion in folgender Größenordnung ausreichend (sofern nicht zusätzliche Verletzungen oder Flüssigkeitsdefizite eine höhere Dosierung erfordern):
  - Erwachsene: 500–1000 ml VEL/kg KG
  - Kinder: 10 (–20) ml VEL/kg KG.

Die konkrete Infusionsmenge muss jedoch gerade im Rettungsdienst an den aktuellen, individuellen Bedarf des Pat. angepasst werden (Ziel: stabiler Kreislauf) und sollte nicht nach einem starren Schema erfolgen. Eine zu aggressive, vorauseilende initiale Volumenzufuhr muss vermieden werden (potenziell schädlich). Das intravasale Flüssigkeitsdefizit tritt nicht schlagartig nach Verbrennungen auf, sondern entwickelt sich erst nach und nach (Schrankenstörung/Ödembildung, Verdunstung). Während der Erstversorgung im Rettungsdienst ist oft noch kein ausgeprägtes Defizit vorhanden, sodass im Gegenteil initial eine relevante Gefahr der Überwässerung besteht (Lungenödem, bes. bei Herzinsuffizienz, sekundäre Schäden durch initial verstärkte peripherer Ödeme). Im weiteren Verlauf können jedoch durchaus erhebliche Infusionsmengen notwendig werden, wofür die Formel nach Parkland/Baxter einen Anhalt bietet (◘ Tab. 13.3) → bei Sekundärtransport beachten.

◼ Tab. 13.3. Flüssigkeitsersatz bei Verbrennungen (Parkland/Baxter)

Zeitraum	Formel allgemein	Bsp. Erwachsener (80 kg)		Bsp. Kind 6 Jahre (20 kg)	
		10% vKOF	25% vKOF	10% vKOF	25% vKOF
erste 24 h	**4 ml x kg KG x% vKOF (II°+III°)**	3200 ml	8000 ml	800 ml	2000 ml
erste 8 h	1/2 der 24-h-Menge	1600 ml	4000 ml	400 ml	1000 ml
erste 4 h	1/2 der 8-h-Menge (kg KG x% vKOF)	800 ml	2000 ml	200 ml	500 ml
Zum Vergleich: Initialdosis (1. h/RD)		ca. 800 ml		ca. 400 ml	

vKOF = verbrannte Körperoberfläche.

Ggf. Narkoseeinleitung, Intubation und Beatmung
- ▶ Kap. 2.4.3.
- Präklinisch gilt: »rechtzeitig, aber nicht prophylaktisch«.
- **Indikationen zur Narkose und Intubation bei Verbrennungen:**
  - Bewusstlosigkeit, Schock
  - erhebliche Begleitverletzungen/Polytrauma
  - >40–50% vKOF (II+III°).
  - Atemwegsschwellung, relevantes Inhalationstrauma oder Ateminsuffizienz durch thorakal-zirkuläre Verbrennung (z. B. AF >30/min, S_pO_2 <90% trotz O_2-Gabe).
- Die Intubation eines Schwerverbrannten kann jedoch auch für den Geübten erheblich erschwert sein (alternative Atemwegssicherung muss bereitliegen, für hierin Erfahrene ausnahmsweise auch nasale Intubation möglich).
- Zur Intubation bei V. a. Inhalationstrauma nach Möglichkeit Tubus mit Low-pressure-Cuff benutzen, auf ausreichende Tubusgröße für spätere Bronchoskopie achten (mögl. ≥7,5 mm ID)
- **Bei gleichzeitiger Rauchgasinhalation** ▶ Kap. 12.6.3. Beachte aber, dass bei einigen dieser Pat. ein thermisches Inhalationstrauma vorliegt.
▼

Bei Spastik ggf. kurzwirksame β-Mimetika (z. B. Salbutamol, Reproterol) und/oder Theophyllin.
- **Zielklinik:** Grundsätzlich nächstgelegenes Akutkrankenhaus der Grund- oder Schwerpunktversorgung (Möglichkeit zur Schockraumversorgung muss gegeben sein). Zunächst müssen die Vitalfunktionen stabilisiert sowie schwere Begleitverletzungen erkannt und versorgt werden. SHT, Thorax-, Abdominal-, Becken- und Wirbelsäulentraumata haben Versorgungspriorität! Ggf. frühzeitige Escharotomie.
- Ein Schwerverbrannter muss nicht grundsätzlich mit einem RTH transportiert werden (z. B. Auskühlungsgefahr bedenken).

Indikationen für Sekundärverlegung oder Einweisung in ein Verbrennungszentrum

- >15–20% II° vKOF.
- >5–10% III° vKOF.
- Verbrennungen II°/III° von Gesicht, Hals, Achselhöhlen, Händen, Füßen, großen Gelenken oder Anogenitalbereich.
- Elektrische Verletzungen, zirkuläre Verbrennungen (Thorax, Extremitäten).
- Begleitverletzungen (bes. Frakturen im verbrannten Gebiet), Inhalationstrauma.
- Relevante Vorerkrankungen.
- Alter <8 und >60 Jahre.

In diesen Fällen sollte der erstbehandelnde Klinikarzt unmittelbar nach Abschluss der Akutdiagnostik und Erstbehandlung Kontakt mit einem Verbrennungszentrum aufnehmen (z. B. über die Zentrale Vermittlungsstelle für Brandverletzte bei der Berufsfeuerwehr Hamburg; Kontakt über Rettungsleitstelle).

❶ Cave – Primär sollten Verbrennungszentren nur angefahren oder angeflogen werden, wenn das Zentrum zu den nächsterreichbaren Kliniken (<30 min) gehört und eine adäquate Primärversorgung gewährleisten kann (z. B. Schockraummanagement, Diagnostik, Intensivmedizin) oder der Pat. stabil ist und nur isolierte Verbrennungen aufweist (keine Begleitverletzungen oder Komplikationen – mangelnde diagnostische Sicherheit im RD bedenken).
Voranmeldung zwingend erforderlich!

Voranmeldung/Anfrage nach speziellen Verbrennungsbetten im RD stets über die zuständige Rettungsleitstelle (ggf. Anfrage bei der zentralen Vermittlungsstelle, Telefonate mit Kliniken, Transportorganisation – parallel zur notärztlichen Versorgung des Pat.!).

13.2 Hitzekollaps (Hitzeohnmacht, Hitzesynkope)

Definition
Kurzzeitiger Bewusstseinsverlust durch Vasodilatation unter Wärmeeinwirkung (→ relativer Volumenmangel, vasovagale Synkope). Häufiger nach körperliche Anstrengung in heißer Umgebung bei unzureichender Adaptation an die Umgebungstemperatur, verstärkt auch durch Alkoholeinfluss oder vorbestehende Dehydratation (absoluter Volumenmangel). DD Synkope ► Kap. 6.2.

Symptomatik
- Längerer Aufenthalt (meist Stehen) in warmen Räumen oder Sonneneinwirkung.
- Schwindel, Schwäche, »Schwarzwerden vor den Augen«.
- Übelkeit, Schwitzen, Blässe.
- Bewusstseinsstörungen bis Bewusstlosigkeit.
- Puls tachykard und kaum tastbar, Blutdruckabfall.
- Körpertemperatur nicht oder nur leicht erhöht.
- Meist rasches Erholen in kühler Umgebung.

Notfalltherapie
- Basischeck, Basismaßnahmen.
- Den Pat. in kühle Umgebung bringen, Fenster öffnen, beengende und warme Kleidung öffnen.
- Andere Ursachen für die Synkope ausschließen (Blutzuckertest, EKG usw.).
- Beim bewusstseinsklaren Pat.: orale Flüssigkeitszufuhr.
- Medikamente:
  - Infusion von VEL (selten notwendig).
  - Ggf. Theodrenalin und Cafedrin [Akrinor®] (0,2–1 ml i.v.; 1 Amp. auf 10 ml verdünnen (NaCl 0,9%) und in 1-ml-Schritten langsam bis zum ausreichenden Wirkungseintritt titrieren).
- Auch bei wahrscheinlich klarer Ursache sollte eine differenzialdiagnostische Abklärung der Synkope in der Klinik erfolgen.

13.3   Hitzeerschöpfung/Hitzekrämpfe

Definition

Hitzeerschöpfung. Nach starken Schweißverlusten (längerdauernde Anstrengung bei Hitze) ohne ausreichende Flüssigkeitsaufnahme kann der Körper die einwirkende Wärme nicht mehr kompensieren → hypotone Dehydratation, Kreislaufversagen. Vorstufe des Hitzschlages. Eine Hitzeerschöpfung bildet sich verstärkt bei vorbestehender Dehydratation aus (z. B. bei Diuretikatherapie).

Hitzekrämpfe. Bei einem Defizit von 2–4 l extrazellulärer Flüssigkeit und Elektrolytmangel kann es zu Faszikulationen und Konvulsionen kommen. Bei schwerer körperlicher Arbeit unter Hitzeeinwirkung, z. B. Hochofenarbeiter (bis zu 3 l Schweißverlust/h mgl.). Auch bei Wasserzufuhr mit unzureichendem Elektrolytgehalt mgl.

Symptomatik
- **Hitzeerschöpfung:**
    - Oft ältere Personen betroffen.
    - Kopfschmerzen, Schwächegefühl, Schwindel, Verwirrtheit, Synkope.
    - Bewusstseinsstörungen bis Bewusstlosigkeit.
    - Übelkeit, Erbrechen, Durst, kalter Schweiß, KKT <40°C.
    - Puls tachykard und kaum tastbar, Blutdruckabfall/Schock.
    - Schlechte Venenfüllung, schnelle flache Atmung.
- **Hitzekrämpfe:**
    - Muskelzuckungen oder Krämpfe (Symptomatik des akuten Abdomens mgl.).
    - Starke Schweißproduktion, i. d. R. keine Hyperthermie.
    - Keine sonstigen neurologischen Symptome.

Notfalltherapie
- Basischeck, Basismaßnahmen.
- Pat. in kühle Umgebung bringen, beengende Kleidung öffnen.
- Flachlagerung oder Schocklage (bes. bei Hitzeerschöpfung).
- Pat. bewusstseinsklar: orale Flüssigkeitszufuhr; wenn möglich bilanziertes Elektrolytgetränk oder Wasser/Tee + 2 Teelöffel Kochsalz/l (1–2 l in der 1. h).
- Flüssigkeits- und Elektrolytersatz mit VEL i.v.

Der Therapieeffekt einer Elektrolytsubstitution (orale Rehydratation/VEL i.v.) ist i. d. R. beeindruckend, sodass auf weitere medikamentöse Maßnahmen verzichtet werden kann.

13.4 Hitzschlag (temperaturbedingte Hyperpyrexie)

Definition

Störung und Insuffizienz der körpereigenen Wärmeregulationsmechanismen mit Anstieg der Körpertemperatur >40°C (Unfähigkeit, den Temperatursollwert zu erhalten, im Gegensatz zu Fieber, wobei der Sollwert unter Pyrogeneinwirkung verstellt ist). Akute Lebensbedrohung! Letalität 10–50%. Gefahren: irreversible ZNS-Schäden, Schock, Multiorganversagen, Herzinfarkt.

Pathophysiologische Auswirkungen der Hyperthermie ◘ Tab. 13.4

Ursachen

Hohe Umgebungstemperatur und Luftfeuchtigkeit (z. B. Sonneneinstrahlung, Sauna), körperliche Anstrengung mit starkem Schwitzen bei unzu-

◘ **Tab. 13.4.** Hyperthermie: Pathophysiologie und Einteilung

Körperkern-temperatur	Auswirkungen auf …				Einteilung
	Atmung	Herz-Kreislauf-System	Bewusst-sein	übrigen Körper	
36,0–37,5°C	normal	normal	normal	normal	erfolgreiche Kompensation der Wärme-einwirkung
37,5–40,0°C	Tachypnoe, flache Atmung	Tachykardie, Blutdruck↑, periphere Durchblutung↑	Unruhe, Somno-lenz	Kopfschmerz/ Schwindel/ Übelkeit (Cave: Hirnödem!), Hautrötung, Schwitzen, warme Extremi-täten	rotes Stadium I (Abwehr-stadium)
40,0–41,0°C	Tachypnoe, flache Atmung	Tachykardie, Blutdruckabfall	Sopor	Warme trockene Haut (Schweißab-sonderung eingestellt)	rotes Stadium II (Übergangs-stadium)
41,0–43,5°C	insuffizient bis Apnoe	Kreislaufzusam-menbruch bis Herz-Kreislauf-Stillstand	Koma	fahl-graue Haut	graues Stadium/Tod

reichender Flüssigkeitsaufnahme. Prädisponierende Faktoren: höheres Alter, Herz- und Gefäßerkrankungen, Diabetes mellitus, Alkoholkonsum, Einnahme von Diuretika oder Antihistaminika/Anticholinergika, auch gesunde, aber nicht hitzegewöhnte Personen unter körperlicher Anstrengung bei großer Hitze (z. B. Sportler). Ggf. gehäuft bei sog. Hitzewellen im Sommer (z. B. Altenpflegeheime).

Symptomatik
- Begleitumstände (▶ o.), evtl. vorangegangene Hitzeerschöpfung.
- KKT erhöht >40°C, trockene warme Haut.
- Bewusstseinsstörungen, Halluzinationen, Lähmungen, Pupillenstörungen.
- Weitere körperliche Symptome ◘ Tab. 13.4.

Notfalltherapie
- Basischeck, Basismaßnahmen (O_2-Gabe!), immer Klinikeinweisung!
- Pat. in kühle Umgebung bringen, Kleidung öffnen.
- Sofortige Oberflächenkühlung! Kaltes Wasser (Umschläge/Besprengen), Ventilatoren, Kühlmatten, Eisbeutel an Leisten oder Achselhöhlen (Achtung: kein direkter Hautkontakt des Eises!), Fortführen der Kühlung, bis Temperatur <39°C.
- Medikamente:
  - Flüssigkeits- und Elektrolytersatz mit VEL.
  - Bei Kühlung ggf. medikamentöses Unterdrücken von Muskelzittern (Wärmebildung, O_2-Verbrauch) und Zentralisation (periphere Vasokonstriktion durch Kühlung), z. B. mit Promethazin (25–50 mg i.v.).
  - Antipyretika sind wirkungslos! In Extremfällen (z. B. maligne Hyperthermie, Intoxikation) ggf. Dantrolen i.v. (Klinik ◘ Tab. 12.3).

---

❶ Cave – Wenn die äußere Kühlung nicht ausreichend wirksam ist, wird ggf. eine innere Kühlung notwendig (z. B. Magen- oder Peritonealspülungen mit kühlen Lösungen, Hämodialyse oder ECMO).

13.5   Sonnenstich (Insolation)

Definition
Unmittelbare Sonneneinstrahlung (UV-Strahlung) auf den unbedeckten Kopf und Nacken, die zu Reizung der Hirnhäute (seröse Meningitis)

und Hirnödem führt, bevorzugt bei Glatzenträgern und Kindern ohne Kopfbedeckung.

Symptomatik

- Heftige Kopfschmerzen, hochroter Kopf.
- Nackensteifigkeit (Meningismus).
- Bewusstseinsstörungen bis Bewusstlosigkeit.
- Evtl. Krampfanfall.
- Übelkeit, Schwindel, Ohrensausen, Unruhe.
- Tachykardie.

Notfalltherapie

- Basischeck, Basismaßnahmen.
- Pat. in kühle Umgebung bringen (Schatten).
- Oberkörperhochlagerung, ggf. stabile Seitenlage.
- Kühlen des Kopfes (kalte, feuchte Tücher).
- Medikamente:
    - Langsame Infusion von VEL.
    - Ggf. Benzodiazepine, z. B. Diazepam (5– 10 mg i.v. → Sedierung bzw. 10–20 mg i.v. → Krampfdurchbrechung).
    - Die Gabe von Kortikoiden zur Hirnödemprophylaxe bei Sonnenstich ist umstritten.

13.6 Unterkühlung (akzidentelle Hypothermie)

Definition

Abfall der Körperkerntemperatur (KKT) <36°C durch unbeabsichtigte Kälteeinwirkung. Zur Pathophysiologie ◘ Tab. 13.5. Prognose ▶ Kap. 14.2.

Symptomatik

- Umstände, ausgekühlter Körper, kalte, blass-zyanotische Haut.
- KKT ↓ (tympanale, ösophageale, ggf. auch rektale Messung mit Spezialthermometer – besondere Skala mit niedrigeren Werten!).
- abnorme Müdigkeit; paradoxe Reaktion im fortgeschrittenen Stadium: dem Pat. ist es zu warm, er will sich entkleiden.
- Weitere körperliche Symptome ◘ Tab. 13.5.

■ Tab. 13.5. Hypothermie: Pathophysiologie und Einteilung

Körperkern-temperatur	Auswirkungen auf …					Einteilung
	Atmung	Herz-Kreislauf-System	Bewusstsein	übrigen Körper		→ therapeutische Möglichkeiten
36,0–37,5°C	normal	normal	normal	normal		erfolgreiche Kompensation der Kälteeinwirkung
34,0–36,0°C	Atemfrequenz normal bis erhöht; vertiefte Atmung	Herzfrequenz erhöht; periphere Durchblutung vermindert	Unruhe; Erregung	Steigerung des Energiestoffwechsels; Muskelzittern; Schmerzen in den Extremitäten		Abwehrstadium (Exzitationsstadium) ↑ – passive WEW – aktive externe WEW
30,0–34,0°C	unregelmäßig und flach	Bradykardie bis Bradyarrhythmie	Teilnahmslosigkeit; Somnolenz	Muskelstarre; Nachlassen der Schmerzen in den Extremitäten		Erschöpfungsstadium I (Adynamiestadium) ↑ – passive WEW – aktive externe WEW nur des Körperstammes (z. B. n. Hibler)
27,0–30,0°C	sporadisch	Arrhythmien, starker Blutdruckabfall	tiefe Bewusstlosigkeit	Erweiterung der Pupillen; keine Reaktion auf Schmerzreize		Erschöpfungsstadium II (Paralysestadium) ↑ – Nur in der Klinik möglich: aktive innere WEW
<27,0°C	insuffizient (Apnoe)	kein Puls tastbar (Herz-Kreislauf-Stillstand)	Koma; keine Reflexe	schlaffe Lähmung der Muskulatur; weite und lichtstarre Pupillen		Vita minima oder Tod ↑ – Nur in der Klinik möglich: aktive innere WEW

WEW = Wiedererwärmung.

Notfalltherapie

- Basischeck (auch an Blutzuckertest und Untersuchung auf Verletzungen denken!), Basismaßnahmen (ggf. Glukosezufuhr oral/i.v.).
- Bei schwerer Hypothermie Gefahr des **Bergungstodes**: Durch Manipulationen am Pat. (Rettung, Lagerung, Transport, medizinische Maßnahmen wie Intubation oder Wiedererwärmung) kann es reflektorisch zum plötzlichen Herz-Kreislauf-Stillstand (i. d. R. VF) kommen. Bewegung, lokale Erwärmung (→ Vasodilatation) oder periphere Infusionen können zum Einstrom kalten Blutes aus der Peripherie in den Körperkern führen → Pat. möglichst wenig bewegen (z. B. Drehen, Warmreiben, Umlagern). Schonung bei Rettung und Transport, kalte Arme nicht direkt an den Rumpf lagern; Extremitäten nicht wärmen; vorsichtige Intubation (nur wenn nötig).
- **Schutz vor weiterem Wärmeverlust** (z. B. Folie/Decke, Kopfbedeckung) in warmer Umgebung (z. B. Fahrzeug, ca. 25°C), Pat. entkleiden und zudecken (= passive Erwärmung, bei milder Hypothermie >32–34°C i. d. R. ausreichend → Temperatur steigt um ca. 0,5–2°C/h).
- Bei klarem Bewusstsein: Verabreichung warmer, gezuckerter Getränke. Kein Alkohol! (Alkoholkonsum verstärkt eine Unterkühlung → Vasodilatation!)
- Bei schwerer oder komplizierter Hypothermie (<32°C, Herz-Kreislauf-Instabilität, Alter >80 Jahre, ZNS-Störungen, sekundäre Hypothermie, CPR): aktive **Erwärmung** (i. d. R. erst in der Klinik möglich). Möglichkeiten:
  - Aktive externe Wiedererwärmung (möglichst nur Rumpf/Kopf): Warmluftdecken, Heizstrahler, Wärmepackungen (Hibler), warme Badewanne (Extremitäten heraushängen lassen; Monitoring und Notfallmaßnahmen schwierig).
  - Aktive innere Wiedererwärmung: Anwärmen der Atemgase, 40°C warme Spülungen (Magen, Kolon, Peritoneum, Pleura, Blase), venovenöse Hämodialyse, kardiopulmonaler Bypass (ECMO: Herz-Lungen-Maschine/extrakorporale Zirkulation).
- Arrythmien (bes. Bradykardien; nicht VF/pVT) bessern sich i. d. R. spontan bei steigender KKT, sodass Medikamente oder Elektrotherapie nur erforderlich sind, wenn die Rhythmusstörung nach Wiedererwärmung anhält; gilt ähnlich auch für CPR: Medikamente erst ab KKT >30°C, max. 3 Defibrillationsversuche bei KKT <30°C.

Praxistipps

— Keine vorschnelle Todesfeststellung! Vita minima möglich (Scheintod). Reanimationsmaßnahmen sind bis zur Normalisierung der Körpertemperatur
  fortzusetzen. (Körpertemperatur ↓ → O_2-Bedarf ↓ → Hypoxietoleranz ↑).
  »Niemand ist tot, solange er nicht warm und tot ist.«
— Bei CPR wegen Hypothermie – wenn möglich – Klinik mit der Möglichkeit
  der extrakorporalen Zirkulation (ECMO) anfahren (unter kontinuierlicher
  Basis-CPR, bes. auf gute Kompressionsqualität achten, Hyperventilation
  vermeiden).
— Präklinische Infusion nur bei zwingender Notwendigkeit. Eine sinnvolle
  Wiedererwärmung lässt sich präklinisch nicht durch Infundieren warmer
  Flüssigkeiten erreichen (zu geringe Wärmekapazität). Infusionslösungen
  zum Flüssigkeitsausgleich (→ Vasodilatation bei Wiedererwärmung!) sollten
  aber vorgewärmt sein (Wärmefach), um die bestehende Unterkühlung
  nicht zusätzlich zu verschlimmern. Periphere Infusionen können den
  Einstrom kalter Flüssigkeit in den Körperkern begünstigen (Abkühlen im
  Infusionsschlauch und in der kalten Extremität).
— Bei Körperkerntemperaturen <30°C können bereits minimale mechanische
  Manipulationen Kammerflimmern auslösen.

13.7   Erfrierung (Congelatio)

Definition
Lokale Gewebeschädigung durch direkte Einwirkung von Kälte, meist
an wenig durchbluteten und vom Körper abstehenden Gliedern (Akren:
Finger, Zehen, Nasenspitze usw.); v. a. bei mangelndem Kälteschutz (Kleidung) oder bei Einwirkung extrem kalter Stoffe (z. B. flüssiger Stickstoff).

Symptomatik
An der betroffenen Stelle: blasse, kalte, evtl. gefrorene Haut, Bewegungsunfähigkeit, starke Schmerzen (später Nachlassen), Gefühlsstörungen.
— 1. Grad: Blässe oder Rötung, Schwellung, Schmerzen oder Taubheit.
— 2. Grad: blau-rote Haut, Blasenbildung, heftige Schmerzen.
— 3. Grad: irreversible Gewebszerstörung; Nekrosen, blutige Blasen,
  Schmerzfreiheit, Mumifikation.
— Als 4. Grad wird in Amerika und Skandinavien die Gangrän oder die
  Totalvereisung einer ganzen Extremität bezeichnet.

Eine Sonderform der Erfrierung ist der Immersionsschaden: Auch bei
Temperaturen oberhalb des Gefrierpunktes können bei längerer Exposi-

tion Schädigungen der Akren und Extremitäten entstehen, z. B. Stehen in kaltem Wasser (Angler): sog. »trench foot« [engl. »trench« = (Schützen-) Graben].

Mechanismen. Vasokonstriktion, Blutstase und Endothelschäden. Ein Immersionsschaden kann sich mit einer Latenz von mehreren Tagen entwickeln.

Notfalltherapie

- Basischeck, Basismaßnahmen (Pat. in warme Umgebung bringen).
- Betroffene Stelle steril abdecken und polstern (nicht reiben).
- Grundsätzlich Versorgung in der Klinik.
- Medikamente:
  - Analgetika, z. B. ein Opioid wie Piritramid (0,1–0,2 mg/kg KG i.v.).
- Bei langen Transportwegen (z. B. alpines Gelände) und frischer Erfrierung Wiedererwärmung durch kontinuierliches Eintauchen in 37–40°C warmes Wasser, ggf. mit antiseptischer Seife, bis nach 10–45 min eine distale Rötung auftritt, der Pat. soll die betroffene Extremität bewegen. Nach Einsetzen der Durchblutung i. d. R. heftige Schmerzen → großzügige Analgesie! Vorzeitiges Beenden des Auftauens (z. B. wegen Schmerzen) ist ein häufiger Fehler!

---

❶ Cave – Eine vital bedrohliche Unterkühlung (▶ Kap. 13.6) hat Behandlungspriorität!

Sonstige Notfälle

14.1   Strangulation

14.1.1   Erhängen

Befestigung einer Schlinge um den Hals, die sich z. B. nach Stoßen oder Fallenlassen durch das Körpergewicht zuzieht → plötzliches Zuschnüren des Halses → Kompression der Halsarterien (Hauptmechanismus) → zerebrale Ischämie (Bewusstlosigkeit innerhalb von Sekunden). Die Herztätigkeit kann noch bis zu 15 min anhalten. Ein sofortiger Herzstillstand durch Reizung des N. vagus ist ebenfalls möglich (auch bei initialem Zerreißen des Stricks).

Andere Mechanismen haben bezüglich der Tötung des Patienten untergeordnete Bedeutung. So ist z. B. der oft zitierte »Genickbruch« (Fraktur des Dens axis) selten Todesursache. (Ausnahme: Exekution durch den Strang wegen stärkerer HWS-Belastung und speziellen Knotens.) Trotzdem muss bis zum radiologischen Ausschluss von einem HWS-Trauma ausgegangen werden! Beachte: Erhängen auch wirksam, wenn das Opfer nicht komplett am Strang hängt, sondern z. B. steht oder kniet.

14.1.2   Erwürgen

Umfassen des Halses mit den Händen und Zudrücken. Selbsterwürgen ist nahezu ausgeschlossen. Es kommt schon bei relativ leichtem Druck zum Verschluss der Atemwege (Kehlkopf) → Erhöhung der CO_2-Konzentration im Blut → Atemnot, Todesangst, schließlich Erstickung (Asphyxie). Gleichzeitig werden die Halsvenen gedrosselt → Blutstauung im Kopf mit typischer Blaufärbung des Gesichtes, Aufdunsung und petechialen Blutungen. Da der Druck jedoch meist nicht ausreicht, die Halsarterien zu verschließen, bleibt das Bewusstsein i. d. R. bis zum Eintritt des Erstickungstodes erhalten → Oft zunächst noch heftige Gegenwehr (u. U. ist der Täter entsprechend verletzt).

Gelegentlich tritt der Tod auch schon durch einen Karotissinus- oder N.-vagus-Reflex ein. Selbst in einer freundschaftlichen Rangelei kann ein solcher Reflex unbeabsichtigt ausgelöst werden!

14.1.3 Erdrosseln

Umschlingen des Halses mit einem Gegenstand, der durch Muskelkraft zugezogen wird. Ein Selbsterdrosseln ist möglich. Wie beim Erwürgen tritt der Tod i. d. R. durch Ersticken ein. Die Kompressionswirkung auf den Hals ist jedoch größer, weil das Drosselwerkzeug die Kraft stärker wirksam werden lässt. Daher kann eine Kombination von asphyktischem Ersticken und Störung der Gehirndurchblutung (Abdrücken der A. carotis) vorliegen. Die Form des Drosselwerkzeugs zeichnet sich meist exakt ringförmig um den Hals ab.

Symptomatik

- Entsprechende Verletzungen und Hämatome am Hals: evtl. Kratzspuren, Würgemale (Erwürgen; nicht mit Totenflecken verwechseln!), gleichmäßiger, zirkulärer Striemen um den Hals (Drosselmarke), tiefe Einschnürung (Strangmarke bei Erhängen), rekonstruierbarer Tathergang (sichtbare Stricke, Gürtel, Knebel o. Ä.).
- Zyanose.
- Punktförmige Blutungen in Augenbindehäuten oder Gesicht (Stauungszeichen), aufgedunsenes Gesicht.
- Stuhl-/Urinabgang, evtl. Zungenbiss, evtl. Ejakulation.
- Insbesondere bei Überleben: Angst, Verwirrtheit, Euphorie, massive Schluckbeschwerden, geschwollene Zunge, Luftnot, Heiserkeit, evtl. Zungenbeinfraktur mit Hämatom und Zuschwellen der Atemwege (!).

Notfalltherapie

- Basischeck, Basismaßnahmen (HWS-Immobilisation! O_2!).
- Ggf. Sedierung/Anxiolyse, z. B. Benzodiazepine (Diazepam: 5–10 mg langsam i.v. Cave: Atemdepression; vorher neurologischen Status erheben und dokumentieren!
- Ggf. Narkose, Intubation und Beatmung.
- Ggf. Todesfeststellung.

Praxistipps

— Findet man am Einsatzort einen Toten mit V. a. Strangulation auf, sollte man sich (nach Feststellung sicherer Todeszeichen) bemühen, keine Spuren zu verwischen. Polizei informieren!

— Bei Überlebenden kann die Erinnerung an das Geschehen durch zerebrale hypoxische Zustände gestört sein → hat oft unverständliches, euphorisches oder verwirrtes Verhalten zur Folge, welches nicht der eigentlichen Persönlichkeit entspricht. DD: psychische Traumatisierung (▶ Kap. 2.2.1, 15.1, 15.2). Fingerspitzengefühl! Verständnis! Ruhe ausstrahlen!

— Zum Umgang mit Suizidalabsicht ▶ Kap. 15.3.

14.2 (Beinahe-) Ertrinken

Ursachen

Nichtschwimmer, Ermüdung und Krämpfe, Selbstüberschätzung, unbekannte Gewässerbedingungen (Strömung, Strudel), Vagusreizung (reflektorische Synkope bis Herzstillstand durch plötzliches Eintauchen in sehr kaltes Wasser, ggf. nach reichhaltigem Essen → Badetod), Vergiftung (z. B. Drogen, Alkohol), Selbsttötungsversuch, Verletzung (z. B. Bewusstseinsverlust nach Kopfsprung in flaches Wasser); vom Schwimmen unabhängige Ereignisse (z. B. Tauchunfälle, Schiffsunglücke, Eiseinbrüche, Überschwemmungen, Einsinken in Moor); Erkrankungen (Versinken, z. B. nach Krampfanfall, Herzinfarkt).

Apnoisches Streckentauchen. Die vor dem Tauchen durchgeführte Hyperventilation (Ziel: bessere Oxygenierung) führt zur Abnahme des CO_2-Partialdrucks im Blut. Im hypoxischen Grenzbereich fehlt dem Taucher dann der Atemantrieb → O_2-Mangel → Bewusstlosigkeit unter Wasser → Ertrinken.

❶ Cave – Kleinkinder ertrinken auch schon in sehr flachem Wasser (z. B. Badewanne).

Pathophysiologie

Die wesentliche Pathophysiologie des überlebten Ertrinkungsunfalls besteht in Hypoxämie durch Surfactant-Auswaschung und -inaktivierung, Atelektasenbildung und intrapulmonale Shunts. Bis zu 72 h nach Ertrinkungsunfall Entwicklung eines Lungenödems (»sekundäres Ertrinken«) oder eines Lungenversagens (ARDS) mgl. → bei geringstem Aspirationsverdacht immer Überwachung (Klinik) für mind. 6–24 h.

Formen des Ertrinkens:
- »Trockenes Ertrinken«: Reflektorischer Stimmritzenkrampf (Laryngo-spasmus, umstrittener Mechanismus) bei Eindringen von Wasser in den Nasen-Rachen-Raum → Hypoxie → Ertrinken ohne Wassereintritt in die Lungen.
- »Nasses Ertrinken«: Ertrinken mit Aspiration von Wasser.

Die Unterscheidung zwischen Süß- und Salzwasserertrinken hat keine Auswirkung auf die präklinische Notfalltherapie.

Symptomatik
- Anamnese, Unfallhergang: An Begleitverletzungen, insbes. der (H)WS, denken! Flaches Wasser?
- Bewusstseinsstörungen bis Bewusstlosigkeit.
- Atemstörungen bis Atemstillstand, evtl. Atemwegsverlegung, evtl. Rasselgeräusche auskultierbar (Lungenödem).
- Zyanose, kalte Haut, Unterkühlung.
- Evtl. Herz-Kreislauf-Stillstand (oft VF).

Notfalltherapie
- Eigenschutz! Sichere und professionelle Rettung (möglichst ohne selbst ins Wasser zu springen, z. B. Rettungsring zuwerfen), ggf. Rettung durch Rettungsschwimmer (möglichst mit Sicherungs- und Rettungsausrüstung).
- Frühzeitig Fachdienste zur Rettung nachalarmieren (z. B. Feuerwehr, DLRG).
- Pat. ohne Lebenszeichen schnellstmöglich an Land/ins Boot bringen:
  - Keine aufwendigen Versuche einer Immobilisierung der (H)WS im Wasser (sofern nicht aufgrund des Unfallmechanismus von einem schweren Trauma ausgegangen werden muss, z. B. Tauchsprung, Hochgeschwindigkeitswassersport, sichtbare Verletzungen, begleitende Alkoholvergiftung). HWS trotzdem so wenig wie möglich bewegen und immobilisieren, wenn CPR parallel ausgeführt werden kann oder nicht erforderlich ist.
  - Pat. möglichst horizontal aus dem Wasser heben (RR↓, Bergungstod mgl.).
- Basischeck/Basismaßnahmen
  - Keine Spontanatmung → Beatmung, sobald mgl.! Wenn gefahrlos mgl., schon im (flachen) Wasser für 1–2 min (bei größerer Entfernung zum Ufer).
▼

> – Keine Versuche, Wasser aus den Lungen/den Atemwegen zu entfernen (außer gezieltem endobronchialem Absaugen): nicht effektiv, Erhöhung der Aspirationsgefahr (voller Magen!). Wasser in den Lungen wird resorbiert.
> – Thoraxkompressionen erst an Land/im Boot!
> ▬ Jederzeit mit Erbrechen/Regurgitation von Mageninhalt rechnen! (Absaugbereitschaft, Pat. ggf. mit mehreren Helfern achsengerecht auf die Seite drehen).
> ▬ Reanimation nach Standardvorgaben (▶ Kap. 5). Bei Hypothermie ▶ Kap. 13.6.
> ▬ Großzügige Indikation zu Intubation und Beatmung mit PEEP, ggf. endobronchiales Absaugen.
> ▬ Magensonde (wegen Aspirationsgefahr durch wassergefüllten Magen).
> ▬ Bei verschmutztem Gewässer evtl. Wasserprobe zur mikrobiologischen Diagnostik asservieren, um bei der Behandlung einer evtl. Aspirationspneumonie rechtzeitig auf Problemkeime aufmerksam zu werden.

❶ Cave – Bei Ertrinken oft begleitende Hypothermie → Hypoxietoleranz der Organe ↑. Besonders bei Kindern, die in eiskaltes Wasser (<5°C) gefallen sind: Reanimation mindestens, bis die normale Körpertemperatur erreicht ist. Ggf. Transport in die Klinik unter Reanimationsbedingungen.

Es liegen mehrere Berichte über erfolgreiche Reanimationen mit intaktem neurologischem Zustand vor, bei denen sich der Pat. zuvor gesichert über 60 min unter Wasser befand. Eine Hypothermie, die sich erst nach Rettung während der weiteren Versorgung (auch CPR) entwickelt, ist nicht protektiv, z. T. sogar schädlich! → Nasse Kleidung ausziehen, abtrocknen.

14.3 Tauchunfall

Barotrauma. Die durch Druckeinwirkung (z. B. Tauchen) in verschiedenen Körperhöhlen komprimierten Gase nehmen bei schnell fallendem Druck ein Vielfaches ihres Volumens an und üben damit Kräfte aus, die zu Reizungen und Verletzungen von Organen führen können (Boyle-Mariotte-Gesetz: Druck × Volumen = konstant). Besonders die Lunge ist bei zu schnellem Auftauchen gefährdet: Hält ein Taucher während des (schnellen) Auftauchens die (komprimierte) Luft an (Panik), dehnt sich diese in den Lungen aus und kann zu lebensgefährlichen Rupturen führen: Lungenrisse, Ausbildung bds. Spannungspneumothorax bds., Lungenembolie. Weiterhin Barotraumata im Bereich der Nasennebenhöhlen, der Paukenhöhle (Mittelohr) sowie des Magen-Darm-Traktes mgl., auch durch Druckabfall in Flugzeugkabinen bei großer Höhe.

Caisson-Krankheit (Dekompressionskrankheit, DCS). In den Körperflüssigkeiten sind immer bestimmte Mengen an Gasen (z. B. N_2, O_2, CO_2) physikalisch gelöst. Nach dem Henry-Dalton-Gesetz sinkt die Löslichkeit dieser Gase mit fallendem Druck und steigt mit zunehmendem Druck. Wenn ein Mensch einer Druckerhöhung ausgesetzt wird (z. B. beim Tieftauchen), werden über die Atmung vermehrt Gase ins Blut gelöst. Bei langsamer Drucksenkung werden die Gase genau umgekehrt wieder frei und abgeatmet. Tritt der Druckabfall jedoch schnell ein, so perlen die Gase aus den Körperflüssigkeiten im Gewebe, im Gefäßsystem, in den Knochen usw. aus → Gefäßverschlüsse (Gasembolien), Rupturen, Nervenirritationen (»Taucherflöhe«), Knochen- und Gelenkschmerzen usw. Dieser Effekt ist vergleichbar mit dem Öffnen einer Sprudelflasche; die unter Druck gelöste Kohlensäure entweicht, wenn man den Druck wegnimmt. Die Therapie besteht in möglichst frühzeitiger Überdruckbehandlung (Rekompression) mit kontrollierter Dekompression. Die Symptome der Caisson-Krankheit können langsam, auch bis zu 24 h nach dem Ereignis auftreten; daher auch bei Verdacht immer Klinikeinweisung. Als Notfallmaßnahme ist – unabhängig von der Oxygenierung (!) – eine möglichst hohe F_iO_2 (1,0=N_2-frei !) notwendig, um ein großes Konzentrationsgefälle (Diffusionsgradient) zur Abatmung von Inertgasen (N_2) zu erreichen (1. Fick'sches Diffusionsgesetz)!

Symptomatik
Anamnese. Tauchen (auch an Mechanismen eines Ertrinkungsunfalls denken!).

Barotrauma. Schon bei geringer Tauchtiefe möglich (>3–5 m):
- Tauchgang mit Gerät (unterschiedliche Dauer).
- Nasennebenhöhlenschmerz, evtl. Nasenbluten.
- Ohrschmerzen, Gehörverlust, Ohrensausen (Tinnitus).
- Atemnot, atemabhängige Schmerzen.
- Kolikartige Bauchschmerzen, Völlegefühl.
- Pneumothorax, Spannungspneumothorax (ein- oder beidseitig).
- Verschiedene Emphyseme (Haut, Mediastinum).
- Luftembolie (v. a. ZNS mit Apoplexsymptomatik).

Caisson-Krankheit. Erst bei größerer Tauchtiefe möglich, >20–30 m):
- Tauchgang (längere Tauchzeiten oder Wiederholungsgänge).
- Knochen-, Muskel- und Gelenkschmerzen (»Bends«).

- Neurologische Ausfälle: Lähmungen und Gefühlsstörungen, evtl. spinaler Schock, Inkontinenz, Krämpfe, positive Pyramidenbahnzeichen.
- Schwindel, Übelkeit, Erbrechen, Bewusstseinsstörungen.
- Euphorie oder andere psychische Störungen.
- Herz-Kreislauf- und Atembeschwerden.
- Hautjucken (»Taucherflöhe«) und Hautknistern.

Notfalltherapie

- Basischeck, Basismaßnahmen, Flachlagerung.
- Bei Verdacht auf Caisson-Krankheit in jedem Fall Gabe von 100% O_2!
- Zügigen Transport mit NA-Begleitung anstreben, um den Pat. bei Caisson-Krankheit frühzeitig einer Überdruckbehandlung mit kontrollierter Dekompression in einer Druckkammer zuzuführen (Verzeichnis der Kliniken mit Druckkammern liegt der RLS vor). Beachte: Nicht alle Druckkammern haben eine Beatmungsmöglichkeit! Ggf. (z. B. längerer Transport) den Einsatz einer mobilen Druckkammer erwägen; Anforderung über Feuerwehr/DLRG.
- Ggf. Entlastung eines Spannungspneumothorax.
- Medikamente:
  - Analgetika, z. B. Morphin (5–10 mg i.v.).
  - Ggf. Benzodiazepine, z. B. Diazepam (5–10 mg i.v.).
  - Ggf. Flüssigkeitsersatz mit VEL (Hypovolämie durch »Taucherdiurese«; weiteres Ziel: vermehrte Gaslösung bei Caisson-Krankheit).

Praxistipps

- Bei Hubschraubertransport sollte mit der niedrigstmöglichen sicherheitstechnisch vertretbaren Flughöhe geflogen werden.
- Möglichst Sicherstellung des Tauchgerätes zur Atemgasuntersuchung; Aufbewahrung des Tauchcomputers.

14.4 Stromunfall

Pathomechanismen/Symptome

Elektrischer Strom, der den menschlichen Körper durchfließt, stört die körpereigenen Stromflüsse in Nerven und Muskeln (elektrophysiologische Wirkung):

- Herzrhythmusstörungen, Kammerflimmern (Haupttodesursache bei Wechselstrom), auch primäre Asystolie (Hochspannungsgleichstrom).

- Verkrampfung der Atemmuskulatur mit Atemstörungen/Atemstillstand.
- Bewusstseinsstörungen bei Stromfluss durch das Gehirn.
- Wenn Strom den menschlichen Körper durchfließt, wird ein Kribbeln (Nervenreiz) verspürt.
- Erregung der Muskulatur mit Luxationen, Muskeleinrissen, Frakturen. Typisch: Krampfartiges Festhalten der Stromquelle.

Die stromflussbedingte Wärmebildung (elektrothermische Wirkung) verursacht Gewebeschäden (z. B. in Muskeln, Gehirn). Dabei Bildung von toxischen Eiweißzerfallprodukten → Nierenschädigung, Vergiftungserscheinungen. Starke Ströme verursachen, v. a. an den Ein- und Austrittsstellen, durch Hitzebildung Verbrennungen der Haut (Strommarken): grau-weiße bis verkohlte unregelmäßige Einsenkungen in die Haut mit wallartigem Rand.

Elektrochemische Wirkung (Elektrolyse): Zersetzung von Körpersubstanz, v. a. von Blutbestandteilen (Vergiftungssymptomatik).

Ggf. kann durch die photoelektrische Wirkung (Lichtbogen, Blitz, Funken) eine Netzhautschädigung im Auge eintreten.

Die Gefährdung eines Menschen durch Stromeinwirkung ist abhängig von:

- Stromstärke (abhängig von Spannung und Widerstand, Lebensgefahr >25–50 mA; zum Vergleich: Defibrillation 20–40 A, allerdings nur sehr kurze Einwirkzeit).
- Einwirkdauer (Kontaktzeit).
- Stromweg durch den Körper (Ein- und Austrittsstellen; Hand-Hand ist gefährlicher als Hand-Fuß oder Fuß-Fuß).
- Stromform (Gleich- oder Wechselstrom); bei Wechselstrom von der Frequenz (hochfrequente Ströme nehmen ihren Weg eher über die Körperoberfläche).
- Elektrischer Widerstand (beim Menschen schwankt dieser erheblich durch Körpergröße, Ein- und Austrittsstelle des Stroms, Haut-, Luft- und Erdfeuchtigkeit, Kontaktdruck und Berührungsfläche – zwischen 500 und 5000 Ω). Bei geringem Widerstand können schon kleine Spannungen (z. B. Autobatterie; 12 V) gefährlich werden.

Symptomatik
- Unfallmechanismus, Hinweise auf Stromunfall: nicht isolierte Leiter (z. B. Stromkabel, auseinandergebautes und angeschlossenes Elektrogerät, Ober- und Überlandleitungen, Trafohaus, nicht geerdetes Elektrogerät).

- Bewusstseinsstörungen bis Bewusstlosigkeit.
- Herzrhythmusstörungen, evtl. Kammerflimmern oder Asystolie, Apnoe.
- Charakteristische Strommarken (Verbrennungen, Verkohlungen).
- Bei Blitzschlag: Zerfetzung und Verbrennung von Kleidern, Schmelzen von Metallteilen (z. B. Knöpfe), farnkrautartig verzweigte Blitzfiguren auf der Haut, Verbrennungen I–IV°, z. T. schwere Frakturen und Luxationen, u. U. Lähmung der Atemmuskulatur mit Atemstillstand und sekundärem Herz-Kreislauf-Stillstand.

Notfalltherapie

- Stromquelle abschalten bzw. abschalten lassen. Bei Niederspannung: ggf. Rettung; Eigenschutz nicht vernachlässigen! Bei Hochspannung: Rettung nur durch Feuerwehr oder anderes VDE-Fachpersonal (mindestens 10 m Abstand halten!).
- Basischeck, Basismaßnahmen, ggf. Reanimation (▶ Kap. 5), EKG-Monitoring.
- Behandlung von Herzrhythmusstörungen, Verletzungen, Verbrennungen usw.
- Medikamente:
  - Analgetika, z. B. Morphin (2,5–10 mg i.v.).
  - Ggf. Benzodiazepine, z. B. Diazepam (5–10 mg i.v.).

Praxistipps

- Auch bei primär überlebtem Stromunfall zunächst Klinikeinweisung anstreben; in der Klinik Tetanusschutz und Risikostratifizierung. Unbedingt stationäre Überwachung in folgenden Fällen (wegen potenziell eingetretener Schäden und deren Auswirkungen):
  - Pathologisches 12-Kanal-EKG.
  - Pathologische Blutwerte (z. B. Blutbild, Elektrolyte, Herzenzyme).
  - Unfall mit einer Spannung >500 V (Muskelnekrosen, Elektrolytveränderungen, Nierenversagen).
  - Risikofaktoren: Stromfluss Hand–Hand oder über nasse Haut; tetanische Kontraktionen, Verbrennungen, jegliche Bewusstseinsstörungen oder neurologische Auffälligkeiten (Amnesie, Seh-/Hörstörungen, Schwindel, vegetative Symptome, Paresen/Parästhesien), Gefäßverschlüsse/Thrombosen, kardiale Warnsymptome (Thoraxschmerz, Palpitationen, Dyspnoe), schwere kardiopulmonale Grunderkrankungen.
- Sonst ambulante Behandlung mgl. (Alles-oder-nichts-Gesetz; keine nachträglichen Pathologien »aus dem Nichts« zu erwarten).

- Niederspannung (vereinfacht <1000 V): v. a. Störungen der Elektrophysiologie (Herz!); i. d. R. nur direktes Berühren stromführender Leiter gefährlich.
- Hochspannung (vereinfacht >1000 V): v. a. Verletzungen durch elektrothermische Wirkung (Verbrennung) und Muskellähmung (≤30 min, dadurch Atemstillstand). Der Strom kann auch nicht leitende Strecken überbrücken!

14.5　Thyreotoxische Krise

Akute, lebensbedrohliche Reaktion bei Hyperthyreose infolge Adenom, Tumor, Morbus Basedow oder Schilddrüsenhormontherapie. Führende **Symptome:**

- Bewusstseinsstörungen bis Koma.
- Unruhe, delirante Zustände, Angst.
- Hochgradige Tachykardie.
- Schweißausbrüche, Exsikkose.
- Muskelschwäche, evtl. Krampfanfälle.
- Feuchtwarme Extremitäten, hohes Fieber (>40°C).
- Evtl. Hyperthyreose bekannt: Augensymptome (z. B. Glanzauge, Exophthalmus), Kropf (Struma), warme Umgebung wird als sehr unangenehm empfunden (Wärmeintoleranz), Gewicht ↓ trotz Heißhunger (Grundumsatz ↑), Ruhetachykardie, Hypertonie, psychomotorische Unruhe, Durchfall.

Die **Notfalltherapie** besteht in physikalisch kühlenden Maßnahmen bei Fieber, ggf. Flüssigkeitssubstitution (VEL), ggf. β-Blocker (z. B. Esmolol, initialer Bolus 0,5 mg/kg KG i.v.) und/oder Benzodiazepine (z. B. Diazepam, 5–10 mg i.v.).

❶ Cave – Auf jeden Fall Klinikeinweisung; Intensivbehandlung ist Pflicht. Akute Lebensgefahr! Insbesondere bei zurückliegendem Kontakt mit iodhaltigen Präparaten treten thyreotoxische Krisen mit hoher Letalität auf (Latenzzeit: Wochen bis Monate). Vorsicht bei Katecholamingabe!

14.6　Urologische Notfälle

Peinlichkeit für den Pat. bedenken! Auf Takt und Distanz achten. Bereits bei Verdacht ist der Pat. immer rasch einer urologischen Behandlung zuzuführen (insbes. bei V. a. auf Hodentorsion). In vielen Fällen verhütet nur die frühzeitige urologische Therapie Komplikationen und bleibende Schäden (z. B. Zeugungsunfähigkeit).

- Grundsätzlich Ess-, Trink-, Rauchverbot (→ oft Operation)!
- Ggf. Schmerzbekämpfung, z. B. Opioid (Piritramid).

14.6.1   Harnleiterkolik

Kolikartige Schmerzen bei Harnaufstau infolge Verlegung des Harnleiterlumens. Ursache: Harnleiterstein. Symptomatik: Kolikartige Schmerzen im Rücken-/Flankenbereich, Ausstrahlung in die Leistenregion bis Skrotum/Labien mgl., Nierenlagerklopfschmerz, ggf. Zeichen des akuten Abdomens. Therapie: Basismaßnahmen, Standardtherapie, Analgetikum (z. B. Metamizol i.v.), Spasmolytikum (z. B. N-Butylscopolaminiumbromid i.v.). Einweisung in urologische Fachabteilung. Bei Symptomatik eines akuten Abdomens mit der differenzialdiagnostischen Erwägung »Harnleiterkolik« → allgemeinchirurgische Abklärung zunächst im Vordergrund.

14.6.2   Akuter Harnverhalt

Unvermögen, die gefüllte Harnblase zu entleeren. Ursachen: Prostatahyperplasie, Tumor, Trauma, Operation u. a. Komplikationen: Harnstau, Nierenversagen. Symptomatik: Harndrang bei Unfähigkeit zum Wasserlassen, in den Genitalbereich ausstrahlende Schmerzen, evtl. Abwehrspannung, prallgefüllte Harnblase tastbar. (Beim Tasten schmerzhaft → behutsam vorgehen!). Therapie: Blasenkatheter; urologische Abklärung der Ursache.

14.6.3   Priapismus

Akute, schmerzhafte Dauererektion des Penis ohne sexuelle Erregung. Ursachen: idiopathisch, Veränderung der Blutzusammensetzung, verschiedene Medikamente, Schwellkörper-Autoinjektionstherapie (SKAT) u. a. Komplikationen: Impotenz, Schwellkörperfibrose, Gangrän. Therapie akut: Analgesie, Sedierung, Blutverdünnung, Kühlen der Leisten. Fachbehandlung (Urologie): intrakavernöse Injektion von α-Sympathomimetika, Operation (Punktion).

14.6.4   Paraphimose (»Spanischer Kragen«)

Vorhautenge mit Abschnürung des Penis hinter der Eichelwulst. Ursache: zurückgestreifte, enge Vorhaut bei Erektion/nach Blasenkatheteranlage nicht reponiert. Symptomatik: Schmerz. Glans freiliegend, geschwollen, blau-rot verfärbt. Ödem. Oft im Rahmen sexueller Handlungen (Selbstbefriedigung, Beischlaf usw.); oft junge Pat., äußerst befangen/hinausgezögerter Arztbesuch. Komplikationen: Entzündung, Nekrosen und Gangrän. Therapie: Manuelle Reposition der Vorhaut (Kompression der Eichel – Auspressen über 5 min – Vorhaut zurück-streifen). Bei Misslingen der Reposition sofort, bei Gelingen später (zur Prophylaxe) Zirkumzision.

14.6.5 Akutes Skrotum

Symptomkomplex, dem verschiedene Erkrankungen im männlichen Genitalbereich zugrunde liegen können, die schneller Diagnostik und ggf. sofortiger Therapie bedürfen: Rasch zunehmende, in Unterbauch und Leiste ausstrahlende, dumpfe, z. T. starke Schmerzen, Druckschmerzhaftigkeit, Rötung der Skrotalhaut, einseitige Schwellung (Seitendifferenz) des Skrotums, evtl. Übelkeit und Erbrechen sowie Kollapsneigung. Häufige Ursachen werden nachfolgend beschrieben. Weitere Ursachen können Hydatidentorsionen, inkarzerierte Hernien, Tumoren und Traumata sein.

Hodentorsion (häufigste Ursache für akutes Skrotum im Kindesalter). Verdrehung von Hoden und Funiculus spermaticus. → I. d. R. zunächst venöser, später arterieller Blutfluss unterbrochen (hämorrhagische Infarzierung). Meist bei Jugendlichen (12–20 Jahre), aber auch schon Säuglinge/Ältere betroffen. Diagnose: Akutes Skrotum, evtl. Prehn-Zeichen negativ: Schmerzverstärkung beim Anheben des Hodens (nicht zuverlässig). Anamnese: plötzlich, sowohl bei Bewegung als auch während der Nachtruhe, ohne direktes Trauma. Gefahr: Akuter Verschluss der A. spermatica → Hypoperfusion des Hodengewebes → Absterben der Keimzellen nach 2–6 h. Unbedingt sofort urolog. Behandlung (Voranmeldung; i. d. R. Operation)! Akutmaßnahme: Da die Drehrichtung des Hodens nach medial weist, ist der Versuch einer Detorquierung nach lateral durch den Versierten gerechtfertigt → Analgesie! Fachärztliches Eingreifen nicht verzögern!

Hodenentzündung (Orchitis, Didymitis). Entzündung eines oder beider Hoden. Ursachen: Übergreifen einer Allgemeininfektion (häufig: Mumps), isolierte Virusinfektion der Hoden, Übergreifen einer Nebenhodenentzündung, Trauma. Diagnose: Hodenhochlagerung → Schmerzen ↓. Therapie: Linderung der Beschwerden durch Kühlung und Hodenhochlagerung mit Hodenbänkchen/Verband (Druckentlastung durch Verminderung des arteriellen Zuflusses und Verbesserung des venösen und lymphatischen Abflusses, Schmerzlinderung). Ggf.

Antibiotika (Klinik). Sichere Abgrenzung zur Hodentorsion im RD nicht möglich.

Akute Nebenhodenentzündung (Epididymitis). (Bakterielle) Entzündung eines oder beider Nebenhoden. Häufigste Ursache für das akute Skrotum im Erwachsenenalter. Ursachen: Veränderungen der Harnröhre (z. B. Klappen, Stenosen), Dauerkatheter, Prostataerkrankungen, seltener Fortleitung einer Infektion über Blutweg oder Lymphbahn. Neben den Symptomen des akuten Skrotums Fieber. Die Abgrenzung zur Hodentorsion ist oft schwierig. Evtl. Prehn-Zeichen positiv: Hodenhochlagerung → Schmerzen ↓ (nicht zuverlässig). Therapie: Hodenhochlagerung, Kühlung, Antibiotika (Klinik).

14.7   Notfälle der Sinnesorgane

14.7.1   Augennotfälle

Traumatische Augennotfälle. Bei Traumata der Augen können Hornhautschädigungen, Einblutungen in die vordere Augenkammer und/oder den Glaskörper, Netzhautriss, Linsenverlagerung und Iriseinriss auftreten (auf Verziehungen der Iris achten). Gefahren: Infektionen, Kataraktentwicklung, Ablatio retinae, Sekundärglaukom → Gefahr der Erblindung. Beispiele für Augentraumata:

Spitzes Trauma. Perforation von Hornhaut bzw. Augapfel, oft als klaffende Wunde erkennbar; kleine Perforationen sind nur schwer zu sehen. Unfallmechanismus beachten, z. B. Arbeiten mit Hammer und Meißel → plötzlicher Schmerz im Auge (durch Späne/Splitter)!

Stumpfes Trauma. Prellung, Blow-out-Fraktur (= Orbitabodenfraktur; häufig durch Bälle, z. B. Squashball). Häufig Einklemmung des M. rectus inferior (Aufwärtsblick des betroffenen Auges nicht mehr möglich). Oft Doppelbilder. Bei unscharfem Sehen ist an eine begleitende Linsenluxation zu denken.

Ein **Sturz** auf die Schläfe kann zu Zerreißungen oder Zerrungen des Sehnervs führen (fehlende Pupillenreaktion auf der betroffenen Seite).

Windschutzscheibenmechanismus bei Pkw-Unfall (nicht angeschnallt): Beim Aufprall des Kopfes gegen die Scheibe liegt die Bruchkante genau auf Augenniveau → schwerste beidseitige Schnittverletzungen auf Augenhöhe, häufig mit Verlust der Sehkraft.

Verbrennung/Verätzung. Schädigung der Hornhaut, Bindehaut und der Lider durch Einwirkung von Hitze und ätzenden Substanzen. Rötung und Ödem der Bindehaut (I°); Blässe der Bindehaut/evtl. weiße Hornhaut (II°); gekochtes Fischauge (III°)

❶ Cave – Das Schicksal des Auges bei Verätzungen hängt wesentlich vom frühzeitigen, ausgiebigen und technisch korrekten Spülen des Auges ab! Rascher Transport zur Augenklinik unter Fortsetzung der Spülung!

Verblitzung. Kleine punktförmige Hornhautschädigungen durch Einwirkung von UV-Strahlung (Schweißen; Höhensonne; Gletschersonne). Lidkrampf und zunehmende Schmerzen entwickeln sich meist nach Stunden (»Schneeblindheit«).

Lidverklebung durch Sekundenkleber: keine sinnvolle Erste Hilfe möglich, da der Kleber sofort aushärtet. Augenärztliche Versorgung erforderlich. Ein Sondersignaltransport ist i. d. R. nicht gerechtfertigt.

Nicht traumatische Augennotfälle

Winkelblockglaukom (Engwinkelglaukom). Abflussblockierung des Kammerwassers → akuter Glaukomanfall; begünstigt durch Mydriasis. Heftigste dumpfe Schmerzen, Ausstrahlung in den gesamten Kopf oder Bauch, Verwechslung mit akutem Abdomen möglich. Übelkeit, harter Augapfel (zum Vergleich nicht betroffenes oder eigenes Auge tasten – Pat. nach unten schauen lassen und durch das geschlossene Oberlid palpieren), oft bekannte Anamnese, evtl. Abnahme der Sehkraft.

Zentralarterienverschluss. Meist durch Embolie (Vorerkrankungen, z. B. Vorhofflimmern, Karotisstenose, Endokarditis!). Absterben der Ganglienzellen innerhalb von 60 min möglich. Symptomatik: schmerzloser Verlust der Sehkraft auf einem Auge innerhalb von Sekunden (schlagartig)! Aufgrund des Pathomechanismus Kombination mit Apoplexie möglich! DD: Amaurosis fugax.

Zentralvenenverschluss. Häufigste Erblindungsursache bei älteren Menschen. Verlust der Sehkraft auf dem betroffenen Auge innerhalb von Minuten bis Stunden.

Netzhautablösung (Ablatio retinae). Spontan oder nach Trauma, Entzündung, Aderhautmelanom. Verlust der Sehkraft auf dem betroffenen Auge innerhalb von Minuten bis Stunden. Lichtblitze in der Gesichtsfeldperipherie, Schwarm schwarzer Mücken (DD: »mouches volantes«, harmlose Glaskörpertrübungen), Rußregen vor den Augen, schwarzer Vorhang, der sich vor das Auge schiebt.

Akute Iritis. Starke Schmerzen, Bulbus im Gegensatz zum Glaukomanfall weich.

Karotis-Sinus-cavernosus-Fistel. Traumatisch oder spontan möglich. Prall gefüllte rote Venen im Weiß des Auges, evtl. hört der Pat. ein pulssynchrones Strömungsgeräusch (mit dem Stethoskop über dem Auge auskultierbar). Diagnostik durch Sonographie oder Angiographie in der Klinik. Operative Behandlung ggf. unter Einbeziehung der Neurochirurgie.

Notfalltherapie

— Basischeck, Basismaßnahmen, ggf. lockerer Verband (beide Augen).
— Psychische Betreuung! (Verlust der Sehkraft = psychische Belastung!)
— Bei isolierter Augenerkrankung oder -verletzung: Augenklinik anfahren (auch bei kleinen Lidkantenverletzungen, insbes. ausgerissene Hautstücke im Lidbereich zur Replantation asservieren, auch wenn sehr klein)!
— Penetrierende Fremdkörper belassen, evtl. fixieren.
— Bei Verätzung/Verbrennung:
  – Ggf. vorsichtiges Entfernen locker sitzender, ätzender Partikel mit Wattestäbchen (z. B. bei Kalkverätzung).
  – Ausgiebiges Augenspülen: Aufhalten des Auges, dabei Kopf zur Seite des verletzten Auges drehen und das gesunde Auge schützen; von innen (Nase) nach außen (Augenwinkel) spülen; den Pat. auffordern, das Auge in alle Richtungen zu bewegen. Spüllösungen: Wasser, NaCl 0,9%, evtl. spezielle Pufferlösungen (Kontraindikationen beachten, z. B. Erdalkalien).

Eine effektive Augenspülung unter rigorosem Aufhalten der Augen und Ektropionieren der Lider ist häufig nur bei beherztem Eingreifen und unter Analgesie/Sedierung möglich.
— Bei akutem Visusverlust (DD Zentralarterienverschluss) rascher Transport in Augenklinik nach Voranmeldung. Evtl. kann Bulbusmassage versucht werden. Optimal: internistische Intensivstation vorhanden (u. U. Lysetherapie). Bei Apoplexsymptomatik ggf. Stroke Unit anfahren.
— Medikamente:
  – Analgetika, z. B. S-Ketamin (0,125–0,25 mg/kg KG i.v.); bei Glaukomanfall eher ein Opioid wie Piritramid (0,1–0,2 mg/kg KG i.v.)
  – Zur Augenspülung bei Verätzung: ggf. Lokalanästhetika (spezielle Augentropfen; z. B. Oxybuprocain).
  – Bei Glaukomanfall:
    Carboanhydratasehemmer, z. B. Acetazolamid (500 mg langsam i.v.). Wenn vorhanden: Pilocarpin-Augentropfen 0,5–1% (alle 10 min 1 Trpf., bis keine Pupillenverengung mehr nachweisbar ist).
    Opioid mit miotischem Effekt als Analgetikum, z. B. Piritramid (► o.). Kein Pethidin!

14.7.2 Ohrennotfälle

Das Ohr kann durch innere wie äußere Einflüsse empfindlich geschädigt werden bzw. erkranken. Symptome, die üblicherweise auf eine Ursache in den Gehörorganen schließen lassen, können auch durch Erkrankungen umliegender Organsysteme (Gehirn, Augen, Zähne, Mandeln usw.) bedingt sein. DD Schwindel ▶ Kap. 6.5, ◻ Tab. 6.7. Spezielle **wichtige Krankheits- und Verletzungsbilder** sind:

Ménière-Krankheit. Erkrankung des Innenohrs mit Ansammlung von Flüssigkeit im Labyrinth (Gleichgewichtsorgan); meist nur ein Ohr betroffen. Symptomatik: Plötzliche Schwindelanfälle, die den Pat. zu Boden werfen können, Übelkeit, Erbrechen, ruckartige Augenbewegungen, Hörverlust, Tinnitus, Druckgefühl im betroffenen Ohr. Die Anfälle dauern 1 min bis mehrere Stunden und treten unterschiedlich häufig auf. Hörverlust und Ohrensausen können zwischen den Anfällen andauern.

Fremdkörper im Ohr. Meist im Rahmen spielerischer Manipulationen bei Kindern. Symptomatik: Ohrenschmerz, Blutung oder Ausfluss aus dem Ohr, evtl. Übelkeit oder Erbrechen, Angst. Unfallmechanismus!

Hörsturz. Akuter Verlust der Schallempfindung (Hörkraft) aufgrund von Durchblutungsstörungen des Innenohrs. Symptomatik: Plötzlicher Hörverlust (oft morgens nach dem Aufwachen); Ohrensausen; Völlegefühl; evtl. (Dreh-) Schwindel; Gefühl von »Watte im Ohr«, Angst.

Notfalltherapie
- Basischeck, Basismaßnahmen, ggf. lockerer steriler Ohrverband.
- Medikamente:
  - Ggf. Analgetika, z. B. Opioid Piritramid (0,1–0,2 mg/kg KG i.v.).
  - Bei Ménière-Anfall:
    Antiemetika, z. B. Triflupromazin (5–10 mg i.v.).
    Ggf. Benzodiazepine, z. B. Diazepam (5–10 mg i.v.).

Psychiatrische Notfälle

15.1 Der psychisch auffällige Patient

Der Notarzt trifft sehr häufig auf Personen, deren Verhalten und Erleben von einer allgemein akzeptierten Normalität abweicht. Dies ist jedoch nicht automatisch mit »krankhaft« oder »akut behandlungsbedürftig« gleichzusetzen, auch wenn der Laie hierdurch alarmiert sein mag oder gar eine Unterbringungsnotwendigkeit zu erkennen glaubt. Psychische Normvarianten (z. B. exzentrisches Verhalten) und normale psychische Reaktionen auf ein außergewöhnliches Ereignis (z. B. überbrachte Todesnachricht, Zeuge eines schweren Unfalls) müssen von psychiatrischen Notfällen abgegrenzt werden. Zu den genannten psychischen Ausnahmesituationen (akute Belastungsreaktionen) finden sich Hinweise in ▶ Kap. 2.2.1 und ◨ Tab. 15.3. Dringend behandlungsbedürftige Ursachen psychiatrischer Symptome sind in ◨ Tab. 15.1 aufgeführt.

> Zunächst sind evtl. vital bedrohliche Störungen zu erkennen und ggf. zu behandeln (Sicherung der Vitalfunktionen, ggf. unabhängig von der Ursache).
> So schnell wie möglich: »Entdramatisierung« der Notfallsituation! Entlasten, Vertrauen und Sicherheit vermitteln. Regeln der Psychischen Ersten Hilfe ▶ Kap. 2.2.1.

Im Sinne einer Arbeitshypothese gelingt im Notarztdienst meist eine syndromale Zuordnung der Symptomatik, die als Basis der präklinischen Notfallversorgung und zur Entscheidung über die Notwendigkeit einer Sofortbehandlung oder einer Klinikeinweisung ausreicht (◨ Tab. 15.2). Die eigentlichen Ursachen treten zunächst in den Hintergrund (z. B. Schizophrenie, demenzielle Erkrankung).

Auch bei psychiatrischen Notfällen gilt prinzipiell die Verpflichtung zu einer sorgfältigen und leitliniengerechten Therapie unter Berück-

◻ Tab. 15.1. Psychisch auffälliger Patient: akut behandlungsbedürftige Ursachen

Psychiatrische Notfälle (Syndrome) im engeren Sinn	Pharmakologisch-toxische Einwirkungen	Psychische Folgen anderer Erkrankungen
– Exazerbation oder Erstmanifestation einer psychiatrischen Erkrankung – Angst- und Erregungszustände, Panikattacken – Verwirrtheit – Delir – Stupor/Katatonie – Suizidabsicht	– (Neben-) Wirkungen einer indizierten Medikation (z. B. hyperkinetisch-dystones Syndrom nach MCP-Einnahme) – Alkohol und andere Rauschmittel – Andere Intoxikationen – Entzugssyndrom	– Hypo-/Hyperglykämie, andere endokrinologische oder metabolische Entgleisungen – Hyperventilationssyndrom – Hypoxie, Schock, Exsikkose – Apoplexie, intrazerebrale Blutung – Z. n. Krampfanfall – Meningitis/Enzephalitis
→ Nach Erstversorgung i. d. R. Transport in psychiatrische Klinik (sofern nicht Verletzungen oder internistische Probleme im Vordergrund stehen)	→ Nach Erstversorgung i. d. R. Transport in internistische Klinik (ggf. Intensivtherapie)	→ Nach Erstversorgung i. d. R. Transport in internistische, neurolog. oder neurochirurg. Klinik (ggf. Intensivtherapie)

sichtigung der Grundsätze von Aufklärung und Einwilligung (Patientenautonomie) sowie zur sorgfältigen und nachvollziehbaren Dokumentation. Verweigert der Pat. Gespräch, Untersuchung, Behandlung oder den Transport in eine Klinik, muss individuell entschieden werden, ob ausreichende Voraussetzungen gegeben sind, die – als letztes Mittel – Zwangsmaßnahmen rechtfertigen und gebieten (Grundsätze ▶ Kap. 1.3.3). Eine psychische Störung und unkooperatives Verhalten allein sind unzureichend für die Annahme einer Einwilligungsunfähigkeit.

15.2 Psychiatrischer Notfall

Psychopathologischer Befund – wichtige Leitsymptome

Eine **quantitative Bewusstseinsstörung** (Vigilanz/GCS ↓) ist das Leitsymptom akuter organisch bedingter Störungen! Somnolenz, Sopor oder Koma müssen am ehesten an internistische, neurologische Notfälle (inkl. intrakranielle Blutungen) oder Intoxikationen denken lassen.

- **Bewusstseinsstörungen, qualitativ:** Desorientiertheit findet sich v. a. bei organischen Psychosen, Verlust der Orientierung meist in der Reihenfolge Zeit → Ort → Situation → Person (Schweregradbeurteilung; die »persönliche Fassade« bleibt am längsten erhalten, z. B. bei Alzheimer-Demenz). Keine adäquate Reaktion auf die Umwelt (Bewusstsein eingeengt oder verschoben oder mangelnde Klarheit des Erlebens und Verstehens), z. B. im Dämmerzustand (Pat. lebt in einer eigenen Welt, nimmt nur begrenzt Umweltreize wahr, einfache Befehle werden ausgeführt, anschließend oft Amnesie – Bsp.: postiktaler Dämmerzustand).
- **Denkstörungen:**
  - **inhaltlich: z. B. Wahn** (objektive Unmöglichkeit, subjektive Gewissheit, Unkorrigierbarkeit) – Leitsymptom für Verwirrtheitszustand, Dämmerzustand und Delir.
  - **formal:** weitschweifiges/umständliches Denken (oft bei Demenz), Ideenflucht/»vom Hölzchen aufs Stöckchen« (oft bei Manie), zerfahrenes Denken ohne Zusammenhang (oft bei Schizophrenie), grübelndes/verlangsamtes Denken (oft bei Depression).
- **Gedächtnisstörungen:** z. B. Konfabulationen (objektiv erfunden, subjektiv real; typisch bei Korsakow-Psychose), Amnesie (bei SHT, Epilepsie, Hypnotika, psychischer Traumatisierung), Paramnesie (Trugerinnerung, unspezifisch – auch bei Gesunden, z. B. Erschöpfungszuständen).
- **Wahrnehmungsstörungen:** z. B. Halluzination (Nichtreales wird als real wahrgenommen), Illusion (Reales wird als etwas anderes erkannt), Wahrnehmungsverzerrung.
- **Ich-Störungen:** z. B. Erleben einer nicht vorhandenen Fremdbeeinflussung (z. B. bei Schizophrenie häufig Gedankeneingebung, -ausbreitung, -entzug), Depersonalisation, Derealisation.
- **Affektive Störungen:** z. B. rascher Stimmungswechsel (Affektlabilität), keine Beherrschung der Affektäußerung (Affektinkontinenz), Affektarmut, Affektstarrheit.

Häufige psychiatrische Notfallsyndrome
◨ Tab. 15.2.

■ **Tab. 15.2.** Psychiatrische Notfallsyndrome (grobe Differenzierung)

Bewusstsein (qualitativ)	Antrieb	Wahrnehmung und Denken	Stimmung	Arbeits-diagnose
– Klar und orientiert – Gedächtnis intakt	gesteigert	Ideenflucht, Größen-wahn	inadäquat heiter	manisches Syndrom
		Halluzinationen (aku-stisch), Beeinträchti-gungsideen	misstrauisch, ängstlich	paranoid-hal-luzintorisches Syndrom
		Wahn	gedrückt, rastlos	agitiert-depressives Syndrom
	gehemmt	gehemmtes Denken	gedrückt, schwermü-tig, gefühllos	depressives Syndrom
	blockiert	gehemmtes Denken	gleichgültig, gedrückt oder angespannt	akinetisches Syndrom (Stupor)*
– Variabel (eher klar und orien-tiert) – Gedächtnis intakt	gesteigert	Verzerrung, illusionäre Verkennung, Verfol-gungsideen	ängstlich bis panisch	Angst-syndrom, Panikattacke
	gesteigert	i. d. R. normal	ängstlich bis panisch	Realangst (objektiv be-gründbar, z. B. bei ACS)
– Variabel (eher klar, aber desorientiert) – Amnesie möglich	starke Erregung	zerfahrenes, unzusam-menhängendes Denken, Sinnestäuschungen	heiter, ängstlich, aggressiv, euphorisch, enthemmt	hyperkine-tisches Syn-drom (akuter Erregungszu-stand)
	gehemmt/ gesteigert	Merkschwäche, Konfabulation	variabel	amnestisches Syndrom (Korsakow)**
– Getrübt, meist desorientiert – Oft Amnesie	gesteigert	Wahnideen, Sinnestäu-schungen, eingeengtes Bewusstsein, Ziellosig-keit, Tobsuchtsanfälle	gespannt, ängstlich, aggressiv	Dämmer-zustand (z. B. postiktal)

▼

◪ Tab. 15.2. *Fortsetzung*

Bewusstsein (qualitativ)	Antrieb	Wahrnehmung und Denken	Stimmung	Arbeitsdiagnose
	gesteigert	Halluzinationen (optisch), Wahnideen	ängstlich	Delir (delirantes Syndrom)***
	gesteigert/ gehemmt	zerfahrenes, verworrenes Denken; Sinnestäuschungen	ratlos	amentielles Syndrom (Verwirrtheitszustand)****

* Weder seelische noch körperl. Aktivität erkennbar (»Erstarren«) – meist klares Bewusstsein. Kommunikation nicht möglich. Lebensbedrohlich, wenn vegetative Entgleisungen oder Fieber auftreten (DD perniziöse Katatonie/malignes neuroleptisches Syndrom). Einweisung in Klinik mit Intensivstation und Möglichkeit zur Elektrokrampftherapie.
** Chronisch z. B. bei Alkoholismus, nach CO-Vergiftungen, organ. Hirnerkrankungen. Akuter Notfall: Wernicke-Enzephalopathie mit Apathie bis Koma, zerebelläre Ataxie, Ophthalmoplegie/ Nystagmus, delirante Symptome, evtl. Krampfanfall. Sofortige Vitamin-B$_1$-Substitution erforderlich!
*** Störung von Bewusstsein und Kognition, Desorientiertheit, Verkennung der Umgebung, Halluzinationen (v. a. optisch – »schnell, viel, beweglich«), Beschäftigungsdrang, Suchverhalten, Nesteln – auch hypoaktive Formen möglich, sympathikotone Störungen (Tremor, Schwitzen, Tachykardie, Hypertonie), erhöhte Suggestibilität. Ursachen: Alkoholismus, Entzugssyndrome, schwere Infektionen, Medikamente, Intoxikationen, demenzielle Syndrome, zentral-anticholinerges Syndrom.
**** Sonderfall transitorische globale Amnesie (TGA): Akute vorübergehende Phase mit Merkfähigkeits- und Gedächtnisstörung. Ursache unklar. Routinehandlungen sind möglich. Für die Dauer der Episode besteht Amnesie.

Notfallmaßnahmen, Notfalltherapie

- Vorsichtige Annäherung, Fremdanamnese, Eigenschutz (z. B. auf gefährliche Gegenstände achten, die als Waffen benutzt oder geworfen werden könnten)!
- Wiederholte Einschätzung der Lage:
  - Fremdgefährdung (Personal/Dritte)?
  - Eigengefährdung (Patient)?
  - Einsichtsfähigkeit (Patient)? Bezug zur Realität gestört?
  - Behandlungsnotwendigkeit?
  - Bereitschaft des Patienten zur Behandlung?
  - Wenn zur Gefahrenabwehr körperlicher Zwang unabdingbar ist: Polizei hinzuziehen (Schweigepflicht bedenken/abwägen)!
- Grundsätze der Psychischen Ersten Hilfe beachten (▶ Kap. 2.2.1), ggf. »Talk-down« (insbes. bei »Horror-Trip« im Rahmen von Drogenkonsum; ▶ Kap. 12.6.2).

▼

- Sicherung der Vitalfunktionen! Basischeck und Basismaßnahmen; ggf. Atem- und Kreislaufunterstützung. DD erwägen (◨ Tab. 15.1)! Ggf. (kausale) Therapie.
- Wenn nötig: Pharmakotherapie je nach Syndrom (◨ Tab. 15.2–15.3).
- Immer Krankenhauseinweisung zur weiteren Abklärung anstreben.

◨ **Tab. 15.3.** Psychopharmakotherapie im Notfall

Syndrom	1. Wahl	Weitere Möglichkeiten für Spezialisten (Bsp.)
Belastungsstörung, akute	Propranolol (20–80 mg p.o. – einschleichend dosieren, 2-3×/Tag), möglichst keine Benzodiazepine!	
Delir, Entzug	Lorazepam (1–2 mg p.o. oder i.v.) oder Diazepam (5–10 mg i.v.)	Evtl. Clomethiazol, Clonidin, Tiaprid, Carbamazepin, Valproat
Delir, bei internistischen und demenziellen Erkrankungen	Haloperidol (nach Schweregrad 1–10 mg i.v., nach Wirkung titrieren; >65 Jahre präklinisch 0,25–2,5 mg i.v.), ggf. zusätzlich Lorazepam (0,5–1 mg p.o. oder i.v.)	Evtl. Risperidon, Pipamperon, Melperon, Olanzapin, Ziprasidon
Delir, zentral-anticholinerg (ZAS) (► Kap. 12.6.1)	Physostigmin (1 mg sehr langsam i.v., ggf. wdh.), Atropin als Antidot bereithalten	
Dyskinesie, Hypo-/Akinese (bes. durch Neuroleptika)	Biperiden (2,5 mg i.v., ggf. wdh. nach 30 min)	
Erregungszustand, psychomotorisch	Haloperidol (2,5–10 mg p.o. oder i.v. zur Not i.m., ggf. wdh. nach 20 min), ggf. zusätzlich Lorazepam (0,5–2 mg p.o. oder i.v., zur Not i.m.)	Clozapin, Olanzapin, Promethazin, Ziprasidon
Manisches Syndrom, paranoid-halluzinatorisches Syndrom	Haloperidol (2,5–10 mg p.o. oder i.v. zur Not i.m., ggf. wdh. nach 20 min), ggf. zusätzlich Lorazepam (0,5–2 mg p.o. oder i.v., zur Not i.m.)	Chlorprothixen, Perazin, Levomepromazin, Olanzapin, Ziprasidon, Zuclopentixol
Panikattacke, psychogene Erregung, Angstzustände	Lorazepam (0,5–2 mg p.o. oder i.v.) oder Diazepam (2,5–10 mg i.v.)	Alprazolam, Olanzapin, Propranolol

Gerade bei der Akuttherapie mit Sedativa und Neuroleptika sind Risiken (z. B. Atemdepression, Kreislaufreaktion, Dyskinesien), Kontraindikationen und Wechselwirkungen zu beachten (► Kap. 16). Strenge Indikationsstellung!

15.3   Selbsttötungsabsicht/Suizidversuch

Symptomatik

Aussprechen, Androhen, Antäuschen oder Durchführen von Maßnahmen, die nach Ansicht des Betroffenen und/oder Dritter geeignet sind, die eigene Gesundheit akut zu schädigen oder sich das Leben zu nehmen.

— Evtl. bekannte Auslöser (z. B. Enttäuschung), Abschiedsbrief.
— Variable psychische Verfassung (Schwankungen möglich), auch abhängig von begleitender Alkohol- oder Medikamentenintoxikation):
  – depressive Verstimmung, Angst, Trauer, Wut,
  – Aktivität, Nervosität, Aggression,
  – Entspannung, abnorme Gelassenheit.
— Kriterien für erhöhte Suizidgefahr: akute Angst, Depression, Schuldgefühle; Erleben von Aussichtslosigkeit, bittere Äußerungen über das Leben; sozialer Rückzug, Einsamkeit; Verlusterlebnisse; ständige Beschäftigung mit Todesgedanken; frühere Suizidversuche; frühere Suizidhandlungen in der näheren Umgebung (Familie) des Pat.

Die Gesprächsführung mit akut suizidalen Patienten (z. B. Pat., der zu springen droht) sollte von einem hierin erfahrenen und geschulten Arzt oder Krisenmanager übernommen werden. Ggf. Fachdienste (z. B. Polizeipsychologen) nachfordern. I. d. R. sind Kriseninterventionsteams nicht zuständig/ qualifiziert.

Notfallmaßnahmen bei V. a. Suizidalität
— Anfahrt (letzte Strecke) möglichst ohne Sondersignal, rücksichtsvolles Auftreten (um den Pat. nicht unter Druck zu setzen oder zur Vollendung von Suizidhandlungen zu provozieren)
— Allgemeine Maßnahmen bei psychiatrischen Notfällen ▶ Kap. 15.2.
— Impulse zur **Gesprächsführung** und **psychischen Betreuung** (an konkrete Situation anpassen):
  – Vorbehaltloses Akzeptieren und Ernstnehmen des Patienten, Zuhören in ungestörter Atmosphäre (der Pat. darf sich nicht bedroht oder peinlich beobachtet fühlen; von Schaulustigen abschirmen).
  – Suizidgedanken offen, direkt und ernstnehmend erfragen.»Entpathologisierung« von suizidalem Verhalten (Abbau von Scham, Sündevorstellungen, Wertungen).
▼

- Akzeptieren des suizidalen Verhaltens als Notsignal für die persönliche Lage des Patienten (weder verharmlosen noch relativieren noch dramatisieren).
- Heftige Affektäußerungen (Weinen, Aggression) sollten unerwidert angenommen werden, auch wenn sie (scheinbar) gegen den Helfer gerichtet sind.
- Zu unterlassen sind: (fadenscheinige) Ablenkungsmanöver, Belügen des Pat., unhaltbare Versprechen, vorschnelle therapeutische Ratschläge (»Es ist doch alles ganz einfach…«, »An Ihrer Stelle würde ich…«), Versuch der »präklinischen Psychotherapie«.
- Weiteres Gespräch eher auf Ressourcen des Pat. lenken als auf Defizite und Auslöser des Suizidversuchs, z. B. Ansprechen von Bindungen (z. B. Freunde, Religion). Ggf. Kontaktpersonen des Pat. einbinden.
- Hilfsangebote (z. B. für den Pat. angenehme Aspekte der freiwilligen psychiatrischen Einweisung aufzeigen, beispielsweise Herausnahme aus der turbulenten Notfallsituation).
- **Suizidale Patienten nicht allein lassen!**
- Sofern nötig und möglich, auch Betreuung der Angehörigen.
- Feststellen einer **Eigengefährdung** (ggf. auch **Fremdgefährdung**, z. B. gefährliche Eingriffe in den Straßen- oder Schienenverkehr) → **Klinikeinweisung** (möglichst freiwillig); ggf. Zwangseinweisung veranlassen (Ordnungsbehörde, Polizei) (► Kap. 1.3.3).

Praxistipps

- Die Vorstellung von appellativen Suizidversuchen als »Schrei nach Hilfe« ist für die Notfallmedizin unerheblich. Jeder Suizidversuch muss ernstgenommen und durch fachkundige Hilfe weiter abgeklärt werden, da sich ein hoher Anteil dieser Menschen sonst später wirksam das Leben nimmt (mind. 10%). Nicht selten sind erste Suizidversuche auch wegen mangelnder Kenntnis der Methoden erfolglos und nicht, weil der Suizid gar nicht beabsichtigt ist. Bei etwa 20–40% der erfolgreichen Suizide ging bereits mind. 1 Suizidversuch voraus.
- Kinder sind – wenn auch selten – ab etwa dem 6. Lebensjahr zu gezielten Suizidhandlungen fähig.

Deutsche Rechtssituation. Die Selbsttötung (auch Versuch) ist straflos. Für NA und RD-Personal ist der Selbsttötungswille des Pat. rechtsunbeachtlich (BGH-Rechtsprechung; Selbsttötung als Unglücksfall im Sinne des § 323c StGB). Auch wenn juristisch ein »echter Freitod« als freie Willensentscheidung denkbar ist, entspricht diese Vorstellung nicht der Realität: Die allermeisten Personen mit erfolgreichen oder erfolglosen Suizidversuchen leiden unter psychiatrischen Erkrankungen, die die freie Willensbildung beeinträchtigen und zu einem Großteil therapierbar sind. → Für den Notarzt ist daher regelmäßig die Pflicht gegeben, alles zu unternehmen, um unmittelbar bevorstehende suizidale Handlungen abzuwenden (Garantenstellung).

Notfallmedikamente

16.1 Wirkstoffe in alphabetischer Reihenfolge

16.1.1 Acetylsalicylsäure (ASS, ASA)

Präp. + Ind. + Dos. ◘ Tab. 16.1.

Praxistipps

Die i.v.-Anwendung von ASS bei akutem Koronarsyndrom (ACS) war in der Notfallmedizin bislang gebräuchlich. Die Fachgesellschaften empfehlen mittlerweile vorzugsweise die orale Gabe als Kautablette (kostengünstig und effektiv). In der Fachinformation von Aspirin® i.v. wird das ACS als Indikation nicht mehr aufgeführt (Stand 01/2009), im Gegensatz zu bestimmten oralen Präparaten, die hierfür ausdrücklich zugelassen sind (◘ Tab. 16.1). Die i.v.-Gabe kann jedoch gerechtfertigt bzw. zu bevorzugen sein, wenn bei p.o.-Gabe die Resorption nicht sichergestellt oder die Verabreichung im Einzelfall gefährlich erscheint (z. B. Übelkeit, Aspirationsgefahr).

KI. Überempfindlichkeit gegen ASS, Asthmaanfall oder allergische Reaktion nach Gabe anderer NSAID, Magen-Darm-Ulzera, Zeichen einer aktiven oder kürzlich aufgetretenen gastrointestinalen Blutung, hämorrhagische Diathese, frisches Trauma mit Gefahr einer nicht komprimierbaren Blutung, schwere nicht eingestellte Herzinuffizienz, letztes Schwangerschaftsdrittel (SSD) – u. a. Gefahr des vorzeitigen Verschlusses des Ductus arteriosus Botalli, [1.+2. SSD][1], [Stillzeit], [Asthma bronchiale], [Allergiker], [Cumarinmedikation], [Methotrexat-Therapie], [Kinder und Jugendliche, v. a. <12 J.], [schwere Leber- und Nierenfunktionsstörungen], [notwendige Operation in den folgenden Tagen]. Bei V. a. frische Apoplexie Erhöhung des Blutungsrisikos bedenken.

---

[1] KI in eckigen Klammern = relative Kontraindikationen.

◨ **Tab. 16.1.** ASS: Präparate, Indikationen und Dosierung

Indikation	Menge pro Einheit	Präparate	Dosierung
Akutes Koronarsyndrom (ACS): zur oralen Thrombozytenaggregationshemmung	50–300 mg	Acesal 250 mg, Aspirin N (100/300 mg), Aspirin protect (100/300 mg), ASS AbZ protect 100 mg, ASS-CT (50/100 mg) TAH, ASS gamma 75 mg Infarktschutz, ASS-ratiopharm 100 mg TAH, ASS-ratiopharm protect 100 mg, ASS Sandoz 100 mg, ASS STADA 100 mg, ASS STADA Protect 100 mg, Godamed (50/100/300 mg) TAH, HerzASS-ratiopharm (50/100 mg)	– 250 mg ASS p.o. (von den Fachgesellschaften werden Dosen von 160–325 mg empfohlen)
Akute Schmerzzustände (insbes. Migräneanfall, mit oder ohne Aura) und Fieber	300–600 mg	Acesal 500 mg Tbl., Alka-Seltzer classic 324 mg Brausetbl., Aspirin 500 mg Tbl., Aspirin Direkt 500 mg Kautbl., Aspirin Effect 500 mg Btl. mit Granulat, Aspirin Migräne 500 mg Brausetbl., ASS 100/500 mg Heumann Tbl., ASS AbZ 500 mg Tbl., ASS AWD 100/500 mg Tbl., ASS axcount 500 mg Tbl., ASS-CT 500 mg Tbl., ASS-ratiopharm 300/500 mg Tbl., ASS Sandoz 500 mg Tbl., ASS STADA 500 mg, Neuralgin ASS vario 500 mg, temagin ASS 600 mg, Togal ASS 400 mg	– Zur Schmerztherapie: 500 mg ASS p.o., je nach Wirkung Wdh. mgl. (max. 5.000 mg/d) – Zur Fiebersenkung: 10–25 mg ASS/kg KG/d p.o., verteilt auf 2–3 Gaben im Abstand von 4–8 h – Akuter Migräneanfall: 1.000 mg ASS p.o. (Cave: DD zerebraler Insult/SAB, insbes. bei Erstereignis)
Intravenöse Applikation bei o.g. Indikationen (jeweils nur, wenn orale Gabe nicht angezeigt oder unzureichend wirksam)	500 mg	Aspirin i.v. 100 mg/ml [früher: Aspisol] (1 Durchst.-Fl. enth. 1 g D,L-Lysinacetylsalicylat-Glycin, entspr. 0,5 g ASS in Trockensubstanz zur Lsg. mit 5 ml Aqua; die gebrauchsfertige Lösung darf nur frisch zubereitet verwendet werden)	– Gleiche Dosierung wie p.o. (▶ o.) – 250 mg ASS i.v.=1/2 Amp. 500 mg ASS i.v. 1 Amp. 1.000 mg ASS i.v.=2 Amp.

Im Rahmen der Akuttherapie des ACS sind ASS-Tabletten vor dem Schlucken zu zerbeißen bzw. zu zerkauen, um eine rasche Resorption zu gewährleisten.

❶ **Cave** – Besonders bei peripheren Embolien/Thrombosen sollte die Möglichkeit einer operativen Versorgung unter Regionalanästhesie (Spinal-/Periduralanästhesie) bedacht werden. Regionalanästhesieverfahren sind nach hochdosierter ASS-Gabe für mind. 3 Tage nicht möglich.

NW. Bronchospasmus (»Analgetikaasthma«), Überempfindlichkeitsreaktionen bis zur Anaphylaxie, Ohrensausen, Blutungen (auch zerebral, bes. bei Hypertonie), Magenschmerzen, Übelkeit, Kopfschmerzen, Schwindel, Leber- und Nierenfunktionsstörungen, Hypoglykämie, Auslösung eines Reye-Syndroms (bei Kindern).

WW.
- Antikoagulanzien, Antiphlogistika, Glukokortikoide, selektive Serotoninwiederaufnahmehemmer, Valproinsäure: (gastrointestinale) Blutungsgefahr ↑.
- Antidiabetika: ↑ Wirkung der Antidiabetika.
- Schleifendiuretika: ↓ Wirkung der Schleifendiuretika.

Tox. Toxische Dosis ab ca. 0,1 g ASS/kg KG; o. g. Nebenwirkungen, Somnolenz, Kollaps, Verwirrtheit, zentral stimulierte Hyperventilation (respiratorische Alkalose), Schwitzen. Bei schwerer Intoxikation: metabolische und respiratorische Azidose, Atemdepression, Hyperthermie, Nierenversagen, Lungenödem, Tremor, Krämpfe, Delir, Koma.

Wirkung. Irreversible Inaktivierung der Cyclooxygenase (Biosynthesehemmung von Prostaglandinen und Thromboxan A2 → Thrombozytenaggregationshemmung bereits nach 2 min, Vasokonstriktionshemmung). Die analget. Wirkung ist bei i.v.-Gabe stärker als bei p.o-Gabe derselben Menge, die Wirkungsqualität ist jedoch identisch. WE (Analgesie): 4–10 min. WM (Analgesie): 20 min, WD (Analgesie): 3–4 h. WD (Thrombozytenaggregationshemmung): 4–8 d (abhängig von der Thrombozytenneubildung). HWZ: ASS 15–20 min, HWZ des Metaboliten Salicylsäure dosisabhängig (0,25 g: 2,5 h; 1 g: 5 h; Intoxikation: >30 h mgl.).

16.1.2 Adenosin

Präp. Adenosin Life Medical (1 Amp. à 2 ml enth. 10 mg), Adenosin Sanofi (1 Durchst.-Fl. à 2 ml enth. 6 mg Adenosin), Adrekar (1 Durchst.-Fl. à 2 ml enth. 6 mg Adenosin).
Ind. Paroxysmale supraventrikuläre Tachykardien mit Beteiligung des AV-Knotens (atrioventrikuläre Reentry-Tachykardien und AV-Knoten-Reentry-Tachykardien bei fehlender Reaktion auf vagale Manöver).

KI. AV-Block II°/III°, Sick-Sinus-Syndrom (ohne Herzschrittmacher), Vorhofflimmern oder -flattern (wirkungslos, bei gleichzeitiger Präexzitation Steigerung der Kammerfrequenz bis zum Kammerflimmern mgl.), obstruktive Lungenerkrankungen (z. B. Asthma bronchiale), denerviertes Herz, Einnahme von Carbamazepin oder Dipyridamol (Wirkungsverstärkung, verlängerte Asystolie mgl.), QT-Verlängerung, akuter Herzinfarkt, instabile AP, [schwere Hypotonie], [dekompensierte Herzinsuffizienz], [Links-rechts-Shunt], [Schwangerschaft].

NW. Angina pectoris (40%), Flush, Dyspnoe, Bronchospasmus, Bradykardie bis Asystolie (in Einzelfällen Schrittmacher erforderlich), ventrikuläre Arrhythmien, Hyperventilation, Übelkeit, Schwindel, Kopfschmerz, Benommenheit, Sehstörungen. Kardiale Empfindlichkeit $\uparrow$ bei Herztransplantation <1 Jahr.

WW. Theophyllin, Coffein u. a. Xanthinderivate (z. B. Tee, Kaffee, Schokolade): $\downarrow$ Wirkung von Adenosin.

Dosierung
- Erwachsene (nach ERC): initial (5–) 6 mg Adenosin als schnelle Bolusinjektion (<2 s!) i.v. (Injektion in großlumige periphere Vene und sofortiges Nachspülen mit 5–10 ml NaCl 0,9% empfohlen). Wenn erfolglos: bis zu 2 weitere Gaben zu je (10–)12 mg mgl., jeweils als schneller Bolus zu verabreichen, wenn die Tachykardie nicht innerhalb von 1–2 min durch die vorausgegangene niedrigere Dosis beendet wurde.
- Kinder: 0,05 mg/kg KG; ggf. alle 2 min wiederholen (dabei jeweils Dosissteigerung um 0,05 mg/kg KG) bis zu einer Injektionsdosis von 0,25 mg/kg KG.
- Keine Dosissteigerung mehr, sobald eine transitorische Beeinflussung des AV-Knotens beobachtet wurde.

Praxistipps
- Injektion stets unter Monitoring und Reanimationsbereitschaft!
- Kurz nach Injektion tritt regelmäßig eine ventrikuläre Asystolie für ca. 5 s auf.
- Den Pat. vorwarnen (»das Herz kann kurz stolpern; Ihnen kann warm und flau werden«)! Mit AP-Beschwerden und Kollaps rechnen.
- Ampullen konstant bei Raumtemperatur lagern (Ausfällung bei Kühlung, Lsg. muss bei Injektion klar sein).

Wirkung. Wirkung vermittelt über Purin-1-Rezeptoren. Verlangsamung der Überleitungszeit am Sinus- und AV-Knoten (AV-Blockierung für wenige Sekunden), Koronararteriendilatation (Cave: Steal-Effekt bei reflektorisch vermehrter Herzarbeit mgl.). HWZ <10 s, WD <30 s.

16.1.3   Adrenalin (Epinephrin)

Präp. Adrenalin 1,0 Carino (1 Amp. à 1 ml Inj.-Lsg. enth. 1 mg Epinephrin), Adrenalin 1:1.000 Jenapharm (1 Amp. à 1 ml Inj.-Lsg. enth. 1,8 mg
Epinephrinhydrogentartrat; entspr. 1 mg Epinephrin), Suprarenin (Amp.
à 1 ml u. Inj.-Fl. à 25 ml; 1 ml Inj.-Lsg. enth. 1,2 mg Epinephrin-HCl;
entspr. 1 mg Base).

Praxistipps

Die meisten Adrenalinpräparate sind kühlpflichtig bei +2 bis +8°C und lichtge-
schützt zu lagern. Bei Raumtemperatur, z. B. Lagerung im Notfallkoffer, verkürzt
sich die Restlaufzeit auf max. 6 Monate (bei Adrenalin 1,0 Carino auf max. 3 Monate) → Dokumentation des Entnahmedatums aus dem Kühlschrank auf dem
Etikett!

Fertigpräparate, z. B. Adrenalin B. Braun 1 mg/10 ml 1 :10.000 zur i.v.-
Injektion (10 ml Inj.-Lsg. enth. 1,8 mg Epinephrinhydrogentartrat; entspr.
1 mg Epinephrin). Zur Selbstmedikation des Pat. bei bekannter schwerer
Allergie, z. B. Adrenalin B. Braun 1 mg (zur s.c.-Injektion), Anapen
300 µg/Junior 150 µg (zur i.m.-Injektion), Fastjekt-Autoinjektor 2,05 mg/
Junior 0,5 mg (zur i.m.-Injektion).
Ind. Herz-Kreislauf-Stillstand jeder Genese (Details ▶ Kap. 5), anaphylak-
tischer Schock, atropinresistente Bradykardie.
KI. Bei den o. g. Indikationen keine.
NW. Tachykardie, Blutdruckanstieg, Herzrhythmusstörungen (Extrasys-
tolen bis zum Kammerflimmern), pektanginöse Beschwerden, Angst,
Hyperglykämie, Hypokaliämie, Tremor, Krampfanfälle, Lungenödem,
Mydriasis. Bei Pat. mit Sulfitüberempfindlichkeit anaphylaktoide Reak-
tionen möglich. Bei versehentlicher arterieller Injektion Nekrosebildung
peripher der Punktionsstelle (z. B. Nekrose der Hand bei Injektion in
A. radialis).
WW. Alkalische Substanzen: Ausfällung und Inaktivierung.
Tox. Nebenwirkungen (▶ o.), Blutdruck ↑, blasse bis blassgraue, kalte und
schlecht durchblutete Haut, Bradykardie durch parasympathische Ge-
genregulation, Kreislaufzentralisation, Atemnot, Schwindel, Ohnmacht,
Kammerflimmern, Atemlähmung, Lungenödem.

Dos.

– Herz-Kreislauf-Stillstand (▶ Kap. 5 und 11.2)
  – Erwachsene: 1 mg Adrenalin i.v. oder i.o. (gemäß ERC unverdünnt,
    mit 20 ml Infusion nachspülen, Arm kurz hochhalten; lt. Hersteller

immer 1:10 verdünnt). Zur Not 3 mg Adrenalin mit Aqua (oder NaCl 0,9%) auf 10 ml verdünnt tief endobronchial, jeweils als Einzeldosis; wdh. alle 3–5 min.

- Bei VF/pulsloser VT: 1. Gabe erst direkt nach der 3. Rhythmusanalyse.
- Bei Asystolie/PEA: 1. Gabe, sobald verfügbar.
- Kinder: 0,01 mg Adrenalin/kg KG i.v. oder i.o. Zur Not 0,1 mg/kg KG mit 3–5 ml Aqua (oder NaCl 0,9%) endobronchial. Zeitpunkte ▶ Erwachsene.

- **Anaphylaktischer Schock**
  - Erwachsene:
    a) (ab Stadium II/III): 0,3–0,5 ml Adrenalin 1:1.000 (0,3–0,5 mg) i.m., ggf. wdh. nach 5–10 min.
    b) (ab Stadium III): 1 ml Adrenalin-Originallösung (1:1.000) mit NaCl 0,9% auf 10 ml verdünnen; 1 ml dieser verdünnten Lösung (1:10.000), d. h. 0,1 mg als Einzeldosis langsam i.v. unter Puls-, RR- und EKG-Kontrolle, ggf. Wiederholung nach mehreren Minuten.
  - Kinder: 0,005–0,01 mg Adrenalin/kg KG langsam (über 1–2 min) i.v. (max. Einzeldosis 0,1 mg i.v.), ggf. wdh. nach 10–20 min.
- **Befürchtete oder eingetretene Anaphylaxie nach Bienen-/Wespenstich** (bekannte Allergie): Einstichstelle mit 0,3 ml Adrenalin-Originallösung (1:1.000), d. h. 0,3 mg um-/unterspritzen, intravaskuläre Injektion vermeiden!
- **Verwendung bei Bradykardie** ▶ Kap. 4.6.4.
- **Verwendung bei Low-Output-Syndrom** ▶ Kap. 8.5.1.
- **Gabe über Spritzenpumpe** ◘ Tab. 16.11.

Inhalative Anwendung von Adrenalin. Inhalative Adrenalinpräparate können bei allerg. Reaktionen, Bronchospasmen und Pseudokrupp eingesetzt werden (hierbei entspr. KI beachten, z. B. Hypertonie, Engwinkelglaukom, Tachykardie, kardiale Risiken). Geeignete Dosieraerosole können aufgrund der sog. Halonverordnung nur über die Internationale Apotheke beschafft werden. Alternativ besteht die Möglichkeit der Vernebelung (im RD über O_2-Maske mit Verneblerkammer). Fertigpräparat zur Vernebelung: Infectokrupp® Inhal (1 ml Lsg. enth. 7,28 mg Epinephrinhydrogentartrat entspr. 4 mg Adrenalin). Ein Dosierhub à 0,14 ml enth. 0,56 mg Adrenalin. I. d. R. reicht die Inhalation von vernebelten 7–14 Hüben aus (entspr. 4–8 mg Adrenalin). Präparat kühlpflichtig bei +2 bis +8°C, bei Raumtemperatur Verkürzung der Restlaufzeit auf max. 6 Monate. Zur Not ist eine Vernebelung von Ampulleninhalt denkbar (fehlende Zulassung).

Blutstillung mit Adrenalin. Es besteht die Möglichkeit, bei anders nicht kontrollierbaren Blutungen, z. B. im Bereich der Nasenhöhle, eine lokale Blutstillung durch Aufbringen einer Adrenalin-Lsg. durchzuführen [Gaze, getränkt mit max. 0,5 ml (10 Tropfen) einer Epinephrin-Lsg. 1:10.000; danach ggf. weitere Tamponade]. Gebrauchsinformationen und KI beachten. **Wirkung.** α- und β-Sympathomimetikum. Entscheidend bei Herz-Kreislauf-Stillstand und Anaphylaxie ist nicht die direkte $β_1$-Wirkung am Herzen, sondern die periphere Vasokonstriktion mit Verbesserung der Koronar- und Gehirndurchblutung. WE: nach Sekunden. WD: mehrere min. HWZ: 1–3 min.

16.1.4 Ajmalin

Präp. Gilurytmal (1 Amp. à 10 ml enth. 50 mg), Tachmalin (1 Amp. à 2 ml enth. 50 mg).
Ind. WPW-Syndrom, tachykarde Arrhythmien.
KI. Bradykardie, partieller und totaler AV-Block (Adams-Stokes-Anfälle), Herzinsuffizienz (NYHA III+IV), hypertrophe Kardiomyopathie, Verapamil-Therapie (Gefahr der AV-Blockierung), [Z. n. Herzinfarkt in den letzten 3 Monaten], [Schwangerschaft].
NW. Kammerflimmern, Asystolie, AV-Block, Hypotonie, Wärmegefühl, Flush, Parästhesien, Übelkeit, Erbrechen.

WW.
- Antiarrhythmika, β-Rezeptorenblocker: ↑ Hemmung der AV-Überleitung und ↓ Herzkraft.
- Furosemid: Ausfällung.

Tox. Bradyarrhythmie mit RR-Abfall, Bewusstlosigkeit, Mydriasis, Zyanose, Atemlähmung, Kammerflimmern. Beachte: lange symptomfreie Latenzzeit (50–60 min).

Dos.
- Erwachsene: 25–50 mg Ajmalin langsam (10 mg Ajmalin/min) i.v. unter EKG-Kontrolle. i.v.-Infusion: 0,5–1 mg Ajmalin/kg KG/h, bis zu einer Maximaldosis von 2.000 mg Ajmalin über 24 h unter EKG-Kontrolle.
- Kinder: max. 1 mg Ajmalin/kg KG langsam i.v.

Wirkung. Antiarrhythmische Wirkung durch Hemmung des Natriumeinstroms, der Erregungsbildung und -ausbreitung. WE: ca. 1 min. WD: ca. 12–15 min. HWZ 0,2–0,4 h.

16.1.5 Alteplase (Plasminogen-Human-Aktivator, rekombiniert=rt-PA)

Präp. Actilyse (1 Durchstech-Fl. enth. 10 mg/20 mg/50 mg Alteplase in 467 mg/933 mg/2333 mg Trockensubst. zur Lsg. mit 10 ml/20 ml/50 ml Aqua).

Ind. Fibrinolyse bei akutem Herzinfarkt (innerhalb von 6 h), [akute Lungenembolie].

KI. Bestehende oder kurz zurückliegende Blutung, Blutungsneigung, Hypertonie, Endocarditis lenta, frische chirurgische Operation/Punktion größerer Gefäße, i.m.-Injektion, hohes Alter (>70 J.), Antikoagulanzienbehandlung, Magen-/Darmgeschwür in den vergangenen 3 Monaten, Kolitis, Ösophagusvarizen, Aortenaneurysma, Z. n. Thoraxkompressionen, arteriovenöse Missbildungen, Schlaganfall innerhalb der letzten 6 Monate, unklarer Kopfschmerz oder Sehstörungen, metastasierende maligne Erkrankungen, Schwangerschaft und bis 14 d nach der Geburt, Lebererkrankungen.

NW. Reperfusionsarrhythmien, Blutungen, passagere Temperaturerhöhung, Hypotonie, Tachykardie, Erbrechen.

WW. Antikoagulanzien, Thrombozytenaggregationshemmer, NSAID: Blutungsgefahr ↑.

Dos. 70–100 mg über 60–180 min i.v.; davon 15 mg als Bolus, 50 mg als Infusion innerhalb der ersten 30 min i.v., die restliche Menge innerhalb einer weiteren Stunde als Infusion i.v. Begleitende Heparintherapie (5.000 IE als Bolus i.v.; dann 7,5–24 IE/kg KG/h über exaktes Dosiersystem, z. B. Spritzenpumpe – in der Klinik Einstellung entsprechend der PTT). Dosisreduktion bei Pat. >65 kg (max. Gesamtdosis 1,5 mg/kg KG); Verdünnung der Injektionslösung für Infusionszwecke nur mit NaCl 0,9%.

Wirkung. rt-PA ist ein körpereigener Fibrinolysefaktor. HWZ: 3,5 min.

16.1.6 Amiodaron

Präp. Amiodaron Carino, Amiodaron-ratiopharm, Cordarex (jew. 1 Amp. à 3 ml enth. 150 mg Amiodaron-HCI).

Ind. Therapierefraktäres Kammerflimmern. Falls der Einsatz anderer Antiarrhythmika erfolglos geblieben oder nach ärztlichem Ermessen nicht angezeigt ist: symptomatische und behandlungsbedürftige tachykarde supraventrikuläre und ventrikuläre Herzrhythmusstörungen, paroxysmales Vorhofflimmern und -flattern, AV-Knoten-Reentry-Tachykardien, supraventrikuläre Tachykardien bei WPW-Syndrom (▶ Kap. 4.7).

KI. Hypotonie (Abwägung, Ursache?), schwere Ateminsuffizienz, Herz-insuffizienz, Neugeborene, Sinusbradykardie, alle Formen einer Leitungs-verzögerung (einschl. Long-QT-Syndrom, Syndrom des kranken Sinus-knotens, AV-Block II°/III°, sofern kein Herzschrittmacher eingesetzt ist), Torsade de pointes, Hypokaliämie, Schilddrüsenerkrankungen, Frauen im gebärfähigen Alter ohne sicheren Konzeptionsschutz, Schwanger-schaft, Jodallergie, Behandlung mit MAO-Hemmern, [Simvastatinbe-handlung >20 mg/d], [pulmonale Erkrankungen], [Stillzeit], [Kinder], [Hypotonie], [Kardiomyopathien].

NW. Sehstörungen, Optikusneuritis, Überempfindlichkeitsreaktionen (Haut, Fotosensibilisierung), Übelkeit, Erbrechen, Kopfschmerzen, Schwindel, Muskelzittern, Bronchospasmus, Flush, Verlängerung der AV- und QT-Zeit, Deformierung der T-Welle, verschiedene Herzrhythmusstörungen, Brady-kardie, Kollaps. Manche Nebenwirkungen durch Histaminliberation gehen auf den Inhaltsstoff Polysorbit 80 zurück, der in neueren Zubereitungen nicht mehr enthalten ist. Schwere Nekrosen bei Paravasat mgl.!

WW.
- Ca-Antagonisten, andere Antiarrhythmika, β-Blocker: Verstärkung der kardiodepressiven und negativ-chronotropen Wirkung bis zum Sinusarrest.
- QT-Zeit-verlängernde Medikamente (Diuretika, Laxanzien, Chinidin, Erythromyzin u. a.): ↑ Gefahr von Torsade de pointes.
- Diuretika, systemische Kortikosteroide: Hypokaliämie.

Dos. 4–5 mg/kg KG über 15 min (!) gleichmäßig oder als Kurzinfusion (in Glukose 5%) i.v. Danach ggf. kontinuierliche Gabe (Spritzenpumpe!) von 8–10 mg/kg KG/h für 1 h. Gabe nur unter intensivmedizinischen Be-dingungen (EKG- und RR-Monitoring, Notfallausrüstung).

Bei Kammerflimmern/pulsloser ventrikulärer Tachykardie (jeweils dann, wenn therapierefraktär auf 3 Defibrillationsversuche): 300 mg i.v. unmittelbar nach der 4. Rhythmusanalyse. Lt. Hersteller nur mit Glukose 5% verdünnen (Initialdosis für Erwachsene ad 20 ml).

Wirkung. Antiarrhythmikum der Klasse III (Zunahme der Repolarisa-tionsphase und Refraktärperiode durch Hemmung des K^+-Ausstroms); kein Einfluss auf die Kontraktionskraft. HWZ: 2–4 Wochen.

16.1.7 Anistreplase

Synonym. Anisoylierter Streptokinase-Lys-Plasminogen-Aktivatorkom-plex (APSAC).

Präp. Eminase (1 Inj.-Fl. enth. 209–230 mg Trockensubst. mit 29,55–30,03 mg Anistreplase; entspr. 30 E zur Lsg. mit 5 ml).
Ind. Fibrinolyse bei akutem Herzinfarkt (innerhalb von 6 h).
KI. Bestehende oder kurz zurückliegende Blutung, Blutungsneigung, Hypertonie, Zerebralsklerose, Endocarditis lenta, akute Pankreatitis, frische chirurgische Operation, schwerer Diabetes mellitus, Leberzirrhose, aktive Lungentuberkulose, Bronchiektasen mit Neigung zu Bluthusten, hohes Alter (>75 J), hoher Antistreptokinasespiegel, verminderte Blutgerinnungsfähigkeit, vorausgegangene translumbale Aortographie (in den letzten 8 Tagen), Punktion großer Arterien, Biopsie, Thoraxkompressionen, zurückliegende Hirnblutung, Hirnverletzung, neurochirurgischer Eingriff (mind. 3 Monate), intrakranieller Tumor oder Aneurysma, Streptokinasebehandlung oder Wiederholung der Therapie mit Anistreplase innerhalb der letzten 5–12 Monate, i.m.-Injektion, endotracheale Intubation, bis zur 14. SSW (leichte Ablösbarkeit der Plazenta).
NW. Blutungen, allergische Reaktionen, vorübergehende Temperaturerhöhung, Flush, RR-Abfall, Bradykardie, Arrhythmien, Übelkeit, Erbrechen.
WW. Antikoagulanzien, Thrombozytenaggregationshemmer: ↑ Blutungsgefahr.
Dos. 30 E Anistreplase über 5 min i.v. Vorher 40 mg Dexamethason i.v.
Wirkung. Enzymatische Auflösung von Thromben.

16.1.8   Atropin (Ⓐ ANTIDOT)

Präp. Atropinsulfat B. Braun (1 Amp. à 1 ml enth. 0,5 mg), Atropinum sulfuricum »Eifelfango« (1 Amp. à 1 ml enth. 0,25/0,5/1 mg); Atropinsulfat-100 mg Köhler (1 Amp. à 10 ml enth. 100 mg; für Vergiftungen).
Ind. Bradykarde Herzrhythmusstörungen, Asystolie und PEA <60/min (ERC), Vagusdämpfung, Spasmen (Koliken) in Magen-Darm-Bereich und Gallen-/Harnwegen. Verwendung als Antidot: Vergiftungen mit Organophosphaten (z. B. best. Nervenkampfstoffe und Insektizide), Carbamaten u. a. Parasympathomimetika (Physostigminüberdosierung).
KI. Bei akuter Vergiftung/Asystolie/PEA: keine. Sonst: Tachykardie/-arrhythmie, akutes Lungenödem, [Koronarstenose], [Myasthenia gravis], [Engwinkelglaukom], [Zerebralsklerose], [Schwangerschaft], [Stillzeit].
NW. Tachykardie, Koronarinsuffizienz, Mydriasis, Mundtrockenheit, Unruhe, ↓ Schweißdrüsensekretion (Wärmestau), Akkomodationsstörungen.
WW. Amantadin, Chinidin, tri- und tetrazyklische Antidepressiva: anticholinerge Wirkung des Atropins↑.

Tox. Nebenwirkungen ▶ o., Rötung des Gesichts, Agitation, Halluzinationen und Bewusstlosigkeit (zentral anticholinerges Syndrom). Therapie: Basismaßnahmen, symptomatische Therapie. Physostigmin als Antidot.

Dos.
- Erwachsene:
  - 0,5–1 mg Atropinsulfat i.v., bei Bedarf Wdh. bis zu einer Gesamtdosis von 0,04 mg/kg KG (kompletter Vagusblock).
  - Bei Asystolie/PEA <60/min: 3 mg einmalig i.v. erwägen (ERC).
  - Als Antidot: initial 2–15 mg in den ersten 15 min i.v. (nach Wirkung titrieren), danach so wenig wie möglich, gerade so viel, dass die Bronchien nicht verschleimen und die Herzfrequenz im physiologischen Bereich ist! Zu hohe Dosen Atropinsulfat führen zu einer Darmatonie, d. h. oral aufgenommenes Gift wird nicht ausgeschieden, sondern kann weiter resorbiert werden. Ziel ist die Antagonisierung der parasympathischen Wirkung am Herzen. Die Hypersalivation sistiert, die Haut wird warm und trocken, die Bronchospastik nimmt ab. Die Atemlähmung wird nicht entscheidend beeinflusst (O_2-Gabe und Beatmung weiter erforderlich).
- Kinder: 0,02 mg Atropinsulfat/kg KG i.v., mind. jedoch 0,1 mg.

Wirkung. M-Cholinorezeptorantagonist. ZNS-gängig. WE: 1–3 min. WM: 30 min. WD: bis 60 min. HWZ 2–3 h.

16.1.9 Biperiden (Ⓐ ANTIDOT)

Präp. Akineton, Biperiden-neuraxpharm (1 Amp. à 1 ml Inj.-Lsg. enth. 5 mg Biperiden-Laktat entspr. 3,88 mg Biperiden).
Ind. Extrapyramidale Symptome (z. B. hyperkinetisch-dystones Syndrom – Vergiftung mit Nikotin oder organische Phosphorverbindungen, Dyskinesien durch Metoclopramid).
KI. Stenosen des Magen-Darm-Kanals, Megakolon, Ileus.
NW. Hypotonie, Bradykardie, anticholinerge Symptome (z. B. ↓ Schweißbildung, Glaukomauslösung, Tachykardie), Müdigkeit, Benommenheit, Schwindel, Erregung, Angst, Delirium, Dyskinesien, Ataxie, Mydriasis mit Lichtscheu.

WW.
- Antihistaminika, Spasmolytika, Chinidin, Amantadin, tri- und tetrazyklische Antidepressiva, Neuroleptika: anticholinerge Wirkungen des Biperidens ↑.

- Pethidin: zentralnervöse Wirkungen des Biperidens↑.
- Antiparkinsonmittel: vegetative/zentrale Wirkungen des Biperiden↑.
- Metoclopramid: Antagonisierung der Metoclopramid-Wirkung auf den Gastrointestinaltrakt

Dos.
- Erwachsene: 2,5–5 mg langsam i.v.
- Kinder (6–10 J.): 3 mg langsam i.v.
- Kinder (1–6 J.): 2 mg langsam i.v.
- Kinder (≤1 J.): 1 mg langsam i.v.

Bei Überdosierung/Intoxikation: Physostigmin als Antidot i.v.
Wirkung. Zentral anticholinerge Wirkung. Wiederherstellung des Dopamin-Acetylcholin-Gleichgewichtes an spezifischen Rezeptoren. HWZ: 18–24 h.

16.1.10   Butylscopolaminiumbromid

Präp. BS Inj. Carino, BS-ratiopharm, Buscopan, Butylscopolamin-Rotexmedica, Spasman scop, Sasmowern (jeweils 1 Amp. à 1 ml enth. 20 mg).
Ind. Krampf- und kolikartige Schmerzen durch Spasmen der glatten Muskulatur im Magen-Darm- und Nierenbereich (z. B. Gallen- und Nierenkolik).
KI. Tachyarrhythmie, mechanische Stenosen im Bereich des Magen-Darm-Kanals, Myasthenia gravis, Engwinkelglaukom, Hypotonie, Harnverhalt bei subvesikaler Obstruktion, [Schwangerschaft], [Stillzeit].
NW. Tachykardie, RR-Abfall, Pupillenerweiterung, Mundtrockenheit, Schwindel, ↓ Schweißsekretion (Wärmestau), Akkomodationsstörungen, Miktionsbeschwerden, Anaphylaxie.

WW.
- Antihistaminika, Disopyramid, Amantadin, Chinidin, tri- und tetrazyklische Antidepressiva: anticholinerge Wirkung ↑.
- Dopaminantagonisten: gegenseitige Abschwächung der Wirkung auf die Motilität (unwillkürliche Muskelbewegungen) des Magen-Darm-Traktes.
- β-Sympathomimetika: tachykarde Wirkung ↑.

Tox. Nebenwirkungen ▶ o., Flush. Therapie: Basismaßnahmen, symptomatische Therapie, bei positivem Physostigmintest: Physostigmin als Antidot i.v.

Dos.

- Erwachsene: 20–40 mg langsam i.v., Tageshöchstdosis: 100 mg.
- Kinder und Jugendliche: 0,3–0,6 mg/kg KG langsam i.v., Tageshöchstdosis: 1,5 mg/kg KG.
- Säuglinge/Kleinkinder: 5 mg langsam i.v., Tageshöchstdosis: 1,5 mg/kg KG.

Wirkung. Anticholinerge Wirkung. Keine zentralen Nebenwirkungen, da die gering lipophile Verbindung die Blut-Hirn-Schranke nicht passiert. WE: 3–5 min. WM: 20 min. WD: 20–30 min. HWZ: 5,1 h.

16.1.11 Cimetidin

Präp. CimeHexal injekt, Cimetidin-CT, Cimetidin-Stada, H_2-Blocker-ratiopharm 200, Tagamet (jeweils 1 Amp. à 2 ml enth. 229 mg Cimetidin-HCI entspr. 200 mg Cimetidin).
Ind. Prophylaxe und Behandlung allergischer Reaktionen in Kombination mit H_1-Rezeptor-Antagonisten (z. B. Dimetinden), Therapie und Prophylaxe stressbedingter Magen-/Duodenalulzera, unterstützend zur Therapie von Blutungen aus Erosionen (oberflächliche Schleimhautschäden) oder Ulzerationen im Magen und Zwölffingerdarm, Prophylaxe des Säureaspirationssyndroms.
KI. [Schwangerschaft], [Stillzeit].
NW. Sehstörungen, Übelkeit, Erbrechen, Leibschmerzen, Depressionen, Halluzinationen, Ödeme, Sedierung, RR-Abfall, Herzrhythmusstörungen.

WW.

- β-Blocker, Benzodiazepine, Antiepileptika, Antiarrhythmika, Theophyllin, Ca-Agonisten: ↑ Wirkung dieser Substanzen durch Ausscheidungsverlängerung.
- Verschiedene Arzneistoffe: Inkompatibilität der Cimetidin-Lsg. als Zumischung.

Dos.

- Erwachsene und Kinder: 2–5 mg Cimetidin/kg KG i.v.
- Dosisreduktion bis zu 50% bei eingeschränkter Nierenfunktion.
- Beschränkte Anwendung bei Kindern und Jugendlichen.

Wirkung. H_2-Antihistaminikum. Cytochrom-p450-Hemmung → Akkumulation vieler Arzneistoffe. HWZ: 2 h.

16.1.12   Clemastin

Präp. Tavegil (1 Amp. à 5 ml enth. 2,68 mg Clemastinhydrogenfumarat entspr. 2 mg Clemastin).

Ind. Allergien, anaphylaktischer Schock, durch Histaminausschüttung bedingte Komplikationen in der Anästhesie.

KI. Engwinkelglaukom, Säuglinge, [Schwangerschaft], [Stillzeit].

NW. Tachykardie, zentralnervöse Dämpfung, Krämpfe, Mydriasis, Mundtrockenheit.

WW.
- Zentraldämpfende Pharmaka, Alkohol: zentraldämpfende Wirkung↑.
- MAO-Hemmer: Verlängerung und Verstärkung der anticholinergen Wirkungen von Clemastin.

Tox. ▶ Kap. 12.6.1 (Intoxikationen: Schlafmittel/Psychopharmaka: H_1-Blocker).

Dos.
- Erwachsene: 0,015–0,03 mg Clemastin/kg KG langsam i.v.
- Kinder: 0,02 mg Clemastin/kg KG langsam i.v.

Wirkung. H_1-Antihistaminikum. HWZ: 8,1 h.

16.1.13   Clonazepam

Präp. Rivotril (1 Amp. à 1 ml Konzentrat enth. 1 mg zur Verdünnung mit 1 ml Aqua; die gebrauchsfertige Lösung enth. 0,5 mg/1 ml).

Ind. Alle Formen des Status epilepticus (▶ Kap. 6.4), generalisiert und fokal.

KI. Bekannte Überempfindlichkeit gegen Benzodiazepine oder Benzylalkohol, Neugeborene, Frühgeborene, Intoxikation mit Benzodiazepinen, schwere Störungen der Atmung ohne Möglichkeit der Atemwegssicherung (z. B. Myasthenia gravis, Schlafapnoe-Syndrom), Ataxien, Mischintoxikation, [Medikamenten-, Drogen- oder Alkoholabhängigkeit], [Vergiftung mit Alkohol oder zentral wirksamen Substanzen], [Schwangerschaft], [Stillzeit], [Leberschäden], [Porphyrie].

NW. Atem- und Kreislaufdepression, zentrale Muskelrelaxierung (Atemwegsverlegung), Müdigkeit, Schwindel, Kopfschmerzen, Benommenheit bis Bewusstlosigkeit, anterograde Amnesie, Seh- und Sprechstörungen, Entzugssyndrom, paradoxe Reaktionen (Agitation, Aggression, Angst), Hautreaktionen, Angioödem, v. a. bei Säuglingen und Kleinkindern anaphylaktoide und toxische Reaktionen sowie Hypersalivation und bronchiale Hypersekretion (bes. bei Säuglingen). Bei zu schneller Injektion oder Injektion in dünnlumige Venen besteht das Risiko einer Thrombophlebitis. Bei intraarterieller Injektion Gefahr von Nekrosen.

WW.
– Zentralwirksame Pharmaka, Alkohol: gegenseitige Wirkungsverstärkung.
– Muskelrelaxanzien, Analgetika, Lachgas: Wirkungsverstärkung der angeführten Substanzen.
– Valproinsäure: Ausbildung eines Petit-mal-Status möglich.
– Bikarbonat: Inkompatibilität (Ausfällung).
– Adsorption an PVC (keine Infusion aus PVC-Infusionsbeuteln).

Dos.
– Erwachsene: 0,5–2 mg langsam i.v. (<0,5 mg/min), ggf. wdh., max. 13 mg/24 h.
– Säuglinge und Kinder: 0,25–0,5 mg langsam i.v. (<0,25 mg/min), max. 0,15 mg/kg KG/24 h.

Praxistipps
Zur Injektion darf der Ampulleninhalt (Konzentrat von 1 mg Wirkstoff in 1 ml Lösung) nur nach Zusatz von 1 ml Wasser für Injektionszwecke verwendet werden. Die gebrauchsfertige Injektions-Lsg. enthält dann 1 mg Clonazepam in 2 ml Lsg. (0,5 mg/ml).

Wirkung. Vorwiegend antikonvulsive Wirkung, aber auch Sedierung, Anxiolyse, Hypnose und Muskelrelaxation durch ↑ GABA-Wirkung und Wirkungen auf das Serotoninsystem. HWZ: 30–40 h.

16.1.14 Clopidogrel

Präp. Iscover, Plavix (jeweils 1 Film-Tbl. enth. 300 mg Clopidogrel als Hydrogensulfat, vormals nur Tbl. mit 75 mg verfügbar).
Ind. Akutes Koronarsyndrom
– ohne ST-Streckenhebung (instabile AP oder Non-Q-Wave-Myokardinfarkt), einschl. Z. n. PCA und Stent, in Kombination mit ASS,

– mit ST-Streckenhebung in Kombination mit ASS bei Pat., für die eine thrombolytische Therapie in Frage kommt.

Im RD kommt die frühzeitige Gabe von Clopidogrel bes. bei V. a. akuten Myokardinfarkt mit Kontraindikationen gegen ASS (echte Allergie) in Betracht.
KI. Schwere Leberfunktionsstörungen, akute pathologische Blutungen (insbes. gastrointestinal, intrakraniell), Stillzeit, [Schwangerschaft].
NW. Blutungen (z. B. Hämatome, Nasenbluten, gastrointestinale Blutungen, Hirnblutungen, Hämaturie, Augenblutungen), verlängerte Blutungszeit, Kopfschmerzen, Benommenheit, Parästhesien, Bauchschmerzen, Durchfall, Ausschlag und Juckreiz, anaphylaktische Reaktionen, Verwirrtheit, Halluzinationen, Geschmacksstörungen, Hypotonie, Bronchospasmus, Fieber, selten Schwindel.

WW.
– Protonenpumpenhemmer, wahrscheinlich auch andere Medikamente mit CYP2C19-Inhibition (z. B. Carbamezepin, Ciprofloxacin, Fluoxetin): ↓ Wirksamkeit von Clopidogrel.
– Warfarin: ↑ Blutungen.
– ASS: ↑ Thrombozytenaggregationshemmung.
– Heparin: ↑ Blutungen mgl.
– NSAID: ↑ Risiko gastrointestinaler Blutungen mgl.

Dos. Aufsättigung mit einer Loading-dose von 300 mg, danach 75 mg/d. Die Anwendungsdauer kann bis zu 12 Monate betragen. Bei Pat. mit STEMI >75 J. keine Aufsättigungsdosis (lt. Fachinfo).
Wirkung. Selektive Hemmung der Bindung von Adenosindiphosphat an dessen Thrombozytenrezeptor (→ Aggregationshemmung). Im Gegensatz zu ASS verzögerter Wirkeintritt (Maximum bei Tagesdosis von 75 mg erst nach 7–10 d → bei ACS Loading-dose von 300 mg erforderlich). Clopidogrel ist ein Pro-drug, der aktive Metabolit wird durch Oxidation und Hydrolyse gebildet.

16.1.15   Diazepam

Präp.
– i.v.: Diazep-CT, Diazepam AbZ/-Lipuro/-ratiopharm/-Rotexmedica/-Weimer, Faustan, Stesolid, Valium (jeweils 1 Amp. à 2 ml enth. 10 mg). (Farbe der Lösung: klar und farblos bis leicht grün-gelblich; bei Emulsionen weiß).

- **rektal:** Diazepam Desitin rectal tube 5 mg/10 mg, Stesolid Rectal Tube 5 mg/10 mg (jeweils 1 Mikroklistier à 2,5 ml Rektal-Lsg. enth. 5 mg/10 mg) [Diazepam-Zäpfchen sind nicht für die Notfallmedizin geeignet, da WM erst nach 30–120 min.]

Ind. Status epilepticus (▶ Kap. 6.4), Spannungs-, Erregungs- und Angstzustände, Zustände mit ↑ Muskeltonus. Diazepam i.v. auch bei akuten Schmerzzuständen (z. B. Herzinfarkt) in Kombination mit Analgetika. Als Antidot bei Intoxikation mit Chloroquin.

KI. Bekannte Überempfindlichkeit gegen Benzodiazepine oder Benzylalkohol, Neugeborene, Frühgeborene, [Säuglinge ≤6. Monate (Behandlung nur ausnahmsweise bei zwingender Indikation unter stationären Bedingungen)], Intoxikation mit Benzodiazepinen, schwere Störungen der Atmung ohne Möglichkeit der Atemwegssicherung (z. B. Myasthenia gravis, Schlafapnoe-Syndrom, COPD), Ataxien, Mischintoxikation, [Medikamenten-, Drogen- oder Alkoholabhängigkeit oder -intoxikation], [Schwangerschaft, v. a. 1. SSD], [Stillzeit], [Leberschäden], [akutes Engwinkelglaukom].

NW. Atem- und Kreislaufdepression, zentrale Muskelrelaxierung (Atemwegsverlegung), Müdigkeit, Schwindel, Kopfschmerzen, Verwirrtheit, Benommenheit bis Bewusstlosigkeit, anterograde Amnesie, Ataxie, Seh- und Sprechstörungen, Entzugssyndrom, bes. bei Kindern und älteren Pat. psychische Reaktionen (z. B. Halluzinationen, Psychosen) und paradoxe Reaktionen (Agitation, Aggression, Angst), allerg. Hautreaktionen, Hypersalivation.

WW.
- Zentralwirksame Pharmaka und Alkohol: gegenseitige Wirkungsverstärkung.
- Muskelrelaxanzien, Analgetika und Lachgas: Wirkungsverstärkung der angeführten Substanzen.
- Cimetidin, Omeprazol: Wirkungsverstärkung und -verlängerung von Diazepam.
- Theophyllin: Aufhebung der sedierenden Wirkung von Diazepam.
- Adsorption an PVC (keine Infusion aus PVC-Infusionsbeuteln).

Tox. Nebenwirkungen ▶ o., Apnoe, Herz-Kreislauf-Stillstand. Therapie: Basismaßnahmen, symptomatische Therapie (Atemwegssicherung, Beatmung, Kreislaufunterstützung); u. U. (diagnostische) Antidotgabe: Flumazenil.
Dos. ◻ Tab. 16.2.

◘ Tab. 16.2. Diazepam: Dosierung nach Alter und Indikation

Indikation	Kinder	Erwachsene
Sedierung/Anxiolyse erhöhter Muskeltonus	1–2 mg langsam. i.v., ggf. wdh.	2–5 mg lgs. i.v., ggf. wdh.
	initial 0,1 mg/kg KG i.v. (titrierende Gabe, max. 1 mg/min) max. 0,2 mg/kg KG innerhalb von 3–4 h	
Status epilepticus	1 mg alle 2–5 min langsam i.v. (0,1–0,5 mg/kg KG i.v.)	5–20 mg i.v. (max. 5 mg/min) Wdh. nach 10–15 min mgl.
	Säuglinge >6 Monate mit <15 mg/kg KG: (2,5–)5 mg Diazepam rektal Säuglinge und Kinder >15 mg/kg KG: 10 mg Diazepam rektal	5–10 mg initial rektal Wdh. nach 10–15 min mgl.
	max. 20 mg in 2–4 h	max. 30 mg in 30–60 min

Dosisreduktion bei älteren Pat., Kreislauf- oder Ateminsuffizienz, Nieren- oder Leberfunktionsstörungen!
Bei Kleinkindern 1-ml-Spritze oder Verdünnung (10 mg auf 10 ml) zur genaueren Dosierung empfohlen.
Stets langsam spritzen, da schmerzhaft, Auslösung schneller Kreislaufdepression und Atemdepression mgl.; Thrombophlebitisgefahr, v. a. bei kleinem Venenlumen. Bei intraarterieller Injektion Gefahr von Nekrosen. Bei paravenöser Injektion heftige Schmerzen.

Wirkung. Anxiolyse, Sedierung, Hypnose, Muskelrelaxation und Antikonvulsion durch GABA-Wirkungsverstärkung. WE: 1–3 min (i. v. und rektal). WM Rektallösung nach 10–20 min. WD: 0,5–3 h. HWZ: 24–48 h (a. M.: bis zu 100 h). Bei älteren Menschen und Nieren- und Leberinsuffizienz Elimination bis zu 4-fach verlangsamt.

16.1.16   Digoxin

Präp. Lanicor (1 Amp. à 1 ml enth. 0,25 mg).
Ind. Supraventrikuläre Tachykardien mit Vorhofflattern oder -flimmern, paroxysmale supraventrikuläre Tachykardie.
KI. Bradykarde Erregungsbildungs- und Erregungsleitungsstörungen (z. B. AV-Block II°/III°), Kammertachykardie, Kammerflimmern, WPW- und LGL-Syndrom, Karotissinussyndrom, Volldigitalisierung, Herzglykosidvergiftung, Hypokaliämie, [Hyperkaliämie], Hyperkalzämie, thoraka-

les Aortenaneurysma, hypertrophe obstruktive Kardiomyopathie, akuter Myokardinfarkt, Myokarditis, [Schwangerschaft], [Stillzeit].

NW. Herzrhythmusstörungen (insbes. VES, VT, AV-Block I°–III°), EKG-Veränderung (muldenförmige ST-Senkung), Übelkeit, häufig Erbrechen, Sehstörungen, zentralnervöse Störungen.

WW.

– Kalziumsalze (i.v.): Gefahr des Herzstillstandes.
– Kalziumantagonisten, Diuretika, Kortikoide, Penizillin, Salizylate: Glykosidwirkung ↑.
– Succinylcholin, Sympathomimetika, Phosphodiesterasehemmer: ↑ Gefahr von Herzrhythmusstörungen.
– β-Rezeptorenblocker, Antiarrhythmika: Bradykardie, AV-Block.

Tox. Nebenwirkungen ▶o. Therapie: Basismaßnahmen, symptomatische Therapie. In der Klinik: Elektrolytkorrektur, ggf. Digitalisantitoxin.
Dos. (Erwachsene). 0,25–0,375 mg Digoxin langsam i.v., abhängig von der sonstigen Digitalisbehandlung (mittelschnelle Aufsättigung).
Wirkung. Hemmung der Na$^+$-K$^+$-ATPase mit Vermehrung des freien Ca^{2+} in der Herzmuskelzelle; positiv inotrop und bathmotrop, negativ chronotrop und dromotrop. Im RD keine Verwendung als Inotropikum. Renale Elimination. WE: 5–30 min. WM: 0,5–3 h. WD: 3–6 d. HWZ: 1,5 d.

16.1.17 Dihydralazin

Präp. Nepresol inject (1 Amp. enth. 25 mg in Trockensubst. zur Lsg. mit 2 ml Aqua).
Ind. Akute hypertensive Krise, hypertensive Gestosen (Präeklampsie, Eklampsie).
KI. Schwere Tachykardie, hochgradige Koronarstenosen, Aortenaneurysma, Herzklappenstenosen, Lupus erythematodes, hypertrophe Kardiomyopathie, isolierte Rechtsherzinsuffizienz infolge pulmonaler Hypertonie, [1. SSD], [Leber- und Niereninsuffizienz].
NW. Orthostatische Hypotonie, Schwindel, Tachykardie, pektanginöse Beschwerden, Tremor und Muskelkrämpfe, Kopfschmerzen, gastrointestinale Störungen (z. B. Übelkeit, Erbrechen), allerg. Reaktionen, Flush, Parästhesien.

WW.

– β-Rezeptorenblocker, ACE-Hemmer, Kalziumantagonisten, Hypnotika, Sedativa: gegenseitige Wirkungsverstärkung.

- Diuretika, negativ inotrope Antiarrhythmika, Vasodilatatoren, trizyklische Antidepressiva, MAO-Hemmer, Narkotika, Neuroleptika, Isoniazid: Wirkung von Dihydralazin ↑.

Dos. (Erwachsene). 6,25–12,5 mg langsam i.v. (über 2 min unter ständiger Puls- und RR-Kontrolle), dann
- Wiederholungsgabe (6,25–12,5 mg) nach 20–30 min mgl. oder
- 25 mg über eine Spritzenpumpe i.v. (4,0–12,5 mg/h), zur Not Tropfinfusion mgl.

Wirkung. Periphere Vasodilatation. WE: 5 min. HWZ: 4–5 h.
WD: 6–8 h.

16.1.18   Dimenhydrinat

Präp. Vomex A i.v. (1 Amp. à 10 ml enth. 62mg). Vomex A ist auch als Lsg. zur i.m.-Injektion erhältlich (nicht verwechseln).
Ind. Übelkeit, Erbrechen, Schwindel.
KI. Epilepsie, Eklampsie, Porphyrie, <6 mg/kg KG, Engwinkelglaukom, letztes SSD (in den letzten Wochen vor Geburt Auslösung vorzeitiger Wehen mgl.), [Stillzeit], akute Vergiftungen, Aminoglykosidtherapie.
NW. Müdigkeit/Sedierung, Unruhe, Krämpfe, anticholinerge Nebenwirkungen (Mundtrockenheit, Miktions- und Akkomodationsstörungen).

WW.
- Zentral wirksame Pharmaka: Wirkung ↑.
- MAO-Hemmer, trizyklische Antidepressiva, Parasympathomimetika: anticholinerge Nebenwirkungen ↑.
- Blutdrucksenkende Medikamente: Wirkung ↑.

Tox. ► Kap. 12.6.1 (Intoxikationen: Schlafmittel/Psychopharmaka: H_1-Blocker).

Dos.
- Erwachsene: 62 mg (1 Amp.) i.v., ggf. wdh.
- Kinder: 1–2 mg/kg KG i.v.

Wirkung. H_1-Blocker mit antiemetischer, aber auch anticholinerger und sedierender Komponente.

16.1.19 Dimetinden

Präp. Fenistil (1 Amp. à 4 ml enth. 4 mg).
Ind. Behandlung und Prophylaxe allergischer Reaktionen.
KI. [Säuglingsalter] [Schwangerschaft] [Stillzeit].
NW. Sedierung, Müdigkeit, Wärmegefühl, Übelkeit, Brustbeklemmung, Kopfschmerzen, Sehstörungen, Muskelzittern.

WW.
- Zentraldämpfende Pharmaka und Alkohol: zentraldämpfende Wirkungen ↑.
- Trizyklische Antidepressiva: kann bei glaukomgefährdeten Pat. einen Anfall auslösen.

Tox. ▶ Kap. 12.6.1 (Intoxikationen: Schlafmittel/Psychopharmaka: H_1-Blocker).
Dos. 0,1 mg Dimetindenmaleat/kg KG langsam i.v., i. d. R. Kombination mit einem H_2-Antagonisten wie z. B. Cimetidin.
Wirkung. H_1-Antihistaminikum. WE: 15–20 min. WZ: 5–7 h.

16.1.20 Dobutamin

Präp.
- **Trockensubstanz:** Dobutamin Hexal/-ratiopharm [früher auch Dobutrex] (jeweils 1 Inj.-Fl. enth. 280 mg Dobutamin HCl entspr. 250 mg Dobutamin in 530 mg Trockensubst. zur primären Lsg. mit 10 ml Aqua; zur primären Lsg. Salzlösungen vermeiden).
- **Infusions-Lsg:** Dobutamin Liquid Fresenius/Carino/hameln/Hexalinfus (1 Fl. à 50 ml enth. 250 mg; teilweise auch Fl. mit 500 mg verfügbar).
- **Konzentrat:** Dobutamin hameln (1 Amp. à 5 oder 20 ml enth. 250 mg).

Beachte: Eine Rosaverfärbung der Lsg. beruht auf leichter Wirkstoffoxidation, ist aber bei sachgerechter Aufbewahrung/Verwendung unbedenklich (Fresenius).
Ind. Akut dekompensierte Herzinsuffizienz, kardiogener Schock, Low-output-Syndrom nach Reanimation. Zu den genannten Indikationen ▶ Kap. 8.5.1.
KI. Hypovolämischer Schock, Tachyarrhythmie, mechan. Behinderung von Ventrikelfüllung und/oder Auswurf (z. B. hypertrophe Kardiomyopa-

thie, Perikardtamponade, Aortenstenose), [MAO-Hemmer], [Sulfitüber-
empfindlichkeit (Asthmatiker)].
NW. Kammerflimmern, VES, plötzlicher RR-Abfall, Hypertonie, Tachykardie, pektanginöse Beschwerden, Kopfschmerzen, Übelkeit, bei best.
Präparaten Überempfindlichkeitsreaktionen auf Natriumdisulfit: Erbrechen, Asthmaanfall, Schock.

WW.
- β-Rezeptorenblocker: positive Inotropie ↓.
- α-Rezeptorenblocker: Tachykardie, periphere Vasodilatation.
- ACE-Hemmer: HZV ↑; O_2-Verbrauch des Myokards ↑.
- MAO-Hemmer: lebensbedrohliche Nebenwirkungen (hypertensive
  Krise, Kreislaufversagen, Rhythmusstörungen und intrakranielle Blu-
  tungen).
- Dopamin: ausgeprägter Blutdruckanstieg.

Dos. 2–10 µg/kg KG/min i.v. über ein exaktes Dosiersystem, z. B.
eine Spritzenpumpe (◙ Tab. 16.11). Dosierung je nach Wirkung
anpassen. Kombination mit Noradrenalin (oder Dopamin) erwägen
(Gefäßwiderstand). Regelmäßige Kontrolle der Kreislaufparameter
notwendig!
Wirkung. $β_1$-Sympathomimetikum. Bei Dosissteigerung: ↑ Tachykardie.
O_2-Verbrauch ↑ (Myokard). Milde periphere Vasodilatation ($β_2$). WE:
1–2 min. WM: 10 min. HWZ: 2–3 min.

16.1.21   Dopamin

Präp. Dopamin Carino/Fresenius/-ratiopharm (es existieren jeweils Amp.
mit 50 mg/5 ml, 200 mg/5 bzw. 200 mg/10 ml sowie 250 mg/50 ml und
500 mg/50 ml).
Ind. Schockzustände (v. a. kardiogen und septisch), schwere Hypotension, Low-output-Syndrom nach CPR. Zu den genannten Indikationen
▶ Kap. 8.5.1.
KI. Tachykarde Herzrhythmusstörungen, Engwinkelglaukom, [Hyperthy-
reose], [Phäochromozytom], [Asthmatiker mit Sulfitüberempfindlich-
keit], [Schwangerschaft], [Stillzeit].
NW. Tachykardie, Hypertonie, ventrikuläre Herzrhythmusstörungen,
Erhöhung des O_2-Bedarfs am Herzmuskel, pektanginöse Beschwerden,
Schock, Tremor, Kopfschmerzen, gelegentlich allerg. Reaktionen; bei
best. Präparaten Überempfindlichkeitsreaktionen auf Natriumdisulfit:
Erbrechen, Asthmaanfall, Schock.

WW.
- Trizyklische Antidepressiva, Sympathomimetika, Diuretika, Antihistaminika, MAO- Hemmer, Schilddrüsenhormone, Reserpin, Guanethidin: sympathomimetische Wirkung ↑.
- Trizyklische Antidepressiva: Neigung zu Herzrhythmusstörungen ↑.
- Phenytoin: RR↓, Bradykardie.

Dos.
- 2–10 µg/kg KG/min i.v. über ein exaktes Dosiersystem, z. B. Spritzenpumpe (◘ Tab. 16.11). Dosierung an die Wirkung anpassen. Regelmäßige Kreislaufkontrolle!
- 5-ml-/10-ml-Ampullen nie unverdünnt verwenden.
- Kombination mit Dobutamin erwägen. Hypovolämie vor Therapie ausgleichen!

Wirkung. α$_1$- und β$_1$-Sympathomimetikum. HWZ: 1–5 min.

16.1.22 Esmolol

Präp. Brevibloc [10 ml enth. 100 mg (Inf.-Lsg.) bzw. 2,5 g (Inf.-Lsg.-Konzentrat)].
Ind. Supraventrikuläre Tachykardien (außer Reentry-Mechanismen), Sinustachykardie, hypertensive Krise, hyperkinetisches Herzsyndrom.
KI. Bradykardie, Asthma bronchiale, höhergradige SA- oder AV-Blockierungen, Schock, Azidose, Therapie mit MAO-Hemmern, [Nieren-/Leberinsuffizienz], [Herzinsuffizienz], [Diabetes].
NW. Bronchospasmus, RR↓, Bradykardie, selten AV-Block, Synkope, Lungenödem, Benommenheit, Halluzinationen, Übelkeit, Erbrechen, ↑ Herzfrequenz nach Infusionsende.

WW.
- Antihypertensiva, Narkotika, Psychopharmaka: blutdrucksenkende Wirkung von Esmolol ↑.
- Clonidin, Herzglykoside, Fentanyl: Bradykardiegefahr ↑.
- Kalziumantagonisten: kardiodepressive Wirkung von Esmolol ↑.
- Succinylcholin: neuromuskuläre Blockade verlängert.
- Morphin: Esmololspiegel ↑.

Dos. Initialer Bolus von 0,5 mg Esmolol/kg KG i.v. Erhaltungsdosis: 0,05 mg/kg KG/min i.v. Bei ausbleibender Wirkung erneute Bolusgabe (max. 50–100 mg Bolusgesamtmenge) und Steigerung der Erhaltungs-

dosis bis max. 0,2 mg/kg KG/min mgl. Kardiodepressive Wirkung
beachten!

Zum Vorgehen bei supraventrikulärer Tachykardie ▶ Kap. 4.6.
Wirkung. β-Rezeptorenblocker (vorwiegende Wirkung auf kardiale β_1-
Rezeptoren). HWZ: 9 min.

16.1.23   Etomidat

Präp. Etomidat-Lipuro, Hypnomidate (jeweils 1 Amp. à 10 ml enth. 20 mg).
Ind. Kurzzeithypnose (z. B. für Intubation, Kardioversion), Narkoseeinleitung. Der vorsichtige Einsatz bei Pat. mit erhöhtem Hirndruck und
labilen Herz-Kreislauf-Verhältnissen/kardialen Vorerkrankungen ist – im
Gegensatz zu anderen Hypnotika – möglich und damit ein Haupteinsatz-
gebiet für Etomidat.

**❗ Cave – Anwendung nur, wenn die endotracheale Intubation be-
herrscht wird und die Möglichkeit zur künstlichen Beatmung besteht!**

KI. [Schwangerschaft (wegen möglicher embryotoxischer Wirkung des
Lösungsvermittlers)], [Stillzeit].
NW. Atemdepression, Apnoe, Übelkeit, Erbrechen, Venenreizung
(Schmerzen bei Injektion, Thrombophlebitis), Herzrhythmusstörungen,
Krämpfe (Myoklonien; nicht im Sinne eines zerebralen Krampfanfalls!).

Dos.
– 0,1–0,3 mg Etomidat/kg KG i.v.; Wiederholungsdosis: 0,1 mg/kg KG i.v.
– Mit Analgetika kombinieren, da Etomidat selbst keine analgetische
  Wirkung besitzt!
– Bei normgewichtigen Erwachsenen (70 kg) soll für eine Narkose eine
  Gesamtdosis von 60 mg Etomidat nicht überschritten werden.
– Dosisreduktion bei Leberzirrhose oder gleichzeitiger Gabe von Seda-
  tiva, Opioiden oder Neuroleptika.
– Kinder <6 J.: lokale Unverträglichkeit durch Venenreizung der noch
  kleinen Blutgefäße.

Wirkung. Schnell und kurz wirksames Hypnotikum, nur geringe negativ
inotrope Wirkung, im Vergleich zu anderen Hypnotika geringe Atemdepression. WE: 10–20 s. WD: 3–6 min. HWZ: 30–75 min.

16.1.24   Fenoterol i.v.

Präp. Partusisten Infusionslösungskonzentrat (1 Amp. à 10 ml enth.
0,5 mg), Partusisten intrapartal (1 Amp. à 1 ml enth. 0,025 mg).

Ind. Geburtshilfliche Notfälle zur Uterusrelaxation (Tokolyse; Notfallspektrum ▶ Kap. 10.5.1). Optimale Voraussetzung ist ein physiologisches EKG.
KI. Frischer Herzinfarkt, Tachykardie und tachykarde Arrhythmie, Herzerkrankungen (z. B. Myokarditis), WPW-Syndrom, Hyperthyreose, [hypertrophe obstruktive Kardiomyopathie], [EPH-Gestose], schwere Leber- und Nierenerkrankungen, Phäochromozytom.
NW. Tachykardie mit Herzklopfen, ventrikuläre Herzrhythmusstörungen, Pektangina, RR ↓/↑, Unruhe, Tremor, Hyperglykämie, Lungenödem.

WW.
– β-Rezeptorenblocker: Fenoterol-Wirkung ↓.
– Kortikosteroide: evtl. Lungenödem.
– Xanthinderivate (z. B. Koffein, Theophyllin), Sympathomimetika, MAO-Hemmer, trizyklische Antidepressiva: ↑ kardiale Wirkungen, Überdosierungserscheinungen.
– Fentanyl, Droperidol: Schocksymptomatik (periphere Vasodilatation ↑).
– Unverträglichkeit mit zahlreichen Vollelektrolytlösungen!

Tox. Nebenwirkungen ▶ o., Gesichtsrötung, systolische Blutdrucksteigerung und diastolische Blutdrucksenkung (→ Amplitudenvergrößerung), Lungenödem, Hustenreiz, Zyanose, Dyspnoe, Übelkeit. Therapie: Basismaßnahmen, symptomatische Therapie, Sedativa, Tranquilizer (in leichten Fällen), sonst $β_{(1)}$-Rezeptorenblocker, forcierte Diurese.
Dos. (Akutbehandlung). Bis zu 0,025 mg (verdünnt auf 5 ml) über 2–3 min i.v. Danach: 0,5–4 µg/min über eine Spritzenpumpe i.v. (◘ Tab. 16.11). Nur verdünnt (mit Glukose 5% oder NaCl 0,9%) verwenden. Therapieabbruch/Dosisreduktion erwägen bei Dyspnoe, HF >130/min, gehäuften Extrasystolen. Ggf. ergänzend oder alternativ Magnesium einsetzen.
Wirkung. Uterusrelaxation durch $β_2$-Stimulation. HWZ: 3,2 h.

16.1.25 Fenoterol-Spray

Präp. Berotec N 100 (200 Einzeldosen à 0,1 mg).
Ind. Asthma bronchiale.
KI. Tachyarrhythmie, Tachykardie, frischer Herzinfarkt, KHK, [Hyperthyreose], [hypertrophe obstruktive Kardiomyopathie], [Phäochromozytom], [Kinder <4 J.].
NW. Tachykardie, Herzklopfen, ventrikuläre Herzrhythmusstörungen, RR ↑/↓, paradoxe Bronchospasmen, Unruhe, Tremor, Schwindel, Kopfschmerzen.

WW.
- β-Rezeptorenblocker: ↓ Wirkung von Fenoterol, evtl. Bronchospasmen.
- β$_2$-Adrenergika, Anticholinergika, Kortikosteroide und Xanthinderivate, MAO-Hemmer, trizyklische Antidepressiva: ↑ Wirkung von Fenoterol, ↑ Nebenwirkungen (Herz-Kreislauf-System).
- Xanthinderivate, Kortikosteroide, Diuretika, Digitalisglykoside: Hypokaliämiegefahr.

Dos. Erwachsene und Kinder ≥6 J.: initial 1(–2) Hübe zu je 0,1 mg Fenoterol (sofern nicht innerhalb der letzten 2–3 h selbst angewendet); Sprayinhalation mit Vorschaltkammer (Spacer) beim Einatmen nach maximaler Exspiration! Je nach Wirkung nach 5–10 min max. 1–2 weitere Hübe mgl.; bis zur nächsten Gabe mind. 3 h Pause. Tageshöchstdosis: 8 Hübe (keine stärkere Wirkung, aber vermehrt Nebenwirkungen, v. a. kardial). Bei stark eingeschränkter Atemexkursion (Status) oder fehlender Kooperation statt Spray besser Vernebelung (z. B. Salbutamol) oder i.v.-β-Mimetikum (z. B. Reproterol) verwenden.

Wirkung. β$_2$-Sympathomimetikum, geringere β$_1$-Stimulation. WE: wenige min. WM: 60–120 min. HWZ: 3,2 h. WD: 3–5 h.

Warnhinweis. Von zahlreichen Autoren wird zur Tokolyse die Anwendung des Fenoterol-Dosieraerosols propagiert. Diese Aussage ist jedoch nicht einwandfrei (zur Begründung ▶ Kap. 10.5.1).

16.1.26   Fentanyl (Ⓑ BTM)

Präp. Fentanyl B. Braun/Curamed/Hexal/Janssen/Parke-Davis (1 Amp. à 2/10 ml enth. 0,157/0,785 mg Derivat entspr. 0,1/0,5 mg).

Ind. Schwere Schmerzzustände, Kombinationsnarkosen (z. B. mit Midazolam).

KI. Medikamenten-, Drogen- und Alkoholabhängigkeit, Koliken, Pankreatitis, Gallenwegserkrankungen, [Hypovolämie], [Schwangerschaft], [Phäochromozytom], [Bradyarrhythmie], [Säuglingsalter].

NW. Atemdepression bis Atemstillstand, Hypotension, orthostatische Regulationsstörungen, Bronchospasmen, Hustenreiz, Übelkeit, Erbrechen, Miosis, Mundtrockenheit, Bradykardie bis Asystolie, zerebrale Krampfanfälle (insbes. bei Kindern und höheren Dosen), Schwindel, Kopfschmerzen, Schwitzen. Überdosierung ▶ Opiatintoxikation (▶ Kap. 12.7.8).

WW.
- Zentraldämpfende Pharmaka und Alkohol: ↑ Wirkung, ↑ Nebenwirkungen, insbesondere der Atemdepression; Atemstillstand mgl.!

– Midazolam: RR↓.
– MAO-Hemmer: lebensbedrohl. Nebenwirkungen auf ZNS, Atmung und Kreislauf nicht auszuschließen.

Dos.
– Analgesie: 0,001–0,0015 mg/kg KG i.v. (Erw. 0,05–0,1 mg).
– Narkose: 0,005–0,008 mg/kg KG i.v. (Erw. 0,35–0,5 mg).
– Kontinuierliche Gabe über Spritzenpumpe ◘ Tab. 16.11.

❗ **Cave – Bei Fentanyl handelt es sich um einen hochpotenten Wirkstoff, mit dessen Wirkung der Anwender vor der Gabe im RD vertraut sein sollte.**

Wirkung. Opiatagonist. WE: 20 s. WD (Narkose): 10 min. WD (Analgesie): 20–30 min. WD (Atemdepression): 60–90 min. WM: 5–10 min. HWZ: 2–4 h.

16.1.27 Flumazenil (Ⓐ ANTIDOT)

Präp. Anexate 0,5/1,0 (1 Amp. à 5/10 ml enth. 0,5/1 mg).
Ind. Aufhebung der zentral dämpfenden Wirkung von Benzodiazepinen (diagnostisch und/oder therapeutisch), z. B. Clonazepam, Diazepam, Lorazepam, Midazolam.
KI. Im Notfall keine.

❗ **Cave – Nach antiepileptischem Einsatz von Benzodiazepinen möglichst nicht mit Flumazenil antagonisieren, da sonst wieder Konvulsionen ausgelöst werden können. Vorsicht auch bei Angstzuständen, die mit Benzodiazepinen behandelt wurden.**

NW. Blutdruck- und Herzfrequenzschwankungen, Entzugserscheinungen bei Abhängigen (Tremor, Hypertonie, Herzrasen), Übelkeit, Erbrechen, nach schneller Injektion Herzklopfen und Angstgefühle.
Dos. (Erwachsene). Initial 0,2 mg i.v., nach 60 s, je nach Bewusstseinsgrad, erneut 0,1 mg i.v., weitere Gaben mgl., bis zu einer Gesamtdosis von 1 mg.

Warnhinweise
– Bei bestehender Ateminsuffizienz hat die Beseitigung der Hypoxie durch Basismaßnahmen absolute Priorität!
– Überschießender Hirndruckanstieg bei Pat. mit schwerem SHT und instabilem intrakraniellem Druck durch die Aufhebung der Benzodiazepinwirkung mgl.

– Die Wirkungsdauer von Flumazenil ist kurz und endet i. d. R. vor Abklingen der Benzodiazepinwirkung → engmaschige Überwachung!

Wirkung. Verdrängung der Benzodiazepine von Benzodiazepinrezeptoren. WD: 1 h. HWZ: 53 min.

16.1.28   Furosemid

Präp. Durafurid, Furanthril, Furo-CT, Furorese, Furosemid Stada, Furosemid-ratiopharm, Fusid, Lasix (jeweils 1 Amp. à 2 ml enth. 21,3 mg Furosemid-Na entspr. 20 mg Furosemid; teilweise auch Amp. à 4 ml mit 40 mg).

Ind. Herzinsuffizienz (insbes. bei Lungenödem), Ödeme (versch. Genese), Überwässerung, Aszites, Unterstützung forcierter Diurese bei Vergiftungen.

KI. Hypovolämie, Harnabflussbehinderung, Coma hepaticum, Nierenversagen mit Anurie (<100 ml/d), schwere Hypokaliämie, Hyponatriämie, [Überempfindlichkeit gegen Sulfonamide], [Schwangerschaft], [Stillzeit].

NW. Hypotonie, Hypovolämie, Dehydratation, Elektrolytverluste, Hämatokritanstieg (Thrombosegefahr), Verschlechterung einer Harnabflussbehinderung, Verschlechterung einer metabolischen Alkalose, selten vorübergehende Taubheit (hohe Dosis i.v.), Hyperurikämie, Gichtanfälle.

WW.
– Antihypertonika: blutdrucksenkende Wirkung verstärkt
– Oto-/nephrotoxische Arzneimittel: Oto-/Nephrotoxizität ↑.
– Salicylate, Lithium (jeweils hochdosiert): toxische Wirkungen der angeführten Substanzen ↑ (z. B. Herz, ZNS).
– Herzglykoside, Theophyllin, curareartige Muskelrelaxanzien: ↑ Wirkung der angeführten Substanzen.
– ACE-Hemmer: RR↓ bis zum Schock.

Dos. (Erwachsene). 20–80 mg i.v., bei Bedarf Wdh. möglich.

Praxistipps
Bei längeren Transportwegen ggf. Anlage eines Blasenkatheters.

Wirkung. Na^+-Rückresorption der Henle-Schleife gehemmt → Urinproduktion ↑. HWZ: 1 h.

16.1.29 Gelatine (Polysuccinat oder Polygelin)

Kolloidales Volumenersatzmittel auf Basis tierischen Kollagens. Als künstliches Kolloid zum präklinischen Volumenersatz wird nach Abwägung aller Eigenschaften bei derzeitigem Wissensstand überwiegend Hydroxyethylstärke (HES) der Vorzug gegeben.

16.1.30 Glukagon (Ⓐ ANTIDOT)

Präp. GlucaGen 1 mg/1 ml, GlucaGen Hypokit 1 mg/1 ml (Pulver in Durchstech-Fl. + Lösungsmittel).
Ind. Schwere Hypoglykämie bei Diabetikern unter Insulintherapie, β-Blocker-Intoxikation.
KI. Phäochromozytom, Insulinom, Glukagonom, schwere KHK, bekannte Überempfindlichkeit.
NW. Übelkeit, Erbrechen (Cave: Bewusstseinstrübung), Überempfindlichkeitsreaktion, positive Inotropie, positive Chronotropie, Magen-Darm-Motilität ↓. Bei Überdosierung Gefahr der Hypokaliämie.

WW.
- Insulin: Antagonistische Wirkung.
- Indometacin: ↓ Wirkung von Glukagon.
- Warfarin: ↑ Wirkung von Warfarin.

Dos. Erwachsene und Kinder >25 mg/kg KG: 0,5–1 mg (=0,5–1 IE) s.c./i.m.

Praxistipps
Nach ausreichender Wirkung (Erwachen) zusätzliche Gabe oraler Kohlenhydrate zur Stabilisierung (z. B. 10–20 g Glukose p.o.).

β-Blocker-Intoxikation: initial 0,2 mg/kg KG als Kurzinfusion i.v.; dann 0,5 mg/kg KG über 12 h, evtl. Vorgabe von Antiemetika; zusätzl. ggf. Therapie von Bradykardie und Azidose.
Wirkung. Antagonistische Wirkung zum Insulin. Keine Wirkung bei Erschöpfung der Glykogenreserve! WE: 10 (5–20) min. WD: 1–2 h. HWZ: 3–6 min.
Bedeutung im RD. Glukagon ist kein Routinemedikament des Notarztes; es findet sich aber häufig bei bekannten Diabetikern (Kühlschrank) und wurde evtl. bereits vor Eintreffen des RD durch den Pat. selbst oder durch Angehörige appliziert. Bei schwierigem i.v.-Zugang zur Glukoseapplikation kann die s.c.-/i.m.-Gabe von Glukagon erwogen werden.

16.1.31   Glukose

Präp. Glucose 40% »Eifelfango«, Glucosteril u. v. a. m. (jeweils 10 ml
enth. 4 g, Abkürzung: G40).

❶ **Cave – 5%ige Glukoselösungen werden zur Verdünnung bestimmter Medikamente eingesetzt (z. B. Amiodaron). Als Infusion
obsolet im RD, da zu viel freies Wasser (Gefahr: Hirnödem). Ist eine
Dauerinfusion niedrig konzentrierter Glukose erforderlich, so sollte
konzentrierte Glukose einer Vollelektrolyt-Lsg. (oder NaCl-Lsg. 0,9%)
zugesetzt werden.**

Ind. Hypoglykämie (sofern orale Glukosegabe nicht möglich oder kontraindiziert ist).
KI. Bei obiger Indikation keine.
NW. Starke Venenreizung. Nekrosegefahr, bes. bei intraarterieller oder
paravasaler Injektion!

Praxistipps

Möglichst große Vene punktieren und langsam unter schnell laufender
Infusion spritzen! Insbes. bei Kindern die korrekte Kanülenlage zuvor durch
Rücklaufprobe und/oder Probebolusinjektion von 5–10 ml NaCl 0,9%
sichern.

Dos. Je nach Bedarf (BZ-Messung): 20–50 ml G40 langsam i.v. (8–20 g
Glukose); bei schwerer Hypoglykämie initial 0,5 ml G40/kg KG langsam
i.v. (ca. 0,25 g Glukose/kg KG). Ggf. weitere 20 ml (8 g Glukose, 0,1 g/mg/
kg KG) in die Infusion geben. Bei erheblicher Insulinüberdosierung können höhere Glukosedosen notwendig werden.

Nach Erholung des Pat. an mögliches Rezidiv denken (z. B. Nach-
fluten von Sulfonylharnstoffen, Nachwirkung des Insulins nach starker
körperlicher Aktivität), Gabe oraler Kohlenhydrate, engmaschige BZ-
Kontrollen sicherstellen (spätestens alle 1–2 h), im Zweifel: Klinikeinweisung!
Wirkung. Erhöhung der Blutglukosekonzentration. Faustregel: 10 g
Glukose steigern den Serumblutzucker kurzfristig um ca. 100 mg/dl
(5,6 mmol/l), sodass eine Bewusstseinsverbesserung zu erwarten ist.
Allerdings rasche Umverteilung (zunächst nach interstitiell, innerhalb
1–2 h auch nach intrazellulär → Verteilungsvolumen ca. 40 l beim Erwachsenen). Daher Initialdosis von 0,25 g Glukose/kg KG bei schwerer
Hypoglykämie.

16.1.32   Glyceroltrinitrat (Nitroglyzerin)

Präp.

– **i.v.:** [m.E.=Präparat mit konzentriertem Ethanol, vor Anwendung zu verdünnen!]:
  – 1 ml enth. 5 mg (vor Anwendung verdünnen!): Nitrolingual-konz. (m.E.), Trinitrosan (m.E.) (jeweils 1 Amp. à 1/10 ml enth. 5/50 mg).
  – 1 ml enth. 1 mg: Aquo-Trinitrosan (10/50 ml), Gilustenon Infus. (5/50 ml), Nitrolingual-Amp. (m.E. – 5 ml), Nitrolingual infus. (5/25/50ml), Nitro Mack Ampullen (m.E. – 5 ml), Nitro Pohl infus. (5/25/50 ml), perlinganit Lösung (10/50 ml) (jeweils Amp./Inj.-Fl./Stech-Amp.).

– **s.l. (Zerbeißkapseln/Pumpspray):** Corangin, Gepan, Nitrangin Isis, Nitrokapseln-ratiopharm, Nitrokor, Nitrolingual, perlinganit (Kapseln i. d. R. mit 0,8 mg; Spray i. d. R. mit 0,4/0,5 mg je Hub).

Ind. Angina pectoris (i.v.-Präparat nur bei schwerer/instabiler AP), Myokardinfarkt, akute Linksherzinsuffizienz, kardiales Lungenödem. i.v.-Präparate: hypertensive Krise mit kardialer Dekompensation.

KI. Ausgeprägte Hypotonie (aktueller RR deutlich niedriger als der individuelle Normalblutdruck), Schock, akuter rechtsventrikulärer/inferiorer Infarkt (Bradykardie, niedriger Füllungsdruck), hypertrophe obstruktive Kardiomyopathie, konstriktive Perikarditis, Perikardtamponade, AV-Block, Einnahme von Phosphodiesterase-5-Hemmern innerhalb der letzten 24 h (z. B. Sildenafil=Viagra®, Revatio® (Ind. pulmonale Hypertonie!), Tadalafil=Cialis®, Vardenafil=Levitra® → jeden Pat. taktvoll fragen), [Mitral-/Aortenklappenstenose], [Schwangerschaft], [Stillzeit].

NW. (Schneller) RR-Abfall mit Reflextachykardie (kann Angina pectoris auslösen), orthostatische Hypotension bis zum Kollaps (z. T. mit Bradykardie), Synkope, Flush, Übelkeit, Erbrechen, Kopfschmerzen. Bei hoher intravenöser Dosis Methämoglobinbildung mgl.

WW.

– Blutdrucksenkende Pharmaka, trizyklische Antidepressiva, Neuroleptika, Alkohol: blutdrucksenkende Wirkung ↑.
– Bei Glyceroltrinitrat i.v.: Heparin: ↓ Wirkung von Heparin.

Dos.

intravenös

– 0,03–0,18 mg/kg KG/h i.v. (in Abhängigkeit vom Blutdruck), grundsätzlich über ein exaktes Dosiersystem, z. B. Spritzenpumpe (◨ Tab. 16.11).

- Bei akuter Linksherzinsuffizienz (Lungenödem) kann ein Bolus von 1 mg Glyceroltrinitrat langsam über 3 min vorgegeben werden.

sublingual
- Spray: 1–2 Hübe zu je 0,4 mg Glyceroltrinitrat bei angehaltenem Atem (nicht inhalieren) in den Mund geben, bei Nichtansprechen nach 2–3 min Wdh. mgl. (max. 3 Hübe insgesamt).
- Zerbeißkapsel: 1 Kaps. zu 0,8 mg Glyceroltrinitrat verabreichen, zerbeißen lassen, Inhalt nicht hinunterschlucken, sondern im Mund wirken lassen.

Praxistipps
- Engmaschige Kontrolle von Puls und Blutdruck ist erforderlich.
- Aquo-Trinitrosan®, Nitro Mack®, Trinitrosan®: bei Verwendung von PVC-Schlauchsystemen kommt es zu erheblichen Wirkstoffverlusten durch Adsorption. Alternativen: Polyethylen, Polytetrafluorethylen.
- Sublingualpräparate (z. B. Nitrolingual®) werden auch zur Behandlung von Spasmen der glatten Muskulatur (Gallen-/Harnleiterkolik) eingesetzt.

Wirkung. Relaxation glatter (Gefäß-) Muskulatur. Erweiterung postkapillärer Kapazitätsgefäße (venöses Pooling). ↓ Gefäßwiderstand, ↓ Lungenkapillardruck, ↓ links- und rechtsventrikulärer und end-diastolischer Füllungsdruck. Wirkungsgrad der Herzarbeit ↑. Nahezu keine Änderung des Herzschlagvolumens. Relaxation von Bronchien und Sphinkteren. WE (s.l.): 2–5 min. WE (i.v.): sofort. WD (s.l.) 20–45 min. HWZ: 1,5–2,5 min.

16.1.33 Haloperidol

Präp. Haldol-Janssen, Haloperidol-GRY/-neuraxpharm/-ratiopharm (jeweils 1 Amp. à 1 ml enth. 5/10 mg).
Ind. Akute Psychosen und psychotische Syndrome (Wahn, Halluzination, Schizophrenie, Manie), Kombinationstherapie bei Schmerzen, Erbrechen (wenn andere Therapiemöglichkeiten versagt haben).
KI. Akute Vergiftungen mit zentraldämpfenden Pharmaka und Alkohol, komatöse Zustände, M. Parkinson, Kindesalter, malignes neuroleptisches Syndrom, Hyperthyreose, QT-Zeit ↑, [Epilepsie], [Hypotonie], [Schwangerschaft (teratogen, Krampfneigung)], [Stillzeit].
NW. Tachykardie, Hypotonie, Herzrhythmusstörungen, Früh- und Spätdyskinesien, Provokation epileptiformer Anfälle, Asthma, Auslösung eines Engwinkelglaukoms, malignes neuroleptisches Syndrom, Regulationsstörungen der Körpertemperatur, Parkinsonoid.

WW.
– Zentraldämpfende Pharmaka, Alkohol: gegenseitige Wirkungsverstärkung.
– QT-verlängernde Substanzen: ↑ QT-Verlängerung (Gefahr: Torsade de pointes) → i.v.-Gabe durch Hersteller/Zulassungsbehörde eingeschränkt (unter EKG-Monitoring evtl. vertretbar)
– Pentetrazol: Krampfanfälle.
– Dopaminantagonisten (z. B. Metoclopramid, Bromoprid, Alizaprid): extrapyramidale Nebenwirkungen ↑.
– Adrenalin: Adrenalinumkehr (RR ↓).
– Anticholinergika: anticholinerge Wirkung ↑.

Tox. ▶ Kap. 12 (Intoxikationen: Schlafmittel/Psychopharmaka: Neuroleptika).
Dos. (Erwachsene). Akute Psychosen: 5–10 mg i.m. oder ggf. unter EKG-Monitoring i.v. Bei Übelkeit/Erbrechen: 1–3 mg i.v.
Wirkung. Starke antipsychotische Wirkung mit extrapyramidalen Symptomen durch Hemmung von Dopaminrezeptoren (ZNS). Schwache sedierende und vegetative Wirkung (anticholinerg, sympatholytisch, antihistaminerg, antiserotoninerg). WE: 1–3 min. WM: 10 min. WD: 2–6 h. HWZ: 13–30 h, best. Metabolite 3 Wochen.

16.1.34 Heparin, unfraktioniert

Präp. Heparin-Natrium Braun/-ratiopharm, Liquemin N (Amp. à 0,2/0,3/ 0,375/0,5/1/5 ml; Inhaltsmengen: 5.000/7.500/10.000/20.000 oder 25.000 IE). Eine dunkle Verfärbung der Injektionslösung bei längerer Lagerung ist (korrekte Lagerung vorausgesetzt) ohne Einfluss auf die therapeutische Wirksamkeit.
Ind. Thrombose und Embolie (Therapie, Prophylaxe), [Herzinfarkt (Frühbehandlung)].
KI. Akute zerebrale Blutungen, Blutungsneigung, Magen-Darm-Ulkus, bekannte heparininduzierte Thrombozytopenie (bes. HIT Typ II), Heparin-Allergie, Abortus imminens, schwere Leber- und Nierenerkrankungen, [Hypertonie].
NW. Blutungen (insbesondere aus Haut, Schleimhäuten, Wunden, Gastro- und Urogenitaltrakt), Verlängerung der Blutungszeit.

WW.
– Substanzen mit hemmender Wirkung auf Gerinnung und Blutstillung: Blutungsgefahr ↑.
– Glyceroltrinitrat (i.v.): Heparinwirkung ↓.

Tox. Blutungen aller Art. Therapie: Basismaßnahmen, symptomatische Therapie, Protamin (z. B. Protamin 1000/5000 Roche®, 1 ml inaktiviert 1.000 bzw. 5.000 IE Heparin) als Antidot i.v., ggf. Bluttransfusion.

Dos. Initial 70–80 IE/kg KG i.v. ≙5.000–10.000 IE i.v., anschließend ggf. 7,5–24 IE/kg KG/h über ein exaktes Dosiersystem, z. B. Spritzenpumpe.

Wirkung. Indirekte Thrombinhemmung (u. a. Aktivierung von Antithrombin III). WE: 1 min. HWZ: 1–2,5 h.

16.1.35   Hydroxyethylstärke (HES)

Präp.
— **6% HES 130 und Substitutionsgrad <0,5** (um 0,42; 3. Generation): PhysioVolume Redibag (NaCl 154 mmol/l oder balancierte Elektrolyte); Venofundin (NaCl 154 mmol/l), Vitafusal (balancierte Elektrolyte), VitaHES (NaCl 154 mmol/l), Volulyte (balancierte Elektrolyte), Voluven (NaCl 154 mmol/l).
— **6% oder 10% HES 200 und Substitutionsgrad um 0,5** (2. Generation), mit NaCl 154 mmol/l (teilweise alternativ kochsalzfrei mit 5% Glukose erhältlich): HAES-steril, Haemofusin, Hemohes, Infukoll HES, Serag-HAES. **HES 200 6% mit NaCl 1232 mmol/l** (hyperton, zur Small-Volume-Resuscitation) ▶ Volumenersatz, hyperosmolar.
— **6% HES 70 und Substitutionsgrad bei 0,5–0,58** (2. Generation): Expafusin, Rheohes.

Lagerung. Gemäß Herstellerangaben (Fresenius) ist eine Lagerung von HES-Infusionslösungen im Wärmefach des RTW/NEF (bis 37°C) nur bis zu 3 Monaten bedenkenlos möglich. Nur bei Lagerung bis 25°C kann die Gewähr für eine ausreichende Stabilität der Lösung übernommen werden.

Ind. Volumenersatz bei Blut- und Plasmaverlusten (Hypovolämie, intravasaler Volumenmangel).

> Es existiert kein genereller Überlegenheitsnachweis für den Einsatz kolloidaler Volumenersatzmittel (HES) gegenüber der äquivalenten Flüssigkeitssubstitution mit isotonen Elektrolytlösungen (Letztere sind bei reinen Wasser-/Elektrolytverlusten im Rahmen einer Exsikkose zu bevorzugen). Das Hauptargument für den Einsatz von Kolloiden ist die schnellere und anhaltende Kreislaufauffüllung bei schwerer Hypovolämie (außerdem weniger Ödembildung und Verbesserung der Mikrozirkulation mgl.).

KI. Hypervolämie, Hyperhydratation, schwere Herzinsuffizienz (Volumenüberlastung), Stärkeallergie, akutes oder terminales Nierenversagen (Oligurie, Anurie), [Nierenfunktionsstörung], [intrakranielle Blutung], [hämorrhagische Diathese], [Neugeborene, Säuglinge, Kinder], [Schwangerschaft, bes. 1. SSD].

NW. Allerg. Reaktionen (ca. 0,06% – im Schock scheinen allerg. Reaktionen seltener aufzutreten, evtl. durch endogen erhöhte Katecholaminspiegel), Gerinnungshemmung (Coating, Verdünnung von Gerinnungsfaktoren), therapieresistenter reversibler Pruritus (auch verzögert nach HES-Gabe), potenzielle Nephrotoxizität.

WW. Verschiedene Medikamente: Inkompatibilität mit Volumenersatzmittel (keine Mischinfusion).

Dos. Je nach Bedarf bis zu 20 ml/kg KG/h – Maximaldosen beachten (◘ Tab. 16.3). Verabreichung von HES i. d. R. gleichzeitig oder abwechselnd mit Vollelektrolytlösung (VEL). Verhältnis VEL zu HES ca. 2:1 (3:1 bis 1:1). Die ersten 10–20 ml langsam und unter sorgfältiger Beobachtung des Pat. infundieren, um allerg. Symptome ggf. frühzeitig erkennen zu können.

Wirkung. HES kann das intakte Gefäßsystem kaum verlassen und bindet Wassermoleküle. Im Vergleich zu Kristalloiden (reinen Elektrolytlösungen) verlängerte Verweildauer im Intravasalraum (HES 70: 2–3 h, HES 130 + HES 200: 3–6 h). Daher ist im Vergleich zu VEL nur 1/4–1/3 der Menge nötig, um den gleichen Volumeneffekt zu erzielen. HES ist ein Makromolekül aus Glukoseeinheiten, an deren C_2-, C_3- oder C_6-Atomen Hydroxyethylgruppen eingeführt werden, um einen schnellen Abbau durch die Serumamylase zu verhindern (Substitutionsgrad: Anteil der substituierten Glukosemoleküle, im Bereich von 0,4–0,7;

◘ Tab. 16.3. HES: hämostaseologisch empfohlene maximale Tagesdosen

HES-Typ	Allgemein	bei HES 6%	bei HES 10%
HES 130/0,4–0,42	**3 g HES/kg KG**	50 ml/kg KG (Erw. ca. 3,5 l)	30 ml/kg KG (Erw. ca. 2 l)
HES 200/0,5	**2 g HES/kg KG**	33 ml/kg KG (Erw. ca. 2,5 l)	20 ml/kg KG (Erw. ca. 1,5 l)
HES 70/0,58	**1,2 g HES/kg KG**	20 ml/kg KG (Erw. ca. 1,5 l)	- - -

Auch Auswirkungen der Trägerlösung beachten (NaCl, balancierte Elektrolytlösung oder Glukose 5%).

Substitutionsmuster: C_2-Substituenten können schwerer als C_6-Substituenten abgespalten werden). Volumeneffekt, Nebenwirkungsprofil und Dosisbegrenzung sind daher je nach HES-Art verschieden! Der initiale Volumeneffekt steigt v. a. mit HES-Konzentration und Osmolarität der Trägerlösung. Hyperonkotische Lösungen (HES 10%) wirken als Plasmaexpander (initialer Volumeneffekt >100%), da sie Flüssigkeit aus dem Interstitium und dem Intrazellularraum in den Intravasalraum mobilisieren (HES 10% ca. 130–150%, zum Vergleich: HES 6% »nur« um 100%).

Intravasale Verweildauer und teilweise auch Nebenwirkungen nehmen mit dem Substitutionsgrad, mit dem C_2/C_6-Substitutionsverhältnis und in geringerem Maße auch mit dem mittleren Molekulargewicht zu. Bei niedrigem Substitutionsgrad (≤0,5) gelten Blutungskomplikationen und Nierenfunktionsstörungen als verhältnismäßig selten.

16.1.36   Insulin

Insulin kommt im RD i. d. R. nicht zum Einsatz (u. a. Gefahr unkontrollierter Elektrolytstörungen, Problematik kühler Lagerung, meist ausreichend kurze Transportwege).

16.1.37   Ipecacuanha-Sirup (Ⓐ ANTIDOT)

Präp. Sirupus Ipecacuanhae SR 90 (1 Fl. à 30 ml Saft; 100 ml enth. 0,144 g Ipecacuanha-Alkaloide, berechnet als Emetin; max. 6,25 Vol.-% Alkohol) oder Apothekenzubereitungen.

Ind. Zum Auslösen von Erbrechen bei oralen Vergiftungen (Kinder), i. d. R. max. 60 min nach Giftaufnahme sinnvoll.

KI. Vergiftungen mit Strychnin, starken Alkalien und Säuren, Erdöldestillaten, Farbverdünnern u. a. Lösungsmitteln, schäumenden Substanzen, antiemetisch wirkenden Substanzen (z. B. Phenothiazinen), Schock, Bewusstseinsstörungen. Wegen der erhöhten Aspirationsgefahr und/oder des Alkoholgehaltes sollte die Applikation (insbes. bei Kindern, Alkoholabusus, Epilepsie, Hirnschädigung und Schwangeren) im Hinblick auf ein gesundheitliches Risiko unter strenger Indikationsstellung erfolgen.

NW. Anhaltendes Erbrechen, Durchfall, Trägheitsgefühl.

Tox. (bei ausbleibender emetischer Wirkung!). Nebenwirkungen (▶ o.) und kardiotoxische Wirkungen, Krämpfe, Muskelschwäche, Bewusstlosigkeit. Therapie: Magenspülung, ggf. Aktivkohle.

WW. Milch, Aktivkohle: Wirksamkeit des Sirups sinkt. Wechselwirkungen des Alkohols bedenken.

Dos.
- Kinder 1–3 J.: 10–20 ml p.o.
- Pat. >3 J.: 15–30 ml p. o.

Davor oder danach mind. 100–200 ml Wasser oder Tee trinken lassen; ggf. 1× wdh. nach 20 min.

Wirkung. Emetikum. Latenzzeit (WE) bis zu 20 min → Vorsicht bei Substanzen mit zu erwartender Bewusstseinsstörung!

16.1.38 Ketamin

Präp.
- **Ketamin als Razemat zweier Enantiomere** [R (–) und S (+)]: Ketamin-DeltaSelect/-Inresa/-ratiopharm (O.K.=ohne Konservierungsstoffe), Ketanest (Amp./Inj.-Fl. mit 50 mg/5 ml, 100 mg/2 ml, 100 mg/10 ml, 200 mg/20 ml, 500 mg/10 ml).
- **S-Ketamin=Esketamin** (nur linksdrehendes Enantiomer): Ketanest S (5 mg/ml: 1 Amp. à 5 ml enth. 25 mg/1 Inj.-Fl. à 20 ml enth. 100 mg – 25 mg/ml: 1 Amp. à 2 ml enth. 50 mg/1 Inj.-Fl. à 10 ml enth. 250 mg).

Ind. Zur Analgesie und Narkoseeinleitung, bes. bei manifestem Asthma bronchiale (Resistance ↓), hämorrhagischem Schock (Traumatologie) und Verbrennungen (jeweils nur geringer RR-Abfall).

KI. Akuter Myokardinfarkt, Angina pectoris, Hypertonie (schlecht eingestellt/unbehandelt, in Ruhe >180/100 mmHg), erhöhter Hirndruck ohne kontrollierte Ventilation, Notfallsituationen mit Notwendigkeit entspannter Uterusmuskulatur (z. B. Nabelschnurvorfall, drohende Uterusruptur), Präeklampsie/Eklampsie, [Myokardinfarkt oder instabile AP in den letzten 6 Monaten], [KHK], [Hyperthyreose], [Glaukom], [perforierende Augenverletzung], [1. SSD], [Stillzeit].

NW. Zentrale Sympathikusaktivierung mit ↓ RR und ↑ HF (im Schock RR↓ mgl.), intrakranieller und intraokularer Druck ↑ (v. a. ohne kontrollierte Beatmung), Unruhe, Albträume (Kombination mit Benzodiazepin empfohlen, bes. bei Ketamin-Razemat), Halluzinationen, Muskeltonus ↑, Hyperreflexie und Laryngospasmus (v. a. bei Kindern), Atemdepression mgl. (bes. bei schneller Injektion/hoher Dosis), Hypersalivation (Atropingabe erwägen).

WW.
- Anästhetikakombination: Nebenwirkungen von Ketamin deutlich geringer.

- Hypnotika (Benzodiazepine oder Neuroleptika): ↑ Wirkdauer, Nebenwirkungen ↓, Vorteile des Ketamins bzgl. der Kreislaufwirkung (Sympathomimetik) aufgehoben.
- Nichtdepolarisierende Muskelrelaxanzien: Wirkdauer ↑.

Dos. ◘ Tab. 16.4.
Wirkung. In niedriger Dosis Anregung von Opiatrezeptoren (Analgesie), in höherer Dosis Dissoziation zerebraler Funktionen (Bewusstseinsverlust, Anästhesie – i. d. R. nur geringe Atemdepression und weitgehender Erhalt der Schutzreflexe). Kreislaufstimulation (RR ↑, HF ↑), Bronchospasmolyse, zentrale Sympathikusstimulation (O_2-Verbrauch

◘ Tab. 16.4. Ketamin: Dosierung

Indikation	Applikation	Ketamin-Razemat (R/S)	S-Ketamin (Esketamin)
Analgesie Sedierung	i.v.	**0,25–0,5 mg/kg KG** **bei 80 kg KG: 20–40 mg i.v.**	**0,125–0,25 mg/kg KG** **bei 80 kg KG: 10–20 mg i.v.**
	i.m.*	0,5–1,0 mg/kg KG bei 80 kg KG: 40–80 mg i.m.	0,25–0,5 mg/kg KG bei 80 kg KG: 20–40 mg i.m.
Narkose	i.v.	**1–2 mg/kg KG** **bei 80 kg KG: 80 – 160 mg i.v.** bei Status asthmaticus 2–4 mg/kg KG i.v.***	**0,5–1,0 mg/kg KG** **bei 80 kg KG: 40 – 80 mg i.v.** bei Status asthmaticus 1,5–2,5 mg/kg KG i.v.***
		±Midazolam: 0,05–0,1 mg/kg KG i.v. ±Succinylcholin: 1–2 mg/kg KG i.v.	
	i.m.**	4–8 mg/kg KG z. B. bei 80 kg KG: 400 mg i.m.	2–4 mg/kg KG z. B. bei 80 kg KG: 200 mg i.m.
		±Atropin: 0,01 mg/kg KG i.m. (Mischspritze mit Ketamin möglich)	

* Nur ausnahmsweise (z. B. schwere Verbrennungen; venösen Zugang schnellstmöglich nachholen).
** Nur als Ultima Ratio (venösen Zugang schnellstmöglich nachholen).
*** Bronchodilatatorische Wirkung bei höherer Dosierung stärker ausgeprägt.
i.v.-Injektionen jeweils unter ständiger Puls- und Blutdruckkontrolle.
Zur Aufrechterhaltung der Wirkung nach 10–30 min Nachinjektion der halben Initialdosis oder kontinuierliche Gabe über eine Spritzempumpe (◘ Tab. 16.11).
Bei Schock oder reduziertem AZ Dosierung jeweils im niedrigeren Bereich.
Die äquieffektive S-Ketamin-Dosis beträgt erfahrungsgemäß oft etwas mehr als die Hälfte (ca. 60–70%) der Ketamin-Razemat-Dosis, erklärbar durch höhere Clearance und etwas größeres Verteilungsvolumen).

am Herzen ↑). Erweiterung der Hirngefäße (Hirnstoffwechsel ↑). WE (i.v.): <1 min. WE (i.m.): 2–5 min. WM: 2–10 min. WD (Anästhesie): 10–25 min. WD (Analgesie): 15–40 min. HWZ: 2–4 h.

16.1.39 Kohle, medizinische (Carbo medicinalis) (Ⓐ ANTIDOT)

Präp. Kohle-Compretten, Kohle-Hevert, Kohle-Tabletten (jeweils 1 Tbl. enth. 250 mg). Kohle-Pulvis (1 Schraubdose enth. 10 g als Pulver; 1 Fl. enth. 50 g), Ultracarbon (1 Fl. enth. 50 g in 61,5 g Granulat zur Herstellung von 400 ml Suspension). Vor Gebrauch:
- Pulver (jeweils 10 g) bzw. Tabletten (jeweils 50 Stück) in 40–80 ml Leitungswasser/ungesüßtem Tee einrühren.
- Granulat: Jede Flasche zu 50 g mit ca. 350 ml Leitungswasser/ungesüßtem Tee auffüllen und ca. 1 min gut schütteln. Unmittelbar vor Trinken erneut schütteln.

Ind. Akute orale Vergiftungen unterschiedlicher Genese (z. B. Nahrungsmittel, Arzneimittel, Schwermetalle), ggf. auch nach Erbrechen bzw. Magenspülung.
KI. Säuren- und Laugenverätzungen (unwirksam, Perforationsgefahr, erschwert endoskopische Diagnostik), Ethanol (schnelle Resorption, unwirksam, Bewusstseinsstörung), [Bewusstseinsstörung/Gegenwehr], Lithium- und Eisensalze/Zyanid/Methanol/Ethylenglykol/Petroleum (unwirksam, es stehen ggf. andere Antidota zur Verfügung); Vergiftungen, bei denen ein notwendiges, an Kohle adsorbierbares Antidot p.o. angewendet wird.
NW. Schwarzfärbung des Stuhls, Provokation von Erbrechen.
WW. ↓ Wirkung enteral und parenteral aufgenommener Pharmaka, die einem enterohepatischen Kreislauf unterliegen, z. B. Ovulationshemmer (nach Kohleanwendung zusätzl. Kontrazeptionsmethode!).
Dos. Grundsätzlich Initialdosis von 1 g/kg KG p.o. anstreben. In der Klinik alle 4–6 h wdh. mit ca. 0,25 g/mg/kg KG p.o. und Laxans.

❗ **Cave – Aspirationsgefahr bei Gegenwehr oder Bewusstseinstrübung! Gabe ggf. über Magensonde nach endotrachealer Intubation bei vitaler Indikation möglich.**

Wirkung. Innerhalb von Sekunden bis Minuten Giftbindung durch Adsorption. In manchen Fällen kann Kohle auch Gifte binden, die den Magen schon passiert haben oder sogar ins Darmepithel gelangt sind (z. B. Phenobarbital, Carbamazepin), z. B. aufgrund eines enterohepatischen Kreislaufs des Giftes. Durch pH-Wert-Änderungen in tieferen Darmabschnitten und andere Einflüsse kann das Gift wieder abgelöst werden; deshalb muss i. d. R. wenige Stunden später mit Laxanzien (z. B. Natriumsulfat, Sorbitol, Mannitol) abgeführt werden (→ Klinik).

16.1.40   Kortikoide

Wirkstoffe und Präparate (Übersicht nach Wirkpotenz ☐ Tab. 16.5):
- Beclometason (Autohaler/Dosieraerosole): AeroBec, BecloHexal, Bronchocort novo, Junik, Ventolair (1 Hub aller Präparate enth. jeweils 0,1 mg Derivat) [Autohaler=atemzugausgelöstes Dosieraerosol].
- Dexamethason: Dexa – 40 mg/100 mg inject Jenapharm/-ratiopharm, Fortecortin Inject 40 mg/100 mg (jeweils 1 Amp. à 5/10 ml enth. Derivat entspr. 40/100 mg).
- Hydrokortison: Hydrocortison Rotexmedica (1 Misch-Amp. bzw. Inj.-Fl. à 2 ml enth. Derivat entspr. 100/250 mg in Tr.-Subst.). Hydrocortison Hoechst (1 Amp. à 20 ml enth. 100 mg).
- Methyl-Prednisolon: Medrate Solubile 125/500/1.000 (1 Misch-Amp./ Inj.-Fl. enth. Derivat in Tr.-Subst. entspr. 125/500/1.000 mg), Urbason solubile forte 250/1.000 (1 Amp. bzw. Inj.-Fl. enth. Derivat in Trocken-Subst. entspr. 250/1.000 mg zur Lsg. mit 5/10 ml Aqua).
- Prednison: Rectodelt, blau (1 Supp. enth. 100 mg).
- Prednisolon: Infectocortikrupp (1 Supp. enth. 100 mg Derivat), Prednisolon 250 mg Rotexmedica (1 Inj.-Fl. à 10 ml enth. 250 mg Derivat), Prednisolut (250/500/1.000 mg Tr.-Subst. in Durchst.-Fl.), Solu-Decortin 500 (1 Inj.-Fl. enth. 250/500/1.000 mg Derivat in Trockensubst. [Lyophilisat] entspr. 186,7/374/747 mg Prednisolon zur Lsg. mit 5/5/10 ml Aqua).
- Triamcinolon: Volon A solubile (1 Amp. à 1/2/5 ml enth. Derivat entspr. 40/80/200 mg).

Ind. Anaphylaktischer Schock (nach primärer Adrenalin-Injektion), allerg. Reaktionen (Quincke-Ödem), Asthmaanfall, Status asthmaticus, evtl. vasogenes/tumorinduziertes Hirnödem (→ Klinik), Larynxödem, Krupp-Syndrom/Pseudokrupp, Addison-Krise, ggf. begleitend zur Antibiotikatherapie bei V. a. akute Meningokokkensepsis, akute thyreotoxische Krise, akuter Gichtanfall, akute immunpathologische Prozesse (z. B. akute Erblindung bei Riesenzellarteriitis, akute Transplantatabstoßung, akuter Transfusionszwischenfall, rheumatologische Notfälle), antiemetische Therapie bei Erbrechen infolge Chemotherapie.

◻Tab. 16.5. Wichtige Kortikoide, geordnet nach ihrer relativen glukokortikoiden Potenz

Wirkstoff (Handelsnamen, Beispiele)	Potenz	Wirkdauer	HWZ
Kortisol (Hydrocortison Hoechst)	1	8–12 h	1,5 h
Prednison (Prednisolut, Rectodelt)	4	12–36 h	3,5 h (Metabolite 2,2 h)
Prednisolon (Solu-Decortin)			2,2 h
Methyl-Prednisolon (Urbason)	5		2–3 h
Triamcinolon (Volon A)			3–5 h
Dexamethason (Fortecortin)	30	>48 h	3–5 h
Beclometason (Junik, Ventolair), nur inhalative Anwendung	>18.000	Keine Angabe	Keine Angabe

Zur **Prophylaxe eines toxischen Lungenödems** sind hierfür zugelassene Präparate mit dem Wirkstoff Beclomethason erhältlich (z. B. Junik®, Ventolair®). In den Fachinformationen werden explizit als Indikationen aufgeführt: Rauchgasexposition bei Bränden und Schwelbränden sowie bei Freisetzung giftiger Dämpfe, die schnell (Zinknebel, Chlorgas, Ammoniak) oder mit Latenz (nitrose Gase, Phosgen, Schwermetalldämpfe) zu einem Lungenödem führen können. Die Evidenz für diese Indikationen ist gering, ein genereller positiver Effekt ist bislang nicht nachgewiesen (kontrollierte Humanstudien aus ethischen Gründen nicht durchführbar). Experten sprechen sich z. T. ausdrücklich gegen eine routinemäßige Anwendung nach jeder Exposition aus. Einzelfallentscheidung nach kritischer Risiko-Nutzen-Abwägung! Auch die i.v.-Applikation von Kortikoiden bei dieser Indikation ist sehr umstritten.

Bei **spinalem Trauma** konnte Methyl-Prednisolon in hoher Dosierung in der NASCIS-II-Studie (1990) positive Effekte zeigen. Die Ergebnisse werden derzeit in Frage gestellt (DGN 2008), gleichzeitig wird eine Morbiditäts- und Mortalitätserhöhung durch den Glukokortikoideinsatz diskutiert. Ob andere Kortikoide nützen oder evtl. schaden können, ist nicht ausreichend untersucht. Die hochdosierte i.v.-Gabe von Methyl-Prednisolon gehört bis zum Abschluss der Meinungsbildung weiter zu den Therapieoptionen bei akuter isolierter traumatischer Rückenmarkschädigung bei sonst gesunden Pat.. Einerseits dürfte ein unterstellter

Effekt bei früher Gabe stärker ausgeprägt sein, andererseits sieht das NASCIS-III-Schema einen Therapiebeginn innerhalb von 8 h nach Trauma vor, sodass die Indikationsstellung der aufnehmenden Klinik überlassen werden kann. Vordringlich bei neurologischen Ausfällen ist in jedem Fall die rasche operative Dekompression.

Die seit Jahrzehnten propagierte Gabe von Kortikoiden bei **Schädel-Hirn-Trauma** gilt seit der CRASH-Studie (2004) als obsolet, da eine Verschlechterung der Überlebensraten gezeigt wurde.

KI. [Überempfindlichkeit gegen die enthaltenen Wirkstoffe], [Schwangerschaft], [Stillzeit], [Magen-Darm-Geschwüre], [Tbc und andere schwere Infektionen → Gefahr der Exazerbation], thermisches Inhalationstrauma (muss vor der topischen Gabe bei Reiz-/Rauchgasinhalation ausgeschlossen werden).

NW. Bei einmaliger Bolusgabe gering und selten – es sollte jedoch auf Blutzuckeranstieg, Infektanfälligkeit (bei schweren Infektionen nur in Kombination mit kausaler Therapie) und symptomarm verlaufende Magen-Darm-Blutungen geachtet werden. Bei i.v.-Applikation: Venenreizung, z. T. Geschmacksirritationen. Nach inhalativer Therapie mit Kortikoiden ist auf eine mögliche Entwicklung von Atemwegsinfektionen zu achten. Bestehende Infektionen (besonders bakterielle) können sich verschlechtern.

WW.
- Herzglykoside: Glykosidwirkung durch Kaliummangel ↑.
- Salicylate und NSAID: Gefahr gastrointestinaler Blutungen und Bildung von Magen-Darm-Geschwüren ↑.
- Antidiabetika: Blutzuckersenkung ↓.
- Verschiedene Lösungen: Inkompatibilität mit Urbason (darf nicht mit anderen Lösungen als mit Wasser für Injektionszwecke vermischt werden, sonst Ausfällung).

Dos.
Beclometason inhalativ [Junik, Ventolair, AeroBec]
- Unmittelbar nach Rauchgasexposition: 4 Sprühstöße zu je 0,1 mg.
- Nach Krankenhausaufnahme: erneut 4 Sprühstöße zu je 0,1 mg.
- 2 h später: 4 Sprühstöße zu je 0,1 mg.
- Nur bei anhaltenden Beschwerden: Fortsetzung (4×0,1 mg alle 2 h).

Dexamethason i.v. [Dexa Jenapharm, Dexa ratiopharm, Fortecortin]
- Erwachsene: 40–100 mg i.v. (in Abhängigkeit des Krankheitsbildes).
- Anaphylaxie: 100 mg i.v. (Kinder: 40 mg i.v.).

- Fortecortin sollte langsam über 2–3 min gespritzt werden, da ansonsten flüchtige (bis zu 3 min) Parästhesien auftreten können. Bei Asthmatikern mit Sulfit- oder Parabenüberempfindlichkeit nur mit Vorsicht anwenden!

Kortisol [Hydrocortison]
- Erwachsene bei Addison-Krise: 100 mg i.v.

Prednison rektal [Rectodelt]
- Kinder bei akuter Atemnot (z. B. Pseudokrupp): 100 mg rektal; Gesamtdosis: 5–20 mg/kg KG.

Prednisolon i.v. [Prednisolon Rotexmedica, Prednisolut, Solu-Decortin H]
- Erwachsene: Status asthmaticus: 250–1.000 mg i.v.; anaphylaktischer Schock: 500–1.000 mg i.v.
- Kinder: Anaphylaktischer Schock: 250 mg i.v.; ansonsten 10–50 mg i.v. (in Abhängigkeit des Krankheitsbildes).
- Bestimmte Schockformen, z. B. infektiös-toxischer Schock, akute immunpathologische Ereignisse, evtl. inhalative Vergiftungen 500–3.000 mg i.v.

Prednisolon rektal [Prectal]
- Kinder: Stenosierende Laryngotracheitis (Krupp-Syndrom/Pseudokrupp), spastische (asthmatische) Bronchitis, allergische Reaktionen vom Soforttyp: initial 1 Supp. (100 mg), frühestens nach 1 h wdh.

Methyl-Prednisolon [Medrate, Metypred, Urbason]
- Erwachsene: 250–1.000 mg i.v. (in Abhängigkeit des Krankheitsbildes).
- Anaphylaxie, Status asthmaticus: 250–500 mg i.v.
- Kinder: 4–20 mg i.v. (in Abhängigkeit des Krankheitsbildes).
- [Rückenmarktrauma: 30 mg/kg KG i.v. über 15 min als Kurzinfusion.]

Triamcinolon [Volon A solubile]
- Erwachsene: 80 mg i.v. (je nach Schwere bis 200 mg i.v. mgl.).

Wirkung. Analoga zum körpereigenen Cortisol. Je nach Substanz unterschiedlich ausgeprägte antiexsudative, antiinflammatorische, antiproliferative und immunsuppressive Wirkung.

16.1.41   Lorazepam

Präp. Tavor pro injectione (1 Amp. à 1 ml enth. 2 mg). Kühlpflichtig (+4 bis +8°C).

Ind. Status epilepticus, Angst- und Erregungszustände, zur Sedierung.

KI. Atemdepression, Schlafapnoe-Syndrom (ohne Möglichkeit adäquater Beatmung), akute Vergiftung (mit Alkohol, Schlaf- oder Schmerzmitteln, Neuroleptika, Antidepressiva, Lithium), Myasthenia gravis, Neugeborene (insbesondere unreife Frühgeborene), Scopolamineinnahme, Lennox-Gastaut-Syndrom (Auslösung tonisch-klonischer Krämpfe mgl.), [Kinder und Jugendliche <18 J.], [spinale und zerebelläre Ataxien], [Schwangerschaft], [Stillzeit].

Bei Status epilepticus entfallen die Kontraindikationen weitgehend (Vorsicht bei Vergiftungen, nicht bei Neugeborenen).

NW. Atemdepression, RR↓, Bradykardie, paradoxe Reaktionen (z. B. akute Erregungszustände), Verwirrtheit, Übelkeit, Erbrechen, Halluzinationen, Ataxie, Dysarthrie, Überempfindlichkeitsreaktion, Nekrosen bei Paravasat oder intraarterieller Injektion.

WW.
- Zentralwirksame Pharmaka und Alkohol: Gegenseitige Wirkungsverstärkung.
- Muskelrelaxanzien, Analgetika und Lachgas: ↑ Wirkung der angeführten Substanzen.
- Clozapin, Haloperidol: gefährliche Wirkungsverstärkung und -verlängerung von Lorazepam.
- Scopolamin: Halluzinationen, irrationales Verhalten.

Dos.
- Erwachsene: 2 mg verdünnt (1:1 mit Aqua oder NaCl 0,9%) über 1 min i.v. (Wdh. mgl. – max. 8 mg/12 h).
- Bei Schock, manifester Herzinsuffizienz, starker Nieren- oder Leberinsuffizienz sowie älteren Pat. muss die Dosis angepasst (reduziert) werden.
- Airway-Management und Kreislaufunterstützung müssen gewährleistet sein.
- Kinder: 0,05 mg/kg KG langsam i.v. (Wdh. mgl. – max. 0,1 mg/kg KG/12 h).

Wirkung. GABA-Wirkungsverstärkung durch Bindung an Benzodiazepinrezeptoren. Antikonvulsive Wirkung wegen Hydrophilie länger als

andere Benzodiazepine. Muskelrelaxation, Anxiolyse, Sedierung. WE:
1–3 min. WD: 0,5–3 h. HWZ: 10–18 h.

16.1.42   Magnesiumsulfat (MgSO$_4$)

Präp. Magnesium-Diasporal forte (1 Amp. à 2 ml enth. 4 mmol), Corma-
gnesin 200/400 (1 Amp. à 10 ml enth. 8,3 mmol/16,6 mmol), Magnesium
Verla Infusionslösungskonzentrat (1 Amp. à 10 ml enth. 20,3 mmol),
Mg 10%/50% Inresa, Mg 5 –Sulfat 10%/50% (1 Amp. à 10 ml enth.
4,05 mmol/20,25 mmol).
Ind. Eklampsie, Präeklampsie, Tokolyse, Arrhythmien/Tachykardien (bei
breitem Kammerkomplex) mit V. a. auf Mg-Mangel, Torsade de pointes,
therapierefraktärer Asthmaanfall, Myokardinfarkt mit Magnesiummangel
und Kontraindikation gegen Lysetherapie.
KI. Kardiale Überleitungsstörungen (z. B. AV-Block), Myasthenia gravis,
Niereninsuffizienz.
NW. Herzrhythmusstörungen, Überleitungsstörungen, Bradykardie,
Atemdepression, zentralnervöse Störungen, Diarrhö, Flush, RR ↓.

WW.
– Kalziumantagonisten: ↑ Wirkung der Kalziumantagonisten.
– Barbiturate, Hypnotika, Narkotika: Risiko der Atemdepression.
– Muskelrelaxanzien vom Tubocurarintyp: ↑ Wirkung der
  Relaxanzien.

Tox. Nebenwirkungen ▶ o., Übelkeit, Erbrechen, curareartige Magnesi-
umnarkose, Apnoe, Herz-Kreislauf-Stillstand. Therapie: Basismaßnahmen, symptomatische Therapie, Kalzium.
Dos. ◘ Tab. 16.6.

Praxistipps
Zur Erkennung einer eventuellen Mg-Überdosierung regelmäßige Kontrolle des
Patellarsehnenreflexes (auslösbar bis etwa 5 mmol/l Serumkonzentration) und
auf Atemdepression achten (Antidot: ggf. Kalzium i.v.).

Wirkung. Hemmung der Freisetzung von Acetylcholin aus den präsynap-
tischen Bläschen; physiologischer Kalziumantagonist (antiarrhythmisch,
krampflösend); Tonusverminderung der Muskulatur (auch Gefäße,
Uterus).

◻ Tab. 16.6. Magnesium: Dosierung

Indikation	Initialdosis [mmol]	Initialdosis [g] (auf MgSO$_4$·7 H$_2$O bezogen!)	Fortsetzung/ kontinuierliche Erhaltungsdosis
Eklampsie	4–12 mmol	1–3 g	2–8 mmol/h i.v.
	0,06–0,18 mmol/ kg KG	15–45 mg/kg KG	0,03–0,12 mmol/ kg KG/h i.v.
Notfall-Tokolyse	8–16 mmol	2–4 g	2–8 mmol/h i.v.
Torsade de pointes, therapierefraktäre VF/VT, schwerer Asthmaanfall	8 mmol	2 g	nach Bedarf in der Klinik

Initialdosis i. d. R. langsam über ca. 10 min injizieren (max. 2 mmol in 3 min). Bei Herz-Kreislauf-Stillstand Bolusgabe.
Umrechnung:
1 g MgSO$_4$·7 H$_2$O (4 mmol) entspr. 10 ml der 10%igen Lsg. bzw. 2 ml der 50%igen Lsg.
1 mmol Mg$\triangleq$24,3 mg Mg^{2+}; 1 mmol MgSO$_4\triangleq$120,4 mg; 1 mmol MgSO$_4$·7 H$_2$O$\triangleq$246,5 mg (ca. 250 mg).

16.1.43   Mannitol

Präp. Deltamannit, Mannit-Lösung, Mannitol-Lösung Baxter/Köhler, Osmosteril, Thomaemannit (jeweils 20%, 1.000 ml Lsg. enth. jeweils 200 g Mannitol).
Ind. Akuter Hirndruckanstieg bei V. a. SHT mit Einklemmungszeichen (Bewusstseinstrübung mit Anisokorie; bei Kindern auch bilaterale Mydriasis), evtl. akutes spinales Trauma mit zunehmenden Ausfällen.
   Die Indikation zur Hirndrucksenkung mit Mannitol im RD ist problematisch, da präklinisch bei V. a. ICP-Erhöhung nicht zwischen den Ursachen (Blutung vs. Ödem) unterschieden werden kann. Insofern sollte zunächst ein ausreichender CPP über eine Aufrechterhaltung des MAP sichergestellt werden. Alternativ kann bei gleichzeitiger Hypovolämie auch eine Ausnutzung des hirndrucksenkenden Effektes mit hyperosmolarem Volumenersatz angedacht werden.
KI. Kardiale Dekompensation, Dehydratationszustände, Lungenödem, [intrakranielle Blutungen], [Hypervolämie].
NW. Akute Volumenbelastung des kardiozirkulatorischen Systems (bei zu schneller Infusion oder Applikation größerer Mengen, insbes. bei Oligurie).

Dos. 0,5 g/kg KG über 15–30 min (bis 2 g/kg KG über 30–60 min) i.v.; dies entspricht etwa 2,5 ml/kg KG über 15–30 min (bis 10 ml/kg KG über 30–60 min) i.v. Bei Erwachsenen zunächst ca. 200 ml i.v.

Praxistipps

- Bei kühler Lagerung kann es zur Bildung von Kristallen kommen, die sich bei leichter Erwärmung wieder lösen.
- Die Anwendung eines Filterinfusionsbesteckes wird empfohlen.

Wirkung. 6-wertiger Alkohol, der kaum metabolisiert wird und im Nierentubulus nicht rückresorbiert werden kann. Glomeruläre Filtration, Wasser wird im Tubulus zurückgehalten (→ osmodiuretische Wirksamkeit). Osmotischer Gradient zwischen hypertonem Intravasalraum und Extra- bzw. Intrazellulärraum aufgebaut (Wasserausstrom in Richtung des Intravasalraums).

16.1.44 Metamizol

Präp. Analgin, Berlosin, Metamizol Hexal, Novalgin, Novaminsulfon injekt Lichtenstein, Novaminsulfon-ratiopharm (1 Amp. à 2 ml enth. 1 g; 1 Amp. à 5 ml enth. 2,5 g).
Ind. Akute starke Schmerzen nach Operationen/Verletzungen, Tumorschmerzen, Koliken, sonstige akute oder chron. Schmerzen (wenn andere therapeutische Maßnahmen kontraindiziert sind), hohes Fieber (das auf andere Maßnahmen nicht anspricht).
KI. Pyrazol-Allergie, Hypotonie/instabiler Kreislauf, akute hepatische Porphyrien, genetischer Glukose-6-phosphat-Dehydrogenase-Mangel, Säuglingsalter, letztes SSD, [Schwangerschaft], [Stillzeit (48 h nach Gabe nicht stillen)].
NW. Teilweise schwere Überempfindlichkeitsreaktionen (z. B. Stevens-Johnson-Syndrom/Lyell-Syndrom), Anaphylaxie, Möglichkeit der Agranulozytose, RR↓, Nierenfunktionsstörungen.
Tox. Benommenheit bis Bewusstlosigkeit, Muskelzittern, Krämpfe, Status epilepticus, oft mit typischem rotem Rubazonsäureharn, Kreislaufkollaps, Atemlähmung als Todesursache.
Dos. 10–20 mg/kg KG i.v. als Kurzinfusion über 10 min (wegen möglicher Blutdruckabfälle). Die Voraussetzungen für eine Schockbehandlung müssen gegeben sein.
Wirkung. Nichtopioidanalgetikum. Aktivierung schmerzhemmender absteigender Bahnen. Geringe Spasmolyse (Relaxierung glatter Muskulatur

→ Nebenwirkung: RR↓). Gering entzündungshemmend. WE: 1–8 min.
WD: 2–6 h. HWZ der aktiven Metabolite: 1,8–4,6 h.

16.1.45 Metoclopramid (MCP)

Präp. Cerucal, MCP-CT/-Hexal injekt/-ratiopharm SF, Paspertin (jeweils
1 Amp. à 2 ml enth. 10 mg).
Ind. Übelkeit und Erbrechen (sowohl gastrointestinaler Genese als auch
bei Arzneimittelunverträglichkeit).
KI. Extrapyramidalmotorische Störungen (z. B. M. Parkinson), Epilepsie,
Darmdurchbruch, Blutungen im Magen-Darm-Bereich, mechanischer
Ileus, Kombination mit MAO-Hemmern, Neugeboren-, Säuglings und
Kleinkindalter (<2 J.), Kleinkinder mit Methämoglobinanämie, Phäo-
chromozytom, [Stillzeit].
NW. Blutdruckschwankungen, Bradykardie, Diarrhö, Kopfschmerzen,
Schwindel, dyskinetisches Syndrom, malignes neuroleptisches Syndrom.

WW.
– Zentraldämpfende Pharmaka, Alkohol: zentraldämpfende Wirkung.
– Trizyklische Antidepressiva, Neuroleptika, MAO-Hemmer: extrapyra-
  midale Wirkungen ↑.
– Alkohol, Lithium: allgemeine Wirkungsverstärkung der Stoffe.

Tox. ▶ Kap. 12 (Intoxikationen: Schlafmittel/Psychopharmaka: Neuroleptika). Bei Kleinkindern kann eine Methämoglobinämie auftreten.
Dos. (Erwachsene). 10 mg i.v.; Kinder <14 J.: 0,1 mg/kg KG i.v.
Wirkung. Gastroösophagealer Sphinktertonus ↑, Förderung der Magenent-
leerung, Dopaminantagonismus an zentralen Rezeptoren. HWZ: 2,6–4,6 h.

16.1.46 Metoprolol

Präp. Beloc i.v., Lopresor i.v. (jeweils 1 Amp. à 5 ml enth. 5 mg).
Ind. Tachykarde Herzrhythmusstörungen, Akutbehandlung beim Herzinfarkt.
KI. AV-Block II°/III°, kardiogener Schock, Bradykardie (<50/min), ausgeprägte Hypotonie, obstruktive Bronchialerkrankungen, Asthma bronchiale, manifeste Herzinsuffizienz, Behandlung mit MAO-Hemmern (außer
MAO-B-Hemmer), gleichzeitige i.v.-Anwendung von Kalziumantagonisten, Spätstadien peripherer Durchblutungsstörungen (pAVK), metabolische Azidose, innerhalb 3 Tagen vor Geburtstermin [Phäochromozytom
(nach α-Blockade mgl.)].

NW. Bradykardie, RR ↓, Verschlechterung einer Herzinsuffizienz, Exanthem, Muskelkrämpfe (Waden), Muskelschwäche, zentralnervöse Störungen (z. B. Müdigkeit, Kopfschmerzen, Benommenheit, Schwitzen, Schwindel), Hypoglykämieneigung/Maskierung von Hypoglykämiesymptomen.

WW.
- Narkotika, Antiarrhythmika, Kalziumantagonisten: verstärkte Kardiodepression bis hin zur Asystolie.
- Mutterkornalkaloide: Gefahr peripherer Durchblutungsstörungen ↑.

Tox. Nebenwirkungen ▶ o., starke Kardiodepression, Sedierung oder Erregung, Halluzinationen, Bronchospasmus, Hypoglykämie (v. a. bei Kindern), Azidose. Therapie: Basismaßnahmen, symptomatische Therapie der Bradykardie, Azidoseausgleich, ggf. Bronchospasmolytika), ggf. Glukagon.

Dos. (Erwachsene).
- Bei tachykarden Herzrhythmusstörungen: initialer Bolus von max. 5 mg über 3–5 min i.v. (titrieren!), bei fehlendem Erfolg Wdh. nach 5–10 min mgl., maximale Gesamtdosis 15 mg.
- Bei akutem Herzinfarkt: je nach Verträglichkeit zur Aufsättigung bis max. 15 mg insgesamt i.v. (Injektionsgeschwindigkeit max. 1 mg/min).
- Injektion immer unter EKG-, Puls- und RR-Monitoring!

Wirkung. β_1-selektiver β-Blocker (negativ chronotrop, inotrop, dromotrop) mit schnellem WE (<5 min). WM: 20 min. HWZ: 3–4 h, aktive Metabolite 8 h. WD: 5–8(–15) h.

16.1.47 Midazolam

Präp. Dormicum, Midazolam B. Braun/-curamed/-DeltaSelect/-Hexal/-ratiopharm/Rotexmedica (jeweils 1 Amp. à 1/3/5 ml enth. 5/15/5 mg).

🚫 **Cave – Vorsicht: Verschiedene Ampullenkonzentrationen nicht verwechseln!**

Ind. Zur Sedierung (z. B. bei Erregungszuständen), zerebrale Krampfanfälle, zur Narkoseeinleitung und -aufrechterhaltung.
KI. Ateminsuffizienz (bei fehlender Möglichkeit adäquater Beatmung), Myasthenia gravis, Säuglingsalter ≤4 Monate, akute Vergiftungen mit Alkohol, Schlafmitteln, Neuroleptika, Antidepressiva, Lithium, [Engwinkelglaukom], [Hypovolämie], [Schwangerschaft], [Stillzeit].

NW. Atemdepression, RR ↓, paradoxe Reaktionen (z. B. akute Erregungs-zustände), Verwirrtheit, Ataxie, Muskelzittern, Laryngo-/Bronchospas-mus, Schmerzen bei Injektion, anterograde und retrograde Amnesie, Herzrhythmusstörungen, Sehstörungen. Rasche und hochdosierte Injektion von Midazolam kann zu Atemstillstand führen!

WW.
- Zentralwirksame Pharmaka und Alkohol: Gegenseitige Wirkungsver-stärkung.
- Muskelrelaxanzien, Analgetika, Lachgas: Wirkungsverstärkung dieser Präparate.
- Cimetidin, Erythromycin, Verapamil: Verstärkung und Verlängerung der Wirkung von Midazolam.
- Antihypertensiva, Vasodilatatoren: Verstärkter RR-Abfall.

Tox. Nebenwirkungen ▶ o., (besonders Atemdepression). Therapie: Basis-maßnahmen, symptomatische Therapie, Flumazenil als Antidot i.v.

Dos.
- Sedierung: bis zu 0,1 mg/kg KG i.v. (in 1-mg-Schritten titrieren; 1 mg kann schon ausreichend sein).
- Narkoseeinleitung: 0,15–0,2 mg/kg KG i.v.
- Krampfanfall: 0,15–0,2 mg/kg KG i.v.
- Jeweils Dosisreduktion bei älteren Menschen.

Wirkung. Anxiolyse, Sedierung, Antikonvulsion und Muskelrelaxation durch GABA-Wirkungsverstärkung. WE: 2–3 min. WD: 15–45 min. HWZ: 1,5–2,5 h. Schnellerer Wirkungseintritt und kürzere Wirkdauer als bei Diazepam.

16.1.48 Morphin (Ⓑ BTM)

Präp. Morphin Merck, Morphin-ratiopharm, Morphinsulfat-Gry, MSI Mundipharma, M-Stada (jeweils 1 Amp. à 1 ml enth. 10/20 mg).
Ind. Starke und stärkste Schmerzen (v. a. bei kardialem Risiko und Pat. mit akutem Myokardinfarkt und/oder Lungenödem).
KI. Medikamenten-, Drogen- und Alkoholabhängigkeit, Atemstörungen (ohne Möglichkeit adäquater Beatmung), Kombination mit MAO-Hem-mern, akutes Abdomen, Koliken, Pankreatitis, [Asthma], [Phäochro-mozytom], [Epilepsie], [Hirndruck ↑], [Säuglingsatler], [Hypovolämie], [Schwangerschaft].

NW. Atemdepression, RR ↓, Übelkeit, Harn- und Stuhlverhalt, Spasmen der Gallengänge, Miosis, Sedierung, Schwindel, Kopfschmerzen, zerebrale Krampfanfälle, Bradykardie, Bronchospasmen.

WW.
- Zentraldämpfende Pharmaka, Alkohol: Wirkungen ↑, Nebenwirkungen ↑ (insbes. Atemdepression).
- MAO-Hemmstoffe: mögliche schwere zentralnervöse Nebenwirkungen sowie auf die Atmungs- und Kreislauffunktion.
- Cimetidin: Wirkung des Morphins ↑.
- Muskelrelaxanzien: Wirkung ↑.

Tox. ▶ Opiatintoxikation (▶ Kap. 12.7.8).
Dos. 0,05–0,1 mg/kg KG i.v. (Erwachsene bei Myokardinfarkt: 2,5–5 mg i.v., ggf. wdh.).
Wirkung. Opiatagonist. Geringe Kreislaufwirkung (u. a. keine Steigerung des pulmonalarteriellen Druckes). Verglichen mit anderen Opioiden Histaminausschüttung ↑. Spasmen der glatten Muskulatur. Antitussive Wirkung. WE: 2–5 min, WM: 20–30 min. WD: 90 min. HWZ: 1,7–4,5 h.

16.1.49 Naloxon (Ⓐ ANTIDOT)

Präp. Naloxon Curamed/-DeltaSelect/-hameln/-Inresa/-ratiopharm, Narcanti (1 Amp. à 1 ml enth. 0,4 mg).
Ind. Zur völligen oder teilweisen Aufhebung opioidinduzierter zentralnervöser Dämpfungszustände, Diagnose und Therapie bei akuter Opioidüberdosierung (z. B. Heroinintoxikation), außer Buprenorphin.
KI. [Schwangerschaft], [Stillzeit]. Vorsicht bei Herzerkrankungen und Hypertonie! Neugeborene: Vorsicht bei Heroinabhängigkeit der Mutter (Entzug) – nur therapeutisch bedingte Opioidgabe antagonisieren.
NW. Entzugssymptome mgl. (Hypertension, Tachykardie, Kammerflimmern, Lungenödem), Erbrechen bei schneller Injektion, Überempfindlichkeitsreaktionen.

Dos.
- Erwachsene: 0,1–0,4 mg langsam i.v. (initial 0,1 mg); zur Not: 0,8 mg i.m. oder 1–2 mg endobronchial.
- Säuglinge und Kinder: 0,01 mg/kg KG langsam i.v. (initial 0,01 mg).
- Jeweils 1 Amp. mit NaCl 0,9% auf 10 ml verdünnen und langsam in 1-ml-Schritten (ca. alle 2 min) bis zum ausreichenden Wirkungseintritt

(adäquate Atmung) titrieren; bis dahin ist der Pat. entsprechend seiner Symptomatik zu versorgen (Atemwege freihalten, Beatmung usw.)!
- Bei schweren Vergiftungen bis zu 6–10 mg nötig. Tritt dann keine Wirkung ein, ist die Diagnose zu hinterfragen oder ein schwerer hypoxischer Schaden anzunehmen.

Praxistipps

Die Wirkdauer von Naloxon ist i. d. R. kürzer als die der gängigen Opioide → Rückkehr der intoxikation. Der Pat. muss auch nach erfolgreicher Opioidantagonisierung überwacht werden! Zur Strategie bei Opiatintoxikation ▶ Kap. 12.7.8.

Wirkung. Verdrängung opioidartiger Substanzen von Opiatrezeptoren. HWZ: 1 h.

16.1.50 Natriumhydrogencarbonat 8,4% (Natriumbicarbonat) (Ⓐ ANTIDOT)

Präp. Natriumhydrogencarbonat 8,4% (=1 molar) Braun/Delta-Pharma/Fresenius/Köhler/salvia (jeweils 1.000 ml Lsg. enth. 84 g; 1ml enth. 1 mVal).
Ind. Metabolische Azidose, Intoxikation mit trizyklischen Antidepressiva (mit Hypotonie, Krämpfen oder Arrhythmien), Hyperkaliämie (als Ursache eines Herz-Kreislauf-Stillstands).

> Der Einsatz von Natriumhydrogencarbonat bei azidotischen Zuständen wird nur noch für die gezielte Pufferung nach Blutgasanalyse empfohlen. Eine Blindpufferung ist wegen der Nachteile für den O_2-Haushalt bei komplettem Azidoseausgleich bzw. Überpufferung und des unkontrollierten CO_2-Anstiegs heute nicht mehr durchzuführen.

KI. Alkalosen, respiratorische Azidose, Ateminsuffizienz.
NW. Metabolische Alkalose (schlechtere O_2-Abgabe), Nekrosen bei paravenöser Injektion, hypokalzämische Tetanie (bei Dosisüberschreitung).

WW.
- Katecholamine: Ausfällung und Inaktivierung.
- Kalzium-, magnesium- und phosphathaltige Lösungen: Inkompatibilität mit Natriumhydrogencarbonat (nicht mischen!).

Dos. 1 mVal Natriumhydrogencarbonat/kg KG i.v. (normgewichtige Erwachsene: ca. 50 mmol i.v., d. h. 50 ml 8,4%ige Lsg.). Höhere Dosen zur Pufferung nur nach Blutgasanalyse. Bei Neugeborenen und Kindern sollte Natriumhydrogencarbonat 1:1 verdünnt werden.

Wirkung. Bindung von H^+-Ionen unter Bildung von CO_2 (Abatmung).

16.1.51 Nifedipin

Bei gleichem Wirkmechanismus wird Nitrendipin (▶ u.) ein notfallmedizinisch günstigeres pharmakokinetisches Profil zugeschrieben. Insgesamt sind orale Kalziumantagonisten zur Blutdrucksenkung im RD kritisch einzusetzen (schlechte Steuerbarkeit, Kontraindikationen).

16.1.52 Nitrendipin

Präp. Bayotensin akut (1 Phiole à 1 ml enth. 5 mg).
Ind. Hypertensiver Notfall.
KI. Hypotonie, Schock, akuter Myokardinfarkt (bis 4 Wochen danach), instabile Angina pectoris, dekompensierte Herzinsuffizienz, höhergradige Aortenstenose, Einnahme von Rifampicin (Wirkstoff gegen Tuberkulose), [Leberinsuffizienz], Schwangerschaft, [Stillzeit]. Vorsicht bei Alkoholabstinenz: 1 Phiole enth. ca. 0,25 g Ethanol (ca. 30 Vol.-%).
NW. Kopfschmerzen (häufig), Schwindel, Flush (häufig), Reflextachykardie, übermäßige RR-Senkung (verzögert mgl.), Angina pectoris, Palpitationen, Übelkeit, Parästhesien.

WW.
– Blutdrucksenkende Pharmaka, trizyklische Antidepressiva, Cimetidin, Ranitidin: verstärkte RR-Senkung.
– Digoxin, Theophyllin: ↑ der jeweiligen Plasmaspiegel.
– Rifampicin, Phenytoin, Carbamazepin, Phenobarbital: ↓ Wirkung von Nitrendipin.
– Valproinsäure, zahlreiche Antibiotika und Virostatika, Grapefruitsaft: Nitrendipinspiegel ↑.

Tox. Kardiales Versagen (RR ↓, Bradykardie nach instabiler Tachykardie). Therapie: Basismaßnahmen, symptomatische Therapie, Kalziumglukonat 10% i.v.
Dos. (Erwachsene). 1 Phiole zu 5 mg p.o. Je nach Wirkung ggf. 1× wdh. (frühestens nach 30–60 min). Nach Gabe von Nitrendipin regelmäßige RR-Kontrolle! Cave: Schlechte Steuerbarkeit.

Wirkung. Kalziumantagonist (peripherarterielle Vasodilatation). Geringe negative Inotropie. Kaum Beeinträchtigung der Erregungsbildung und -leitung in therapeutischer Dosierung. WE (oral): 2–20 min. WM: 60 min. HWZ: 7–10 h.

16.1.53   Noradrenalin (Norepinephrin)

Präp. Arterenol (1 Amp. à 1 ml enth. 1 mg). Die neu gelieferten Chargen sind mittlerweile kühlpflichtig (+2 bis +8°C); Lagerung bei Raumtemperatur wie bei Adrenalin ist aber für max. 6 Monate mgl.

Ind. Starker RR↓, der auf andere Maßnahmen nicht anspricht, besonders bei Schock mit herabgesetztem peripherem Widerstand.

KI. Hypertonie, Phäochromozytom, Engwinkelglaukom, paroxysmale Tachykardie, absolute Tachyarrhythmie, schwere Nierenfunktionsstörungen, Koronargefäß- und Herzmuskelerkrankungen, sklerotische Gefäßveränderungen (Gefahr massiver Durchblutungsstörungen), Cor pulmonale, [Thyreotoxikose].

NW. Herzklopfen, ventrikuläre Herzrhythmusstörungen, pektanginöse Beschwerden, Zittern. Ischämiegefahr der Nieren und des Splanchnikusgebietes. Bei Pat. mit Sulfitüberempfindlichkeit anaphylaktoide Reaktionen mgl.

WW.

- Alkohol, Levothyroxin, Guanethidin, MAO-Hemmer, tri- und tetrazyklische Antidepressiva: Sympathomimetische Wirkung ↑.
- α-Rezeptorenblocker: Wirkungsumkehr (RR↓).

Tox. Lokal: Schlecht durchblutete Haut (entlang der Infusionsvene weiß verfärbt), später Hautnekrosen. Systemisch: RR↑, Bradykardie, Kreislaufzentralisation, Kammerflimmern, Atemnot, Atemlähmung, Lungenödem.

Dos. (Erwachsene). 0,9–6 µg/kg KG/h.

Wegen extrem gefäßverengender Wirkung möglichst ausschließlich über zentrale Venen (ZVK) verabreichen. Wegen direkter, starker Wirkung nur über ein exaktes Dosiersystem (z. B. Spritzenpumpe) verabreichen. Dosierung so niedrig wie möglich beginnen; ggf. bis zur ausreichenden Wirkung steigern (Anhebung des MAP bis zur ausreichenden Versorgung von Herz und Gehirn).

Wirkung. α-Sympathomimetikum (periphere Vasokonstriktion). Geringe β_1-Sympathomimetik. Steigerung des O_2-Verbrauchs am Herzmuskel. HWZ: 1–3 min.

16.1.54 Oxytocin

Präp. Orasthin/Orasthin »stark«, Oxytocin 3/10 Carino/-Hexal/-Rotexmedica, Syntocinon (je 1 Amp. à 1 ml enth. 3 IE/10 IE). Mittlerweile sind alle Präparate kühlpflichtig, z. T. zeitlich beschränkte Lagerung bei Raumtemperatur mgl.
Ind. Atonische Blutungen post partum und nach Kürettage, Plazentaretention, Geburtseinleitung, primäre und sekundäre Wehenschwäche.
KI. Lageanomalien, Präeklampsie, drohende Uterusruptur, mechanisches Geburtshindernis, vorzeitige Plazentalösung, Placenta praevia, schwere Schwangerschaftstoxikose, [vorausgegangene Operation am Uterus].
NW. Intrauterine Hypoxie, Tachykardie, pektanginöse Beschwerden, RR↓ (bei zu rascher Applikation), Ödeme.

❶ **Cave – Bei Überdosierung von Oxytocin kann es zum Tetanus uteri kommen. Nach dem obligaten Abstellen der Oxytocinzufuhr können in diesem Fall β₂-adrenerge Agonisten oder Kalziumblocker angewendet werden.**

WW.
- Prostaglandine, Methylergometrin: Wirkung ↑ Oxytocin.
- Blutdrucksteigernde Sympathomimetika: prolongierter Hypertonus.
- Antihypertonika: Wirkung der Antihypertonika ↑.

Dos.
- Geburtseinleitung und Wehenschwäche: Infusion (5 IE/500 ml VEL); Tropfgeschwindigkeit: 8–40 Trpf./min.
- Nachgeburtsperiode: 3 IE Oxytocin langsam i.v. (verdünnt); anschließend Infusion mit 10 IE Oxytocin auf 500 ml VEL.

Wirkung. Hypophysenhormon, direkte Stimulation der Uterusmuskulatur. HWZ: 5–15 min.

16.1.55 Paracetamol (PCM)

Präp. Ben-u-ron, Captin, Enelfa, Fensum, Mono Praecimed, Paedialgon, Paracetamol AbZ/-AL/-BC/-beta/-CT/-Hexal/-Lichtenstein/-ratiopharm/-Sandoz/-Supp 1 A Pharma/-Stada (jeweils 1 Supp. enth. 125/250 mg). Mittlerweile i.v. Anwendungsform verfügbar (Perfalgan, Inj.-Fl. zur Kurzinfusion mit 500 mg/50 ml bzw. 1.000 mg/100 ml).
Ind. Fieber (bei Kindern), mäßig starke Schmerzen (bei Kindern).

KI. Bekannte Überempfindlichkeit, [schwere Leberfunktionsstörungen], [Nierenfunktionsstörungen], [M. Meulengracht].
NW. Schwere Leberschäden (bei Überdosierung), Störungen der Blutbildung, Überempfindlichkeitsreaktionen, Hypotension bei i.v.-Injektion.

WW.
– Alkohol, leberenzyminduzierende Arzneimittel (z. B. Phenytoin, Barbiturate, Antiepileptika, Rifampicin): Leberschäden, Risiko erhöhter Toxizität.

Tox. ▶ Kap. 12.
Dos. ◘ Tab. 16.7.
Wirkung. Nichtopioidanalgetikum mit guter antipyretischer Wirkung. WM: 30 min. WD: 4–6 h. HWZ: 1–4 h.

◘ **Tab. 16.7.** Paracetamol: Dosierung

Alter	Rektale Dosis	Intravenöse Dosis
Neugeborene und Säuglinge bis 6 Monate	70–95 mg	7,5 mg/kg KG über 15 min (≙ 0,75 ml/kg)
Säuglinge 6 Monate bis 1 Jahr	125 mg	
Kleinkinder 1–5 Jahre	250 mg	15 mg/kg KG über 15 min (≙ 1,5 ml/kg)
Kinder 6–14 Jahre	500 mg	
Jugendliche >14 Jahre	1.000 mg	

Eventuelle Vormedikation durch Eltern oder Hausarzt beachten! Höchstdosis wegen Hepatotoxizität beachten: max. 60 mg/kg KG/d (i.v.-Gabe bei <10 kg KG: max. 30 mg/kg KG/d). Wdh. der o. g. Einzeldosen jeweils frühestens nach 4 h.
Zur Verbesserung der Gleitfähigkeit das Zäpfchen vor der Anwendung (noch verpackt) kurz in der Hand erwärmen.

16.1.56   Pethidin (Ⓑ BTM)

Präp. Dolantin (1 Amp. à 1/2 ml enth. 50/100 mg), Pethidin-hameln (1 Amp. à 1 ml enth. 50 mg).
Ind. Starke Schmerzen (Cave: Herzinfarkt: starker RR ↓ und deutlicher HF ↑). Bei Gallenkolik eher geeignet als Morphin (geringerer Spasmus am Sphincter Oddi).
KI. Medikamenten-, Drogen-/Alkoholabhängigkeit, Säuglingsalter, Atemstörungen (ohne Möglichkeit adäquater Beatmung), MAO-Hemmerbe-

handlung während der letzten 14 Tage (schwerste ZNS-, Atmungs- und Kreislaufstörungen), [Hirndruck ↑], [Bewusstseinsstörungen], [Hypovolämie], [Herzinfarkt], [Kinder bis 16 J.], [Nierenfunktionsstörungen], [Epilepsie], [Schwangerschaft].

NW. Atemdepression, Hypotonie, Tachykardie, Bradykardie, Übelkeit, Erbrechen, Verstopfung, Bronchospasmen, Mundtrockenheit, Sedierung, Schwindel, Verwirrtheit, Wahrnehmungsveränderungen, Kopfschmerzen, zerebrale Krampfanfälle. Die Nebenwirkungen können auch beim Neugeborenen auftreten, wenn die Mutter Pethidin bekam. Keine deutliche Miosis!

WW.

– Zentraldämpfende Pharmaka und Alkohol: Wirkung ↑, Nebenwirkungen ↑ (insbes. Atemdepression).
– MAO-Hemmer: Schwere Nebenwirkungen möglich.
– Pentazocin, Buprenorphin: Pethidinwirkung ↓.

Tox. ▶ Kap. 12.7.8.
Dos. (Erwachsene). 0,5–1 mg/kg KG i.v. langsam über 1–2 min; Dosisreduktion bei Leber- und Niereninsuffizienz.
Wirkung. Opiatagonist. Starke Histaminfreisetzung. WE: 1–2 min. WD: 2–3 h. WM: 15 min. HWZ: 3,5–4 h.

16.1.57 Phenytoin

Präp. Epanutin parenteral, Phenhydan, Phenytoin Hikma (1 Amp. à 5 ml enth. 250 mg).
Ind. Status epilepticus und persistierende Krampfanfälle anderer Genese (außer Absencen und Fieberkrämpfe); schwerwiegende ventrikuläre Tachykardie.
KI. AV-Block II°/III°, Sick-Sinus-Syndrom, [HF <50/min], [RR syst. <90 mm Hg], [akuter Myokardinfarkt], [pulmonale Insuffizienz], [Vorhofflimmern/-flattern].
NW. Zentralnervöse Störungen, proarrhythmische Wirkungen bis Kammerflimmern, Bewusstseinsstörungen, RR ↓, zerebelläre Ataxie, Tremor, Nystagmus, exfoliative Dermatitis (Lyell-Syndrom), Erbrechen, Nekrosen bei paravenöser Injektion, Miosis, Atemdepression, Doppelbilder.

WW.

– Methotrexat: Methotrexattoxizität ↑.
– Cimetidin: Verzögerte Ausscheidung von Phenytoin.

- Amiodaron, Benzodiazepine, NSAID, trizyklische Antidepressiva u. v. a.: Phenytoinplasmaspiegel ↑.
- Valproinsäure: Risiko von Nebenwirkungen ↑ (insbes. Hirnschädigung).

Dos. (Erwachsene).
- Status epilepticus: Initial 250 Phenytoin i.v. Falls der Status nach 20–30 min noch nicht zum Stillstand gekommen ist, erneut 250 mg i.v. bis maximal 1500 mg über 24 h.
- Kardiologische Therapie: Die Injektionsgeschwindigkeit soll 0,5 ml (=25 mg)/min nicht überschreiten. Bewährt hat sich initial 125 mg, bei guter Verträglichkeit nach 20–30 min weitere 125 mg i.v. Einstellung im Krankenhaus unter Monitorüberwachung.

Grundsätzlich nicht verdünnen oder nachspülen! Möglichst eigener Zugang für Phenytoin, da Kunststoffe (z. B. Dreiwegehähne) angegriffen werden können.
Wirkung. Elektrophysiologische Wirkung ähnlich wie Lidocain, jedoch andere klinische Wirkungsbreite (Grund bisher unbekannt). Antiepileptische Wirkung. HWZ: 20–60 h (dosisabhängig).

16.1.58 Piritramid (Ⓑ BTM)

Präp. Dipidolor (1 Amp. à 2 ml enth. 15 mg).
Ind. Starke und stärkste Schmerzen.
KI. Medikamenten-, Drogen- und Alkoholabhängigkeit, Ateminsuffizienz, [Koliken], [Gallenwegserkrankungen], [Hypovolämie], [Hirndruck ↑], [Phäochromozytom, Nebennierenrindeninsuffizienz], [Säuglingsalter], [Schwangerschaft].
NW. Atemdepression, Sedierung, Hypotonie, Bradykardie, Bronchospasmen, Spasmen der Gallen- und/oder Pankreasgänge, Miosis, Schluckauf, Übelkeit, Erbrechen.

WW.
- Zentraldämpfende Pharmaka, Alkohol: Wirkung ↑, Nebenwirkungen ↑ (insbes. Atemdepression).
- MAO-Hemmstoffe: schwere zentralnervöse Nebenwirkungen mgl. sowie Einfluss auf die Atmungs- und Kreislauffunktion.
- Pancuronium, Vecuronium: Wirkung dieser Substanzen ↑.
- Pentazocin: Wirkung von Piritramid antagonisiert.
Tox. ► Kap. 12.7.8.

Dos.
- Erwachsene: 0,1–0,2 mg/kg KG i.v.
- Kinder: 0,05–0,1 mg/kg KG i.v.
- Langsame Injektion (maximal 10 mg/min).
- Dosisreduktion bei Lebererkrankungen und reduziertem Allgemeinzustand.

Wirkung. Opiatagonist. WE: 2–3 min. WM: 7–10 min. WD: ca. 6 h. HWZ: 4–10 h.

Praxistipps

Gut geeignet für die Notfallmedizin (kaum Auswirkungen auf das Herz-Kreislauf-System, keine Histaminfreisetzung, keine Erregungssteigerung bei Epileptikern, selten Übelkeit und Erbrechen). Analgetische Potenz und Atemdepression geringer als bei Morphin, Sedierung aber stärker.

16.1.59 Promethazin

Präp. Atosil, Promethazin-neuraxpharm, Prothazin (jeweils 1 Amp. à 2 ml enth. 50 mg).
Ind. Schlafstörungen und Unruhezustände, allergische Reaktionen, Asthma bronchiale (v. a. allergisches Asthma), spastische Bronchitis, Emphysembronchitis.
KI. Akute Vergiftung mit zentraldämpfenden Pharmaka und Alkohol, Allergie gegen Thioxantheme und Phenothiazine, Schock, Engwinkelglaukom, Kinder <2 J., [Kinder ≤16 J.], [Epilepsie], [kardiale Vorschädigung], [1. SSD].
NW. Malignes neuroleptisches Syndrom, Schwindel, Kopfschmerzen, gastrointestinale Störungen, Erregungsleitungsstörungen, Hypotonie, Tachykardie, anticholinerge Wirkungen, Krampfanfälle, Tränenfluss, Durstgefühl.

WW.
- Zentraldämpfende Pharmaka, Alkohol: Gegenseitige Wirkungsverstärkung.
- Antihypertonika: Blutdrucksenkung ↑.
- Anticholinergika: anticholinerge Wirkung ↑.
- Adrenalin: α-adrenerge Wirkung des Adrenalins ↓.

Tox. Nebenwirkungen ▶ o., Bewusstseinsstörungen, hyperkinetisch-dystones Syndrom, Herzinsuffizienz. Therapie: Basismaßnahmen, symptomatische Therapie. Beachte: nach oraler Aufnahme: emetische Maßnahmen unwirksam. Analeptika kontraindiziert. Adrenalinumkehr → ggf. nur noradrenalinartig wirkende Kreislaufmittel oder Dopamin. Physostigmin als Antidot i.v. Ggf. Biperiden i.v.

Dos. (Erwachsene). 25–50 mg Promethazin langsam i.v.

Wirkung. Neuroleptikum mit starker H_1-antihistaminischer und anticholinerger Wirkkomponente. Sedierung. Blockade α-adrenerger Rezeptoren. HWZ: 8–15 h.

16.1.60   Propofol 1%

Präp. Disoprivan, Propofol (MCT) Fresenius, Propofol ratiopharm, Recofol (1 Amp. à 20 ml enth. 200 mg). Mittlerweile auch Amp. mit 2% und 0,5% erhältlich (nicht verwechseln).

Ind. Narkoseeinleitung und -aufrechterhaltung, Sedierung (unter Beatmung).

KI. Säuglinge bis 1. Lebensmonat, [Säuglingsalter], geburtshilflicher Eingriff, Schwangerschaft, Allergie gegen Erdnuss, Soja oder Ei, [Stillzeit], [Herzinsuffizienz].

NW. RR ↓ (bes. bei vorbestehender Hypovolämie), Bradykardie bis Asystolie, Atemstillstand, Schmerzen an der Injektionsstelle, Husten, Krämpfe, sehr selten Anaphylaxie. In der Aufwachphase: sexuelle Hemmschwelle ↓, Übelkeit/Erbrechen, Kopfschmerzen.

WW.
– Antihypertonika, atemdepressive Mittel: Additive Effekte.
– Opiate: Atemdepressive Wirkung verstärkt und verlängert

Dos.
– Narkoseeinleitung: 1,5–2,5 mg/kg KG langsam i.v., Narkoseaufrechterhaltung: 6–12 mg/kg KG/h i.v.
– Ältere oder kardial vorgeschädigte Pat.: Dosisreduktion (Narkoseeinleitung: 1 mg/kg KG langsam i.v., Narkoseaufrechterhaltung: 4 mg/kg KG/h i.v.).
– Kinder: Meist höhere Dosis erforderlich (2,5–5 mg/kg KG zur Einleitung i.v.).
– Vor der Verabreichung ausreichende Kompensation von Herz-, Kreislauf- oder Ateminsuffizienz oder Hypovolämie!
– Dosierung jeweils an die individuelle Reaktion des Pat. anpassen.
– Kontinuierliche EKG-Überwachung wird empfohlen.

Wirkung. Kurzwirksames Narkotikum ohne analgetische Wirkung. WE: 25–40 s. WD: 4–6 min. HWZ: 34–64 min.

16.1.61 Ranitidin

Präp. Ranitic injekt, Ranitidin-ratiopharm, Sostril, Zantic (jeweils 1 Amp. à 5 ml enth. 50 mg).
Ind. Verhütung von Säureaspiration (Narkoseprämedikation), Stressulkusprophylaxe, Blutungen aus Erosionen im Magen-Darm-Trakt (Malignität ausgeschlossen).
KI. Kinder <2 J., [akute Porphyrie (in der Anamnese)], [Schwangerschaft], [Stillzeit].
NW. Bradykardie, Muskelschmerzen, Kopfschmerzen, Schwindel, Müdigkeit, Doppelsehen, Übelkeit, Erbrechen, Durchfall, Verstopfung, Ödeme, Herzrhythmusstörungen, Krampfanfälle.
WW. Ranitidin verzögert die Elimination anderer Substanzen, z. B. Metoprolol, Diazepam, Theophyllin, Warfarin.
Dos. (Erwachsene). 1–2 mg/kg KG langsam i.v. (über mindestens 2 min), Dosisreduktion bei Pat. mit eingeschränkter Nierenfunktion.
Wirkung. H_2-Antihistaminikum. HWZ: 2,5–3 h.

16.1.62 Reproterol

Präp. Bronchospasmin (1 Amp. à 1 ml enth. 0,09 mg).
Ind. Asthma bronchiale, obstruktive Lungenerkrankungen, Bronchospasmen.
KI. Akuter Myokardinfarkt, hypertrophe obstruktive Kardiomyopathie, schwere Hyperthyreose, Phäochromozytom (katecholaminproduzierender Tumor), [Schwangerschaft].
NW. Tachykardie mit Herzklopfen, pektanginöse Beschwerden, RR ↑ bzw. ↓, allergische Reaktionen, Psychosen (bei Kindern), Unruhegefühl, Tremor, Kopfdruck, Kaliumkonzentration im Serum ↓.

WW.
- β-Adrenergika, Theophyllin, Anticholinergika: Wirkung und Nebenwirkungen von Reproterol ↑.
- β-Rezeptorenblocker: ↓ Wirkung von Reproterol und Auslösung von schweren Bronchospasmen mgl.
- Halogenierte Kohlenwasserstoffe: Arrhythmiegefahr ↑.

- MAO-Hemmer, trizyklische Antidepressiva: ↑ Wirkung von Reproterol auf das Herz-Kreislauf-System.
- β-Sympathomimetika: Nebenwirkungen ↑.

Tox. Nebenwirkungen ► o. Therapie: Basismaßnahmen, symptomatische Therapie. Beachte: β-Rezeptorenblocker antagonisieren die Wirkung von Reproterol, können aber zu schweren Bronchospasmen führen.
Dos. (Erwachsene). 0,09 mg Reproterol-HCI langsam (mind. über 1 min) i.v. Bei Bedarf Wdh. möglich (frühestens nach 10 min). Ziel: So langsam spritzen, dass die Herzfrequenz nicht ansteigt!
Wirkung. β$_2$-Sympathomimetikum, positive Inotropie und Chronotropie durch geringere β$_1$-Wirkung. HWZ: 3,5 h.

16.1.63   Reteplase

Synonyme. Plasminogen-Human-Aktivator, rekombiniert; recombinant tissue(-type) Plasminogen Activator=rt-PA.
Präp. Rapilysin 10 U (1 Inj.-Fl. enth. 10 U Reteplase in 1,16 g Trockensubst. zur Lsg. mit 10 ml Aqua in Fertigspritze).
Ind. Thrombolytische Therapie bei akutem Herzinfarkt (<6 h).
KI. Bestehende oder kurz zurückliegende Blutung, Blutungsneigung, Hypertonie, Endocarditis lenta, Perikarditis, akute Pankreatitis, Antikoagulanzienbehandlung, kurzzurückliegende (traumatische) Thoraxkompressionen, portale Hypertonie (Ösophagusvarizen), frische chirurgische Operation/Punktion größerer nichtkomprimierbarer Gefäße/größerer chirurgischer Eingriff innerhalb von 3 Monaten, i.m.-Injektion, Organbiopsie, Aortenaneurysma, arteriovenöse Missbildungen, Magen-/Darmgeschwür in den vergangenen 3 Monaten, Schlaganfall während der letzten 6 Monate, unklarer Kopfschmerz oder Sehstörungen, metastasierende bösartige Erkrankungen, Schwangerschaft (v. a. 1. SSD), bis 3 Monate postpartal, schwere Leber- und Nierenfunktionsstörungen, [hohes Alter (>75 J.)].
NW. Blutungen, kardiale Arrhythmien, RR↓, anaphylaktische Reaktionen.
WW. Blutungsgefahr ↑ bei gleichzeitiger Gabe von Antikoagulanzien oder Thrombozytenaggregationshemmern.
Dos. 2 Bolusinjektionen zu 10 U im Abstand von 30 min. Möglichst über eigenen Venenzugang. Jede Bolusinjektion soll langsam erfolgen, aber max. 2 min dauern. Begleitend wird eine ASS- (250 mg initial als Bolus) und Heparintherapie (5.000 IE initial als Bolus) empfohlen. Hinweis: Bei Auftreten ernster Blutungen nach der 1. Gabe (10 U) muss die 2. Gabe unterlassen und die Heparingabe abgebrochen werden. Mögliche Blutungsstellen beobachten!

Wirkung. Umwandlung des Proenzyms Plasminogen in aktives Plasmin. Auf den Ort der Thrombusbildung begrenzte Fibrinolyse. Zusätzlich Hemmung weiterer Gerinnungsfaktoren. HWZ: 15 min.

16.1.64   Salbutamol

Präp.
- Dosieraerosole/Sprays (jeweils 0,09 oder 0,1 mg je Sprühstoß/Hub), z. B. Bronchospray Autohaler; Epaq; Salbulair N Autohaler; Salbulair N; Salbutamol AZU/-CT/-ratiopharm N/-Sandoz/-STADA; Sultanol, Ventilastin Novolizer.
- Basislösung zur Inhalation (Tropf-Fl.), jeweils 1 ml Lösung enth. 5 mg; 1 ml=20 Trpf. – wird mit NaCl 0,9% oder Aqua verdünnt, z. B.: Salbutamol STADA Inhalat; Salbutamol-ratiopharm, Salbu-Fatol Inhalationslösung; BronchoInhalat.
- Fertiglösung zur Inhalation (jeweils 2,5 ml Lsg. enth. 1,25 mg), z. B.: Salbutamol STADA Fertiginhalat; Salbutamol-ratiopharm Fertiginhalat; Broncho-Fertiginhalat.
- Auch Präparate zur Injektion verfügbar (ähnlich: Reproterol; ▶ Kap. 16.1.62).

Ind. Asthma bronchiale (akuter Anfall), exazerbierte COPD.
KI. Tachyarrhythmie, schwere Herzerkrankung, frischer Myokardinfarkt, hypertrophe obstruktive Kardiomyopathie, Hyperthyreose, Phäochromozytom.
NW. Tachykardie, Arrhythmie, Herzklopfen, Angina pectoris, Schwitzen, Unruhe, Tremor, Schwindel, Kopfschmerzen, paradoxer Brochospasmus.

WW.
- β-Adrenergika, Theophyllin, Anticholinergika, MAO-Hemmer, trizyklische Antidepressiva: Wirkung und Nebenwirkungen von Salbutamol ↑.
- β-Rezeptorenblocker: ↓ Wirkung von Salbutamol und Auslösung von schweren Bronchospasmen mgl.

Dos. (Akutbehandlung).
Vernebelung über O_2-Maske mit Verneblerkammer:
- Erwachsene und Schulkinder:
  2,5–5 ml Salbutamol-Fertiglösung zur Inhalation (entspr. 1,25–2,5 mg) oder
  3 ml NaCl 0,9%+5–20 Trpf. Salbutamol-Basislösung (entspr. 1,25–5 mg).

– Säuglige und Kleinkinder:
Pro Lebensjahr 0,5 ml (0,25 mg) Salbutamol-Fertiglösung zur Inhalation oder
3 ml NaCl 0,9%+1 Trpf. Salbutamol-Basislösung (0,25 mg) pro Lebensjahr
– Jeweils einmalige Wiederholung bei ausbleibendem Erfolg mgl.
– Technische Vorgehensweise ► Kap. 7.5.1.

Dosieraerosole:
– Erwachsene 1–2 Inhalationen (Abstand zwischen 2 Inhalationen mind. 1 min). Nach 5–10 min Wdh. mgl. (max. 10 Einzelinhalationen/d).
– Kinder: 1 Inhalation (max. 6 Einzelinhalationen/d).

Wirkung. β_2-Sympathomimetikum, positive Inotropie und Chronotropie durch geringere β_1-Wirkung. HWZ: 2,5–6 h.

16.1.65   Sauerstoff, medizinischer (O_2) (Ⓐ ANTIDOT)

Präp. Conoxia GO$_2$X, medizinischer Sauerstoff in Druckgasflaschen (nach DIN EN 1089–3 weiß lackiert mit dem Buchstaben »N« für Neue Kennzeichnung auf der Schulter; ► Kap. 2.3.3).
Ind. Hypoxie, zirkulatorische Hypoxämie, Angina pectoris, Herzinfarkt, Schock, Bewusstseinsstörungen, Traumata, Vergiftungen (CO), Apoplexie, Dekompressionskrankheit, unterstützend bei fast jedem Notfallgeschehen, Präoxygenierung vor Narkose.
KI. Frische Paraquatvergiftung (O_2 erhöht die toxische Wirkung des Paraquats im Lungengewebe). Hyperventilationssyndrom (O_2-Gabe nicht erforderlich, kein Schaden zu erwarten), [(Z. n.) Bleomycintherapie].
NW. Resorptionsatelektasen bei F_IO_2>0,8. Krampfbereitschaft ↑. (Entgegen weitverbreiteter Meinung ist die O_2-Gabe beim epileptischen Anfall jedoch nicht kontraindiziert. Im Gegenteil kann es im Anfall zu generalisierter Hypoxie kommen, die zwar als möglicher Mechanismus zur Anfallsbeendigung führen kann, aber auf sehr unglückliche Weise: ZNS-Schädigung. Daher bes. bei Hypoxiezeichen O_2-Gabe! Verletzungsgefahr bedenken: nicht erzwingen, geeignete Fixierung. Pharmakologische Anfallsdurchbrechung nicht verzögern). Atemanreiz ↓ bei schwerer Hyperkapnie durch hohe F_IO_2 möglich → bes. Aufmerksamkeit und vorsichtige Dosierung, z. B. bei COPD, ggf. Atemkommandos!
Tox. Neu- und Frühgeborene dürfen nicht über längere Zeit (über die Notfallversorgung hinaus) mit >40% O_2 beatmet werden (Alveolar-

schäden, retrolentale Fibroplasie!). Erhebliche alveoläre Veränderungen treten auch bei Erwachsenen unter 100%iger O_2-Gabe über >24 h auf (z. B. Epithelzellschäden, pulmonale Vasodilatation, kapilläre Stase, CO_2-Retention; Gefahr von Lungenödem und Fibrosierung).

Dos.
- Atemstillstand, Herz-Kreislauf-Stillstand, Narkoseeinleitung: F_IO_2 nahe 1,0 (=100%), z. B. durch Beatmung mit Demand-Ventil.
- Schwere Hypoxie (S_pO_2<75–85%), Polytrauma, Fortführung einer Notfallnarkose: F_IO_2 0,4–1,0.
- Sonstige Notfallgeschehen: O_2-Insufflation je nach Patientenzustand.
- Erreichbare O_2-Konzentrationen mit verschiedenen Insufflationstechniken ☑ Tab. 16.8.

☑ **Tab. 16.8.** O_2-Insufflation: Erreichbare inspiratorische Sauerstoffkonzentrationen

Technik	Flow	F_IO_2
Nasensonde/Nasenbrille	2–6 l/min	0,3–0,4
Maske, einfach	5–8 l/min	0,4–0,5
Maske + Reservoir	6–10 l/min	0,5–0,8
Maske + Reservoir + Nicht-Rückatemventil	10–15 l/min	0,9–1,0
Maske, Venturi	2–15 l/min	0,24–0,28–0,35–0,4–0,6 (je nach Flow und Koppelstück)

Ein hoher Gasfluss über Nasensonde (>4–6 l/min) wird schlecht toleriert.

16.1.66   Suxamethoniumchlorid (Succinylcholin)

Präp. Lysthenon 2%/5%, Pantolax 1%/2%, Succicuran 2% (es existieren Amp. à 2/5/10 ml mit je 100 mg), Lysthenon siccum (1 Inj.-Fl. enth. 500 mg in Trockensubstanz – Cave: Zeitverlust durch Auflösen unter Notfallbedingungen, jedoch nicht kühlpflichtig). Amp. mit Fertiglösung sind kühlpflichtig (z. T. Lagerung bei Raumtemperatur unter Verkürzung der Haltbarkeit mgl.).
Ind. Zur schnellen und kurzwirksamen Muskelrelaxation.

KI. Unmöglichkeit der Beatmung, vorhersehbar schwierige Intubation, Hyperkaliämie (z. B. mehrere Tage nach Verbrennungen, bei Niereninsuffizienz), maligne Hyperthermie in der Anamnese, Cholinesterasemangel (z. B. bei schweren Leberfunktionsstörungen, Medikamente → starke Wirkungsverlängerung!), Immobilität, neuromuskuläre Erkrankungen (z. B. Myasthenia gravis), [Glaukom], [penetrierende Augenverletzungen] [Kinder → Asystoliegefahr].

NW. Asystolie (bes. bei Kindern, z. T. irreversibel), Herzrhythmusstörungen (ventrikuläre Arrhythmie, Bradykardie, Kammerflimmern), Bronchospasmus, Muskelzuckungen bei Wirkungseintritt, »Muskelkater« am Folgetag, Freisetzung von Kaliumionen und Histamin (Nierenversagen), Augeninnendruck↑, maligne Hyperthermie (Einzelfälle), Hypersalivation.

WW.
- Nichtdepolarisierende Muskelrelaxanzien: Verzögerter Wirkungseintritt und -abschwächung von Suxamethoniumchlorid.
- Thiopental, Amphotericin B, Aminoglykoside, Chinidin: Neuromuskuläre Blockade↑.

Dos. 1–2 mg/kg KG i.v. Langsam injizieren – Asystoliegefahr! Starke Kaliumfreisetzung (Gefahr von Kammerflimmern) → Gabe nur unter ständiger Puls-, RR- und EKG-Kontrolle. Vorgabe von Atropin bei Kindern erwägen.
Wirkung. Depolarisierendes Muskelrelaxans mit parasympathomimetischer Wirkung (Bradykardie, Asystoliegefahr). WE: 30–40 s. WM: 2 min. WD: 3–5 min. HWZ: 2–4 min.

16.1.67   Tenecteplase

Präp. Metalyse (Pulver in Durchstechfl. + Lösungsmittel: 10.000 Einheiten (50 mg)/10 ml oder 8.000 Einheiten (40 mg)/8 ml). Gebrauchsfertige Lsg. enth. 1.000 Einheiten/ml.
Ind. Lysetherapie bei akutem Myokardinfarkt (ACS-Symptomatik mit andauernder ST-Hebung oder frischem Linksschenkelblock, innerhalb 6 h nach Symptombeginn).
KI. Schwerwiegende Blutung (akut oder in den letzten 6 Monaten), Antikoagulanzientherapie, ZNS-Erkrankungen, hämorrhagische Diathese, schwere nicht kontrollierbare Hypertonie, große Operation/schweres Trauma/Biopsie eines parenchymatösen Organs innerhalb der letzten 2 Monate, kürzlich erlittene Kopf- oder Schädelverletzung, CPR >2 min

◻ Tab. 16.9. Tenecteplase: Dosierung zur Lysetherapie bei frischem Myokardinfarkt

Körpergewicht [kg]	Einheiten	Gebrauchsfertige Lösung
60	6.000	6 ml
60–70	7.000	7 ml
70–80	8.000	8 ml
80–90	9.000	9 ml
>90	10.000	10 ml

Verabreichung i.v. als Bolus.

(letzte 2 Wochen), akute Perikarditis/Endokarditis/Pankreatitis, schwere Leberfunktionsstörungen, Blutungsereignisse im Auge, Ulkus (aktiv, peptisch), gastrointestinale Blutung in den letzten 10 Tagen, arterielle Aneurysmen oder arteriovenöse Missbildungen, Apoplex, TIA oder Demenz in der Anamnese, Alter >75 J., Gewicht <60 kg.
NW. Blutungen (z. B. gastrointestinal <10%, Nasenbluten <10%, intrazerebral <1%), Hypotension, Tachykardie oder Bradykardie, Angina pectoris, Reinfarkt, kardiogener Schock, Perikarditis, Lungenödem, Herz-Kreislauf-Stillstand, Mitralinsuffizienz, Perikarderguss, Thrombose, Herzbeuteltamponade, Übelkeit, Erbrechen, Fieber, anaphylaktoide Reaktionen mit Larynxödem.
WW. Medikamente mit Einfluss auf Blutgerinnung und Thrombozytenfunktion: Butungsgefahr ↑.
Dos. ◻ Tab. 16.9.
Wirkung. Rekombinanter fibrinspezifischer Plasminogenaktivator. HWZ: 20–30 min.

16.1.68 Terbutalin

Präp. Bricanyl (1 Amp. à 1 ml enth. 0,5 mg).
Ind. Obstruktive Atemwegserkrankungen (z. B. Asthmaanfall).
KI. Herzinfarkt, KHK, Tachykardie, Tachyarrhythmie, Hyperthyreose, hypertrophe obstruktive Kardiomyopathie, Phäochromozytom, [Diabetes mellitus], [Schwangerschaft], [Stillzeit].
NW. Tachykardie, Unruhe, Tremor, wehenhemmender Effekt mgl., Hypokaliämie, Hyperglykämie, Muskelkrämpfe.

WW.
- β-Sympathomimetika: gegenseitige Wirkungsverstärkung.
- MAO-Hemmer, trizyklische Antidepressiva: Störungen des Herz-Kreislauf-Systems.
- Digitalisglykoside, Antiarrhythmika, Chinidin: Herzrhythmusstörungen.

Tox. Nebenwirkungen ▶ o., RR↓, Arrhythmien, Kammerflimmern, Angina pectoris, Übelkeit, Laktatazidose. Therapie: Basismaßnahmen, symptomatische Therapie, ggf. Sedativa, ggf. β-Rezeptorenblocker.

Dos.
- Erwachsene: 0,25–0,5 mg s.c..
- Kinder 7–14 J.: 0,15–0,3 mg s.c.
- Kinder 3–6 J.: 0,10–0,2 mg s.c.
- Kinder ≤2 J.: 0,05–0,1 mg s.c.

Wirkung. $β_2$-Sympathomimetikum, ↑ Herzkraft und ↑ HF durch geringe $β_1$-Wirkung. WE: wenige Minuten. WD: 4–6 h. HWZ: 3,5 h.

16.1.69   Terlipressin

Präp. Glycylpressin, Haemopressin (jeweils 1 Durchstech-Fl. enth. 1 mg Terlipressinacetat, entspr. 0,85 mg Terlipressin, in Trockensubst. zur Lsg. mit beigefügtem Lösungsmittel).
Ind. Ösophagusvarizenblutung.
KI. Schwangerschaft, Kindesalter, septischer Schock, [Gefäßerkrankungen], [Asthma bronchiale], [Hypertonie], [KHK], [Herzinsuffizienz], [Herzrhythmusstörungen], [Niereninsuffizienz].
NW. RR↑ (bei Hypertonikern stärker ausgeprägt), Gesichts- und Körperblässe, Herzrhythmusstörungen, Bradykardie, Koronarinsuffizienz, Kopfschmerzen, lokale Nekrosen, abdominelle Krämpfe, Übelkeit, Diarrhö, Atemnot, Hyponatriämie, Hypokaliämie, Antidiurese.

❶ Cave – Ausgeprägte zentralisierende Wirkung im hypovolämen Zustand eines Pat.!

WW. Bradykardisierende Medikamente (Propofol, Sufentanil): bradykardisierende Wirkung ↑.
Dos. Initial: 1–2 mg langsam i.v.; Erhaltungsdosis: alle 4–6 h erneut je 1 mg Terlipressinacetat. Maximaldosis: 120–150 µg/kg KG/d.
Wirkung. Erhöhung des Tonus vasaler und extravasaler glatter Muskelzellen. Portale Hypertension ↓ bei gleichzeitig Durchblutung ↓ im Por-

talgefäßgebiet. Peristaltik ↑. Erhebliche Minderdurchblutung der Haut. WD: 3–4 h

16.1.70 Theodrenalin + Cafedrin

Präp. Akrinor (1 Amp. à 2 ml enth. 10 mg Theodrenalin und 200 mg Cafedrin; enthält 12 Vol.-% Alkohol).
Ind. Hypotones Kreislaufversagen, primäre und sekundäre Hypotonie, orthostatische Kreislaufregulationsstörungen.
KI. Hypertonie, Mitralstenose, Engwinkelglaukom, [Hyperthyreose], [Phäochromozytom], [Asthmatiker mit Sulfitüberempfindlichkeit].
NW. Pektanginöse Beschwerden, Tachykardie mit Herzklopfen, ventrikuläre Herzrhythmusstörungen, allergische Reaktionen, Atemstimulation.

WW.
– β-Rezeptorenblocker: Bradykardien.
– MAO-Hemmer: krisenhafter RR ↑.
– Antihypotonika: gegenseitige Wirkungsverstärkung.
– Antihypertonika: gegenseitige Wirkungsabschwächung.

Dos. Es empfiehlt sich, Akrinor stets auf 10 ml zu verdünnen (NaCl 0,9%) und fraktioniert (je nach Wirkung) in 1-ml-Schritten zu verabreichen (titrieren).
Wirkung. Sympathomimetische Wirkung –HZV ↑ und Engstellung peripherer Venen (Mobilisierung von Blutreserven). O_2-Verbrauch am Herzen ↑. Druck im Lungenkreislauf ↑. WE: sofort. WM: 3–5 min. WD: bis zu 1–4 h. HWZ: 1 h.

16.1.71 Theophyllin

Präp. Aerobin, Afonilum novo, Bronchoparat, Euphylong i.v. 200 (jeweils 1 Amp. à 10 ml enth. 200 mg), Solosin (5-ml-Amp. à 208 mg).
Ind. Asthmaanfall, Status asthmaticus (jeweils bei erfolgloser Initialtherapie) u. a. obstruktive Atemwegserkrankungen.
KI. Frischer Herzinfarkt, tachykarde Arrhythmien, Hypotonie, Epilepsie, Säuglingsalter (<1 J.), [Hypertonie], [hypertrophe obstruktive Kardiomyopathie], [schwere Leberinsuffizienz], [Magen-Darm-Geschwüre], [Hyperthyreose], [Niereninsuffizienz], [Porphyrie], [Schwangerschaft], [Stillzeit].
NW. Tachykardie, pektanginöse Beschwerden, Hypotonie, Herzrhythmusstörungen, zentralnervöse Erregung, Übelkeit, Kopfschmerzen, Zittern, Krampfanfälle.

Wechselwirkungen
- Ephedrin: Nebenwirkungen ↑ (Kinder!).
- β_2-Adrenergika, Xanthine: Wirkung ↑ von Theophyllin.
- β-Rezeptorenblocker: gegenseitige Wirkungsverminderung
- Phenytoin, Barbiturate: ↓ Wirkung

Tox. Nebenwirkungen ► o. Therapie: Basismaßnahmen, symptomatische Therapie.

Dos. Als Körpergewicht ist das Idealgewicht einzusetzen, da Theophyllin nicht vom Fettgewebe aufgenommen wird! Verabreichung jeweils als Kurzinfusion über 20 min i.v.
- Erwachsene ohne Theophyllin-Vormedikation: 5(–7) mg/kg KG.
- Erwachsene mit Theophyllin-Vormedikation: 2–3 mg/kg KG.
- Erhaltungsdosis: 0,45 mg/kg KG/h über Spritzenpumpe (bei Älteren, schwerer Herz-, Lungen- oder Lebererkrankung Dosisreduktion: 0,1–0,25 mg/kg KG/h).
- Die Pulsfrequenz sollte dabei konstant bleiben → vermeidet Steigerung des O_2-Verbrauchs am Herzen (»frequenzneutral spritzen«).
- Klinik → baldmöglichst Theophyllinspiegel kontrollieren.

Wirkung. Adenosinantagonismus, Tonus an der Bronchialmuskulatur ↓, Histaminfreisetzung in der Lunge ↓. Unspezifische zentrale Stimulation. Periphere Vasodilatation, zerebrale Vasokonstriktion. Positive Inotropie und Chronotropie. β-adrenerge Wirkung durch Phosphodiesterasehemmung erst bei Dosierungen oberhalb des therapeutischen Bereichs. HWZ: 5–10 h (bildet aktive Metabolite).

16.1.72   Thiopental

Präp. Thiopental Inresa/-Rotexmedica (1 Durchstech-Fl. enth. 0,5/1,0 g in Trockensubst.), Trapanal (1 Durchstech-Fl. à 20/100 ml enth. 0,5/2,5 g zur Lsg. mit 20/50 ml NaCl 0,9% – keine anderen Lösungsmittel verwenden).

Ind. Zur Narkoseeinleitung, Kurzzeitnarkose (jeweils nur mit künstlicher Beatmung).

KI. Vergiftungen mit Alkohol/Schlafmitteln/Analgetika/Psychopharmaka, Asthma, Schock/Hypovolämie, Herzinsuffizienz, [schwere Leberfunktionsstörungen], akute hepatische Porphyrie, [Nierenfunktionsstörungen], [Bronchospasmus], [Hypovolämie], [Schwangerschaft], [Stillzeit].

NW. Atemdepression, RR ↓, Laryngospasmus, Bronchospasmus, Tachykardie, Albträume, Übelkeit, Erbrechen, schwere Gewebsnekrosen (paravenöse/intraarterielle Injektion), Venenreizung, Histaminfreisetzung, Singultus.

WW.
- Zentraldämpfende Pharmaka, Alkohol: Gegenseitige Wirkungsverstärkung.
- Methotrexat: Methotrexat-Toxizität ↑.
- Antikonvulsiva: Wirkung von Thiopental ↑ (bei bestehender Dauertherapie mit Antikonvulsiva).
- Sulfonamide: Thiopentalwirkung ↑.

Dos. 3–5 mg/kg KG langsam i.v. Cave: RR ↓, bes. bei vorbestehender Hypovolämie! Dosisreduktion bei Niereninsuffizienz.

❶ **Cave – Bei entzündlichen und infiltrativen Prozessen im Bereich der Atemwege und des Mundbodens muss aufgrund einer erhöhten Reflexbereitschaft mit dem Auftreten mechanischer Atembehinderung gerechnet werden.**

Wirkung. ZNS-Aktivitätsminderung, Dämpfung der Formatio reticularis → zerebraler O_2-Bedarf, Hirndruck und zerebrale Durchblutung werden gesenkt. Bewusstlosigkeit (mit und ohne Exzitationsstadien). Atemdepression. Negative Inotropie. WE: 20–40 s. WM: 1 min. WD: 6–8 min.

16.1.73 Tramadol

Opioid, das nicht dem Betäubungsmittelgesetz unterliegt und bzgl. ernster Nebenwirkungen (Atmung, Kreislauf) eine große therapeutische Breite aufweist → Einsatz in vielen medizinischen Fachgebieten. Für den Rettungsdienst wenig geeignet. Akute schwere Schmerzzustände erfordern eine wirksame Analgesie, die mit Tramadol häufig nicht erzielt werden kann. Außerdem auch bei entspr. Prophylaxe hohe emetische Potenz.

16.1.74 Urapidil

Präp. Ebrantil i.v. 25/50, Urapidil Carino/-Pharmore/-ratiopharm (1 Amp. à 5/10 ml enth. 25/50 mg).
Ind. Hypertensive Krise, schwere Hypertonie.
KI. Aortenstenose, arteriovenöse Shunts (nur wenn hämodynamisch wirksam), [Schwangerschaft], [Stillzeit].
NW. Dyspnoe, pektanginöse Beschwerden, Tachykardie, Schweißausbruch, Arrhythmie, Unruhe, Kopfschmerzen, Schwindel, Übelkeit, Erbrechen.

WW. Alkohol, Antihypertonika: verstärkte Blutdrucksenkung.

Dos. (Erwachsene). Fraktionierte i.v.-Gabe je nach Wirkung in Schritten von 5–10 mg unter ständiger Blutdruckkontrolle (titrieren). Zunächst bis zu 50 mg i.v., je nach Wirkung ggf. wdh., ggf. auch kontinuierliche Gabe über Spritzenpumpe (❑ Tab. 16.11). Wurden bereits andere blutdrucksenkende Pharmaka genommen/gegeben, so ist die Initialdosis entsprechend anzupassen. Eine zu rasche Blutdrucksenkung kann zu Bradykardie bis hin zum Kreislaufstillstand führen.

Wirkung. Periphere α_1-Blockade (Vasodilatation) und Stimulation zentraler α_2-Rezeptoren. WE: 5 min. WM: 10–20 min. HWZ: 2–3 h.

16.1.75 Vecuroniumbromid

Präp. Norcuron, Vecuronium Inresa (1 Amp. enth. 10 mg in Trockensubst.).

Ind. Zur mittellang wirksamen Muskelrelaxation (bei Narkosen, Intubation und künstlicher Beatmung).

KI. Fehlende Möglichkeit zur Intubation und Beatmung, Pat. mit Myasthenia gravis (abnorme Ermüdbarkeit der Willkürmuskulatur).

NW. Atemstillstand, RR ↓.

WW. Volatile (gasförmige) Anästhetika, Benzodiazepine, Magnesium, Lithium, Hypothermie: Verstärkung der neuromuskulären Blockade.

Dos.
- Initialdosis: 0,08–0,1 mg/kg KG i.v.
- Nachinjektion: 0,03–0,05 mg/kg KG i.v.
- Bei Überdosierung Atropin und Pyridostigminbromid i.v. Bis zum Einsetzen der Spontanatmung künstliche Beatmung aufrechterhalten.
- Bei schweren Leberfunktionsstörungen kann eine Dosisreduktion erforderlich sein.

Wirkung. Nicht depolarisierendes Muskelrelaxans. WE: 2–3 min. WD: 20–40 min.

16.1.76 Verapamil

Präp. Falicard i.v., Isoptin Inj., VeraHexal Inj., Veramex Inj., Verapamil-ratiopharm 5 (jeweils 1 Amp. à 2 ml enth. 5 mg).

Ind. Supraventrikuläre Tachykardien, paroxysmales Vorhofflimmern und -flattern mit schneller Überleitung.

KI. Akuter Herzinfarkt, Herzinsuffizienz (NYHA III+IV), WPW-Syndrom, Schock, AV-Block II°/III°, Behandlung mit β-Rezeptorenblockern,

Präexzitationssyndrom, Sinusknotensyndrom, sinuatrialer Block, Schwangerschaft, [progressive Muskeldystrophie], [Hypotonie], [Bradykardie], [Stillzeit].
NW. Bradykardie (durch Hemmung der AV-Überleitung) bis zur Asystolie, Hypotonie, Verstärkung einer Herzinsuffizienz, Schwindel, Übelkeit, Flush, Parästhesien.

WW.
− Alkalische Lösungen: Ausfällung.
− Acetylsalicylsäure: Blutungsneigung ↑.
− Inhalationsanästhetika, Antiarrhythmika, β-Rezeptorenblocker: AV-Blockierung, kardiodepressiver Effekt ↑, Hypotonie.
− Blutdrucksenkende Pharmaka, Diuretika, Vasodilatatoren: blutdrucksenkender Effekt ↑.
− Muskelrelaxanzien: Wirkung der Muskelrelaxanzien ↑.

Tox. Systolischer Herzstillstand, Schock, Bewusstlosigkeit, Miosis, Azidose mit Kussmaul-Atmung, Hypokaliämie. Therapie: Basismaßnahmen, symptomatische Therapie, Kalziumglukonat 10% i.v.
Dos. Injektion stets langsam (1 mg/min) unter EKG- und RR-Kontrolle. Injektion stets nur bis zum Wirkungseintritt.
− Erwachsene und Kinder >6 J.: 2,5–5 mg Verapamil-HCl i.v.
− Kinder 1–5 J.: 2–3 mg Verapamil-HCl i.v.

Wirkung. Kalziumantagonist: negativ dromotrop, negativ inotrop, verlangsamte Erregungsausbreitung im Herzmuskel. Periphere Vasodilatation. WE: 1–3 min. WM: 5–10 min. WD: 45 min. HWZ: 3–7 h (aktive Metabolite: 12 h).

16.1.77 **Vollelektrolytlösung (VEL) – kristalloide Infusionen**

Präp. Elektrolyt-Infusionslösung 153, Jonosteril, Ringer Laktat (pfrimmer/Pharmacia) mit Magnesium, Ringer-Lactat Lösung nach Hartmann (Serum-Werk/Delta-Pharma), Ringer-Lactat-Lösung (Fresenius/pfrimmer/Köhler/Pharmacia/salvia), Ringer-Lactat DAB 7 Braun, Ringer-Lösung DAB 7 (Braun/Delta-Pharma), Ringer-Lösung (Bernburg/Delta-Pharma/Pharmacia/pfrimmer/salvia), RL Ringer-Lactat-Lösung, R Ringer-Lösung, Sterofundin, Thomaejonin, Tutofusin, Tutofusin K10
Ind. Standard-Infusions-Lsg. im RD zum Ersatz von Flüssigkeits- und Elektrolytverlusten verschiedener Genese (z. B. Blutungen, Verbrennun-

gen, Dehydratation/Exsikkose), Offenhalten von venösen Zugängen, auch zur Augen-/Wundspülung (z. B. bei Verätzungen).

KI. Hyperhydratationszustände, Myokardinsuffizienz, [Niereninsuffizienz, hier ggf. NaCl 0,9% verwenden].

NW. Gefahr der Ödembildung durch sekundäre Verschiebung in den Zwischenzellraum.

WW. Phosphat-/karbonathaltige Lösungen: Ausfällung.

Dos. Je nach Volumenmangel und Kreislaufverhältnissen bis zu 40 ml/ kg KG/d. Bei akutem Volumenmangel: aggressive Volumentherapie mit 20 ml/kg KG i.v. initial, ggf. als Druckinfusion.

Wirkung. Vollelektrolytlösung zum Ersatz von Wasser und Elektrolyten des Extrazellulärraumes. Im Vergleich zu kolloidalen Volumenersatzmittellösungen nur geringer Volumeneffekt (ca. 30%) und kurze Volumenwirkdauer (15–45 min).

16.1.78   Volumenersatzmittel – hyperosmolar

Präp. HyperHAES (1 Inf.-Btl. mit 250 ml Inf.-Lsg. enth. 7,2% NaCl und 6% Hydroxyethylstärke: mittlere Molekularmasse 200.000, Substitutionsgrad ca. 0,5). Die Inf.-Lsg. hat eine Osmolarität von 2464 mosm/l (hyperton, isoonkotisch).

Ind. Initialtherapie des akuten schweren (traumatisch/hämorrhagischen) Volumenmangelschocks (sog. »small volume resuscitation«).

KI. Anwendung nur unter gewissenhafter Nutzen-Risiko-Abwägung in folgenden Fällen: schwere Herzinsuffizienz, Nierenversagen mit Anurie bzw. Oligurie, Leberfunktions- und Blutgerinnungsstörungen, Dehydratation, Hyperosmolarität, schwere Hyper-oder Hyponatriämie, schwere Hyper- oder Hypochlorämie, Überempfindlichkeit gegen HES, Schwangerschaft. Vorsicht bei erhöhter Serumosmolarität, Blutungsneigung ↑ durch Erhöhung des Perfusionsdrucks und Hämodilution.

NW. Hypernatriämie (bei Überdosierung), anaphylaktoide Reaktion, Phlebitis, Phlebothrombose, zentrale pontine Myelinolyse, zerebrale Blutung (bei Dehydratation).

Dos. Einmalige Bolusgabe: 4 ml/kg KG als Druckinfusion über 2–5 min in einen großlumigen venösen Zugang, max. 8 ml/kg KG (Cave: Hämolysegefahr, Hypernatriämie). Anschließend Stabilisierung mit konventionellen Volumenersatzmitteln (Kristalloide und Kolloide). Kontrolle der i. d. R. ausgeprägten Kreislaufwirkung [entspr. ca. der 10–20-fachen (!) Menge isotoner Elektrolytlösung] durch engmaschiges Monitoring (HF, RR). Klinik → ggf. zusätzl. Transfusion.

Wirkung. Zum Bestandteil HES ► Kap. 16.1.35. Die Kombination mit hypertoner NaCl-Lsg. bewirkt zusätzlich eine raschere Stabilisierung hämodynamischer Verhältnisse durch Rekrutierung größerer Flüssigkeitsmengen aus dem Interstitium nach intravasal sowie eine Reduktion posttraumatischer Ödeme, schockinduzierter Endothelzellschwellung und der Leukozytenadhäsion am Endothel (optimierte Mikrozirkulation).

HWZ (Kolloidkomponente): 4 h. Die hypertone NaCl-Komponente ist nach 30 min (!) im Extrazellulärraum verteilt (=hypertone WD); später v. a. renale Elimination.

Alternative hypertone Lösungen. Bei hypertonen Volumenersatzmitteln auf Dextranbasis (z. B. RescueFlow: 7,5% NaCl) ist das für Dextrane typische allergene Potenzial zu beachten und die Vorgabe von monovalentem Dextran empfohlen.

16.2   Dosierungen bei Kindern (◻ Tab. 16.10)

◻ Tab. 16.10. Dosierungen wichtiger Notfallmedikamente bei Kindern

Medikament	Indikation	Dosierung [mg/kg KG]	Ampullen-inhalt	Verdünnung: 1 Amp. auf…	1 ml enthält	Neugeborenes 3,5 kg	3 Mo. 5 kg	6 Mo. 7 kg	12 Mo. 10 kg	2 J. 12 kg	3 J. 14 kg	6 J. 20 kg
Adrenalin i.v.	HKS	0,01	1 mg/1ml	10 ml	0,1 mg	0,35 ml*	0,5 ml*	0,7 ml*	1 ml	1,2 ml	1,4 ml	2 ml
				100 ml	0,01 mg	3,5 ml	5 ml	(7 ml)	(10 ml)			
Adrenalin e.b.	HKS	0,1	1 mg/1 ml	10 ml	0,1 mg	3,5 ml	5 ml					
				5 ml (ggf.2×)	0,2 mg			3,5 ml	5 ml	6 ml	7 ml	10 ml
Atropin	Brady-kardie	0,02	0,5 mg/1 ml	pur	0,5 mg	0,2 ml*	0,2 ml*	0,3 ml*	0,4 ml*	0,5 ml	0,6 ml	0,8 ml
Fentanyl	Narkose	0,005	0,5 mg/10 ml	pur	0,05 mg	-	-	-	1 ml	1,2 ml	1,4 ml	2 ml
Ketamin i.v.	Narkose	1**	100 mg/2ml	10 ml	10 mg	0,35 ml*	0,5 ml*	0,7 ml*	1 ml	1,2 ml	1,4 ml	2 ml
Ketamin i.m.	Narkose	6	100 mg/2 ml	10 ml	10 mg	2 ml	3 ml	4 ml				
▶				pur	50 mg			0,8 ml	1,2 ml	1,4 ml	1,7 ml	2,4 ml

□ Tab. 16.10. *Fortsetzung*

Medikament	Indika-tion	Dosierung [mg/kg KG]	Ampullen-inhalt	Verdünnung: 1 Amp. auf...	1 ml enthält	Neuge-borenes 3,5 kg	3 Mo. 5 kg	6 Mo. 7 kg	12 Mo. 10 kg	2 J. 12 kg	3 J. 14 kg	6 J. 20 kg
S-Ketamin i.v.	Narkose	0,5**	50 mg/2 ml	10 ml	5 mg	0,35 ml	0,5 ml	0,7 ml	1 ml	1,2 ml	1,4 ml	2 ml
S-Ketamin i.m.	Narkose	3	50 mg/2 ml	10 ml	5 mg	2 ml	3 ml	4 ml				
				pur	25 mg			0,8 ml	1,2 ml	1,4 ml	1,7 ml	2,4 ml
Midazolam i.v.	Sedie-rung	0,05	5 mg/5 ml	pur	1 mg	0,15 ml*	0,25 ml*	0,35 ml*	0,5 ml*	0,6 ml*	0,7 ml*	1 ml
	Narkose	0,15	5 mg/5 ml	pur	1 mg	0,45 ml*	0,75 mg*	1 ml	1,5 ml	1,8 ml	2,1 ml	3 ml
VEL	Exsikkose, Schock	10 – 20 ml/kg KG	-	-	-	35–70 ml	50–100 ml	70–140 ml	100–200 ml	120–240 ml	140–280 ml	200–400 ml

*=1 ml-Spritze (z. B. Tuberkulinspritze) verwenden!

**=Dosissteigerung bei Bedarf mgl. (jeweils bis zum Doppelten der angegebenen Menge). Die analgetische Dosis beträgt jeweils ¼ bis ½ der angegebenen Menge. Kombination mit Midazolam empfohlen.

HKS=Herz-Kreislauf-Stillstand, VEL=Vollelektrolytlösung.

16.3 Medikamentengabe über Spritzenpumpe (◘ Tab. 16.11)

◘ Tab. 16.11. Kontinuierliche Gabe wichtiger Notfallmedikamente über Spritzenpumpe

Wirkstoff	Ampulleninhalt	Beispielrezept* (Verdünnung mit NaCl 0,9%)	1 ml Lsg.=	Dosis allgemein***	Rate für 100-kg-Pat.***	Reichweite (bei max. Dosis und 100 kg KG)
Adrenalin (Suprarenin®)	1 mg/1 ml	5 Amp. ad 50 ml**	0,1 mg	1–12 μg/kg/h	1–12 ml/h	mind. 4 h
Dobutamin	250 mg/20 ml	1 Amp. ad 50 ml	5 mg	0,12–0,6 mg/kg/h	2–12 ml/h	mind. 4 h
Dopamin	200 mg/5 ml	1 Amp. ad 50 ml	4 mg	0,12–0,6 mg/kg/h	3–15 ml/h	mind. 3 h
Fenoterol (Partusisten®)	0,5 mg/10 ml	1 Amp. ad 50 ml	0,01 mg	0,3–3 μg/kg/h	3–30 ml/h	mind. 1,5 h
Fentanyl + **Midazolam** (Dormicum®)	Fentanyl: 0,5 mg/10 ml Midazolam: 15 mg/3 ml	1 Amp. Fentanyl pur + 2 Amp. Midazolam**** pur	Fentanyl: 0,03 mg Midazolam: 1,9 mg	Fentanyl: 0,6–4 μg/kg/h Midazolam: 0,04–0,2 mg/kg/h	2–12 ml/h	mind. 1 h
Glyceroltrinitrat (Nitrolingual infus®)	10 mg/10 ml 50 mg/50 ml	unverdünnt aufziehen (mind. 20 ml)	1 mg	0,03–0,18 mg/kg/h	3–18 ml/h	mind. 1 h (bei 20 ml)
Heparin (Liquemin®) ▸	5.000 IE/1 ml	1 Amp. ad 50 ml	100 IE	7,5–24 IE/kg/h	7–24 ml/h	mind. 2 h

☐ Tab. 16.11. *Fortsetzung*

Wirkstoff	Ampulleninhalt	Beispielrezept* (Verdünnung mit NaCl 0,9%)	1 ml Lsg =	Dosis allgemein***	Rate für 100-kg-Pat.***	Reichweite (bei max. Dosis und 100 mg/kg KG)
Ketamin (R+S)	100 mg/2 ml	3 Amp. ad 30 ml	10 mg	0,5–2#–6 mg/kg/h	5–20#–60 ml/h	mind. 0,5 h
S-Ketamin (Ketanest S®)	50 mg/2 ml	3 Amp. ad 30 ml	5 mg	0,25–1#–3 mg/kg/h	5–20#–60 ml/h	mind. 0,5 h
Noradrenalin (Arterenol®)	1 mg/1 ml	1 Amp. ad 50 ml	0,02 mg	0,9–6 μg/kg/h	4–30 ml/h	mind. 1,5 h
Propofol 1%	500 mg/50 ml	unverdünnt aufziehen	10 mg	4–8 mg/kg/h	40–80 ml/h	mind. 0,5 h
Urapidil (Ebrantil®)	50 mg/10 ml	1 Amp. ad 50 ml	1 mg	0,18–0,6 mg/kg/h	18–60 ml/h	mind. 0,5 h

* Die angegebenen »Rezepte« gelten nur für die vorgenannten Ampulleninhalte!

** Alternativ 5 ml Adrenalin 1:1.000 aus einer 25-ml-Stechampulle ad 50 ml.

*** In Extremfällen je nach Wirkung (Titration) z. T. weitere Dosiserhöhung möglich.

**** Mischspritze hier ausnahmsweise gerechtfertigt (begrenzte Zahl an Spritzenpumpen im RD).

Ab einer Dosis von etwa 2 mg/kg KG/h (Ketamin-Razemat) bzw. 1 mg/kg KG/h (S-Ketamin) Übergang von Analgosedierung (Spontanatmung) zur Narkose. Kombination mit Midazolam oder Diazepam empfohlen (Boli mgl.).

16.4   Notfallmedikamente in Schwangerschaft und Stillzeit

16.4.1   Grundsätze

Empfehlungen zur Pharmakotherapie in Notfällen bei (potenziell) Schwangeren und Stillenden können leider kaum auf Basis von Herstellerangaben (fehlende Zulassungsuntersuchungen und haftungsrechtliche Bedenken), ausreichenden Erfahrungen und aussagekräftigen Studien im Hinblick auf die Sicherheit des Kindes ausgesprochen werden. Die Medikation erfolgt oftmals als »off-label use« (auf Basis aktueller epidemiologischer und tierexperimenteller Daten sowie klinischer Erfahrung), über den die Patientin ggf. gesondert aufzuklären ist. Juristisch wird jedoch die wissenschaftliche Datenlage regelmäßig höher bewertet als die formale Klassifizierung. Während der Organogenese (ca. 15–60 Tage nach Konzeption) besteht das höchste Risiko für Missbildungen (bei früherer Schädigung Fruchttod wahrscheinlich).

Daher sollte gerade im RD die Pharmakotherapie bei (potenziell) Schwangeren (und auch bei Kindern) auf die Abwendung akut bedrohlicher Störungen und Gesundheitsgefahren beschränkt werden → möglichst geringe Dosierung, möglichst Monotherapie. Eine weniger dringliche medikamentöse Intervention sollte den Spezialisten in der Klinik überlassen bleiben. Eine vitale Gefährdung der Mutter rechtfertigt bei fehlenden Alternativen ggf. eine potenziell risikobehaftete Therapie. Die medikamentöse Notfalltherapie während der Stillzeit ist insofern weniger kritisch, als dass das Kind ggf. durch eine Stillpause oder Abstillen (jeweils Abpumpen) geschützt werden kann (ggf. Aufklärung der Mutter).

16.4.2   Konkrete Empfehlungen

◼ Tab. 16.12–16.18 sollen dem NA rasch bei seiner sorgfältigen Nutzen-Risiko-Abwägung helfen, je nach Indikationsgruppe Wirkstoffe mit möglichst geringem Risiko für Schwangerschaftsverlauf und Kind auszuwählen.

❶ **Cave** – Diese Tabellen geben primär eine Bewertung im Hinblick auf Sicherheit oder potenzielle Gefährdung des Kindes wieder. Zusammenhängend genannte Wirkstoffe sind nicht grundsätzlich als Alternativen hinsichtlich ihres Wirkprofils zu verstehen. Der NA muss also gesondert prüfen, ob die genannten Substanzen für die vorliegende Indikation überhaupt geeignet und zweckmäßig sind.

Die Prinzipien unserer Einstufung sind in ▶ Kap. 16.4.3 dargestellt.

16.4.3 Prinzipien der Einstufung in den ▢ Tab. 16.12–16.18

Unserer Einstufung liegen folgende Maßstäbe zugrunde:
- **Mittel der 1. Wahl:** durch Fachgesellschaften empfohlen und/oder in langjährigem Einsatz etablierte Medikamente ohne Hinweise auf eine schädigende Wirkung; z. T. gestützt durch Zulassung oder Fehlen ausdrücklicher Kontraindikationen für diese Anwendung laut Herstellerangaben.
- **Mittel der 2. Wahl:** Alternativen, falls eine Behandlung mit einem Medikament der 1. Wahl nicht möglich, kontraindiziert oder nicht ausreichend ist. Meist geringere Datengrundlage.
- **Nicht empfohlen** sind Medikamente, die entweder ungeeignet sind **oder** für die der Verdacht bzw. Nachweis einer (potenziell) schädigenden Wirkung besteht **oder** für die zzt. zu wenige Informationen zur Anwendung in Schwangerschaft/Stillzeit verfügbar sind.

Bei dieser Zusammenstellung wurden folgende Quellen berücksichtigt:
- Aktuelle Informationen des Pharmakovigilanz- und Beratungszentrums für Embryonaltoxikologie, 14050 Berlin [www.embryotox.de].
- Friese, Mörike, Neumann, Windorfer (2009) Arzneimittel in der Schwangerschaft und Stillzeit, 7. Aufl. Wiss. Verlagsges., Stuttgart.
- Linse, Wulff (2009) Pädiatrische Dosistabellen, 14. Aufl. Wiss. Verlagsges., Stuttgart.
- Schaefer, Spielmann, Vetter (2006) Arzneiverordnung in Schwangerschaft und Stillzeit, 7. Aufl. Urban & Fischer.
- Fachinformationen der Hersteller.

◼ Tab. 16.12. Hypertonie, akut behandlungsbedürftig (etwa ab ≥170/110 mm Hg bei entspr. Symptomatik)

Einstufung	Embryonal-periode	Fetalperiode	Perinatal-periode	Laktations-periode
1. Wahl	Magnesium (bei Präeklampsie/ Eklampsie), [Dihydralazin][1]	Magnesium (bei Präeklampsie/ Eklampsie), Dihydralazin[1]	Magnesium[2] (bei Präeklampsie/ Eklampsie), Dihydralazin[1]	[Dihydralazin][1]
2. Wahl	Glyceroltrinitrat, Metoprolol, Esmolol	Glyceroltrinitrat, Metoprolol, Esmolol, [Urapidil]	Glyceroltrinitrat[2], Urapidil	Glyceroltrinitrat, Metoprolol[6], Esmolol[6], Urapidil, [Nitrendipin], [Furosemid][3]
Nicht empfohlen	ACE-Hemmer, Clonidin, Furosemid[3], Nitrendipin[4], Urapidil	ACE-Hemmer, Clonidin, Furosemid[3], Nitrendipin[4]	ACE-Hemmer, Clonidin, Furosemid[3], Nitrendipin[4], β-Blocker[5]	Clonidin

[1] Lt. Fachinformation nicht zugelassen für 1. Trimenon und während Laktation, sonst für hypertensive Gestosen.

[2] Tokolytische Wirkung mgl.

[3] Furosemid während Schwangerschaft nicht kontraindiziert, aber als Antihypertensivum hier nicht geeignet (Indikation jedoch bei Herz- und Niereninsuffizienz gegeben); Milchproduktion ↓ und Dehydratation des Neugeborenen mgl.

[4] Andere Kalziumantagonisten (Verapamil, Nifedipin) sind besser untersucht und können während Schwangerschaft (v. a. 2. und 3. Trimenon) und Stillzeit eingesetzt werden. Cave: Steuerbarkeit und gefährliche Wirkungsverstärkung bei zusätzl. Gabe von Magnesium.

[5] Risiko für neonatale Bradykardie, Hypotonie und Hypoglykämie (Einzeldosis wahrscheinlich unbedenklich), in Kombination mit Magnesium verstärkter RR-Abfall und Herabsetzung der uteroplazentaren Perfusion mgl.

[6] Lt. Fachinformation Überwachung des Säuglings auf β-Blockade erforderlich (3–4 h Stillpause empfohlen).

◻ Tab. 16.13. Herzrhythmusstörungen (Periarrestarrhythmien)[1]

Einstufung	Embryonal-periode	Fetalperiode	Perinatal-periode	Laktations-periode
1. Wahl	Metoprolol, Esmolol, Digoxin, Atropin, Lidocain, Propafenon	Metoprolol, Esmolol, Digoxin, Atropin, Lidocain, Propafenon	Digoxin, Propafenon	Metoprolol[2], Esmolol[2], Lidocain, Adrenalin
2. Wahl	[Verapamil], [Ajmalin], [Adenosin][3], [Adrenalin][4]	Ajmalin, [Verapamil], [Adenosin][3], [Adrenalin][4]	[Ajmalin], [Verapamil], [Lidocain], [Adenosin][3], [Adrenalin][4]	Digoxin[5], [Atropin], [Verapamil], [Adenosin], [Ajmalin]
Nicht empfohlen	Amiodaron	Amiodaron	β-Blocker[6], Amiodaron, Atropin[7]	Amiodaron, Propafenon

[1] Möglichst kausale Therapie. Eignung der aufgeführten Wirkstoffe für die jeweilige Rhythmusstörung prüfen!

[2] Lt. Fachinformation Überwachung des Säuglings auf β-Blockade erforderlich (3–4 h Stillpause empfohlen).

[3] Fetale Bradykardie mgl.

[4] Gefahr einer uteroplazentaren Minderperfusion mgl.

[5] 2 h Stillpause nach i.v.-Applikation empfohlen.

[6] Risiko für neonatale Bradykardie, Hypotonie und Hypoglykämie (Einzeldosis wahrscheinlich unbedenklich), in Kombination mit Magnesium verstärkter RR-Abfall und Herabsetzung der uteroplazentaren Perfusion mgl.

[7] Gefahr von Anpassungsstörungen (autonomes Nervensystem) bei Gabe unter der Geburt (Einzeldosis wahrscheinlich unbedenklich).

◩ **Tab. 16.14.** Anaphylaktische/anaphylaktoide Reaktion; Asthmaanfall

Einstufung	Embryonal-periode	Fetalperiode	Perinatal-periode	Laktations-periode
Antihistaminika[1]				
1. Wahl	Clemastin (H_1), Ranitidin (H_2)	Clemastin (H_1), Ranitidin (H_2)	Clemastin (H_1), Ranitidin (H_2)	Dimetinden (H_1), Ranitidin (H_2)
2. Wahl	Cimetidin (H_2), [Dimetinden (H_1)]	Cimetidin (H_2), [Dimetinden (H_1)]	Cimetidin (H_2), [Dimetinden (H_1)]	Clemastin (H_1), [Cimetidin (H_2)]
Glukokortikoide[2]				
1. Wahl	Prednison, Prednisolon, Methylprednisolon	Prednison, Prednisolon, Methylprednisolon	Prednison, Prednisolon, Methylprednisolon	Prednison, Prednisolon, Methylprednisolon
2. Wahl	Dexamethason, Kortisol	Dexamethason, Kortisol	Dexamethason, Kortisol	Dexamethason, Kortisol
Bronchospasmolytika				
1. Wahl	Salbutamol	Salbutamol	Salbutamol[3]	Salbutamol, Terbutalin
2. Wahl	Terbutalin, Fenoterol, Reproterol, Magnesiumsulfat, Ipratropiumbromid, [Theophyllin]	Terbutalin, Fenoterol, Reproterol, Theophyllin, Magnesiumsulfat, Ipratropiumbromid	Fenoterol[3], Reproterol[3], [Terbutalin][3], Theophyllin, Magnesiumsulfat[4], Ipratropiumbromid	Fenoterol, Reproterol, Theophyllin, Magnesiumsulfat, Ipratropiumbromid

Schockbekämpfung ◩ Tab. 16.15

[1] H_2-Rezeptorenblocker mit strenger Indikationsstellung; bei schwerer allergischer Reaktion H_1- und H_2-Rezeptorenblocker immer kombinieren.

[2] Notfallbehandlungen unterliegen keinen Dosisbeschränkungen.

[3] Potenziell tokolytische Effekte und β_2-spezifische Effekte beim Fetus (tokolytische Wirkung bei inhalativer Anwendung lt. Fachinformation unwahrscheinlich).

[4] Tokolytischer Effekt mgl.

◼ Tab. 16.15. Hypotonie, Hypovolämie, Schockzustände[1]

Einstufung	Embryonalperiode	Fetalperiode	Perinatalperiode	Laktationsperiode
1. Wahl	VEL	VEL	VEL, HES, Akrinor®	VEL, HES, Akrinor®, Adrenalin, Dopamin, Noradrenalin
2. Wahl	Adrenalin[2], Akrinor®, [Dobutamin], Dopamin[2], HES, Noradrenalin[2]	Adrenalin[2], Akrinor®, [Dobutamin], Dopamin[2], HES, Noradrenalin[2]	Adrenalin[2], [Dobutamin], Dopamin[2], Noradrenalin[2]	[Dobutamin]

[1] Cave: Wenn mgl. kausal behandeln, z. B. konsequente Blutstillung, Basismaßnahmen (z. B. korrekte Lagerung, Sauerstoffgabe). In 2. Schwangerschaftshälfte Hypotonie durch V.-cava-Kompressionssyndrom mgl. (▶ Kap. 10.4.6) → ggf. Linksseitenlagerung. Kreislaufwirksame Medikation nur nach sorgfältiger Risiko-Nutzen-Abwägung.

[2] Plazentadurchblutung ↓ mgl. Ferner evtl. Uteruskontraktionen, uterine Vasokonstriktion und tokolytische Wirkung.

◼ Tab. 16.16. Sedierung, Hypnose, Narkose

Einstufung	Embryonal-periode	Fetalperiode	Perinatal-periode	Laktations-periode
1. Wahl	Thiopental, Diazepam[1], Midazolam[1], Clonazepam[1], Lorazepam[1]	Thiopental, Diazepam[1], Midazolam[1], Clonazepam[1], Lorazepam[1]	Thiopental[2]	Thiopental[2], Etomidat[3], Propofol[3]
2. Wahl	Etomidat[4]	Ketamin[6], Etomidat	Ketamin[6], Etomidat	Ketamin, [Diazepam][5], [Clonazepam][5], [Lorazepam][5], [Midazolam][5]
Nicht empfohlen	Propofol, Ketamin[6]	Propofol	Propofol, Diazepam[1], Midazolam[1], Clonazepam[1], Lorazepam[1]	
Muskel-relaxanzien zur Narkose	Zur Relaxierung bei Blitzeinleitung (RSI) im RD ist meist nur Suxamethonium (Succinylcholin) verfügbar und bei Schwangeren einsetzbar. Kontrollierte Studien an Schwangeren sind nicht verfügbar. Zurückhaltung im 1. Trimenon. Prolongierte Relaxierung mit Atemdepression (auch beim Neugeborenen) bei Cholinesterase-mangel mgl. (Häufigkeit ca. 1:3000). Auch nicht depo-larisierende Muskelrelaxanzien sind nicht umfassend bei Schwangeren untersucht, Anwendung bei vitaler Indikation mgl. (z. B. Vecuronium).			Eine Stillpause nach Anwen-dung von Suxamethonium ist nicht erforderlich.

Analgetika ◼ Tab. 16.17

[1] Unproblematische Anwendung von Benzodiazepinen im 1. und 2. Trimenon. Bei extrem hoher, meist maternotoxischer Dosis steigt das embryoletale Risiko → in der Frühschwangerschaft zurückhaltend einsetzen; das teratogene Risiko ist – wenn überhaupt – gering. Im 3. Trimenon (bei längerfristiger Behandlung) und perinatal (auch bei kurzfristiger Behandlung) Gefahr für das Neugeborene: »floppy infant«, Entzugssyndrom.

[2] Bei i.v.-Dosierung >5 mg/kg KG zur Einleitung bei Sectio caesarea Risiko ↑ für Atemdepression des Neugeborenen; lt. Fachinformation 36 h Stillpause (lt. Expertenmeinung nicht erforderlich).

[3] Lt. Fachinformation 24 h Stillpause.

[4] Embryotoxische Wirkung des Lösungsvermittlers mgl. (je nach Präparat).

[5] Nach Expertenaussagen Einzeldosis während Stillzeit unproblematisch (keine Wirkung am Säugling), kurz wirksame Benzodiazepine bevorzugen, lt. Fachinformation Stillpausen emp-fohlen (für Midazolam z. B. 24 h) oder Überwachung der gestillten Kinder.

[6] Daten für die Schwangerschaft begrenzt (bei relativ häufiger Anwendung bisher keine gesi-cherten Risiken bekannt geworden); bei Schwangerschaftshypertonie und (Prä-) Eklampsie potenziell schädlich und daher kontraindiziert. Als Narkoanalgetikum zur Sectio caesarea oder bei Schockzuständen akzeptiert (bei Dosen >1 mg/kg KG S-Ketamin zur Sectio caesarea Beein-trächtigung des Neugeborenen mgl.).

◻ Tab. 16.17. Analgesie

Einstufung	Embryonal- periode	Fetalperiode	Perinatal- periode	Laktations- periode
1. Wahl	Paracetamol, Ibuprofen, [Fentanyl]	Paracetamol, Ibuprofen[1], [Fentanyl]	Paracetamol	Paracetamol, Ibuprofen, [Fentanyl][2], [Morphin][2]
2. Wahl	Morphin, [Pethidin]	Pethidin, Morphin	Ketamin[3]	Metamizol[4], [Pethidin][2], [Piritramid][2], [Butylscopolamin]
Nicht empfohlen	Metamizol, Piritramid, Tramadol, Ketamin[3]	Metamizol, Piritramid, Tramadol, Ketamin[3]	Fentanyl, Piritramid, Morphin, Pethidin, Tramadol, Ibuprofen[1], Metamizol	Ketamin, Tramadol

[1] Ab 28.–30. SSW keine NSAID (vorzeitiger Schluss des Ductus arteriosus Botalli mgl., ferner tokolytische Wirkung).

[2] Atemdepressives Potenzial bei gestillten Kindern mit Apnoeneigung, nur Kurzanwendung. Nach Expertenmeinung bei Einzeldosis keine Stillpause (lt. Fachinformation wird z. T. eine Stillpause von 24 h empfohlen). Morphin und Fentanyl werden zur Analgesie bei Säuglingen verwendet.

[3] Derzeit keine hinreichenden Daten für die Schwangerschaft; jedoch potenziell schädlich bei Schwangerschaftshypertonie und (Prä-) Eklampsie.

[4] Strenge Indikationsstellung; nur Einzeldosen.

◘ Tab. 16.18. Krampfanfälle, Epilepsie, Eklampsie

Einstufung	Embryonal-periode	Fetalperiode	Perinatal-periode[3]	Laktations-periode
1. Wahl	Benzodiazepine[1] Bei Eklampsie: Magnesium	Benzodiazepine[1] Bei Eklampsie: Magnesium	Bei Eklampsie: Magnesium Bei Status epilepticus: Thiopental[2]	Phenytoin[4]
2. Wahl	Bei Status epilepticus: Thiopental[2].	Bei Status epilepticus: Thiopental[2].		Benzodiazepine[5] Bei Status epilepticus als Ultima Ratio: Thiopental

[1] Alle klassischen Antiepileptika (Valproinsäure, Phenytoin, Carbamazepin, Phenobarbital) besitzen ein embryotoxisches Potenzial → primär Benzodiazepine einsetzen.

[2] Im Status epilepticus ohne Ansprechen auf Benzodiazepine muss zwischen dem Risiko einer embryonalen/fetalen Schädigung durch die klassischen Antiepileptika und dem Risiko einer Thiopentalnarkoseeinleitung abgewogen werden (Cave: Höchstes Schädigungspotenzial durch Therapieverzicht). Thiopental ist zur Narkoseeinleitung bei Sectio caesarea als Einmaldosis etabliert.

[3] Peripartal gelten alle Antiepileptika (bis auf Magnesium) als potenziell toxisch, eine eindeutige Empfehlung kann nicht gegeben werden.

[4] Phenytoin ist Mittel der 1. Wahl (keine Stillpause erforderlich, jedoch klinische Beobachtung und ggf. Blutspiegelkontrolle beim Neugeborenen).

[5] Nach Expertenaussagen Einzeldosis während Stillzeit unproblematisch (keine Wirkung am Säugling), lt. Fachinformation Stillpause (für Midazolam z. B. 24 h) oder Überwachung der gestillten Kinder.

Normwerte, Tabellen, Scores, Hygiene/Infektionsschutz

17.1 Vitalfunktionen, physiologische Normwerte
(◘ Tab. 17.1, 17.2)

◘ **Tab. 17.1.** Herzfrequenz und Blutdruck in Ruhe

Altersstufe		Herzfrequenz [Schläge/min]	Blutdruck [mmHg]	
			systolisch	diastolisch
Frühgeborenes (Entbindung <37. SSW)		140–160	50±5	30±2
Neugeborenes	(0–28 Tage)	120–140	60±10	40±4
Säugling	(28 Tage–6 Monate)	120–130	85±15	60±10
	(6–12 Monate)	120–130	95±30	60±20
Kleinkind	(1–3 Jahre)	90–120	100±25	65±20
Vorschulkind	(3–6 Jahre)	95–105	100±20	65±10
Schulkind	(6–9 Jahre)	90–100	105±15	55±10
	(9–12 Jahre)	85–95	110±20	60±10
	(12–15 Jahre)	75–85	115±20	60±10
Jugendlicher	(15–18 Jahre)	60–75	120±15	70±10
Erwachsener	(>18 Jahre)	60–80	130±20	80±10

Eine solche ◘ Tabelle kann selbstverständlich nur Anhaltswerte liefern, die Maßnahmen sind jeweils an die tatsächlichen Verhältnisse anzupassen.

◘ Tab. 17.2. Atemfrequenz, Atemminutenvolumen, Körpergewicht und -größe Ruhe

Altersstufe	Atemfrequenz (AF) [min⁻¹]	Atemzugvolumen (AZV) [ml]	Atemminutenvolumen (AMV) [ml/min]	(Ideal-) Gewicht [kg]	Größe [cm]
Frühgeborenes (Entbindung <37. SSW)	40–50	Allgemein: 5–10 ml/kg KG (bezogen auf Ideal-gewicht)	AF × AZV	<2,5	<50
Neugeborenes (0–28 Tage)	30–40			3,5	50
Säugling (28 Tage–6 Monate)	30–35			7	50–70
(6–12 Monate)	24–30			10	70–80
Kleinkind (1–3 Jahre)	16–24			10–14	80–100
Vorschulkind (3–6 Jahre)	14–20			16–20	100–120
Schulkind (6–9 Jahre)	12–20			20–32	120–140
(9–12 Jahre)	12–20			32–40	130–150
(12–15 Jahre)	10–14			40–50	150–170
Jugendlicher (15–18 Jahre)	10–14			>48*	**
Erwachsener (>18 Jahre)	10–14			>48*	**

* Abhängig von der Körpergröße: Größe [m]×Größe [m]×20 bis Größe [m]×Größe [m]×25.
** Individuell verschieden.
Eine solche ◘ Tabelle kann selbstverständlich nur Anhaltswerte liefern, die Maßnahmen sind jeweils an die tatsächlichen Verhältnisse anzupassen.

17.2 Geräterichtwerte (◻ Tab. 17.3)

◻ Tab. 17.3. Geräterichtwerte, Größen von Tuben, Laryngoskopspatel, Blutdruckmanschetten

Altersstufe	Defibrillations-energie	Tuben Guedel	Tuben Wendl	Tuben endotracheal [mm ID]	Laryngoskopspatel	RR-Manschetten [cm]
Frühgeborenes (Entbindung <37.SSW)	1. und alle weiteren Schocks: 4 J/kg KG (monophasische und biphasische Defibrillation) oder geeigneter AED ab Alter >1 Jahr	Länge von Ohrläppchen bis Mundwinkel	Einführtiefe: etwa Länge von Ohrläppchen bis Nasenspitze (Atemgeräusch beachten!)	<2 kg 2,5* / 2–3 kg 3,0*	0 gerade	3,25
Neugeborenes (0–28 Tage)		000–00		>3 kg 3,5*	1 gerade	4
Säugling (25 Tage–6 Monate)		00–0		3,5–4*	1 gerade	4
(6–12 Monate)		0–1		4–4,5*	1 gerade/gebogen	4–7
Kleinkind (1–3 Jahre)		1–2		4,5–5*	1 gebogen	7
Vorschulkind (3–6 Jahre)		2		5–6,5*	2 gebogen	7
Schulkind (6–9 Jahre)		2–3		6,5	2 gebogen	11
(9–12 Jahre)	Pat. >25 kg (>8 Jahre): biphasisch	3		6,5–7,0	3 gebogen	11
(12–15 Jahre)		3–4		7,0	3 gebogen	Erw.
Jugendlicher (15–18 Jahre)	150–36 J oder monophasisch	4		7,0–7,5	3 gebogen	Erw.
Erwachsener (>18 Jahre) ▸	36 J	4–5		w: 7,0–8,0 / m: 7,5–8,5	3–4 gebogen	Erw.

■ **Tab. 17.3.** *Fortsetzung*

* Bis zum Alter von ca. 8 Jahren (ca. 5,5 mm ID) sind gecuffte und nicht gecuffte Endotrachealtuben erhältlich. Für Neugeborene empfehlen die aktuellen Leitlinien (ERC/ILCOR), den Tubus
nicht zu blocken. Für Säuglinge, Kleinkinder und Schulkinder bis ca. 8 Jahre sind präklinisch
ungecuffte Tuben zu bevorzugen; jedoch sind dosiert geblockte Tuben für spezielle Fälle (z. B.
Undichtigkeit, hohe Resistance) als Option genannt.

Die Größe der Endotrachealtuben wird üblicherweise in Millimeter (mm) Innendurchmesser ID)
oder Charrière (Ch) Außendurchmesser (AD) angegeben. Umrechnungsformeln für Endotrachealtuben: mm-Innengröße=(Ch–2):4; Ch-Außengröße=(mm×4)+2.

Als Anhaltswert für die Auswahl des Endotrachealtubus kann bei Kindern der Nasenloch- bzw.
der Kleinfingerdurchmesser dienen.

Faustregeln für Kinder ≥2. Lebensjahr:

Tubengröße (Ch AD) = Alter + 18

Tubengröße (mm ID ohne Cuff) = 4 + (Alter/4); Tubengröße (mm ID mit Cuff) = 3 + (Alter/4)
Einführtiefe (oral)=12cm+(Alter/2), individuell prüfen (Auskultation), Tubusmarkierung für
Glottis beachten!

17.3   Notfallmedizinische Scoring-Systeme

Scores erlauben es, durch Punktwerte den Zustand und den Verlauf des Zustandes eines Patienten näherungsweise »objektiv« zu beschreiben. Je nach Score lassen sich dadurch z. B. anatomische oder physiologische Kenngrößen einschätzen. Scores dienen in der Notfallmedizin vorrangig der zügigen Kategorisierung von Patienten (Triage), der von der Person des Arztes weitgehend unabhängigen Einordnung des Patientenzustandes (→ standardisierte Therapie), der Prognosestellung und der Evaluierung von Studien. Beispiele für häufig verwendete Scores:

– Bewusstseinszustand/neurologischer Status: Glasgow Coma Scale (GCS; ◻ Tab. 17.6).
– Physiologischer Status des Neugeborenen: APGAR-Score (◻ Tab. 17.5)
– Verlaufsbeurteilung: Mainz Emergency Evaluation Score (MEES; ◻ Tab. 17.7, 17.8)

Regional verschieden sind weitere Score-Systeme gebräuchlich, z. B. Injury Severity Score (ISS); Trauma Score and Injury Severity Score (TRISS); Revised Trauma Score (RTS); Münchener SAT-Schema); Polytrauma-Schlüssel (PTS); Pediatric Trauma Score (PTS); Geriatric Trauma Survival Score (GTSS); Innsbruck Coma Rating Scale (ICRS).

17.3.1   NACA-Score (◻ Tab. 17.4)

Ein sehr weit verbreiteter und auch in das DIVI-Notarzteinsatzprotokoll aufgenommener Score ist der NACA-Score (National Advisory Committee for Aeronautics; ◻ Tab. 17.4), mit dem der physiologische Gesamtzustand eines Notfallpatienten eingestuft wird (gilt sowohl für internistische als auch traumatologische Notfallbilder).

17.3.2   APGAR-Score (◻ Tab. 17.5)

Schema zur Beurteilung des Vitalzustandes von Neugeborenen (nach Virginia Apgar, 1909–1974). Obwohl weit verbreitet, hat er sich als recht subjektiv herausgestellt. Zur Bedeutung ▶ Erstversorgung des Neugeborenen (▶ Kap. 10.5.2).

Der APGAR-Score bietet trotz leichter Handhabung nur einen relativ groben Überblick über die Vitalfunktionen des Neugeborenen und sollte daher nicht überbewertet werden. Auch bei gutem APGAR-Wert können Vitalbedrohungen auftreten. Daher stets genaue Untersuchung und Überwachung, insbes. der Atmung und der Herzaktion mittels präkordi-

◘ Tab. 17.4. NACA-Score

Schweregrad	Definition	Beispiel
0	keine Erkrankung/Verletzung	–
1	geringfügige Störung (keine akute ärztliche Therapie)	Prellung
2	mäßigschwere Störung (ambulante Abklärung)	flüchtige Hypotonie
3	schwere, aber nicht vitalbedrohliche Störung (stationäre Behandlung)	geschlossene Femurfraktur
4	akute Lebensgefahr nicht auszuschließen	Herzinsuffizienz mit schwerer Dyspnoe
5	akute Lebensgefahr (ohne baldige Behandlung wahrscheinlich tödlicher Ausgang)	manifester Volumenmangelschock/akuter Herzinfarkt
6	Reanimation	Herz-Kreislauf-Stillstand
7	Tod	primär tödliche Erkrankung/Verletzung

alem Stethoskop (kann neben der linken Mamille des Kindes aufgeklebt werden)

Der APGAR-Score hat bei Frühgeborenen nur eingeschränkte Aussagekraft; er lässt keine eindeutigen Schlüsse auf die spätere neurologische Entwicklung des Kindes zu.

Durchführung und Dokumentation. (1), 5 und 10 min nach der Geburt.

Anwendung und Auswertung. 5 Kriterien werden mit Punkten von 0–2 beurteilt, Addition der Einzelwerte (◘ Tab. 17.5). Das Ergebnis kann etwa folgendermaßen eingeschätzt werden:

– **10–7 Punkte:** Sehr guter bis guter Zustand (lebensfrisch). Es genügen i. d. R. Wärmeerhaltung und Überwachung.

– **6–4 Punkte:** Leichte bis schwere Störung. Neben Wärmeerhaltung und Überwachung sollte ggf. abgesaugt und Sauerstoff gegeben werden. Evtl. Beatmung/Reanimation.

– **3–0 Punkte:** Sehr schwere Störung (Asphyxie); i. d. R. Reanimationspflicht.

◼ Tab. 17.5. Anwendung des APGAR-Scores			
Punkte	**0**	**1**	**2**
Atmung	keine	unregelmäßig/langsam/flach	regelmäßig/kräftig/Schrei
Puls	keiner	<100/min	>100/min
Grundtonus	schlaff	träge Bewegungen	spontane Bewegungen
Aussehen	blau/blass	Stamm rosig, Extremitäten blau	ganz rosig
Reflexe	keine	Grimassen	Schreien, Husten, Niesen

17.3.3 Glasgow Coma Scale (GCS) (◼ Tab. 17.6)

Dient der exakten Beschreibung und Verlaufskontrolle von Bewusstseinsstörungen. Die GCS wurde 1974 von Teasdale und Jennett veröffentlicht und speziell für das Schädel-Hirn-Trauma evaluiert. Beim SHT richtet sich die Schweregradeinteilung mittlerweile nach dem initialen GCS-Punktwert (▶ Kap. 9.2.1).

Anwendung und Auswertung. Für 3 Tests werden Punkte vergeben und anschließend zusammengezählt. Bestmöglicher Wert ist 15, schlechtester Wert ist 3.

❶ **Cave – Ein GCS ≤8 bedeutet eine schwere Bewusstseinsstörung (z. B. bei schwerem SHT) mit Beeinträchtigung der Schutzreflexe. Der Pat. ist i. d. R. intubationspflichtig!**

17.3.4 Mainz Emergency Evaluation Score (MEES)
(◼ Tab. 17.7, 17.8)

Ziel. Objektive Beurteilung der Effektivität der präklinischen Notfallversorgung.

Anwendung und Auswertung. 7. Vitalparameter (◼ Tab. 17.7, 17.8) werden mit einem Punktwert eingestuft, der folgendermaßen definiert ist:
- **4 Punkte** = physiologischer Zustand.
- **3 Punkte** = gering vom Physiologischen abweichender Zustand.
- **2 Punkte** = erheblich vom Physiologischen abweichender Zustand.
- **1 Punkt** = lebensbedrohlicher Zustand.

Die Summe der 7 Punktwerte ergibt den MEES. Der MEES wird 2×
bestimmt:
- beim Eintreffen des NA beim Patienten (MEES1) und
- bei der Übergabe in der Klinik (MEES2).

Dann werden beide Werte miteinander verglichen (Differenz). Ihre Veränderung (ΔMEES = MEES2–MEES1) gibt die Veränderung des Patientenzustandes wieder:

ΔMEES ≥+2: Verbesserung des Patientenzustands.
ΔMEES =0±1: Patientenzustand nicht nachweisbar verändert.
ΔMEES ≤–2: Verschlechterung des Patientenzustands.

◼ Tab. 17.6. Glasgow Coma Scale (GCS)

Test	Erwachsener	Punkte	Kind
Augen öffnen	spontan	4	wie Erwachsener
	auf Aufforderung	3	
	nach Schmerzreiz	2	
	nicht	1	
Verbale Antwort	orientiert	5	fixiert, verfolgt, erkennt, lacht
	verwirrt	4	fixiert und verfolgt inkonstant, erkennt nicht sicher, lacht nicht situationsbedingt
	inadäquat (Wortsalat)	3	nur zeitweise erweckbar, trinkt und isst nicht
	unverständliche Laute	2	ist motorisch unruhig, jedoch nicht erweckbar
	keine	1	tief komatös, kein Kontakt zur Umwelt
Beste motorische Reaktion (Bewegung)	gezielt auf Aufforderung	6	wie Erwachsener
	gezielte Abwehr auf Schmerzreiz	5	
	ungezielte Abwehr auf Schmerzreiz	4	
	Beugesynergismen auf Schmerzreiz	3	
	Strecksynergismen auf Schmerzreiz	2	
	keine	1	

◻ Tab. 17.7. MEES für Erwachsene

Vitalparameter			Punkte
Herzfrequenz [/min]	60–100		4
	50–59	101–130	3
	40–49	131–160	2
	≤39	≥161	1
Atemfrequenz [/min]	12–18		4
	8–11	19–24	3
	5–7	25–30	2
	≤4	≥31	1
Blutdruck [mmHg]	120/80–140/90		4
	100/70–119/79	141/91–159/94	3
	80/60–99/69	160/95–229/119	2
	≤79–59	≥230/120	1
Herzrhythmus	Sinusrhythmus		4
	supraventrikuläre Extrasystolen oder monotope ventrikuläre Extrasystolen		3
	absolute Arrhythmie oder polytope ventrikuläre Extrasystolen		2
	Kammerflimmern, Asystolie, ventrikuläre Tachykardie		1
Glasgow Coma Scale [Punkte]	15		4
	14–12		3
	11–8		2
	≤7		1
Sauerstoff-sättigung [%]	100–96		4
	95–91		3
	90–86		2
	≤85		1
Schmerz	kein		4
	leicht		3
	stark		2
	–		–

◻ Tab. 17.8. MEES für Kinder

Vitalparameter			Punkte
Herzfrequenz [/min]	>110		4
	90–110	–	3
	60–89	–	2
	≤59	–	1
Atmung	ungestörte Spontanatmung		4
	Nasenflügeln		3
	Einziehungen, Stridor		2
	Schnappatmung, Apnoe		1
Blutdruck	kräftiger Radialispuls*		4
	gerade tastbarer Radialispuls*		3
	kräftiger Karotispuls**		2
	gerade tastbarer oder fehlender Karotispuls**		1
Herzrhythmus	Sinusrhythmus		4
	supraventrikuläre Extrasystolen oder monotope ventrikuläre Extrasystolen		3
	absolute Arrhythmie oder polytope ventrikuläre Extrasytolen		2
	Kammerflimmern, Asystolie, ventrikuläre Tachykardie		1
Glasgow Coma Scale [Punkte]	15–13		4
	12–11		3
	10–8		2
	≤7		1
Sauerstoff-sättigung [%]	100–96		4
	95–91		3
	90–86		2
	≤85		1
Schmerz	kein		4
	leicht		3
	stark		2
	–		–

* Bei Säuglingen und Neugeborenen: Brachialispuls.
** Bei Säuglingen und Neugeborenen: Femoralispuls.

Der MEES für Erwachsene ist nur eingeschränkt anwendbar bei alten Patienten. Für Kinder – Neugeborene, Säuglinge und Kleinkinder – wurde wegen abweichender Normwerte eine MEES-Modifikation unter Berücksichtigung altersentsprechender physiologischer Parameter entwickelt (◘ Tab. 17.8). Bei Schulkindern werden bis auf den Parameter Blutdruck die Werte für Erwachsene angewendet. Bei Kindern sind vitalbedrohliche, tachykarde Rhythmusstörungen eine Seltenheit; daher werden keine tachykarden Frequenzen klassifiziert.

Der MEES ist unabhängig vom Notfallgeschehen (Trauma, internistischer Notfall usw.) anwendbar.

17.4 Hygiene/Infektionsschutz

17.4.1 Rechtsgrundlagen und Informationsquellen

Zu Hygiene und Infektionsschutz im RD gibt es einige Gesetze, Verordnungen und weitere rechtsverbindliche Ausführungen, z. B. Robert Koch-Institut (RKI), Deutsche Gesellschaft für Hygiene und Mikrobiologie (DGHM), Vorschriften der Berufsgenossenschaften (BGV), die hier nicht vollständig dargestellt werden können, aber in allen Rettungswachen verfügbar sein sollten. Dem NA sind wichtige Hygienevorschriften i. d. R. aus seiner Tätigkeit in Klinik oder Praxis bekannt. An jedem Notarztstandort existieren jedoch darüber hinaus verbindliche Hygienevorschriften, z. B. in Form eines Hygieneplans, der festlegt, was wann wie und womit zu desinfizieren ist.

17.4.2 Infektionsprävention

Empfohlene Schutzimpfungen für RD-Mitarbeiter (STIKO, 2009). Standardmäßige (=*s) und berufliche (=*b) Indikationen:
- Tetanus (*s) und Diphtherie (*s): Für beide Grundimmunisierung + Auffrischungsimpfung jedes Jahr, i. d. R. in Form eines Kombinationsimpfstoffs, ggf. mit Pertussis (neu, ► u., Tdap) und ggf. Poliomyelitis (Tdap-IPV).
- Hepatitis A (*b) und Hepatitis B (*s/b): Bei Hepatitis B Auffrischung nach Titerkontrolle.
- Influenza (*b): echte Grippe; jährliche Impfung mit Impfstoff nach WHO.
- Pertussis (*s/b): Sofern im letzten Jahr keine Pertussisimpfung.
- Poliomyelitis (*s): Vollständige Grundimmunisierung (meist als Kind erfolgt).

– Evtl. Windpocken (*b/s): Wenn bisher nicht erkrankt/geimpft. Mumps, Masern(*b), Röteln(*s): jeweils wenn ungeimpft/empfänglich, Röteln insbes. bei Mitarbeiterinnen mit Kinderwunsch.; Pneumokokken (*s, bei Mitarbeitern >60 Jahre).

Nach Gefährdungsbeurteilung beruflich indizierte Impfungen (Anhang IV Bio-StoffVO, insbes. Hepatitis B) sind vom Arbeitgeber anzubieten (Betriebsarzt) und zu finanzieren (§ 3 III ArbSchG). Standardimpfungen und Impfungen bei Auszubildenden sind nach den Kriterien der Schutzimpfungsrichtlinie (§ 20 d I SGB V) von den gesetzlichen Krankenkassen zu finanzieren (Durchführung: i. d. R. Hausarzt). Impfungen sind freiwillig (außer Tetanusschutz bei Soldaten); bei Verweigerung durch den Arbeitnehmer bleibt der Unfallversicherungsschutz im Falle einer Infektion bestehen; aber es ist u. U. ein Tätigkeitsverbot möglich.

Expositionsprophylaxe. Zu den elementaren Grundregeln, die Notfallpatienten, aber auch das Rettungspersonal vor Infektionen schützen sollen, gehören:

– Regelmäßige hygienische Händedesinfektion (vor und nach Patientenkontakt).
– Wäschewechsel täglich und nach potenzieller Kontamination [auch Gürtel, Schuhe (glatte Oberfläche!), Jacke und persönliche Ausrüstung regelmäßig reinigen und desinfizieren].
– Jeglichen Schmuck (z. B. Fingerringe, Armbanduhr) im Dienst ablegen!
– Adäquater Einsatz von Schutzmöglichkeiten (Handschuhe, Mundschutz, Kittel, Augenschutz bei Verspritzungsgefahr usw.).
– Darauf achten, dass potenziell kontaminierte Kleidung und Gegenstände nicht in den Aufenthalts- und Verpflegungsbereiche der Rettungswache gelangen (bestimmte Gegenstände werden in dieser Hinsicht häufig unachtsam behandelt und sind regelmäßig kontaminiert, z. B. Computertastaturen, Telefonhörer, Spinde). Auch darauf achten, dass z. B. bestimmte Gegenstände (z. B. Lenkrad im Fahrerraum, Funkhörer, Kartenmaterial, Papiere) möglichst nicht mit kontaminierten Händen/Handschuhen angefasst werden, da häufig keine unmittelbare Desinfektion erfolgt oder möglich ist.
– Abtrennung von Schmutzräumen (Toiletten, Dusche, Waschhalle), Desinfektionsräumen, Schleusen usw. beachten.

Die Desinfektion/Aufbereitung von Fahrzeugen und Geräten in regelmäßigen Abständen und bei Bedarf gehört zu den Aufgaben der RA, nach Weisung und in Zusammenarbeit mit Desinfektoren. Die Vorschriften im RD weichen teilweise von Gepflogenheiten in Kliniken ab, sodass sich der NA hierüber vor Ort informieren sollte. Insbesondere beim Transport potenziell infektiöser Patienten sind im Rettungsdienst spezielle Vorschriften zu beachten. Hin und wieder stellt sich die Infektionserkrankung eines transportierten Patienten erst im Nachhinein heraus.

Postexpositionsprophylaxe (PEP) nach potenziellem Erregerkontakt
- z. B. nach Nadelstichverletzung (▶ Kap. 17.4.3) → bei Gefahr einer HIV-Infektion ggf. möglichst schnell antiretrovirale Therapie.
- z. B. nach engerem Patientenkontakt mit Meningokokkeninfektion → ggf. prophylaktische Antibiotikatherapie (Beratung in Anspruch nehmen, ▶ www.rki.de).
- z. B. nach Biss eines tollwutverdächtigen Tieres → passive Immunisierung/Serumtherapie (Gabe von Antikörpern gegen einen Erreger bzw. gegen ein Toxin, als Kurzzeitprophylaxe und Schutz nach Kontakt).

17.4.3 Vorgehen nach potenziellem Kontakt mit HIV

- **Nadelstichverletzung/Schnittverletzung** mit kontaminierten Instrumenten (Blut, Liquor, Punktat, Organmaterial):
  - Sofort Blutfluss fördern (venöse Stauung proximal der Verletzung; Druck auf umliegendes Gewebe >1 min – keine Quetschung im Einstichbereich).
  - Evtl. chirurgische Intervention, wenn zeitgleich fachärztlich möglich.
  - Intensive antiseptische Spülung/antisept. Wirkstoffdepot >10 min (Ethanolgehalt >80 Vol.-%, z. B. Frekaderm® oder Amphisept®; evtl. auch PVP-Iod).
- **Hautkontakt** (geschädigte oder entzündlich veränderte Haut):
  - Potenziell infektiöses Material mit alkoholgetränktem Tupfer entfernen (z. B. Sterillium®).
  - Intensive antiseptische Spülung (Antiseptika mit Ethanolgehalt >80 Vol.-%).
- **Augenkontakt**
  - Anwendung steriler 5%iger PVP-Iod-Lösung (z. B. Braunol®/Aqua 1:1).
  - Wenn sterile PVP-Iod-Lösung nicht verfügbar: zunächst reichliches Ausspülen mit Wasser oder physiologischer NaCl-Lösung.
- **Mundschleimhautkontakt**
  - Infektiöses Material sofort ausspeien.
  - Mundhöhle mehrfach kurz spülen (4–5×, jeweils ca. 15 s mit 20 ml 80 Vol.-% Ethanol).

Notfallmaßnahmen

— Immer Dokumentation beim D-Arzt (Meldung an die Berufsgenossenschaft)! Nur so können im Infektionsfall Ansprüche (z. B. Rente) geltend gemacht werden. Gilt für jede Nadelstichverletzung!

— HIV-Testung (Anti-HIV + HIV-RNA-quantitativ) sofort (Dauer: je nach Verfahren 15–120 min) und an den Tagen 45, 90, 180, evtl. 365. Wenn möglich, HIV-Testung des Patienten (nur mit dessen Einverständnis!). Entscheidung über Fortführung der Prophylaxe nach Testergebnis.

— Auch an Hepatitisimmunisierung denken!

— Medikamentöse **Postexpositionsprophylaxe** (PEP) zur Senkung des Erkrankungsrisikos:
  – Empfohlen für Nadelstichverletzung/Schnittverletzung (kontaminiert).
    – Möglich bei Haut-, Augen- oder Mundschleimhautkontakt bei hoher Viruskonzentration.
  – Nicht unbedingt notwendig bei Hautkontakt mit Urin oder Speichel sowie Kontakt intakter Haut mit Blut.

Nach Abwägung des Infektionsrisikos und der Medikamentennebenwirkungen und -kontraindikationen Gabe von verschiedenen antiviralen Medikamentenkombinationen, z. B. Dreierkombination von Zidovudin (Retrovir®, 2×250 mg) + Lamivudin (Epivir®, 2×150 mg) + Nelfinavir (Viracept®, 2×1250 mg) – besondere Abwägung bei Schwangeren, hier evtl. kein Nelfinavir. Fortführung für 4 Wochen. Bei gegebener Indikation so schnell wie möglich beginnen (<60 min!); 120 min möglichst nicht überschreiten. Im Zweifelsfall 1. Dosis vor dem Testergebnis verabreichen. Cave: Intensive Aufklärung und ausdrückl. Einwilligung wegen fehlender Zulassung der Präparate für diese Indikation!

17.4.4   Infektionsschutzgesetz (IfSG)

Das IfSG regelt u. a. die ärztlichen **Meldepflichten** bei Infektionserkrankungen, die teilweise bereits bei Verdacht bestehen (i. d. R. innerhalb 24 h an das Gesundheitsamt).

— Auch für den NA kann Meldepflicht bestehen, wenn ein Patient mit Verdacht auf eine meldepflichtige Erkrankung nach Erstversorgung nicht in eine Klinik transportiert wird, z. B. weil der Patient die Mitfahrt verweigert oder eine ambulante Behandlung ausreichend ist.

- Beachte hierbei insbesondere die Meldepflichten bei infektiöser Gastroenteritis (Personen im Lebensmittelgewerbe!), Behandlungsverweigerung bei Tuberkulose, Poliomyelitis (aufgrund der Falldefinition) und die neue Influenza (A/H1N1)! Details ☐ Tab. 17.9.
- Entsprechende Meldeformulare sollten in der Rettungswache vorgehalten werden.

☐ **Tab. 17.9.** Meldepflichten nach § 6 IfSG

Infektionserkrankung	Indikation zur Meldung (Vorschrift im IfSG)
Botulismus	Verdacht, Erkrankung, Tod (§ 6 I 1.)
Cholera	Verdacht, Erkrankung, Tod (§ 6 I 1.)
Diphterie	Verdacht, Erkrankung, Tod (§ 6 I 1.)
Enzephalopathie, humane spongiforme (außer familiär-hereditär)	Verdacht, Erkrankung, Tod (§ 6 I 1.)
Hämolytisch-urämisches Syndrom (HUS), enteropathisch	Verdacht, Erkrankung, Tod (§ 6 I 1.)
Hämorrhagisches Fieber (nur virusbedingt, z. B. Dengue-, Lassa- und Pappataci-Fieber)	Verdacht, Erkrankung, Tod (§ 6 I 1.)
Neue Influenza* (A/H1/N1), »Schweinegrippe«	Erkrankung (PCR-Nachweis, nach § 7 I 24), Tod (analog § 6 I 1.)*
Gastroenteritis, infektiöse oder mikrobielle Lebensmittelvergiftung	Verdacht, Erkrankung (§ 6 I 2) Meldepflichtig, wenn der Patient im Lebensmittel-/Gaststättengewerbe tätig ist oder wenn bei mehreren Patienten epidemischer Zusammenhang zu vermuten ist (≥2 Fälle)!
Masern	Verdacht, Erkrankung, Tod (§ 6 I 1)
Meningokokken-Meningitis/-Sepsis	Verdacht, Erkrankung, Tod (§ 6 I 1)
Milzbrand	Verdacht, Erkrankung, Tod (§ 6 I 1)
Paratyphus	Verdacht, Erkrankung, Tod (§ 6 I 1)
Pest	Verdacht, Erkrankung, Tod (§ 6 I 1)
Poliomyelitis	Verdacht, Erkrankung, Tod (§ 6 I 1) Als Verdacht gilt jede akute schlaffe Lähmung, außer wenn traumatisch bedingt (§ 6 I 1. k IfSG).
▼	

◼ **Tab. 17.9.** *Fortsetzung*

Infektionserkrankung	Indikation zur Meldung (Vorschrift im IfSG)
Tollwut	Verdacht, Erkrankung, Tod (§ 6 I 1) Ferner namentliche Meldung bei Verletzung/Berührung eines Menschen mit tollwutkrankem/-verdächtigem oder ansteckungsverächtigem Tier(körper) (§ 6 I 4)
Tuberkulose (aktive Form)	Erkrankung, Tod (§ 6 I 1) Meldung auch, wenn bakteriologischer Nachweis nicht vorliegt, sowie bei Behandlungsverweigerung oder Therapieabbruch gem. § 6 II!
Typhus abdominalis	Verdacht, Erkrankung, Tod (§ 6 I 1)
Virushepatitis, akut	Verdacht, Erkrankung, Tod (§ 6 I 1)

* Meldepflicht nach Verordnung vom 30.04.2009, geändert am 09.11.2009, i. V. m. § 15 I und II IfSG. Ein Verdacht (derzeit nicht mehr meldepflichtig) besteht, wenn die Symptomatik nicht durch eine andere Ursache hinreichend erklärt wird und als Symptome Fieber (≥38°C) und Husten vorliegen. Bei Schwangeren, Säuglingen <6 Monate und chronisch Kranken niedrige Schwelle zur Labordiagnostik!

Wenn kein Arzt hinzugezogen wurde, können auch Angehörige anderer Heil-/Pflegeberufe mit staatlich geregelter Ausbildung oder Anerkennung meldepflichtig werden, z. B. RA.

Allgemein besteht eine namentliche Meldepflicht bei infektiös bedingten, bedrohlichen oder mindestens zwei zusammenhängenden Erkrankungen mit schwerwiegender Gefahr für die Allgemeinheit (§ 6 I 5) – solche Patienten werden aber i. d. R. in eine Klinik eingewiesen. Auch gehäufte, vermutlich zusammenhängende nosokomiale Infektionen müssen gemeldet werden (nicht namentlich, § 6 III).

Wer seiner Meldepflicht bei Erkrankungen aus § 6 I, II nicht nachkommt, muss mit einem Bußgeld von bis zu 25.000 Euro rechnen (§ 73 I).

Keine Meldepflicht besteht
- für Personen des RD, wenn der Patient unverzüglich in eine ärztlich geleitete Einrichtung gebracht wurde (§ 8 I IfSG), oder
- wenn dem Meldepflichtigen ein Nachweis vorliegt, dass eine Meldung bereits vollständig erfolgt ist (§ 8 III IfSG). Im Zweifel doppelt melden!

17.5 Kennzeichnung von Gefahrgut

17.5.1 Gefahrzettel (Aufkleber/Schild)

Auf der Spitze stehendes Quadrat mit Gefahrensymbol auf charakteristischem Hintergrund; z. T. Angabe der Gefahrklasse (Zahl an der unteren Spitze). Größe: mind. 10×10 cm an Containern, Tanks und Versandstücken, Großzettel (Placards) mind. 25×25 cm bei Transport in Tank-, Container- und anderen Großfahrzeugen. Die verschiedenen Gefahrzettel sind im ► hinteren Einband abgebildet.

17.5.2 Warntafel und Gefahrenziffern

Nähere Erläuterungen und ein Beispiel finden sich im ► hinteren Einband. Dort wird auch das System der Gefahren- und UN-Nummern erklärt. Bestimmte Ziffernkombinationen bei Gefahrennummern haben eine festgelegte Bedeutung (◘ Tab. 17.10). Für das Anbringen der Warntafel ist der Fahrzeugführer verantwortlich, wenn kennzeichnungspflichtige Gefahrgutmengen geladen sind.

17.5.3 Nähere Informationen über das Gefahrgut

Unfallmerkblätter. Schriftliche Weisungen für den Fahrzeugführer von Beförderungseinheiten mit kennzeichnungspflichtigen Mengen gefährlicher Güter (gefahrstoffspezifisches Unfallmerkblatt, muss im Führerhaus mitgeführt werden). Unfallmerkblätter enthalten Informationen über Eigenschaften des Gefahrgutes, Erste-Hilfe-Maßnahmen und spezielle Ausrüstungsgegenstände. Seit 1997 enthalten Unfallmerkblätter nur noch Informationen für den Fahrzeugführer, nicht mehr für Rettungskräfte.
ERI-Cards. Emergency Response Intervention Cards der CEFIC. Internationales System zur Information von Rettungskräften bei Gefahrgutunfällen, aufgebaut nach UN-Nummern. Einzelne Datenblätter mit Anweisungen für Löschmittel und -taktik, Atemschutz, Erste-Hilfe-Maßnahmen usw. Erhältlich als Lose-Blatt-Sammlung oder Datenbank. Die ERI-Cards dürfen ohne besondere Erlaubnis jederzeit vervielfältigt werden (Voraussetzungen: Vervielfältigung vollständig und ohne Änderungen; kein Verkauf; Hinweis auf die Gebrauchsanweisung für die Karten und den Haftungsausschluss).
   Den **Feuerwehren** stehen weitere Nachschlagewerke/Datenbanken zur Verfügung, die auf den UN-Nummern basieren. Ggf. kann auch das TUIS-System der chemischen Industrie genutzt werden (► Kap. 12.3).

◨ Tab. 17.10. Gefahrenziffernkombinationen mit besonderer Bedeutung

22	tiefgekühlt verflüssigtes Gas, erstickend
223	tiefgekühlt verflüssigtes Gas, entzündbar
25	oxidierendes (brandförderndes) Gas
323	entzündbarer flüssiger Stoff, der mit Wasser reagiert und entzündbare Gase bildet
X323	entzündbarer flüssiger Stoff; reagiert mit Wasser gefährlich und bildet entzündbare Gase
333	pyrophorer (selbstentzündlicher) flüssiger Stoff
362	entzündbarer flüssiger Stoff, giftig, der mit Wasser reagiert und entzündbare Gase bildet
382	entzündbarer flüssiger Stoff, ätzend; reagiert mit Wasser und bildet entzündbare Gase
423	fester Stoff, der mit Wasser reagiert und entzündbare Gase bildet
44	entzündbarer fester Stoff; bei erhöhter Temperatur in geschmolzenem Zustand
446	entzündbarer fester Stoff, giftig, der sich bei erhöhter Temperatur in geschmolzenem Zustand befindet
462	fester Stoff, giftig, der mit Wasser reagiert und entzündbare Gase bildet
482	fester Stoff, ätzend, der mit Wasser reagiert und entzündbare Gase bildet
539	entzündbares organisches Peroxid
606	ansteckungsgefährlicher Stoff
623	giftiger flüssiger Stoff, der mit Wasser reagiert und entzündbare Gase bildet
642	giftiger fester Stoff, der mit Wasser reagiert und entzündbare Gase bildet
823	ätzender flüssiger Stoff, der mit Wasser reagiert und entzündbare Gase bildet
842	ätzender fester Stoff, der mit Wasser reagiert und entzündbare Gase bildet
90	umweltgefährdender Stoff, verschiedene gefährliche Stoffe
99	verschiedene gefährliche Stoffe in erwärmtem Zustand

Stichwortverzeichnis

B

C

F

G

H

I

J

K

L

M

O

P

Z

W